H. Müller

Adoleszentenmedizin

Adoleszenten-medizin

Herausgegeben von Helmuth Müller

Mit Beiträgen von
Otfrid Butenandt, Feodora Hoffmann, Juhani Ilmarinen, Ferdinand Klimt,
Dietrich Langen †, Matthias Martin, Claus Meisel, Helmuth Müller,
Margarete Pfäfflin, Hermann Pohlmeier, Helmut Remschmidt,
Michael Ruppel, Joseph Rutenfranz, Anton R. Schurz, Friedrich Stewen

Mit 33 Tabellen und 57 Abbildungen

1987
Urban & Schwarzenberg · München – Wien – Baltimore

Anschriftenverzeichnis

Herausgeber: Prof. Dr. med. *Helmuth Müller,* vormals Chefarzt der Kinderklinik in Bethel, Flüggenstraße 10, 8000 München 19

Prof. Dr. med. *Otfrid Butenandt,* Univ.-Kinderklinik im Haunerschen Kinderspital, Lindwurmstraße 4, 8000 München 2

Gewerbemedizinaldirektorin Dr. med. *Feodora Hoffmann,* Bankstraße 42, 4000 Düsseldorf 30

Doz. Dr. Sportwiss. *Juhani Ilmarinen,* Institute of Occupational Health, Helsinki/Finnland

Prof. Dr. med. *Ferdinand Klimt,* Philipps-Universität, Bereich Sportmedizin, Kugelgasse 10, 3550 Marburg

Prof. Dr. med. *Dietrich Langen*†, vormals Direktor der Klinik und Poliklinik für psychosomatische Medizin und Psychotherapie der Universität Mainz

Oberarzt Dr. med. *Matthias Martin,* Klinik für Kinder- und Jugendpsychiatrie der Universität Hans-Sachs-Straße 4–8, 3550 Marburg

Dr. med. *Claus Meisel,* Aufseßplatz 21, 8500 Nürnberg

Dipl.-Psych. *Margarete Pfäfflin,* Epilepsie-Zentrum Bethel, Bethelweg 42, 4800 Bielefeld 13

Prof. Dr. med. *Hermann Pohlmeier,* Zentrum Psychologische Medizin, Abteilung Medizinische Psychologie, Humboldtallee 3, 3400 Göttingen

Prof. Dr. med. Dr. phil. *Helmut Remschmidt,* Direktor der Klinik für Kinder- und Jugendpsychiatrie der Universität, Hans-Sachs-Straße 4–8, 3550 Marburg

Dr. med. *Michael Ruppel,* Institut für Arbeitsphysiologie, Ardeystraße 67, 4400 Dortmund 1

Prof. Dr. med. Dr. phil. *Joseph Rutenfranz,* Institut für Arbeitsphysiologie, Ardeystraße 67, 4600 Dortmund 1

Primarius Dr. *Anton Robert Schurz,* Geburtshilflich-gynäkologische Abteilung des Landeskrankenhauses, A-6807 Feldkirch

Oberarzt Dr. med. *Friedrich Stewen,* Orthopäd. Klinik und Poliklinik des Univ.-Klinikums, Hufelandstraße 55, 4300 Essen 1

CIP-Kurztitelaufnahme der Deutschen Bibliothek

Adoleszentenmedizin / hrsg. von Helmuth Müller. Mit Beitr. von Otfrid Butenandt ... – München ; Wien ; Baltimore : Urban u. Schwarzenberg, 1987
ISBN 3-541-12711-2
NE: Müller, Helmuth [Hrsg.]; Butenandt, Otfrid [Mitverf.]

Gesamtherstellung: Ludwig Auer GmbH, Donauwörth · Printed in Germany

ISBN 3-541-12711-2

Vorwort

Jugendliche in der Altersklasse 13 bis 21 Jahre gelten allgemein als gesund und robust. Wer als Arzt Heranwachsende behandelt und die Todesursachenstatistik studiert, weiß jedoch, daß schwere Krankheiten in diesem Alter kaum seltener sind als im eigentlichen Kindesalter, daß die Zahl der Suizide und Unfälle mit schwerwiegenden Folgen zunimmt und auch die Tumoren häufiger werden. Entwicklungsstörungen der Pubertät sind in ihrer Gesamtheit wahrlich keine Seltenheiten. Vor allem aber zeigen Gespräche mit Jugendlichen, wie angstvoll und empfindlich viele von ihnen sind – keineswegs so robust, wie es die Redeweisen junger Männer vermuten lassen. Remschmidt schätzt in KAPITEL 10, daß die Hälfte der Adoleszentinnen und ein Drittel der Adoleszenten zeitweise ernste Sorgen um ihre Gesundheit und Normalität haben bis hin zu neurotischen Symptomen. In Allgemeinkrankenhäusern findet sich stets eine unverhältnismäßig große Zahl weiblicher Personen im Alter zwischen 15 und 24 Jahren in stationärer Untersuchung und Behandlung, die Patienten der gynäkologischen Abteilungen nicht mitgezählt.

In der Tat gibt es eine nicht geringe Zahl „neuer" Krankheiten mit beginnender Adoleszenz oder solche, die erst in der Pubertät erkennbar werden, wie z. B. die vielen Formen des Hypogonadismus und der Wachstums- und Reifungsstörungen. Die Crohnsche Krankheit entsteht vor allem in der Adoleszenz; die Anorexia nervosa kann als die häufigste, ganz typisch die Adoleszentenperiode bevorzugende Erkrankung angesehen werden. Psychosen sind vor der Pubertät nahezu unbekannt, in der Adoleszenz aber werden sie zunehmend häufig. Eine Schwangerschaft bei 14- bis 16jährigen Mädchen weist sowohl auf organischem wie auch psychosozialem Gebiet ihre, nur als tragisch zu bezeichnenden Besonderheiten auf. Der jugendliche Diabetes gilt als besonders schwierig in der Einstellung. Dies alles sind Gründe genug, sich als Arzt der Adoleszenz besonders zuzuwenden.

Wie im Einleitungskapitel 1 dargelegt, sind es neben den Organfachärzten vor allem die Allgemeinärzte, die zahlenmäßig am häufigsten die hausärztliche Tätigkeit ausüben, sowie Internisten, die von den Jugendlichen und ihren Eltern bei wirklichen oder vermeintlichen organischen und psychischen Störungen zu Rate gezogen werden. Kinderärzte spielen leider eine geringe Rolle bei diesen Konsultationen (s. Abb. 1-1). Denn darüber muß man sich im klaren sein: Gute Kenntnisse über Entwicklungsphysiologie und -psychologie sind für die Tätigkeit als Jugendarzt außerordentlich wichtig, sie fehlen meist denjenigen Ärzten, die sich fast ausschließlich mit Erwachsenen befassen.

Als langjähriger Leiter der Kinderklinik in Bethel hatte der Herausgeber stets Jugendliche in stationärer und ambulanter Behandlung. Es ging ihm so wie vielleicht manchem anderen Kinderarzt: Er wurde älter und mit ihm wurden es auch die seinerzeitigen Kinder, die er behandelt hatte. Und die Mütter rieten ihren Heranwachsenden: „Geh Du zu Deinem Kinderdoktor, der kennt Dich doch von Kindesbeinen an." So sammelten sich Erfahrungen und ich stellte mir die Aufgabe, über „Adoleszentenmedizin" ein Buch zu verfassen bzw. schreiben zu lassen, um die gesammelten Kenntnisse allen jenen zu vermitteln, die als Ärzte mit Jugendlichen zu tun haben. Diesen Ärzten sollten die physiologischen Grundlagen vermittelt und die Fülle von Normvarianten und Abwegigkeiten geschildert werden, die die Entwicklung zum erwachsenen Menschen begleiten. Dabei sollte es klar sein, daß eine „Adoleszentenmedizin" kein neues Fach ist, sondern sich darin mehrere medizinische Fachgebiete zu teilen haben. Es gelang dem Herausgeber, kompetente Fachleute als Mitautoren zu gewinnen, denen er zu großem Dank verpflichtet ist. Es war ihnen als Leitlinie vorgegeben, nicht etwa alle Krankheiten in ihren Kapiteln aufzunehmen, die auch im Jugendalter vorkommen, sondern nur solche, die für diese Altersperiode charakteristisch sind oder solche, die zwar seit Kindheit bestehen, aber im Adoleszentenalter besonderer therapeutischer Bemühungen und Methoden bedürfen.

Es kam mehr zusammen, als wir ursprünglich angenommen hatten. Daß die besondere Psyche des Jugendlichen pathomorph wirksam ist und von einem Jugendarzt berücksichtigt werden muß, war uns als Autorenschaft stets bewußt. Wir alle legten das Gewicht auf die Erkennung auch weniger bekannter und diskreter Krankheitssymptome und die Abgrenzung gegen Normvarianten; Krankheitsprophylaxe und Therapie wurden jeweils ausreichend dargelegt, soweit sie in den Händen der Familienärzte bleiben können. Nötige operative Eingriffe und anderweitig nötige klinische Behandlungen wurden stets ins Visier genommen. Wie weit einem Allgemeinarzt die Beratertätigkeit bei psychischen Abwegigkeiten und Psychotherapie zugemutet werden kann, bleibt offen. Daß er hier neben dem Talent im Umgang mit Jugendlichen vor allem Kenntnisse bedarf, ist selbstverständlich. Psychotherapeutische Verfahren konnten in diesem Buch nur angedeutet werden. Eine Psychotherapie der Jugendzeit würde ein weiteres dickes Buch erfordern. Familienärzte sollten sich ganz besonders in die Methoden der Familientherapie einarbeiten.

Sozialmedizinische Probleme spielen bei Adoleszenten eine größere Rolle als in jedem anderen Lebensalter; sie wurden praktisch in allen Kapiteln angesprochen.

Herausgeber und Autoren hoffen, daß sich dieses Buch über „Adoleszentenmedizin" vielen Kollegen als nützlich erweisen wird. Wir sind allen Kritikern, die uns auf Fehler oder Ungenauigkeiten aufmerksam machen, zu größtem Dank verpflichtet.

München, April 1987 *Helmuth Müller*

Inhaltsverzeichnis

KAPITEL 1

Pubertät, Adoleszenz und der Erwachsene

Eine Einleitung von Helmuth Müller

Unter *Pubertät* bzw. Pubeszenz (übersetzt: Schamentwicklung) verstehen wir die Phase anatomischer, physiologischer und funktionaler Veränderungen, die mit der Geschlechtsreifung verbunden sind. Motoren dieser sexuellen Reifung sind die Geschlechtshormone. *Das Auftreten der ersten körperlichen Merkmale der Pubertät folgt gewöhnlich einem bestimmten zeitlichen Schema:* Gonadarche – Wachstumsschub – Entwicklung der Behaarungsmerkmale (Pubarche) – Vergrößerung der Brustdrüsen (Thelarche) – Überproportionales Wachstum von Hoden, Skrotum, Penis, Schamlippen und Klitoris – Auftreten der ersten Regelblutung (Menarche) – Stimmbruch – Eisprung bzw. Ejakulation von Samen, also Fortpflanzungsfähigkeit bei Mädchen und Jungen (vergl. KAPITEL 2). In jedem Falle stehen diese biologischen Veränderungen der Pubertät am Anfang der Adoleszentenphase und stellen die wesentlichen Voraussetzungen für alle folgenden Entwicklungsprozesse dar.

Unter *Adoleszenz* (übersetzt: Erwachsen-, Adultwerden) versteht man den erweiterten Zeitraum zwischen deutlichen Pubertätszeichen bis über die einsetzende Fortpflanzungsfähigkeit hinaus und meint damit die Phase der Bewältigung der körperlichen und sexuellen Entwicklung als physiologischen und sozialen Entwicklungsprozeß bis zum geistig erwachsenen Menschen. Adoleszenz meint also stets den körperlichen und psychischen Entwicklungsprozeß mit seinen Abartigkeiten. Die Ausdrücke Pubertät oder Adoleszenz werden oft genug alternativ gebraucht, wobei Pubertät mehr den körperlichen Entwicklungsprozeß, Adoleszenz vor allem den psychisch-sozialen Prozeß bezeichnet. So spricht man von „Pubertätsstruma“, „Pubertätsmagersucht“ und „Adoleszentenkyphose“ sowie „Adoleszentenkrisen“ auf seelischem Gebiete, welch letztere man im älteren Schrifttum noch als Pubertätskrisen bezeichnet hat. Pubertät und Adoleszenz werden als Entwicklungsphasen also unscharf voneinander getrennt, sie weisen sehr vielschichtige Phänomene auf, die auf unterschiedlichen Ebenen präzisiert werden müssen. Entscheidend für den Begriff Adoleszenz ist die zwar umstrittene, aber auch juristisch anerkannte Tatsache, daß der Mensch mit Menarche und erster Ejakulation noch nicht als erwachsen, als adult angesehen werden kann; er wächst ja auch in seiner Körperlänge und -breite nach diesen beiden Ereignissen weiter. Die psychisch-soziale Entwicklung durch den Vorgang der Pubeszenz als sexueller Entwicklung ist damit noch keineswegs abgeschlossen, sie überdauert die Pubeszenz.

Die adoleszenz-typischen Leistungs-, Krankheits- und Verhaltensbesonderheiten sowie psychischen Entgleisungen bilden den Inhalt dieses Buches.

Wie in den KAPITELN 2 und 6 nachgelesen werden kann und wie jeder Lehrer es in seiner Klasse beobachtet, gelangen Jungen und Mädchen in recht unterschiedlichem Alter in die Pubertät und zur geistigen Reife, wobei weder frühe noch späte Reifung als Qualitätszeichen gewertet werden dürfen. Nach Lebensjahren gerechnet wird man das Adoleszentenalter auf die *Spanne zwischen etwa 13 und 21 Jahren* fixieren können. Verfehlungen in der Adoleszenz können in der Bundesrepublik Deutschland, obwohl hier der 18jährige die volle Staatsbürgerschaft erhält, juristisch bis zum vollendeten 21. Lebensjahr, ja von Fall zu Fall sogar bis zum 24. Lebensjahr nach dem Jugendstrafrecht abgeurteilt werden.

Die oben genannten Definitionen schließen nicht aus, daß auch hypogenitale Mädchen und Knaben zu Adoleszentinnen und Adoleszenten werden, z. B. bei fehlerhaftem Geschlechtschromosomensatz (siehe S. 89 und 93 f.), doch fehlt es diesen Menschen sozusagen an Dramatik und Eigenständigkeit der persönlichen Entwicklung.

Ein wesentliches Kennzeichen der frühen Adoleszenz ist das beschleunigte Körperwachstum (Abb. 6-1 und 6-2) sowie die Entwicklung körperlicher Kraft (und Ausdauer), s. Tabelle 4-1 und Abb. 4-3. Wachstumsschub und Kraftentwicklung aber fehlen gerade bei Individuen, die an einer vorbestehenden körperlichen Krankheit leiden oder die konstitutionelle Wachstumsbesonderheiten wie Zwergwuchs oder Arachnodaktylie aufweisen. Ein Junge oder Mädchen bekommt bei zurückbleibender Körperlänge in der Pubertät, im Vergleich zum Durchschnitt der Altersgenossen, regelmäßig depressive Verstimmungen.

Mit dem Gestaltwandel und der generativen Potenz in der normalen Pubertät ändern sich Selbstwertgefühl und Aufgaben des Heranwachsenden in der Gesellschaft radikal. Durch lange zeitliche Perioden hindurch sehen sich Adoleszenten und Adoleszentinnen ausschließlich im Vergleich mit ihren Altersgenossen und -genossinnen, ob sie schöner, kräftiger, intelligenter, leistungsfähiger, mutiger, emanzipierter, provokativer oder auch gerade das Gegenteil seien als ihre Nächsten. Diese psychische Eigenheit führt zu den bekannten schnellen Stimmungsumschwüngen der Pubertierenden. Es ist die abrupt sich ins Gegenteil kehrende Zuwendung oder Arroganz gegenüber den Erwachsenen und dem Arzt, die es so schwierig machen, einen kranken oder auch psychosomatisch leidenden Adoleszenten bei der Stange, nämlich unter einer u. U. nötigen Langzeittherapie zu halten (vergl. Tabelle 9-2, S. 251). Wir werden darauf noch im einzelnen zurückkommen. Denn obwohl die allgemeine körperliche und geistige Leistungsfähigkeit im Adoleszentenalter ungeahnt rasch zunimmt, fehlt doch eines in der Regel: Stetigkeit.

Der Mensch in der Adoleszenz hat drei Aufgaben zu lösen, bei deren Bewältigung es nicht ohne Konflikte mit der Erwachsenenwelt abgeht:

1. Die Auseinandersetzung mit den bisherigen Autoritäten (Eltern, Lehrer, Idolen) und schließlich die Gestaltung eines neuen positiven und doch kritischen Verhältnisses mit der Erwachsenenwelt (**Ablösungsproblematik**).
2. Die Selbstfindung zu einem angemessenen, d. h. weder hypertrophen noch insuffizient-depressiven Selbstwertgefühl, welch letzteres sich bei körperlichen Mängeln besonders häufig einstellt (**Identitätsproblematik**).
3. Die Integration der genitalen Sexualität in eine sich entwickelnde partnerschaftliche Liebesfähigkeit (**Sexualitätsproblematik**).

Daß es bei der Bewältigung dieser Aufgaben zu Entgleisungen kommen kann und daß es dabei auch zu Interferenzen mit vorbestehenden organischen Leistungsmängeln kommt, liegt auf der Hand.

Um die Gefühls- und Erlebniswelt von Jugendlichen beider Geschlechter im Alter zwischen etwa 13 und 18 Jahren richtig einzuschätzen, sollte man noch an folgende Eigenheiten dieses Alters denken. Es ist – besonders bei den männlichen Jugendlichen – die Periode, in der sie sich zu *„Gleichgesinnten“ gruppieren,* die gewöhnlich in Opposition zu anderen Gruppen stehen (Peer group). Klar, daß sich jede Gruppe, sei sie politisch ausgerichtet, sportlich interessiert oder nur bestimmten Moden folgend, elitärer dünkt als die konkurrierende – Schlägereien sind vorprogrammiert. Die Sozialisierung braucht also gar nicht nur in Opposition zu Autoritäten zu geschehen, sie findet vielmehr innerhalb der Gruppen selbst statt. Die Gruppenideale werden hoch gehalten, auch wenn solche destruktiv sein sollten. In unserer heutigen Jugend ist aber das soziale Engagement gewöhnlich groß, so daß sich auch Gruppen zur Hilfe für alte, geschädigte oder gefährdete Mitmenschen entwickelt haben.

Aber auch das Gegenteil kommt vor, daß

sich Jugendliche, gewollt oder nicht, *autistisch* gegen andere verschließen, wie es z. B. bei hochintellektuellen Jungen oder magersüchtigen Mädchen zu beobachten ist. Die Anorexia nervosa ist heute die Spezialkrankheit der weiblichen Adoleszenz schlechthin (s. S. 113, 278).

Andere finden keinen Anschluß, obwohl sie ihn ersehnen; sie sind manchmal auf geradezu tragische Weise vereinsamt, weil sie entweder zu ängstlich oder zu schüchtern sind und sich häßlich finden, oder weil sie an einer körperlichen Krankheit oder Entwicklungsstörung leiden. Davon wird in den KAPITELN 6, vor allem in KAPITEL 10 („Thersiteskomplex" S. 276) und 14 die Rede sein. Solche Jugendliche in die Gesellschaft der Gleichaltrigen hereinzuholen, wäre eine vordringliche Aufgabe für uns alle. Wieder andere werden durch die liebevollen Fesseln ihrer Eltern zu Hause festgehalten, was ihren Gesichtskreis verengt und sie ebenfalls vom wirklichen Leben unter Gleichaltrigen abhält, so daß manches Mädchen bereits mit 20 Jahren altjüngferliche Eigenschaften entwickelt und sich bei Mutters Jungen keine Freundin einstellt.

Auch zu Punkt 3 sind Anmerkungen zu wagen, die für Jugendarzt oder Jugendbetreuer nicht unwichtig sein könnten. Es ist bekannt, daß es in den letzten 100 Jahren bei unseren Kindern zu einer bedeutenden Wachstumsakzeleration und Vorverlegung der Pubertät gekommen ist. Zahlen darüber finden sich in KAPITEL 6, Seite 79. Darüber hinaus haben sich die *Geschlechtskontakte* in immer jüngere Jahre verlagert, bedingt durch die allgemeine Liberalisierung des Sextabus. Etwa 70% der Jungen und mehr als 60% der Mädchen weisen heute im Alter von 16 Jahren koitale Erfahrungen auf. Der Verfasser hat den Eindruck, daß die ersten Geschlechtsbeziehungen dadurch an Dramatik verloren haben. Oft ist es die reine Neugier, die ein Mädchen ins Bett führt, ohne daß daraus eine seelische Erschütterung oder eine tiefinnerliche Verbindung entsteht. Wenn es nicht „klappt", suchen nicht wenige einen Arzt oder Psychotherapeuten auf. All das schließt keineswegs aus, daß eine folgende erste große Liebe zu einem späteren Zeitpunkt die Herzen und Körper zweier junger Menschen ergreift. Solche Paarungen können Jugendliche für Monate unansprechbar für andere machen. Konflikte mit der Realität in Schule und Beruf sind daher vorprogrammiert. Erfahrene Jugendbegleiter erkennen diesen Zustand, der für die Umgebung unerträglich scheinen mag, nehmen darauf Rücksicht oder greifen auch einmal korrigierend ein.

Die Zeit der Adoleszenz ist auch die Zeit der *Berufssuche und Berufsfindung*. Sie ist heute schwieriger denn je und versickert oft genug in Früharbeitslosigkeit. Der Arzt, allerdings kein Berufsberater, weiß aber häufig bei seinen Jugendlichen Begabungen und Schwächen einzuschätzen und kann dadurch die Berufsfindung erleichtern.

Schließlich müssen Mädchen in der Lehre oder im Betrieb, wo sie unter anderen, an Jahren älteren Mädchen und Frauen arbeiten, die Erfahrung machen, daß Sex und Verhältnisse mit Männern das Gesprächsthema Nummer 1 zu sein pflegt. Grobe Neckereien auch gegenüber ganz jungen Lehrlingen sind an der Tagesordnung. Junge Mädchen leiden unter diesem Klatsch sehr, oder reagieren ihrerseits mit einer Art Pseudologia phantastica oder geraten gar in eine Neurose.

Die einzelnen Kapitel dieses Buches zeigen, daß es jenseits des eigentlichen Kindesalters trotz statistisch geringster Sterberaten doch zu einer Anzahl „neuer" Krankheiten kommt, die ärztlich nicht selten übersehen oder falsch eingeschätzt und behandelt werden. Sie sind nur zum Teil in Abhängigkeit von der hormonalen Umstellung und der Sexualentwicklung und ihren direkten Störungen zu sehen und besonders in den Kapiteln über organisch-medizinische Erkrankungen, über orthopädische Probleme, über Hautkrankheiten und selbstverständlich in den wichtigen Kapiteln über Gynäkologie der Adoleszenz und über Jugendpsychiatrie zu finden. Zu Recht haben sich längst eine Kinder- und Jugendpsychiatrie sowie eine Jugend-Gynäkologie etabliert, aus unterschiedlichen Gründen.

Bei allen Deviationen in der Adoleszenz spielt die *Besonderheit der jugendlichen Psyche* eine für den Krankheitsverlauf entscheidende Rolle, was nicht zuletzt bei der hohen Unfallsrate der Adoleszenten sichtbar wird (S. 136). Die Psychosomatik der Adoleszenz ist zwar durch Remschmidt im Kapitel Jugendpsychiatrie abgehandelt, wird aber auch in nahezu allen anderen Kapiteln dieses Buches angesprochen werden. Die Problematik für den Arzt, der Jugendliche zu behandeln hat, liegt unter anderem darin, daß sich Erwachsene primär selten in die Emotionswelt der Jugendlichen einzufühlen vermögen und zwar aus einem oft nicht bedachten Grund: Pubertät und Adoleszenz der eigenen Entwicklung werden offenbar physiologischerweise von den meisten Menschen später „vergessen". Die himmelhochjauchzenden und todtraurigen Stimmungen aus scheinbar banalen Gründen können nicht mehr nachempfunden werden und werden von den Erwachsenen oft als Flausen bezeichnet. Dabei ist es den Adoleszenten völlig ernst mit ihren Stimmungen und Selbstmordgedanken und mit ihren revolutionären Ansichten und Absichten.

Vor allem Jugendliche männlichen Geschlechts buhlen nicht um Verständnis, sie gehen auf Gegenkurs zum Erwachsenen, sie pflegen zu provozieren und zu protestieren. Durch ihr oft unvorteilhaftes Äußeres mit den noch groben Gesichtszügen und Bewegungen der Pubertät, ihrer oft pickeligen Haut, dem an den Tag gelegten Kraftmeiertum und ihrem lautstarken Auftreten schaffen sie sich keine primären Sympathien, derer sie genau so bedürfen, wie sie heranwachsenden Mädchen meist von selbst entgegenschlagen. Freilich: was jene an Aggressivität, legen diese zuweilen an Muffigkeit an den Tag, was den Umgang mit beiden Geschlechtern in diesem Alter erschwert. In Wirklichkeit verdienen beide Toleranz und unsere primäre Zuneigung, Nachsicht und Hilfestellung, die keineswegs immer angenommen wird. Es ist nicht leicht, erwachsen zu werden.

Die hier geforderte Nachsicht, Hilfsbereitschaft und Geduld muß gleichermaßen den Eltern und Lehrern ans Herz gelegt werden. Dem Arzt fällt es leichter, Jugendliche zu verstehen, weil er im Gegensatz zu Eltern und Lehrern weniger von den täglichen Pflichten seiner Klienten ausgehen muß. Nicht-Verstehen bereitet den Boden für viele intrafamiliäre und schulische Konflikte zwischen Alt und Jung und kann zu falschen Einschätzungen der Situation des Jugendlichen und für den Arzt zur falschen Therapie führen. Daß man nicht jede kurzlebige Ansicht und Absicht seines Gegenübers gutheißen kann, sondern ruhig seine eigene Meinung darüber äußern darf und muß, ohne sich dabei mit kleinlicher Kritik an modischen Äußerlichkeiten aufzuhalten, versteht sich von selbst.

Zum Schluß dieser Einleitung muß einem möglichen Mißverständnis vorgebeugt werden: Es wird wohl kaum einen besonderen Jugendarzt geben – Adoleszentenmedizin ist keine medizinische Spezialität; ein Kinderarzt wäre in mancher Hinsicht zum Jugendarzt prädestiniert. Aber Jugendliche beiderlei Geschlechts fühlen sich in der Regel erhaben über Kinder, keinesfalls wollen sie wie solche behandelt und bevormundet und etwa über ihre abendlichen Unternehmungen ausgefragt werden. Das ist das Handikap für Kinderärzte, die gern die ärztliche Tätigkeit bei Adoleszenten übernehmen würden: Wenn die Eltern sie zum Kinderarzt schicken oder gar begleiten wollen, entgegnen sie „Wir sind doch keine Kinder". Jugendliche gehen nicht gerne in eine Praxis, in der auch Mütter mit Kindern sitzen. Aber auch in den Wartezimmern des Internisten fühlen sie sich unbehaglich, wo sie durch Kleidung und Gehabe feindliche Blicke der älteren Frauen auf sich ziehen. Daher sollten Jugendliche in besonderen Sprechstunden bzw. Ambulanzen betreut werden.

Menz hat unlängst eine Befragungsaktion unter 453 13- bis 17jährigen Schülern und Schülerinnen in Vorarlberg durchgeführt, die zum Inhalt hatte, an welchen Arzt sie sich wenden würden, vorausgesetzt, sie benötigten einen solchen (Abb. 1-1). Die Ergebnisse entsprachen den Erwartungen des Herausgebers: Die Jugendlichen meinten, 12jährige gehörten im allgemeinen noch zum Kinderarzt, aber schon 14jährige wollten schon zu fast 70% zum „Erwachsenenarzt", nämlich Allgemein- oder Facharzt gehen, und 15- bis 17jährige der Be-

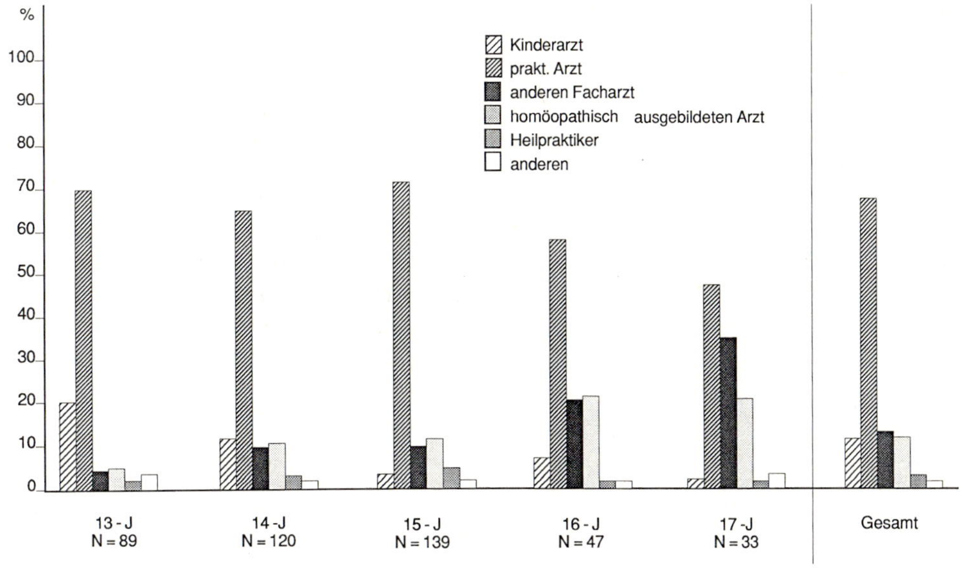

Abb. 1-1 Teilergebnis einer Befragungsaktion bei 453 13- bis 17jährigen Vorarlberger Schülern und Schülerinnen durch Menz (1986): „Bei einer körperlichen Erkrankung würde ich mich am liebsten behandeln lassen von einem ... Arzt?“

fragten hielten nur noch zu 2% den Kinderarzt für kompetent. Bei seelischen Schwierigkeiten bevorzugten sie den Jugendpsychiater und den Psychologen. Auf die Frage, wie sich Jugendliche ihren Arzt wünschten, antworteten sie: „Viel Wissen; viel Zeit haben; zuhören können“ – die Ausstattung der Praxis spielte keine Rolle.

Jugendliche müssen heute als Sondergruppe angesehen und doch wie Erwachsene ästimiert werden. Es ist selbstverständlich, daß Jugendliche aller Altersjahrgänge das Recht haben, als erste und Hauptperson mit dem Arzt allein zu sprechen. Einem Jugendarzt fällt es leicht, die „Sprache der Szene“ zu verstehen und zu erlernen, ohne sich etwa in Kumpanei der Jugend anzubiedern. Vor allem seien die Schulärzte und jene Ärzte, die die Untersuchung nach dem Jugendarbeitsschutzgesetz durchführen, aufgerufen, als ärztliche Berater zu fungieren und die Wege für eine etwa nötige Therapie zu ebnen.

Literatur

Menz, W.: Verhältnis der Jugendlichen zum Arzt (eine Studie). Vortrag Österr. Ges. Kinderheilk. Sekt. West, Feldkirch 12. 4. 86.

KAPITEL 2

Entwicklung in der Pubertät

von Otfrid Butenandt

Inhalt

Der Abschnitt der Pubertät – zwischen Kindheit und dem Ende des Wachstums gelegen – geht mit einer Reihe von somatischen Veränderungen einher, die sich deutlich von den dynamischen Vorgängen im Kindesalter unterscheiden. Abweichungen hiervon bedeuten gelegentlich schwere Belastungen für den Betroffenen. Im folgenden soll ein Überblick über die körperliche Entwicklung während der Pubertät gegeben werden, die den Höhepunkt auf die Parameter legt, die bei der klinischen Untersuchung der Adoleszenten erhoben werden müssen. Nur in Kenntnis des normalen Ablaufes der Pubertätsentwicklung einschließlich der normalerweise vorhandenen Streuung wird es ermöglicht, pathologische Verlaufsformen abzugrenzen.

Der Gestaltwandel von Knaben und Mädchen verläuft im wesentlichen gleichartig, tritt jedoch nicht im gleichen Lebensalter ein. Bei Mädchen erscheinen die ersten Zeichen der beginnenden Pubertät durchschnittlich um etwa 2 Jahre früher als bei Knaben. Dabei sind Mädchen bei gleichem Lebensalter nicht nur körperlich, sondern auch psychisch reifer als Knaben.

Der Beginn der Pubertät gesunder Kinder ist darüber hinaus nicht einheitlich, sondern streut über einen beträchtlichen Zeitraum hinweg. Aufgrund verschiedener Faktoren – insbesondere der genetischen Information – ist mit einer Streuung von mehreren Jahren zu rechnen. So kann im Einzelfall die Pubertät bei Knaben etwa schon im 10. Lebensjahr, bei anderen erst im 15. Lebensjahr oder später beginnen, bei Mädchen mit 8 oder gar erst mit 13 Jahren oder später. So kommt es, daß man bei völlig gesunden Kindern bei bestimmtem Lebensalter alle Entwicklungsstufen vom infantilen Reifestatus bis hin zur abgeschlossenen Reife finden kann (Tanner 1962). Zwischen dem Ablauf der Pubertät und dem sog. Knochenalter besteht eine sehr viel engere Korrelation als zwischen dem Ablauf der Pubertät und dem chronologischen Alter. Deshalb ist bei der Beurteilung eines von der erwarteten Norm abweichenden Pubertätsablaufes auf jeden Fall das Knochenalter zu bestimmen. Hierzu dienen standardisierte Atlanten über die Entwicklung des Handskelettes (Greulich et al. 1956; Tanner et al. 1980).

Pubertätsablauf bei Mädchen

Der Pubertätswachstumsschub läuft durchschnittlich im Alter von 11 bis 13 Jahren ab; die maximale Wachstumsrate erreichen die Mädchen mit etwa 12 Jahren (Abb. 2-1).

Mit Früheinsetzen der Pubertät ist mit dem Wachstumsschub frühzeitiger, bei der konstitutionellen Entwicklungsverzögerung mit Späteinsetzen der Pubertät entsprechend später zu rechnen.

Die maximale Wachstumsrate beträgt im Mittel 8 bis 8,5 cm pro Jahr, kann auch nur 6 oder gar 10 bis 11 cm pro Jahr betragen (Tanner 1962). Während vor der Pubertät Knaben

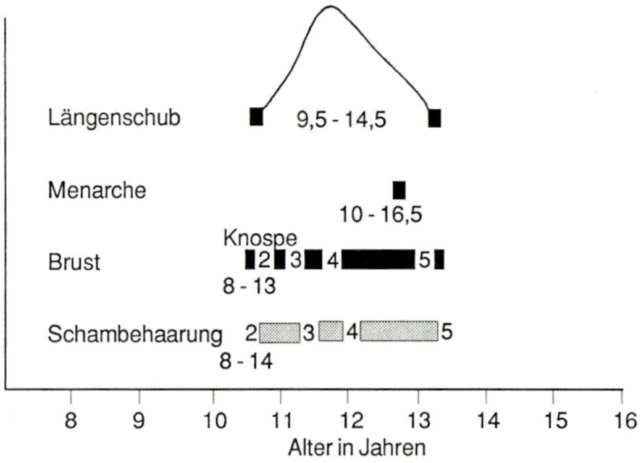

Abb. 2-1 Durchschnittliche Reihenfolge des Auftretens der Kriterien für die Pubertät bei Mädchen (nach Tanner 1962). Die Zahlen innerhalb der Markierungen geben das Stadium der Einteilung nach Tanner an. Die Zahlen unterhalb der Symbole geben den Bereich des Zeitraumes an, in dem mit dem Auftreten des entsprechenden Ereignisses gerechnet werden kann.

und Mädchen in ihrer Größe nur wenig differieren, führt der geringere Wachstumsschub der Mädchen sowie die Tatsache, daß das Wachstumsende früher erreicht wird, zu der bekannten Größendifferenz zwischen Männern und Frauen. Der Pubertätswachstumsschub bei Mädchen wird auf die gesteigerte Sekretion adrenaler Androgene zurückgeführt. Die Östrogene hemmen in hohen Konzentrationen das Wachstum, wahrscheinlich über ein Absinken des Somatomedins im Serum (Puttkamer et al. 1979). Somit erscheint es eher unwahrscheinlich, daß steigende Östrogenspiegel während der Pubertät für den Wachstumsschub verantwortlich zu machen sind.

In die gleiche Zeit wie die Änderungen des Längenwachstums fallen auch Verschiebungen der Körperproportionen z. B. Verbreiterung des Beckens mit stärker abgeflachtem infrapubischen Winkel (Tanner 1962).

Die Mamma-Entwicklung

Bei der Untersuchung der Brust wird neben der Messung der Größe der Mamillen oder der Brustdrüsenkörper ein Schema benutzt, das in 5 Stadien eingeteilt ist (Tanner 1962): Tabelle 2-1

Zu Beginn entwickelt sich sehr häufig nur eine der beiden Brustdrüsenanlagen. Da die Mädchen diese derben Knoten oft als schmerzhaft empfinden, werden diese Kinder unter dem Verdacht auf einen Tumor dem Arzt vorgestellt. Diese einseitige Thelarche ist jedoch so geläufig, daß vor einem aktiven therapeutischen Vorgehen dringend gewarnt werden muß.

Das Stadium 2 *(Thelarche)* beginnt durchschnittlich mit 11 Jahren. Nach etwa einem halben Jahr ist Stadium 3 erreicht. Das Stadium 4 fehlt häufiger. Bei anderen Mädchen mag es nur schwach oder vorübergehend ausgeprägt sein. Auch als bleibende Form der Mammae wird es gesehen.

Schambehaarung

Die Schambehaarung beginnt *(Pubarche)* im allgemeinen erst kurz nach der Thelarche, kann jedoch auch das erste Symptom der beginnenden Pubertät sein. Für die Beurteilung gilt die Stadieneinteilung nach Tanner 1962 gleichermaßen wie für Knaben: Tabelle 2-2

Das letzte der aufgeführten Stadien ist durchschnittlich mit 14 Jahren erreicht. Bei knapp 10% der Frauen bleibt die obere Begrenzung der Pubes jedoch nicht horizontal, sondern steigt entlang der Linea alba bis zum Nabel an (Stadium 6).

Das Wachstum der Achselhaare (Crines) setzt 1½ bis 3 Jahre später ein und kann analog der Stadieneinteilung für die Pubesbehaarung beschrieben werden. Die Ausprägung und Dichte der Körperbehaarung hängt jedoch nicht allein vom Stand der Pubertät ab, sondern auch von genetischen Faktoren.

Menarche

Die Menarche setzt am Ende der Pubertät ein,

Tabelle 2-1 Stadieneinteilung der Brustdrüsenentwicklung (Tanner 1962)

Stadium 1	Vorpubertät	Ausschließlich die Papille ist prominent. Brustdrüsengewebe nicht tastbar.
Stadium 2	Thelarche (Knospenbrust)	Hervortreten der Brust mit Papille als kleine halbkugelige Erhebung. Beginnende Vergrößerung des Mamillenhofes.
Stadium 3		Weitere Vergrößerung und Verwölbung des Organs.
Stadium 4		Gesonderte halbkugelige Vorwölbung des Warzenhofes mit der Papille auf der Brust.
Stadium 5	Stadium der Reife	Nur die Papille tritt noch über das Niveau der Brust hervor.

Tabelle 2-2 Stadieneinteilung der Körperbehaarung bei Mädchen

Stadium	Pubes	Crines
1	Keine Schambehaarung	Keine Achselbehaarung
2	Spärliches Wachstum einzelner langer pigmentierter Haare hauptsächlich im Bereich der Labien	Einzelne Haare in der Achsel
3	Das Haarfeld breitet sich über das Schamdreieck aus und wird an den Labia majora deutlicher	Spärliche Behaarung
4	Die Behaarung ähnelt dem Bild des Erwachsenen, greift noch nicht auf die Oberschenkel über	Deutliche Behaarung
5	Schambehaarung wie beim Erwachsenen mit horizontaler Begrenzung. Übergreifen auf die mediale Oberfläche der Oberschenkel	Adulte Behaarung

etwa dann, wenn das Stadium 4 oder gar 5 der Brustentwicklung erreicht wird. Das Maximum des Wachstumsschubes ist zu diesem Zeitpunkt bereits überschritten. Für den Zeitpunkt des Eintretens der Menarche sind sowohl genetische und rassische wie eventuell auch milieubedingte Faktoren verantwortlich. Eine größere Bedeutung scheinen exogene Faktoren (Umweltbedingungen, soziale Verhältnisse, Ernährung) aber auch Intelligenzgrad und sexuelle Aufklärung zu spielen (Heinz, Peter). In unseren Breiten tritt die Menarche im Durchschnitt mit etwa 12½ Jahren auf. Sie kann jedoch bereits im Alter von 10 Jahren (physiologische Frühpubertät) oder erst nach dem 15. Lebensjahr (Spätpubertät) eintreten. Die beste Korrelation ergibt sich zum Knochenalter: Wenn das Knochenalter knapp 13 Jahre beträgt, kann mit den Menstruationen gerechnet werden. Insgesamt ist der Ablauf der Pubertät strenger mit dem Knochenalter als mit dem Lebensalter gekoppelt (Tanner 1973). Der Zyklus ist nur selten sogleich regelmäßig; häufiger sind unregelmäßige und längerdauernde Intervalle. Erst nach längerer Zeit ist eine Regelmäßigkeit zu erwarten. Die erste Menstruation ist praktisch immer eine Durchbruchsblutung, kann jedoch auch Folge eines ersten Eisprungs sein.

Pubertätsablauf bei Knaben

Das erste Zeichen der beginnenden Pubertät bei Knaben ist die Größenzunahme der Hoden. Mit Hilfe eines Orchidometers (Abb. 2-2)

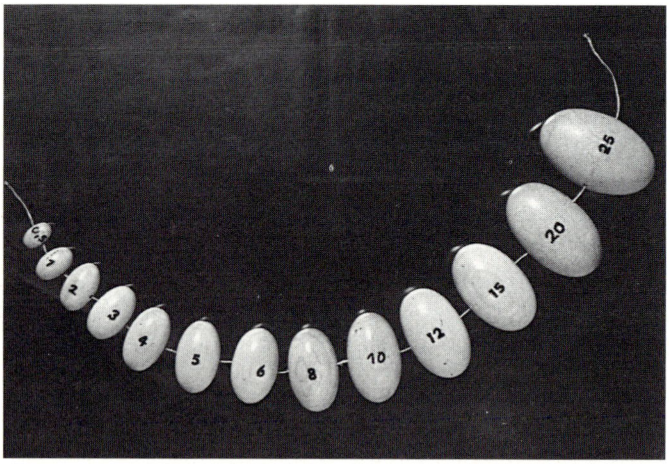

Abb. 2-2 Orchidometer (nach Prader). Die Zahlen geben das Hodenvolumen (ml) eines jeden Modells an.

Abb. 2-3 Durchschnittliche Reihenfolge des Auftretens der Kriterien für die Pubertät bei Knaben (nach Tanner 1962). Die Zahlengruppen weisen auf die Variationsbreiten des Lebensalters für erstmaliges oder spätes Auftreten des entsprechenden Merkmales hin.

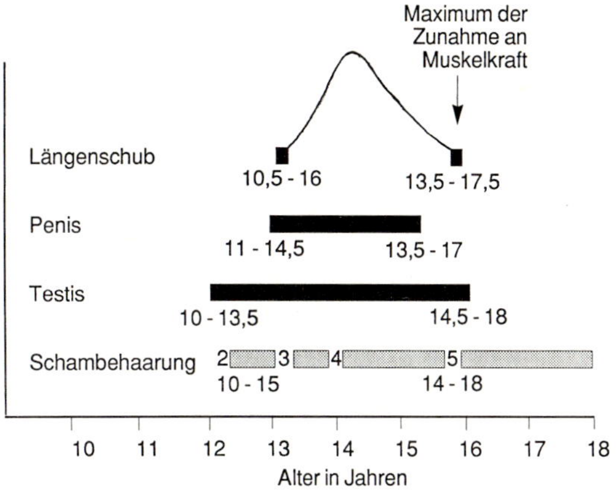

kann durch vergleichende Palpation die Hodengröße (Hodenvolumen) gemessen werden (Prader 1975). Während die Hoden vor Beginn der Pubertät nur sehr langsam bis zu einem Volumen von etwa 2 bis 3 ml wachsen, beginnt bereits vor dem Auftreten weiterer Merkmale der Pubertät ein deutliches Wachstum der Testes. Wenn das Hodenvolumen ca. 5 bis 6 ml beträgt, ist mit dem Auftreten einer Schambehaarung zu rechnen (Zachmann et al. 1974) (Abb. 2-3).

Die Größe der Hoden ist ein sehr wichtiger Parameter, da sie zuverlässig die Entwicklung des sekretorischen Anteils des Hodens, der Hodenkanälchen, reflektiert. Die Funktion des inkretorischen Anteils ist jedoch nicht von der Hodengröße, sondern von der übrigen Genitalentwicklung ablesbar. Zur Beschreibung des Standes der Genitalentwicklung hat sich das von Tanner (1962) genannte Schema in fünf Stadien als praktisch erwiesen (s. Tabelle 2-3).

Tabelle 2-3 Stadieneinteilung des männlichen Genitale (nach Tanner 1962)

Stadium	Genitale
1	Testes, Skrotum und Penis haben eine Größe wie in der Kindheit
2	Beginnende Vergrößerung von Skrotum und Testes. Keine Vergrößerung des Penis
3	Verstärktes Längenwachstum des Penis mit weiterer Zunahme von Testes und Skrotum
4	Der Penis wird größer und dicker. Entwicklung der Glans, zunehmende Dunkelfärbung des Skrotums
5	Bild des erwachsenen Mannes

Der Entwicklungsstand läßt sich auch bei einmaliger Untersuchung der Knaben damit hinreichend genau beschreiben. Genauere Aussagen sind bei fortlaufender Beobachtung des Jugendlichen gegeben. Gleichzeitig mit der Beschreibung des Genitalstadiums muß auch hier wie bei Mädchen eine Beurteilung der Schambehaarung erfolgen.

Bartwuchs

Etwa zu dem Zeitpunkt, zu dem die Achselbehaarung auftritt, beginnt der Oberlippenbart zu sprießen. Zunächst zeigen sich einzelne pigmentierte Haare an den Ecken der Oberlippe, es folgt eine langsame Zunahme zur Mitte hin. Anschließend tritt die Behaarung an den oberen Teilen der Wangen, unter der Unterlippe und schließlich an den Seiten und unter dem Kinn hinzu. Dieser Prozeß zieht sich sehr viel länger hin, als die Entwicklung der Genitalorgane (Tanner 1962).

Der Stimmbruch

Er beruht auf einem Wachstum des Kehlkopfes. Die Stimme wird erkennbar tiefer, wenn die Genitalentwicklung nahezu abgeschlossen ist. Der Stimmbruch ist nicht abrupt und ist nach Ende der Pubertät abgeschlossen.

Einfluß der Pubertät auf die Muskulatur

In der Pubertät nimmt die Muskulatur nicht nur an Umfang zu, sie wird auch kräftiger. Knaben weisen schon vor Eintreten der Pubertät eine höhere Muskelkraft auf als Mädchen; durch den Einfluß der in der Pubertät ansteigenden Sexualsteroide kommt es jedoch nur bei Knaben zu einem deutlichen Entwicklungsschub. Die Zunahme der Körperkräfte stimmt mit den sonstigen Änderungen in zeitlichem Zusammenhang, z. B. Wachstumsschub, überein. Allerdings überdauert sie letzteren und erreicht ihr Maximum erst etwa ein Jahr später. Der Entwicklungsprozeß der Muskulatur hört auch nicht mit dem Längenwachstum auf, sondern hält für mindestens ein Jahr noch an (Tanner et al. 1976).

Gynäkomastie

Ein Großteil der Knaben weist eine geringere oder deutliche Entwicklung der Mammae auf, die im allgemeinen 12 bis 18 Monate bestehenbleiben kann. In jedem Fall vergrößert sich die Mamille und wird dunkler. Eine vermehrte Östrogenproduktion konnte hierbei nicht nachgewiesen werden (Bidlingmaier und Knorr 1971). Auch eine erhöhte Prolaktin-Sekretion ist bei Patienten mit Makromastie (sog. Gynäkomastie) nicht zu beobachten (Butenandt 1983).

Pathologische Abweichungen der Pubertät

Ausbleiben der Pubertät

Ein Hypogonadismus ist von einer – meist als physiologisch anzusehenden – Spätpubertät abzugrenzen. Von einem *primären Hypogonadismus* spricht man bei einem Ausfall der Gonadenfunktion, wie es bei Anorchie oder bei Gonadendysgenesie bei Mädchen (Ullrich-Turner-Syndrom), aber auch bei anderen Störungen der Gonadenfunktion (z. B. Klinefelter-Syndrom) vorkommen kann (Butenandt 1982). Diese Krankheitsbilder sind ausführlich in KAPITEL 6 und 7 abgehandelt. Ein *sekundärer Hypogonadismus* liegt vor, wenn die Hypophysenfunktion gestört ist (hypophysärer Minderwuchs). Als *tertiären Hypogonadismus* bezeichnet man den auf einen Schaden im Hypothalamus zurückzuführenden Hypogonadismus. Hierbei sind Keimdrüsen und Hypophyse intakt, die Regulation im Hypothalamus jedoch gestört. Ursache kann ein Tumor im Hypothalamus, eine Hirnmißbildung oder aber auch ein primärer Ausfall der Gonadoliberinproduktion sein. Letzteres ist der Fall bei dem erblichen Kallmann-Syndrom, das mit Hypogonadismus und Anosmie einhergeht. Bei einem Patienten mit einem vermuteten tertiären Hypogonadismus muß deshalb auch eine Prüfung der Riechfunktion vorgenommen werden (Savage et al. 1973), s. S. 87 f.

Während eine verspätete Pubertät im allgemeinen keiner Behandlung bedarf, muß bei pathologischen Formen mit Hypogonadismus eine Hormonsubstitution vorgenommen werden.

Pubertas praecox

Treten Symptome der Pubertät wie beschleunigtes Längenwachstum, Schambehaarung, Hodenvergrößerung beim Knaben bzw. Thelarche oder auch Menarche bei Mädchen mehr als drei Jahre vor dem Zeitpunkt auf, zu dem man durchschnittlich diese Symptome erwartet, so spricht man von Pubertas praecox. Ursache können hormonbildende Tumoren der Keimdrüsen, der Nebennierenrinde oder auch im Bereich von Hypophyse und Hypothalamus sein. Gelegentlich ist auch eine ektope Hormonbildung (z. B. Gonadotropin-produzierender Lebertumor) beobachtet worden (Literatur bei Butenandt 1980). Eine Pubertas praecox kann auch bei Erkrankungen des Zentralnervensystems gehäuft vorkommen. Häufig ist jedoch eine Ursache nicht erkennbar, so daß man von idiopathischer Pubertas praecox sprechen muß.

Abgesehen vom Zeitpunkt, zu dem die Pubertas praecox auftritt, entsprechen die somatischen Veränderungen denjenigen der normalen Pubertät. Aufgrund des frühzeitig einsetzenden Wachstumsschubes mit nachfolgendem Verschluß der Epiphysenfugen kommt es jedoch zu vorzeitigem Wachstumsende, das sich letztlich als Mindergröße im Erwachsenenalter darbietet.

Bei jedem Kind mit einer Pubertas praecox muß eine intensive Diagnostik durchgeführt werden, um die Ursache aufzudecken. Je nach Ursache wird die Therapie gewählt, die zum Ziel hat, das pathologische Geschehen zu unterbrechen.

Zusammenfassende Darstellung

Der Pubertätsablauf führt bei Mädchen und Knaben zu somatischen Veränderungen wie Pubertätswachstumsschub, zu reifen, produktiven Gonaden, Auftreten von sekundären Geschlechtsmerkmalen und letztlich zum Wachstumsende. Frühestes Zeichen der Pubertät bei Knaben ist die Hodenvergrößerung, bei Mädchen im allgemeinen die Thelarche. Stimmbruch beziehungsweise die Menarche bei Mädchen sind Erscheinungen, die erst am Ende der Pubertät zu erwarten sind.

Literatur

Bidlingmaier, F., D. Knorr: Plasma testosterone and estrogens in pubertal gynecomastia. Z. Kinderheilk. 115 (1973), 89.

Butenandt, O., D. Knorr, W. Ch. Hecker, U. Löhrs: Precocious puberty in a boy with HCG-producing hepatoma. Helv. Paediat. Acta 35 (1980), 155.

Butenandt, O.: Pathologische Abweichungen in der Sexualentwicklung: Ausbleibende Pubertät. In: Hellbrügge, Th.: Entwicklung der kindlichen Sexualität. Urban & Schwarzenberg, München 1982, S. 68.

Ders.: Plasma-Prolaktin-Spiegel und Pubertätsgynäkomastie. Mschr. Kinderheilk. 131 (1983), 455.

Greulich, W. W., S. I. Pyle: Radiographic atlas of skeletal development of the hand and wrist. Stanford Univ. Press, Stanford, Calif. 1958.

Heinz, M., S. Hoyme: Gynäkologie des Kindes- und Jugendalters. Enke, Stuttgart 1974.

Peter, R., K. Vesely: Kindergynäkologie. VEB Georg Thieme, Leipzig 1966.

Prader, A.: Testicular growth in puberty. In: Berenberg, S. R.: Puberty S 114. Stenford-Kroese, Leiden 1975.

von Puttkamer, K., J. R. Bierich, F. Brugger, W. Hirsche, D. Schönberg: Östrogen-Therapie bei Mädchen mit konstitutionellem Hochwuchs. Dtsch. med. Wschr. 102 (1977), 983.

Savage, D. C. L., J. Roth, M. M. Grumbach, S. L. Kaplan: The response to synthetic luteinizing hormone releasing factor (LRF) in patients with suspected hypogonadotropic hypogonadism. Ped. Res. 7 (1973), 291

Tanner, J. M.: Wachstum und Reifung des Menschen. G. Thieme, Stuttgart 1962.

Ders., W. A. Marschall, R. H. Whitehouse, M. J. R. Healy, S. Radmanovic: Age standards for successive stages of secondary sex character development in boys and girls. Annals hum. Biol. 3 (1976) 227.

Ders., ders., R. H. Whitehouse, P. C. R. Hughes, B. S. Carter: Relative importance of growth hormone and sex steroids for growth at puberty of trunk length, limb length and muscle width in growth hormone deficient children. J. Pediat. 89 (1976), 170.

Ders., ders.: Trends toward earlier menarche in London, Oslo, Copenhagen, the Netherlands and Hungary. Nature 243 (1973), 95.

Ders., ders., R. H. Whitehouse, W. A. Marshall, M. J. R. Healy, H. Goldstein: Assessment of skeletal maturity and prediction of adult height (TW2 method). Academic Press London/New York/San Francisco 1975.

Zachmann, M., A. Prader, H. P. Kind, H. Haefliger, H. Budliger: Testicular volume during adolescence. Crosssectional and longitudinal studies. Helv. Paed. Acta 29 (1974), 61.

KAPITEL 3

Die Sonderstellung des Jugendlichen in Schule und Beruf aus arbeitsphysiologischer Sicht

von Joseph Rutenfranz, Michael Ruppel und Juhani Ilmarinen

Inhalt

Pädiatrische Arbeitsphysiologie als Grundlage des Jugendarbeitsschutzes

Die Sonderstellung von Jugendlichen gegenüber Kindern und Erwachsenen ergibt sich für die Arbeitsmedizin aus verschiedenen gesetzlichen Regelungen und internationalen Deklarationen, welche, historisch gesehen, zumeist direkt oder indirekt arbeitsphysiologische Erkenntnisse reflektieren.

Ein wichtiger Merkpunkt in diesem Zusammenhang war die Deklaration der International Labour Organization vom Jahre 1946, welche bestimmte: „Kind ist, wer das 16. Lebensjahr noch nicht vollendet hat. Als Jugendliche werden Heranwachsende vom 16. bis 21. Lebensjahr bezeichnet. Kinderarbeit ist zu verbieten, die Arbeit der Jugendlichen ist durch besondere Gesetze zu schützen."

Damit versuchte man zwei Dinge zu erreichen: Einmal sollte damit die Schutzbedürftigkeit im Erwerbsleben mit den Regelungen über die Volljährigkeit usw. in logische Übereinkunft gebracht werden; zum anderen versuchte man, der pädagogischen Erkenntnis gerecht zu werden, daß eine Schulpflicht bis zum 16. Lebensjahr der heute notwendig gewordenen längeren theoretischen Ausbildung Heranwachsender besser entsprechen würde als die bisherigen Regelungen.

In den letzten Jahren hat diese Tendenz – wenigstens zum Teil – eine Umkehrung erfahren. Zwar erleben wir auch heute noch Novellen zum Jugendarbeitsschutzgesetz, doch ist von einer Ausweitung der zu schützenden Personengruppe bis zum 21. Lebensjahr praktisch nicht mehr die Rede. Gleichzeitig wurde eine Reihe von Gesetzen geändert, welche bestimmten, daß bereits der 18jährige und nicht mehr erst der 21jährige die Rechte der Volljährigkeit, der Wahl usw. erhielt.

Diese Verschiebungen wurden bekanntlich mit Argumenten aus dem Bereich der Akzeleration, der Gleichstellung von Wehrpflichtsalter, Wahlalter und Volljährigkeit und z. T. schlicht mit parteipolitischen Argumenten begründet. Jugendarbeitsschutz wird darum praktisch immer deutlicher auf die Altersspanne der 17- bis 18jährigen eingeschränkt. Gleichzeitig ist aber eine Tendenz zu beobachten, nach welcher der Jugendarbeitsschutz auf einen „Erstarbeitsschutz" ohne erkennbare Beschränkung auf das Jugendalter (z. B. bis zum 25. Lebensjahr) ausgedehnt werden könnte. Beide Tendenzen erscheinen nicht sehr sinnvoll.

Nun gehört der Schutz der arbeitenden Jugend vor gesundheitlichen Gefahren zu den ältesten Aufgaben staatlicher Sozialpolitik. Aber auch die Arbeitsmedizin hat sich seit langem dieser Probleme angenommen, wobei sie zunächst vor allem bestrebt war, die beruflichen Belastungen Heranwachsender an der Ungestörtheit des Wachstumsprozesses zu überprüfen (z. B. Kaup und Fürst 1930). Lehmann und Szakáll (1941) haben aber bereits darauf aufmerksam gemacht, daß der Jugendarbeitsschutz physiologischer Begründungen bedarf, weil nur die Entwicklung der körperlichen Leistungsfähigkeit Aufschluß darüber geben kann, ob Belastung und Leistungsfähigkeit von Heranwachsenden einander entsprechen, und welche Altersstufe im Arbeitsleben eines besonderen gesetzlichen Schutzes bedarf.

Derartige Entscheidungen lassen sich rational nur auf der Basis von Studien zur körperlichen Leistungsfähigkeit fällen, was bei gesetzlichen Regelungen zum Jugendarbeitsschutz in der Vergangenheit leider nicht immer bedacht wurde. Es ist darum notwendig, Tatsachen über die funktionelle Entwicklung von Kindern bis zum Erwachsenenalter vorzulegen mit dem Ziel, daraus physiologisch begründbare Grenzwerte der Schutzbedürftigkeit Heranwachsender abzuleiten. Dabei sollen im folgenden die Entwicklung der körperlichen Leistungsfähigkeit und ihre Bezüge zum Wachstum besonders betrachtet werden.

Körperliche Leistungsfähigkeit und Beanspruchung

Wer sich mit der körperlichen Leistungsfähigkeit beschäftigt, muß wissen, daß es sich hierbei nicht um einen einheitlichen Begriff handelt. So haben vor allem die Untersuchungen von Fleishman (1964) sowie von Fowler und Gardner (1963) gezeigt, daß man wenigstens *drei Faktoren der körperlichen Leistungsfähigkeit* unterscheiden kann, die weitgehend unabhängig voneinander variieren können. Es handelt sich um folgende Faktoren:

kardiopulmonale Leistungsfähigkeit,
muskuläre Leistungsfähigkeit sowie
sensomotorische Leistungsfähigkeit.

Kardiopulmonale Leistungsfähigkeit

Obschon alle drei Faktoren in jede berufliche Leistung mit irgendeiner Größe eingehen, läßt sich die Sonderstellung des Jugendlichen am besten anhand der kardiopulmonalen Leistungsfähigkeit demonstrieren. Diese Größe ist wichtig für alle Prozesse, bei denen im Beruf oder bei Freizeitaktivitäten dynamische körperliche Arbeit geleistet werden muß. Die entscheidende Meßgröße der kardiopulmonalen Leistungsfähigkeit ist die *Sauerstofftransportkapazität* des Organismus, die operational am besten als *maximale O_2-Aufnahmefähigkeit* in Litern pro Minute = $l \cdot min^{-1}$ unter Standardbedingungen definiert werden kann. Dabei darf nicht vergessen werden, daß eine bestimmte körperliche Leistungsfähigkeit auf einer Zahl verschiedener Körperfunktionen und Körperdimensionen basiert, von denen das Schema von Holmgren (1967) einen anschaulichen Eindruck vermittelt (Abb. 3-1).

Aus dem Schema wird klar, daß zu *einer bestimmten körperlichen Leistungsfähigkeit funktionelle Kapazitäten,* die besonders *durch Training,* aber auch *durch Wachstum und Entwicklung* verbessert werden, und *körperliche Dimensionen,* die vor allem durch Wachstum, aber auch durch Training verbessert werden, beitragen.

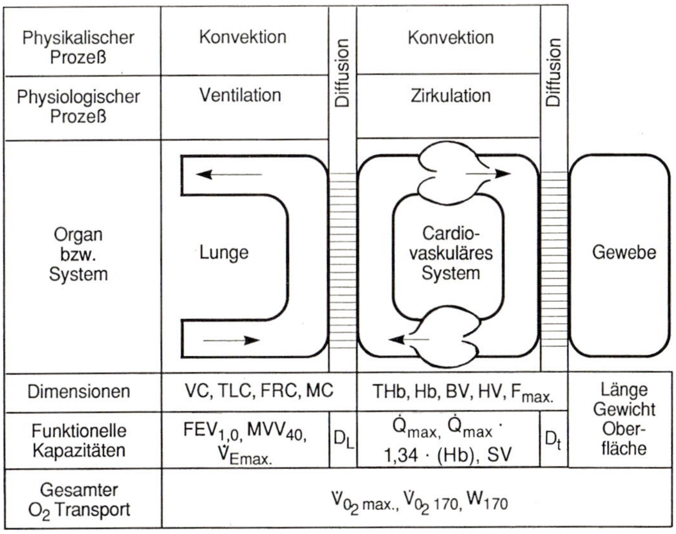

Abb. 3-1 Schema des Sauerstofftransport-Systems mit Dimensionsmaßen und funktionellen Kapazitäten der einzelnen Komponenten. VC = Vitalkapazität; TLC = Totale Lungenkapazität; FRC = funktionelle Residualkapazität; MC = Mittelkapazität; THb = Gesamthämoglobin; Hb = Hämoglobin; BV = Blutvolumen; HV = Herzvolumen (im Liegen); F_{max} = maximale Herzfrequenz; $FEV_{1,0}$ = Sekundenkapazität; MVV_{40} = maximales Atemzeitvolumen bei einer Atemfrequenz von 40/min; $\dot{V}_{Emax}$ = Atemzeitvolumen während der Bestimmung der maximalen O_2-Aufnahme; D_L = Diffusionskapazität der Lunge; $\dot{Q}_{max}$ = maximales Herzzeitvolumen; SV = Schlagvolumen bei $\dot{Q}_{max}$-Bestimmung; D_t-Diffusionskapazität der Gewebe; $\dot{V}_{O_2max}$ = maximale O_2-Aufnahme; $\dot{V}_{O_2170}$ = O_2-Aufnahme bei Herzfrequenz 170; W_{170} = Leistung (mkp/min) bei Herzfrequenz 170 (nach Holmgren).

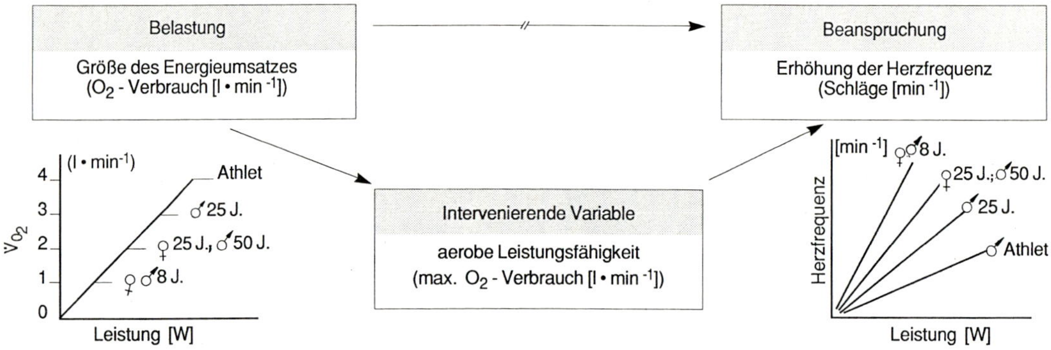

Beispiel: $\dot{V}_{O_2}$ = 0.9 l • min $^{-1}$			
$\dot{V}_{O_2}$ max [l • min $^{-1}$]		$\%\dot{V}_{O_2}$ max	zu erwartende Herzfrequenz [min $^{-1}$]
8J. ♀♂	1,00	90	180 - 190
50 J. ♀	1,80	50	125 - 135
25 J. ♀	2,15	42	125 - 135
50 J. ♂	2,60	35	110 - 120
25 J. ♂	3,20	28	105 - 115
25 J. ♂ Athlet	4,50	20	90 - 100

Beurteilung:
Dauerleistungsgrenze
für 8Std.-Schicht:
Energieumsatz
≤30% $\dot{V}_{O_2}$ max
oder
Herzfrequenzerhöhung
≤35 Schläge min $^{-1}$

Abb. 3-2 Belastungs-Beanspruchungs-Konzept für schwere dynamische Arbeit. Im unteren Teil der Abb. werden die Konsequenzen des Konzeptes an einem Beispiel erläutert (Rutenfranz 1985b).

Beanspruchung. Erträglichkeitskriterien

Das soziale Umfeld entscheidet nun über die jeweilige Akzeptanz von Belastungen, welche Heranwachsenden unter den jeweiligen gesellschaftlichen Bedingungen zugemutet werden. Davon ist klar abzugrenzen, was für Heranwachsende „erträglich" ist. Die Erträglichkeit bezeichnet Beanspruchungen, welche langdauernd ohne Schaden hingenommen werden können. Zur Definition von „Erträglichkeit" sind darum physiologische Kriterien unentbehrlich, siehe Abb. 3-2.

Für die Gewinnung solcher *Erträglichkeitskriterien* hat sich das sog. Belastungs-Beanspruchungs-Konzept (Abb. 3-2) bewährt (Rutenfranz 1970; Rohmert und Rutenfranz 1975; Rutenfranz 1985a, b). Dieses Konzept unterscheidet zwischen den objektiv für alle Personen gleichen Belastungen, welche von den individuellen Reaktionen auf diese Belastungen abzugrenzen sind, die dann Beanspruchung genannt werden. Beanspruchungen ergeben sich aber nicht direkt aus den Belastungen; sie werden erst über „moderierende" bzw. „intervenierende" Variable ableitbar (Rutenfranz 1982a), siehe Abb. 3-3.

Für den Sonderfall der dynamischen Arbeit, die z. B. beim Radfahren und Laufen vorliegt, läßt sich die Belastung als Energieumsatz bzw. als Sauerstoffverbrauch operational definieren, da der Sauerstoffverbrauch im steady state bei allen Personen nur von der Leistung und nicht von der Leistungsfähigkeit abhängt (Abb. 3-2). Dagegen manifestiert sich die Beanspruchung in den individuellen Unterschieden der Herzschlagfrequenz, der Atemfrequenz etc. bei gleichen Leistungen bzw. gleichem Energieumsatz (Lange Andersen et al. 1974a). Diese individuellen Reaktionen erklären sich rational durch Unterschiede der maximalen O_2-Aufnahme, über welche man die kardiopulmonale Leistungsfähigkeit operational definiert (Rutenfranz 1968). Bei gleichen Belastungen (Leistungen) müssen also Heran-

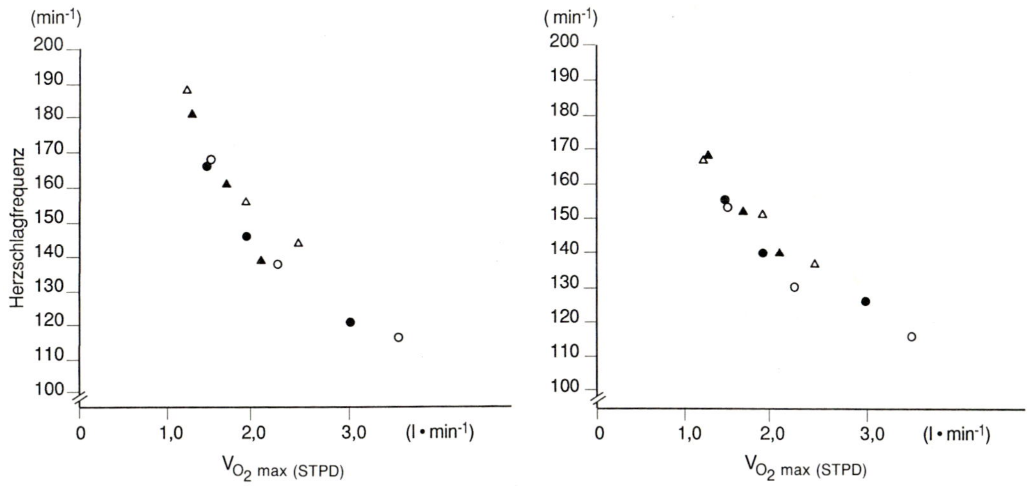

Abb. 3-3 Beziehungen zwischen maximaler O_2-Aufnahme in STPD (**S**tandard **T**emperature, **P**ressure, **D**ry) und Herzschlagfrequenz für eine O_2-Aufnahme von 1 · 1 min^{-1} bzw. eine Leistung von 50 W (Lange Andersen et al. 1985).

wachsende größeren Beanspruchungen ausgesetzt sein als Erwachsene, weil ihre kardiopulmonale Leistungsfähigkeit geringer ist als die der Erwachsenen. Für Tätigkeiten mit gleichem O_2-Verbrauch (Abb. 3-3) nimmt darum bei Heranwachsenden mit zunehmender Leistungsfähigkeit, d. h. zunehmender maximaler O_2-Aufnahme, die Herzschlagfrequenz linear ab (Lange Andersen et al. 1985).

Aussagen über die Entwicklung des Leistungsverhaltens mit Hilfe von Querschnitt- bzw. Längsschnittstudien

Seit den klassischen Querschnittstudien von Robinson (1939) sowie Åstrand (1952) gilt die maximale Sauerstoffaufnahme als bestes Maß für die kardiopulmonale Leistungsfähigkeit (Holmgren 1967; Rutenfranz 1968) von Kindern und Erwachsenen. Ausgehend von den genannten Studien wurde in zahlreichen Untersuchungen die Entwicklung der kardiopulmonalen Leistungsfähigkeit im Kindes- und Jugendalter anhand von Querschnittstudien in verschiedenen Populationen untersucht (z. B. Valentin et al. 1955/56; Lange Andersen et al. 1974a; Nagle et al. 1977; Yamaji und Miyashita 1977; Wirth et al. 1978; Máček et al. 1979; Buchberger 1979; Yoshizawa et al. 1980; Saris 1982), die kürzlich von Bar-Or (1983) zusammengefaßt wurden (Abb. 3-4).

Querschnittstudien eignen sich gut für die Aufstellung von Normwerten für Altersklassen und Körpermaßklassen, für die Beschreibung des Trainingszustandes verschiedener Gruppen sowie zur Aufdeckung ethnischer Unterschiede. Der Nachteil von Querschnittstudien liegt aber darin, daß die Einflußgrößen, welche die Entwicklung der körperlichen Leistungsfähigkeit im Kindes- und Jugendalter bestimmen, nur indirekt erschlossen werden können, eine individuelle Zuordnung aber nur selten möglich ist. Längsschnittstudien machen eine solche Zuordnung eher möglich, doch mangelt es ihnen fast immer an der demographischen Repräsentativität, die sich bei Querschnittstudien zumindest theoretisch her-

Abb. 3-4 Maximale Sauerstoffaufnahme in Abhängigkeit vom Alter (zusammengestellt aus verschiedenen Untersuchungen an 2180 Jungen und 1730 Mädchen), nach Bar-Or 1983.

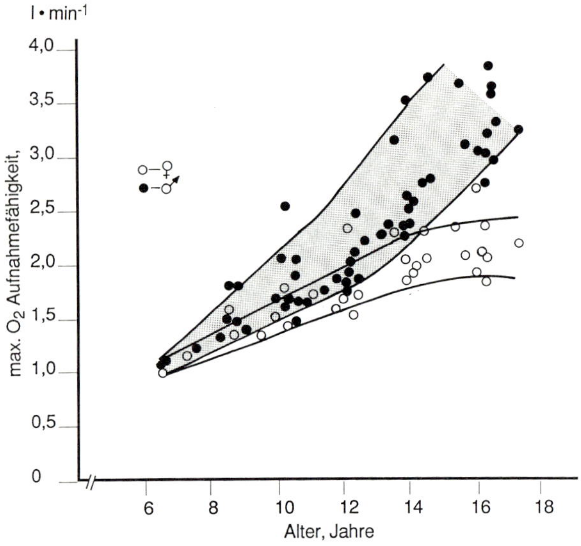

stellen läßt (z. B. Seliger und Bartůňek 1976; Kemper et al. 1983; Rutenfranz 1986).

Für die Untersuchung von Wachstumsaspekten im Jugendalter sind nach Eveleth und Tanner (1976) in einer Population Längsschnittstudien von wenigstens fünfjähriger Dauer notwendig, die möglichst gleichzeitig durch Querschnittstudien an einer größeren Zahl von Probanden abgestützt werden sollten. Diese ideale Studie konnte bisher noch nicht durchgeführt werden (Rutenfranz 1986).

In Ansätzen liegt sie zwei in Lom begonnenen Studien zugrunde; doch erfaßte dort die Querschnittstudie (Lange Andersen et al., 1974a–c, 1976, 1980) für jeden Jahrgang zwar die ganze am Ort lebende, aber nur relativ kleine Population von je 30 Jungen und Mädchen. Sie konnte darum nicht die erwünschte größere Zahl von Probanden zur Abstützung der Längsschnittstudie liefern. Die gesamte Population, d. h. die gleiche Zahl von Probanden, wurde dann in die Längsschnittstudie, beginnend mit den achtjährigen Kindern der Querschnittstudie, einbezogen. In beiden Studien umfaßte die Gruppe der Kinder jedes Jahrganges also für beide Geschlechter je nur 30 Kinder.

Eine größere kombinierte Längsschnitt- und Querschnittstudie mit fast idealem Design wurde von Kemper und van't Hof (1978) in Amsterdam vor einigen Jahren begonnen, aber noch nicht zu Ende geführt bzw. nur z. T. publiziert (Kemper et al. 1983). Im übrigen sind nur wenige andere Längsschnittstudien zur Entwicklung der maximalen O_2-Aufnahmefähigkeit in der internationalen Literatur bekanntgeworden (Schleusing und Rieger 1963/64; Šprynarová 1966; Hermansen und Oseid 1971; Kobayashi et al. 1978 sowie Keul et al. 1982), bei denen entweder die verfolgte Zeitspanne zu kurz, die Zeit vor dem Wachstumsspurt ungenügend berücksichtigt oder die individuellen Wachstumsprobleme weitgehend ignoriert wurden. Außerdem muß bei manchen dieser Studien in Zweifel gezogen werden, ob wirklich Maximalwerte erreicht wurden.

International organisierte Längsschnittstudien

Aufgrund dieser Erfahrung wurden in den Jahren 1969 bis 1979 in Lom (Norwegen) bzw. Fredeburg (Bundesrepublik Deutschland) Längsschnittstudien über acht bzw. sechs Jahre zum Teil im Rahmen des International Biological Programme (I.B.P.) mit Unterstützung der WHO durchgeführt. Eine weitere Studie wurde inzwischen in Nové Město (ČSSR) begonnen (Máček et al. 1985).* Da vorangehende Erfahrungen mit Längsschnittstudien in Großstädten, z. B. in Dortmund (Lederle-Schenk 1972, Rutenfranz und Singer 1980), gezeigt hatten, daß wegen der Mobilität der Bevölkerung in den 60er und 70er Jahren bei Längsschnittstudien in der Großstadt zu hohe „Verluste" auftraten, wurden für die Studien „Kleinstädte auf dem Lande" ausgewählt (Lange Andersen et al. 1974a; Hassenjürgen 1979).

Die Untersuchungen wurden als „prospektive Kohortenstudien" mit jährlichen Untersuchungen geplant. Dazu wurden in Lom alle 1961 geborenen Kinder der Stadt 1969 in die Kohorte aufgenommen; in Fredeburg wurden im Jahr 1974 ebenfalls alle 1961 geborenen Kinder der Stadt in die Kohorte aufgenommen, so daß sich im 12. Lebensjahr beide Kohorten überlappten. Ziel der Studien war es, die Kohorten so lange wie möglich im Längsschnitt zu verfolgen. Dies gelang aus schulischen, organisatorischen und finanziellen Gründen in Lom nur bis zum 16. Lebensjahr, in Fredeburg bis zum 18. Lebensjahr. Die Untersuchungen wurden in Fredeburg jeweils im März, in Lom jeweils im Herbst (zwischen Ende September und Anfang November) durchgeführt.

In die Längsschnittstudien wurden insgesamt 59 Jungen und 61 Mädchen einbezogen. Von den insgesamt 120 Heranwachsenden kamen 65 aus Lom und 55 aus Fredeburg. Es gelang in Lom, die Kohorte praktisch über die Jahre konstant zu halten; für Fredeburg wurde dieses Ideal nur bei den Jungen erreicht. Bei den Mädchen schieden nach dem ersten Jahr drei Mädchen durch Wegzug aus; ab dem 17. Lebensjahr verweigerten vier bis fünf Mädchen zusätzlich die weitere Teilnahme an den Untersuchungen.

Verglichen mit Normwerten, z. B. dem Somatogramm von Maaser (1974), waren die von uns untersuchten Kinder im jeweiligen Alter im Mittel etwas kleiner, doch entsprach die Körpermasse weitgehend den dafür dort angegebenen Körperlängen, d. h. das Größe-Gewichts-Verhältnis differierte erwartungsgemäß nicht. Die Erfassung der wichtigsten Meßwerte erfolgte mit den international üblichen Techniken, wobei Wachstumsgrößen in Anlehnung an Weiner und Lourie (1969) bzw. Tanner und Whitehouse (1955) bzw. Rehs et al. (1975, 1978), statische Lungenvolumina mit einem ventillosen Spirometer (Vitalograph), die Ergometrie auf einem mechanisch gebremsten Fahrrad-Ergometer, dessen Eichung ständig überprüft wurde, durchgeführt wurden. Die Spiro-Ergometrie erfolgte nach der Douglas-Sack-Methode, wobei die Gasanalyse über physikalische Methoden, aber ständiger Kontrolle durch Gasanalysen nach Scholander (1947) durchgeführt wurden. Die maximale O_2-Aufnahme wurde nach den von Lange Andersen et al. (1971) aufgestellten Prinzipien bei stufenweiser Belastung bestimmt. Die tägliche körperliche Aktivität wurde über Zeit-Budget-Studien (Graf und Rutenfranz 1958), so wie über die kontinuierliche Messung der Herzschlagfrequenz mit Cardiocordern (Rutenfranz et al. 1977) erfaßt.

Wachstum und Entwicklung in arbeitsphysiologischen Längsschnittstudien

Wachstum und Entwicklung müssen in der Arbeitsphysiologie des Jugendalters besonders berücksichtigt werden. Die anthropometrischen Daten der von uns untersuchten Kinder wurden in Abb. 3-5 in Abhängigkeit vom Lebensalter dargestellt und man erkennt, daß zwischen den in Lom bzw. Fredeburg untersuchten Kindern nur unwesentliche Unterschiede im Wachstumsverlauf bestanden, so daß sich die Kurvenverläufe weitgehend ergänzten. Im einzelnen ist dabei festzustellen, daß die Mädchen, wie üblich, im Alter von 12 bis 14 Jahren etwas größer waren als die Jungen, und daß sich die Körperlänge bei den Mädchen ab dem 16. Lebensjahr, bei den Jungen ab dem 18. Lebensjahr im Mittel dem Endwert näherte. Die Körpermasse war bei

* An den Untersuchungen waren jeweils folgende Institute beteiligt: Laboratorium for Miljofysiologi, Oslo (Dir. Prof. Dr. K. Lange Andersen); Institut für Arbeitsmedizin der Justus-Liebig-Universität Gießen (Dir. Prof. Dr. Dr. J. Rutenfranz, 1969–1972); Institut für Arbeitsphysiologie an der Universität Dortmund (Dir. Prof. Dr. Dr. J. Rutenfranz, ab 1972); Department of Physiology, Faculty of Physical Education and Sport, Charles-University, Prag (Dir. Prof. MuDr. V. Seliger) sowie Faculty of Pediatrics, Laboratorium of Physical Fitness Research, Prag (Dir. Prof. MuDr. M. Máček).

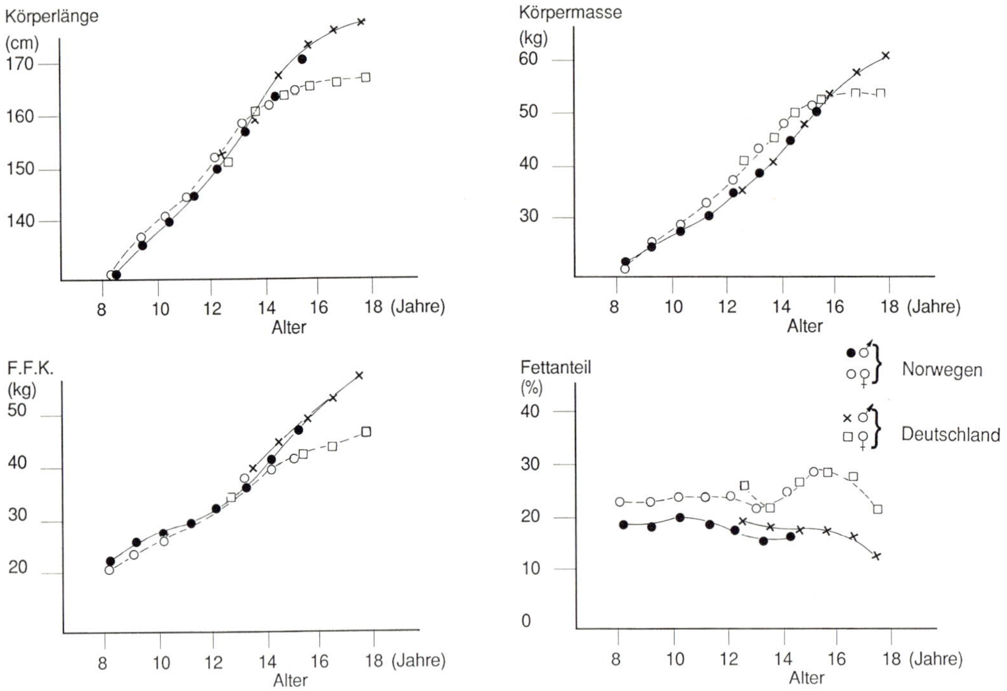

Abb. 3-5 Anthropometrische Daten Körperlänge (cm), Körpermasse (kg), Fettfreie Körpermasse FFK (kg) und Fettanteil (%) der Kinder und Jugendlichen aus Lom bzw. Fredeburg in Abhängigkeit von Lebensalter und Geschlecht (aus Rutenfranz et al. 1981a).

den Mädchen für einen etwas längeren Zeitraum (11. bis 15. Lebensjahr) größer als bei den Jungen; sie stabilisierte sich bei den Mädchen im Mittel ab dem 16. Lebensjahr, bei den Jungen war diese Stabilisierung beim Abschluß unserer Untersuchungen noch nicht erreicht (Rutenfranz et al. 1981a), vgl. Abb. 3-5.

Der prozentuale Fettanteil der Körpermasse lag bei den Jungen stets knapp unter 20%, bei den Mädchen zunächst knapp über 20% und erreichte postpubertär Werte nahe 30%. Eine systematische relative Verminderung fand sich in beiden Untersuchungen bei Jungen und Mädchen im Alter von 13 und 14 Jahren. Bezieht man die fettfreie Körpermasse mit in die Betrachtungen ein, so fällt auf, daß bis zum 14. Lebensjahr bei Jungen und Mädchen sowohl in Lom als auch in Fredeburg praktisch ein linearer Anstieg dieses Wertes zu beobachten war. Ab dem 14. Lebensjahr gabelten sich die Werte mit weiterhin linearem Anstieg, wobei der Anstieg bei den Jungen steiler als bei den Mädchen war. Bezieht man schließlich Körpermasse bzw. fettfreie Körpermasse auf die Körperlänge, so zeigten sich für die Körpermasse (s. Abb. 3-6) geschlechtsspezifisch jeweils geometrisch degressive Verläufe, während für die fettfreie Körpermasse ein einheitlicher, geschlechtsunabhängiger, geometrisch degressiver Verlauf zu beobachten war (Ruppel 1985, Abb. 3-6).

Während die vorgenannten Beobachtungen ähnlich auch aus Querschnittbetrachtungen zu gewinnen gewesen wären, sind jährliche Zuwachsraten für anthropometrische Daten nur aus Längsschnittstudien zu gewinnen. In Abb. 3-7 wurden diese Daten aus beiden Untersuchungen für Körperlänge, Körpermasse und fettfreie Körpermasse aufgeführt und man erkennt, daß das Körperlängenwachstum bei den Mädchen im Mittel bis zum 13. Lebensjahr gleichbleibend groß war und danach dra-

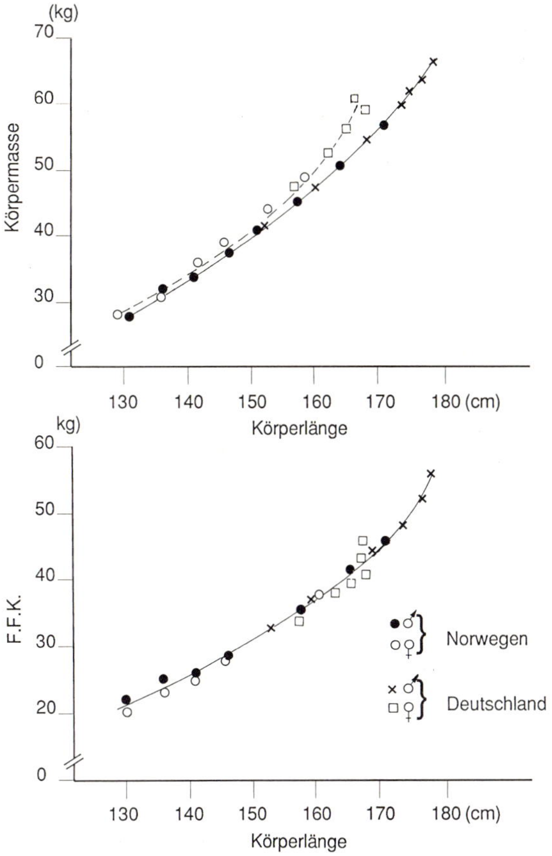

Abb. 3-6 Beziehung zwischen Körpermasse bzw. Fettfreie Körpermasse und Körperlänge bei Heranwachsenden (aus Ruppel 1985).

stisch abnahm. Bei den Jungen war der Gipfel breiter (13. bis 15. Lebensjahr); danach ging der jährliche Zuwachs der Körperlänge fast parallel zu den Verläufen der Mädchen kontinuierlich zurück, ohne im Beobachtungszeitraum den Endwert zu erreichen (Ruppel 1985). Die in Abb. 3-7 aufgeführten mittleren Verläufe fassen natürlich recht unterschiedliche Entwicklungstendenzen der einzelnen Kinder während der Pubertät zusammen. Eine bessere Ordnung und Individualisierung der Daten gelingt jedoch, wenn man die individuellen Wachstumsverläufe in der Pubertät nach dem jeweiligen Punkt des größten Längenwachstums ordnet.

Kreislaufgrößen bei körperlicher Arbeit in Abhängigkeit von Lebensalter, Geschlecht und Wachstum

Kreislaufgrößen bei körperlicher Arbeit können nur unter Berücksichtigung des Energieumsatzes und der körperlichen Leistungsfähigkeit sinnvoll interpretiert werden. Da die Sauerstoffaufnahme für submaximale dynamische Leistungen den Energiebedarf für eine bestimmte körperliche Leistung widerspiegelt, wurden zunächst in Abb. 3-8 die O_2-Verbrauchswerte in Abhängigkeit von der Lei-

Tabelle 3-1 Mittlere Herzschlagfrequenz bei einer Sauerstoffaufnahme von 1,0 bzw. 1,5 l · min^{-1} in Abhängigkeit von Lebensalter und Geschlecht bei Heranwachsenden aus Lom bzw. Fredeburg

Alter (Jahre)	Herzschlagfrequenz bei 1,0 l $O_2 \cdot min^{-1}$ Lom Jungen	1,0 l $O_2 \cdot min^{-1}$ Lom Mädchen	1,5 l $O_2 \cdot min^{-1}$ Lom Jungen	1,5 l $O_2 \cdot min^{-1}$ Fredeburg Jungen	1,5 l $O_2 \cdot min^{-1}$ Lom Mädchen	1,5 l $O_2 \cdot min^{-1}$ Fredeburg Mädchen
8	165	185	–	–	–	–
9	157	172	196	–	–	–
10	145	161	183	–	204	–
11	142	155	177	–	196	–
12	132	145	165	167	175	182
13	127	142	153	162	168	183
14	112	133	141	138	168	173
15	107	134	136	133	166	173
16	–	–	–	136	–	174
17	–	–	–	128	–	170

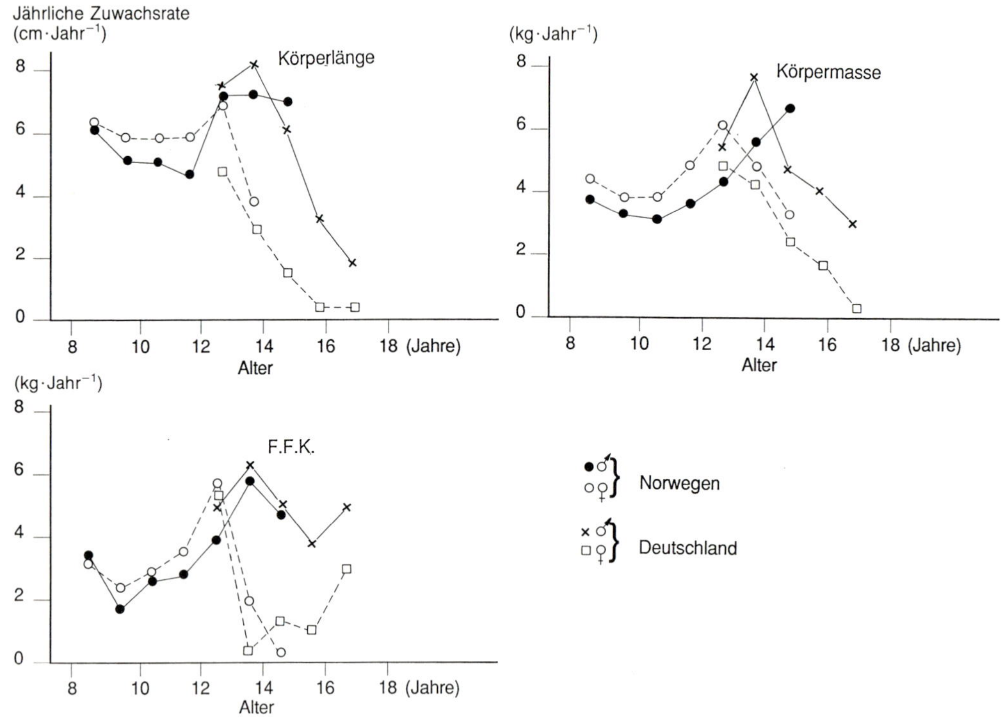

Abb. 3-7 Jährliche Zuwachsraten für die erhobenen anthropometrischen Daten: Zuwachs an Körperlänge (cm · $Jahr^{-1}$); Körpermasse (kg · $Jahr^{-1}$) und Fettfreie Körpermasse FFK (kg · $Jahr^{-1}$) in Abhängigkeit von Lebensalter und Geschlecht (aus Ruppel 1985).

stung für beide Studien, getrennt nach Geschlechtern, aufgetragen, und es zeigt sich die erwartete lineare Beziehung zwischen beiden Größen, unabhängig vom Geschlecht, aber auch unabhängig vom Lebensalter, wobei die hohen Leistungen ja nur von den älteren Kindern erbracht werden konnten (Ruppel 1985, siehe Abb. 3-8).

Ein gänzlich anderes Bild ergab sich bei den funktionellen Anpassungen des Herz-Kreislauf-Systems. So wurden vergleichbare Herzschlagfrequenzwerte (z. B. 150 bis 160 bzw. 170 bis 180 · min^{-1}) in den einzelnen Altersgruppen bei ganz unterschiedlichen Werten des O_2-Verbrauchs erreicht. Dies erklärt sich vor allem bei den jungen Kindern aus einer unterschiedlichen Steilheit des Herzschlagfre-

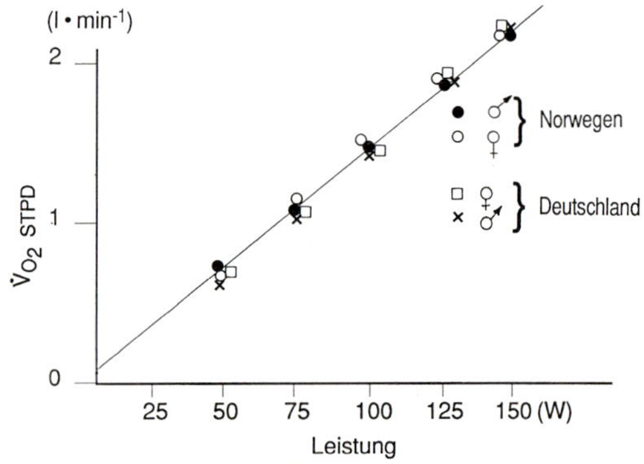

Abb. 3-8 O_2-Verbrauch ($\dot{V}_{O_2STPD}$ = Sauerstoffaufnahme in l/min unter STPD-Bedingungen; siehe Abb. 3) in Abhängigkeit von der Leistung am Fahrradergometer bei männlichen und weiblichen Heranwachsenden (aus Ruppel 1985).

quenzanstiegs, während es jenseits des 12. Lebensjahres mehr zu Parallelverschiebungen der Reaktionen kam. Greift man zur Verdeutlichung dieses Befundes eine bestimmte Belastungshöhe, nämlich eine Leistung entsprechend einer O_2-Aufnahme von 1 bzw. 1,5 l · min^{-1} für die 8- bis 15jährigen in Lom bzw. von 1,5 l · min^{-1} für die 12- bis 17jährigen in Fredeburg heraus (Tabelle 3-1), so zeigte sich, daß die Mädchen bei einer bestimmten O_2-Aufnahme jeweils höhere Herzschlagfrequenzen aufwiesen, wobei sich die geschlechtsspezifischen Unterschiede ab der Pubertät zu ungunsten der Mädchen zunehmend vergrößerten, was sich weitgehend aus der geschlechtsspezifischen Fettzunahme bei den Mädchen ab der Pubertät erklären läßt (Ruppel 1985).

Die mittleren maximalen Herzschlagfrequenzwerte, welche jeweils während der Bestimmung der maximalen O_2-Aufnahmefähigkeit registriert wurden, haben wir in Tabelle 3-2 getrennt für Jungen und Mädchen in beiden Untersuchungen aufgeführt und man erkennt, daß bis zum 14. Lebensjahr zwischen beiden Studien sowie zwischen Jungen und Mädchen praktisch keine Differenzen auftraten. Ab dem 15. Lebensjahr gingen die mittleren maximalen Herzschlagfrequenzen allmählich etwas zurück. Alle Werte lagen aber innerhalb der als normal angesehenen maximalen Herzschlagfrequenz dieser Altersstufe von 195 ± 7 · min^{-1}. Ebenso entsprachen die Streuungen in den Altersgruppen mit ± 4,5 · min^{-1} bis ± 8,7 · min^{-1} den erwarteten Werten (Ruppel 1985).

Tabelle 3-2 Maximale Herzschlagfrequenz in Abhängigkeit von Lebensalter und Geschlecht bei Heranwachsenden in Lom bzw. Fredeburg

	Alter (Jahre)	Lom	Fredeburg
Jungen	8	198 ± 7,6	
	9	197 ± 7,5	
	10	198 ± 7,5	
	11	199 ± 7,5	
	12	198 ± 8,1	199 ± 6,6
	13	197 ± 7,7	200 ± 6,1
	14	197 ± 7,1	195 ± 5,6
	15	200 ± 6,9	195 ± 5,9
	16		193 ± 5,3
	17		192 ± 4,5
Mädchen	8	197 ± 8,7	
	9	198 ± 5,0	
	10	200 ± 6,9	
	11	200 ± 5,4	
	12	201 ± 6,0	204 ± 6,7
	13	200 ± 7,0	204 ± 7,7
	14	197 ± 5,4	199 ± 6,8
	15	200 ± 6,0	198 ± 6,4
	16		194 ± 6,8
	17		194 ± 5,6

Lungenfunktionsgrößen bei körperlicher Arbeit in Abhängigkeit von Lebensalter, Geschlecht und Wachstum

Lungenfunktionsgrößen reflektieren im Jugendalter vornehmlich wachstumsbedingte Veränderungen. Das mittlere maximale Atemzugvolumen stand bei unseren Untersuchungen unabhängig von Geschlecht, Untersuchungsgruppe und Lebensalter in linearer Beziehung zur Vitalkapazität sowie zur Sekundenkapazität. Auch die Beziehung zwischen dem maximalen Atemzeitvolumen und der maximalen O_2-Aufnahme bzw. der maximalen CO_2-Abgabe zeigte eine lineare Charakteristik (Abb. 3-9), während die Vitalkapazität (FVC) eine zusätzliche, vom Geschlecht modifizierte, geometrisch progressive Beziehung zur maximalen O_2-Aufnahmefähigkeit aufwies (Rutenfranz et al. 1981b).

Im einzelnen wiesen die verschiedenen Lungenvolumina (TV, FVC, $FEV_{1,0}$) in beiden Studien die erwarteten Beziehungen zu Lebensalter und Geschlecht auf. Wie die Abb. 3-10 zeigt, überlappten sich die Werte aus den beiden Studien mit hinreichender Folgerichtigkeit und spiegelten insgesamt die bekannten Wachstumskurven wider. So wurden bei den Mädchen zum Abschluß der Fredeburger Untersuchungen offensichtlich bereits die Endwerte in allen Funktionen erreicht, während dies bei den Jungen wohl nur für das Atemzugvolumen (TV) zutraf (Rutenfranz et al. 1981b).

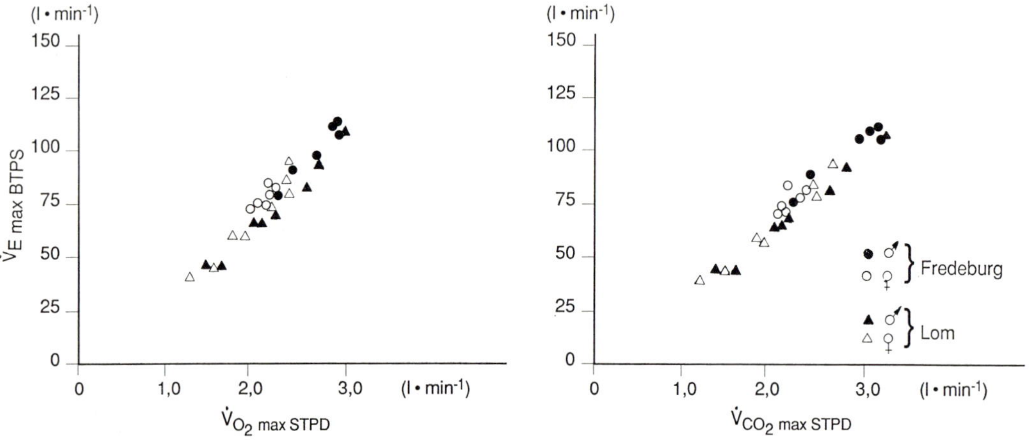

Abb. 3-9 Mittlere maximale Atemzeitvolumina $\dot{V}_{E\ max\ BTPS}$ ($l \cdot min^{-1}$) in Abhängigkeit von der maximalen O_2-Aufnahme $\dot{V}_{O_2\ STPD}$ ($l \cdot min^{-1}$) bzw. der maximalen CO_2-Abgabe $\dot{V}_{CO_2\ STPD}$ ($l \cdot min^{-1}$) bei männlichen und weiblichen Heranwachsenden aus Lom bzw. Fredeburg (aus Rutenfranz et al. 1981b). Erklärungen zu STPD siehe Abb. 3; zu BTPS siehe Abb. 3-12.

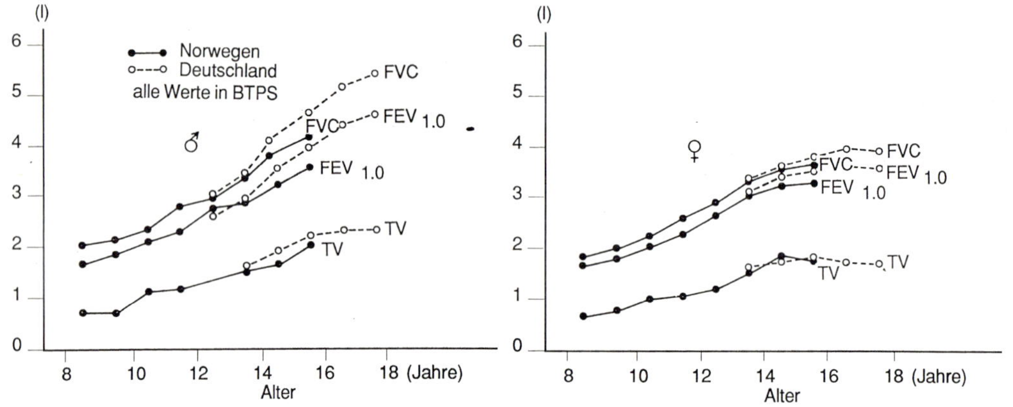

Abb. 3-10 Abhängigkeit verschiedener Lungenvolumina (TV (**T**idal **V**olume = Atemzugvolumen), FVC (**F**orced (expiratory) **V**ital **C**apacity = Vitalkapazität), $FEV_{1,0}$ (**F**orced (**e**xpiratory) **V**olume during 1 sec = Sekundenkapazität)) von Lebensalter und Geschlecht bei männlichen und weiblichen Heranwachsenden aus Norwegen bzw. Deutschland (aus Rutenfranz et al. 1981b).

Da sich Wachstumsprozesse für Lungenvolumina am besten über Körperlängenbezüge systematisieren lassen, wurden die Vitalkapazität (FVC) sowie die Sekundenkapazität ($FEV_{1,0}$) für Jungen und Mädchen in Abhängigkeit von der Körperlänge dargestellt. Die Abb. 3-11 läßt die erwarteten exponentiellen Beziehungen zwischen den Lungenvolumina und der Körperlänge für Jungen ohne erkennbare Differenzen zwischen den beiden Studien deutlich werden. Der Kurvenverlauf setzte bei den Mädchen für beide Größen etwas tiefer an, war aber sonst weitgehend mit dem Verlauf bei den Jungen identisch. Die Differenz zwischen $FEV_{1,0}$ und FVC war jedoch bei den Mädchen über den gesamten beobachteten

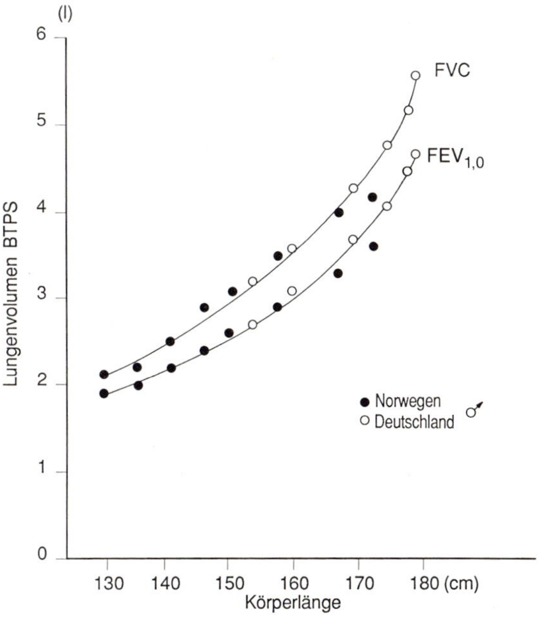

Abb. 3-11 Vitalkapazität FVC und Sekundenkapazität $FEV_{1,0}$ in Abhängigkeit von der Körperlänge bei männlichen Heranwachsenden aus Norwegen bzw. Deutschland (aus Lange Andersen et al. 1984a).

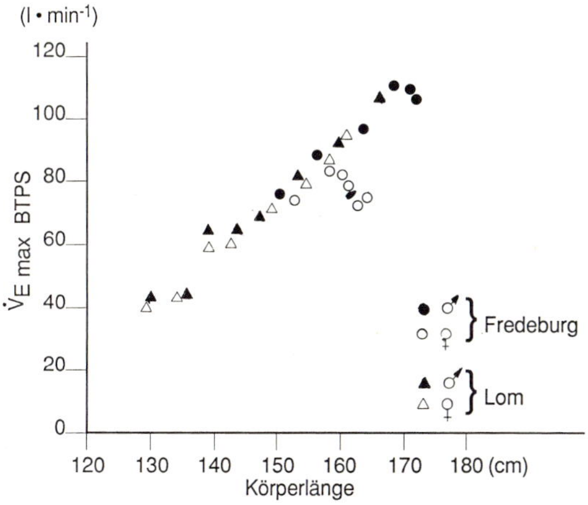

Abb. 3-12 Maximales Atemzeitvolumen $\dot{V}_{E\ max\ BTPS}$ ($l \cdot min^{-1}$) (Maximales exspiratorisches Atemzeitvolumen unter BTPS-Bedingungen (**B**ody **T**emperature, **P**ressure, **S**aturated)) in Abhängigkeit von der Körperlänge bei männlichen und weiblichen Heranwachsenden aus Lom bzw. Fredeburg (aus Rutenfranz et al. 1981b).

Körperlängenbereich geringer als bei den Jungen (Lange Andersen et al. 1984a).

Das maximale Atemzeitvolumen ($V_{E\ max\ BTPS}$) folgte in Abhängigkeit vom Lebensalter ebenfalls den bekannten Wachstumskurven und es waren keine systematischen Unterschiede zwischen den Studien zu erkennen. Bezog man das maximale Atemzeitvolumen schließlich auf die Körperlänge (Abb. 3-12), dann waren bis zu einer Körperlänge von 160 cm keine Geschlechts- oder Nationenunterschiede zu erkennen. Jenseits dieses Wertes nahmen die maximalen Atemzeitvolumina bei den Mädchen und jenseits einer Körperlänge von 175 cm auch bei den Jungen ab bzw. blieben fast konstant (Rutenfranz et al. 1981b).

Kombinierte Einflüsse von Lebensalter, Geschlecht und Wachstum auf die maximale O_2-Aufnahmefähigkeit

Die maximale O_2-Aufnahmefähigkeit integriert im Jugendalter die Einflüsse von Lebensalter, Geschlecht und Wachstumsprozessen auf das Leistungsverhalten. In Abb. 3-13 wurde die maximale O_2-Aufnahme in Abhängigkeit vom Lebensalter sowie in Abhängigkeit von einigen anthropometrischen Daten (Körpermasse, fettfreie Körpermasse und Körperlänge) für beide Längsschnittstudien integriert dargestellt und man erkennt, daß die maximale O_2-Aufnahme in beiden Studien geschlechtsspezifischen Wachstumskurven folgte, wobei sich zwischen den beiden Longitudinalstudien nur geringfügige Unterschiede ergaben. Im einzelnen ließ sich zeigen, daß die *Altersklassenmittelwerte* für die *Jungen bis zum 15. Lebensjahr* linear mit dem Alter zunahmen, bei den *Mädchen bis zum 13. Lebensjahr;* danach wurden die Werte konstant oder nahmen sogar geringfügig ab (Rutenfranz et al. 1981a).

Beim Bezug der maximalen O_2-Aufnahme auf anthropometrische Daten ergab sich für die *Körpermasse* bei den Jungen bis zu einem Gewicht von 60 kg eine lineare Beziehung, bei den Mädchen reichte diese Linearität nur bis

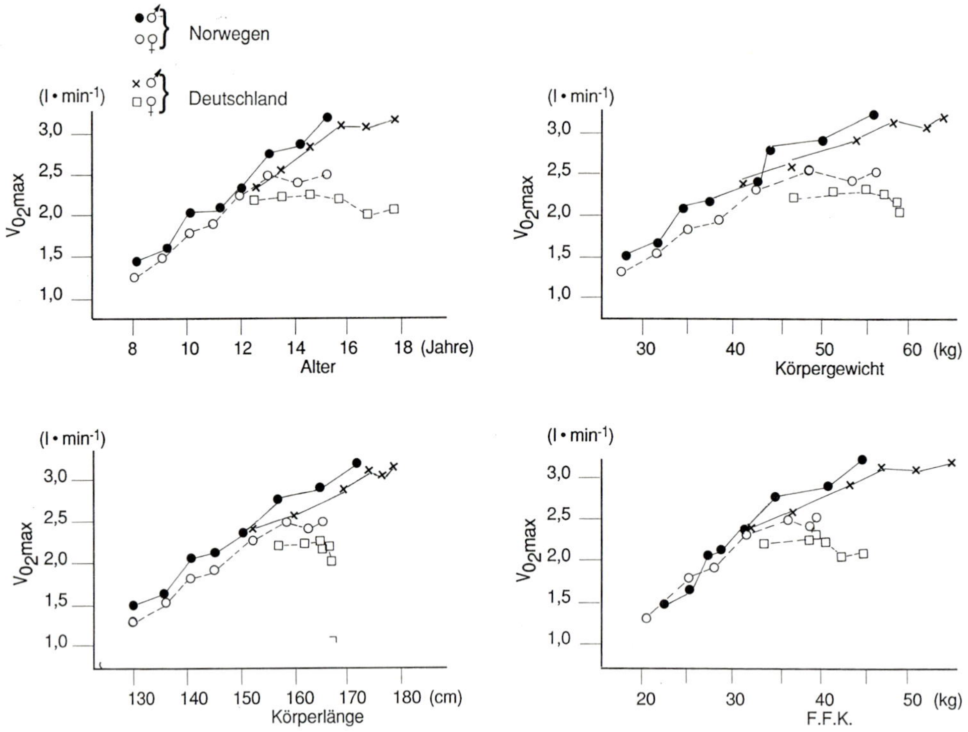

Abb. 3-13 Mittlere maximale O_2-Aufnahme (l · min^{-1} STPD) in Abhängigkeit von: Lebensalter (Jahre), Körperlänge (cm), Körpermasse (kg) bzw. Fettfreie Körpermasse FFK (kg) bei männlichen und weiblichen Heranwachsenden aus Norwegen bzw. Deutschland (aus Rutenfranz et al. 1981a).

zur Gewichtsklasse von 40 bis 45 kg. Jenseits dieses Wertes war die Körpermasse ohne weiteren Einfluß auf die Zunahme der maximalen O_2-Aufnahme. Für die fettfreie Körpermasse lag dieser Grenzwert bei den Mädchen in der Gewichtsklasse von 30 bis 35 kg, für die Körperlänge bei einem Wert von 150 bis 155 cm.

Entsprechend diesen Feststellungen konnte man erwarten, daß die jährliche Zunahme der maximalen O_2-Aufnahme systematische alters- und *geschlechtsabhängige Unterschiede* aufweisen sollte. Dies ließ sich jedoch nur in der Tendenz nachweisen. So nahm die maximale O_2-Aufnahme *bei den Jungen* in Lom und in Fredeburg zwischen dem achten und 15. Lebensjahr ohne Systematik jährlich zwischen 0,1 und 0,5 l · min^{-1} zu und war danach durch geringfügige Abnahmen bzw. Zunahmen charakterisiert. *Bei den Mädchen* wurden bis zum 13. Lebensjahr jährliche Zunahmen zwischen 0,1 und 0,4 l · min^{-1} erreicht; danach waren nur noch geringfügige Zunahmen oder sogar deutliche Abnahmen zu verzeichnen.

Um die *Wachstumseinflüsse* besser berücksichtigen zu können, wurden die individuellen Daten zusätzlich auf das Alter des beobachteten *maximalen Körperlängenwachstums* bezogen. Danach kann *bei den Jungen* wenigstens bis zu diesem Zeitpunkt eine lineare Zunahme der maximalen O_2-Aufnahme angenommen werden. Spätestens ein bis zwei Jahre nach dem Alter des größten Längenwachstums treten dann offensichtlich die Wachstumseinflüsse zurück, und es können sich vermehrt Trainings- bzw. „Detrainings"-Einflüsse auswirken (Abb. 3-14). *Bei den Mädchen* war dieser Prozeß noch deutlicher zu erkennen. Dies ist auch aus den mittleren jährlichen Zuwachsraten in Abhängigkeit vom Zeitpunkt des maximalen Körperlängenwachstums erkennbar. Nach die-

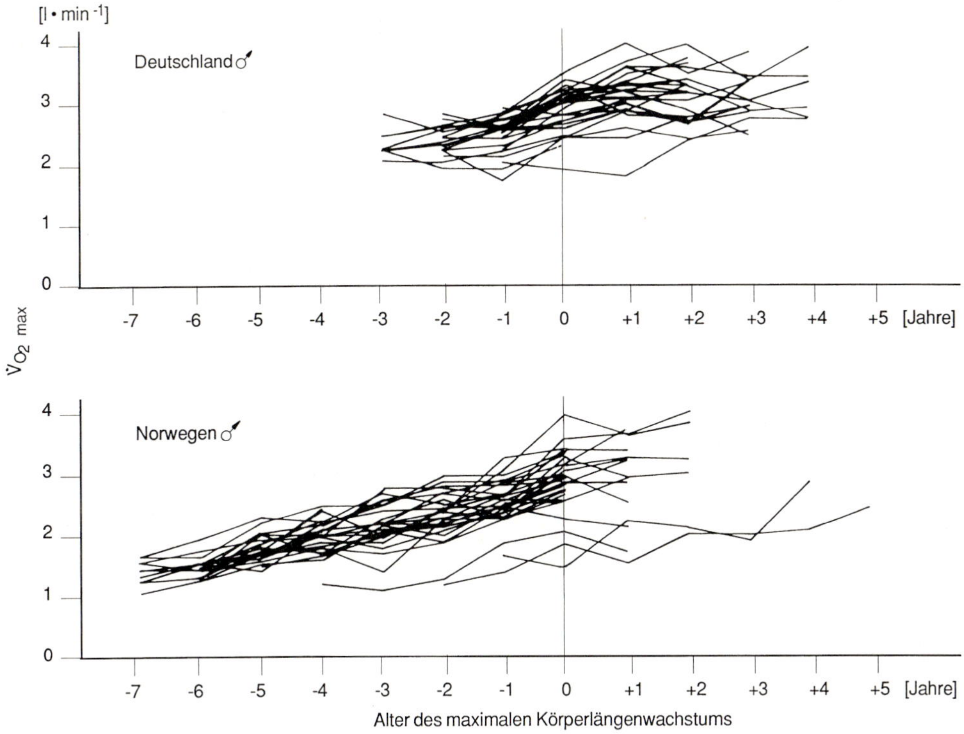

Abb. 3-14 Individuelle Entwicklung der $\dot{V}_{O_2max}$ (STPD) in Abhängigkeit vom Jahr des maximalen (beobachteten) Körperlängenwachstums bei männlichen Heranwachsenden aus Deutschland bzw. Norwegen (aus Rutenfranz et al. 1982).

sem Zeitpunkt findet sich vor allem *bei den Mädchen* trotz weitstreuender Werte eine klare *Tendenz zu geringen Zuwachsraten oder sogar zur Abnahme der maximalen O_2-Aufnahme* (Rutenfranz et al. 1981a).

Um die Werte der maximalen *O_2-Aufnahme im Entwicklungsprozeß* von Kindern richtig einschätzen zu können, ist es darum notwendig, sie auf die Körpermasse bzw. die fettfreie Körpermasse zu beziehen. Die so gewonnenen Werte wurden in Abb. 3-15 aufgeführt. Darin ist zu erkennen, daß die Werte der maximalen O_2-Aufnahme bei Bezug auf die Körpermasse bei den Jungen bis zum Alter von 15 Jahren zwischen 50 und 60 ml · min^{-1} · kg^{-1} lagen und danach auf unter 50 ml · min^{-1} · kg^{-1} zurückgingen. Bei den Mädchen fanden sich bei Berücksichtigung der Körpermasse mittlere Werte der maximalen O_2-Aufnahme von 45 bis 54 ml · min^{-1} · kg^{-1}; danach gingen diese Werte auf 45 bis 35 ml · min^{-1} · kg^{-1} zurück. Für die fettfreie Körpermasse ergaben sich, wie der untere Teil der Abb. 3-15 zeigt, entsprechende Entwicklungen auf einem höheren Niveau (Rutenfranz et al. 1981a).

Die *Wachstumseinflüsse* wurden für beide Meßgrößen zusätzlich durch Bezug *auf das Alter des größten Längenwachstums* studiert. Wie in Abb. 3-16 zu erkennen ist, fand sich bei Bezug der Meßwerte auf die Körpermasse bei Jungen und Mädchen eine weitgehende Konstanz der Werte; erst 1 bis 2 Jahre vor dem Zeitpunkt des maximalen Körperwachstums kam es zu einem systematischen Rückgang, danach zu einem relativen Rückgang der maximalen O_2-Aufnahme. Da dies auch bei Bezug auf die fettfreie Körpermasse so blieb, bedeutet dies, daß schon ab diesem Zeitpunkt die Massenzunahme größer war als die mit dem Wachstum und der täglichen körperlichen Ak-

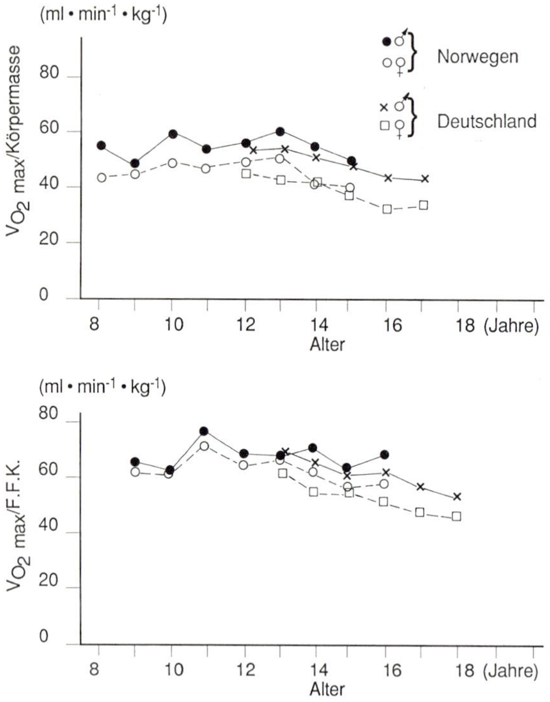

Abb. 3-15 Relative maximale O_2-Aufnahme ($\dot{V}_{O_2max}$/Körpermasse: oben; $\dot{V}_{O_2max}$/Fettfreie Körpermasse FFK: unten) in Abhängigkeit vom Lebensalter bei männlichen und weiblichen Heranwachsenden aus Norwegen bzw. Deutschland (aus Rutenfranz et al. 1981a). Alle Angaben in STPD.

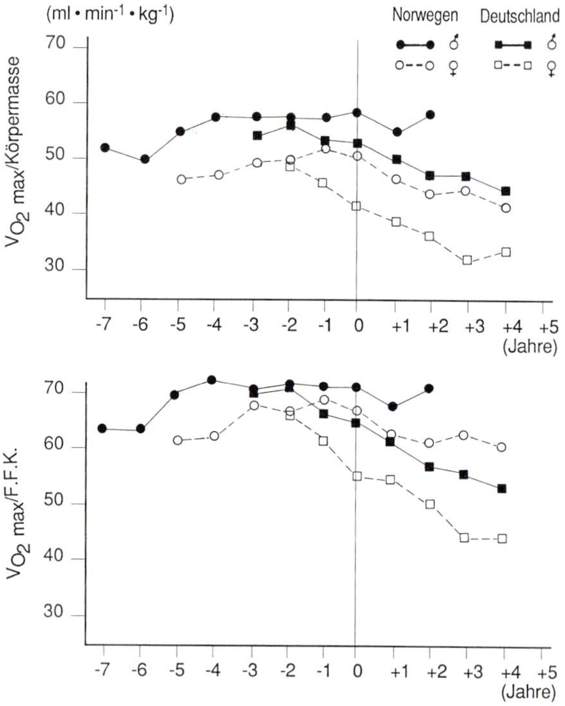

Abb. 3-16 Relative $\dot{V}_{O_2max}$-Aufnahme (STPD) in Abhängigkeit vom (beobachteten) Zeitpunkt der größten Wachstumsgeschwindigkeit in einer Längsschnittstudie (aus Ruppel 1985).

tivität einhergehende Verbesserung der körperlichen Leistungsfähigkeit, so daß daraus, trotz der zu diesem Zeitpunkt zumeist noch zu beobachtenden absoluten Zunahme der maximalen O_2-Aufnahme, *eine relative Verschlechterung der kardiopulmonalen Leistungsfähigkeit nach der maximalen Wachstumsgeschwindigkeit* resultierte, die nur durch ein spezielles Training hätte aufgefangen werden können (Rutenfranz et al. 1982).

Der Einfluß der täglichen körperlichen Aktivität auf die maximale O_2-Aufnahmefähigkeit

Einen Überblick über die Trainingsmöglichkeiten von Heranwachsenden in ihrer täglichen Alltagsroutine verschafft man sich am besten über systematische Zeit-Budget-Studien. Diese können einen plastischen Eindruck vom Tagesablauf Heranwachsender vermitteln. Zu diesem Zweck errechnet man für alle 30-Minuten-Abschnitte eines Tages, in wieviel Prozent der zugrundeliegenden Tagesverläufe welche der 11 vorgegebenen Aktivitä-

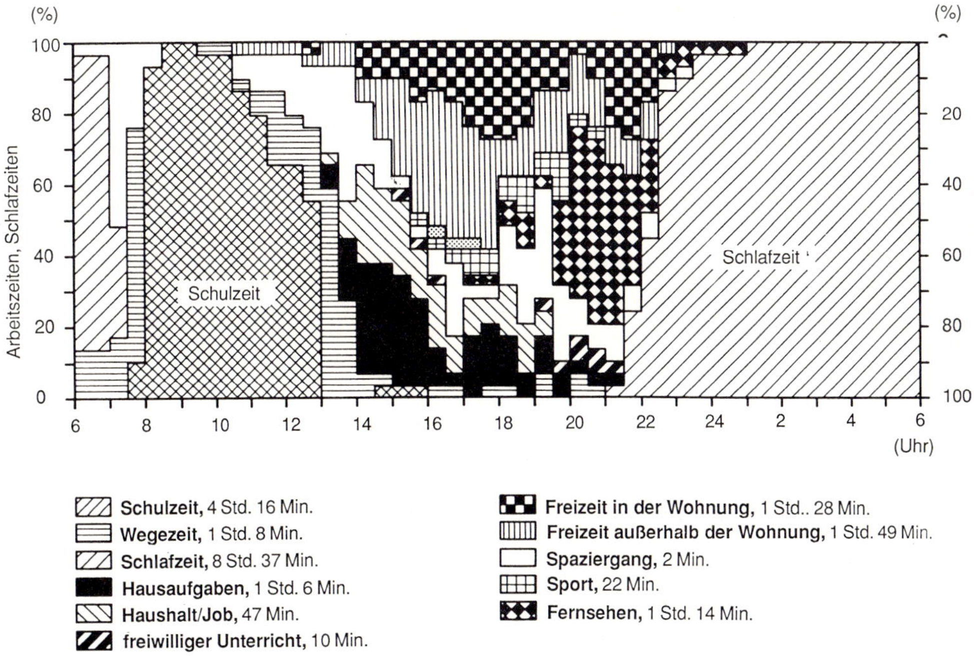

Abb. 3-17 Tageszeitliche Lage verschiedener Zeitelemente bei 29 Tagesverläufen von 17jährigen Schülern (Montag bis Freitag) aus Fredeburg (1978) (aus Ruppel 1985).

ten ausgeführt werden. Für die Fredeburger Jugendlichen wurde dies ab dem 14. Lebensjahr durchgeführt (Abb. 3-17).

Aus den Befragungen konnte über die plastische Darstellung zur zeitlichen Lage wichtiger Tageselemente hinaus auch die quantitative Entwicklung dieser Daten zwischen dem 14. und 17. Lebensjahr ermittelt werden. So erkennt man in Abb. 3-18, daß die *Arbeitszeit* während der Schulzeit (14. und 15. Lebensjahr) im Mittel bei 5 bis 5,5 Stunden lag. *Mit dem Übergang in das Berufsleben nahm die Arbeitszeit* – vor allem bei den männlichen Lehrlingen – *drastisch zu,* während die „Arbeitszeit“ bei den Schülern konstant blieb. Die *Wegezeit* nahm dagegen bei den Schülern (Übergang auf eine ortsfremde Aufbauschule) etwas zu, während sie bei den Lehrlingen zurückging oder konstant blieb (Ruppel 1985).

Auch die *Schlafzeit* zeigte deutliche Veränderungen mit dem Lebensalter. Sie lag im 14. Lebensjahr im Mittel noch über 9,5 Stun-

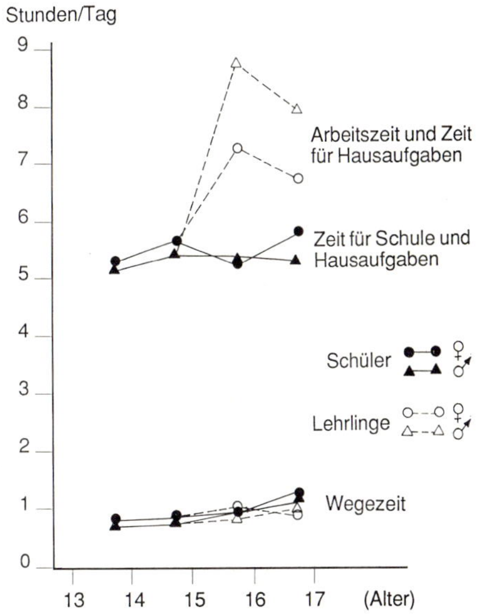

Abb. 3-18 Mittlere tägliche Arbeits- und Wegezeiten bei männlichen und weiblichen Schülern bzw. Lehrlingen aus Fredeburg in Abhängigkeit vom Lebensalter (aus Ruppel 1985).

den, verkürzte sich besonders drastisch bei den männlichen Lehrlingen ab dem 16. Lebensjahr, nahm aber auch bei den Schülern kontinuierlich ab, während sie bei den weiblichen Lehrlingen kaum Veränderungen aufwies.

Bei den *passiven Freizeitaktivitäten* war zunächst das Fernsehen von besonderer Bedeutung; nach dem 15. Lebensjahr spielten aber auch andere Freizeitaktivitäten sowie die Mithilfe im Haushalt, vor allem bei den Schülerinnen, eine besondere Rolle.

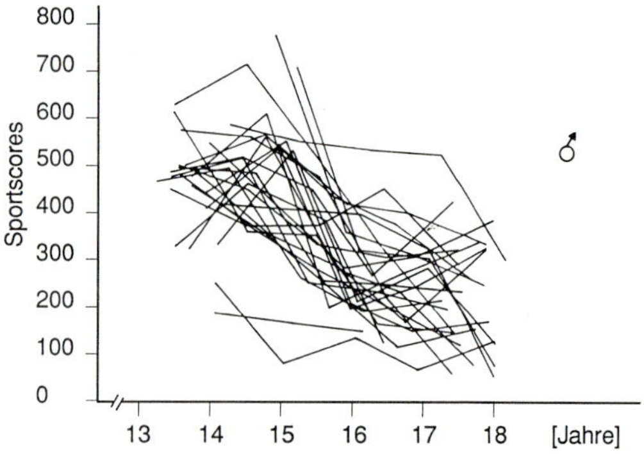

Sportliche Aktivitäten

Aktives Freizeitverhalten, wie Sport und Spazierengehen, fielen dagegen kaum ins Gewicht. Die unspezifizierte Freizeit außerhalb der Wohnung hatte nur bei Schülern durchgehend einen relativ großen Umfang: sie nahm nach dem Berufseintritt bei männlichen und weiblichen Lehrlingen vor allem im ersten Berufsjahr zunächst drastisch ab, um sich dann wieder auf niedrigem Niveau einzupendeln.

Solche formalen Beschreibungen des Tagesablaufs sind wertvolle Hilfen für das Verständnis des Alltagsgeschehens bei Heranwachsenden, sie können aber keinen Einblick in die Intensität körperlicher Aktivitäten vermitteln. Um weitere Informationen über trainingswirksame körperliche Aktivitäten zu erhalten, wurde während der Untersuchungen in Lom ein Fragebogen entwickelt, der während der Fredeburger Untersuchungen eingesetzt wurde. In diesem Fragebogen wurden sportliche Aktivitäten des zurückliegenden Jahres erfragt, quantifiziert und nach ihrem Trainingswert mit einem Punktsystem bewertet. Die Summe dieser Bewertung wurde in einem „Sportscore“ zusammengefaßt (Ilmarinen und Rutenfranz 1980).

In Abb. 3-19 wurden diese Daten in Abhängigkeit von Lebensalter und Geschlecht dargestellt und man erkennt deutlich, daß die Jungen generell höhere Sportscore-Werte aufwiesen als die Mädchen, und daß die so gewonnene sportliche Aktivität mit zunehmenden Lebensjahren trotz weitstreuender Einzelwerte kontinuierlich zurückging. Versucht man, von daher Beziehungen zur maximalen O_2-Aufnahme der einzelnen Heranwachsenden herzustellen, so gelingt das jedoch nur unvollständig. So gehen zwar im Altersmittel niedrige Sportscores mit niedrigen Werten der maximalen O_2-Aufnahme/Körpermasse einher und hohe Werte mit großer körperlicher Leistungsfähigkeit, doch reflektieren diese Daten gleichzeitig Geschlechts- und Alterseinflüsse, so daß Scheinkorrelationen nicht auszuschließen sind (Lange Andersen et al. 1984b).

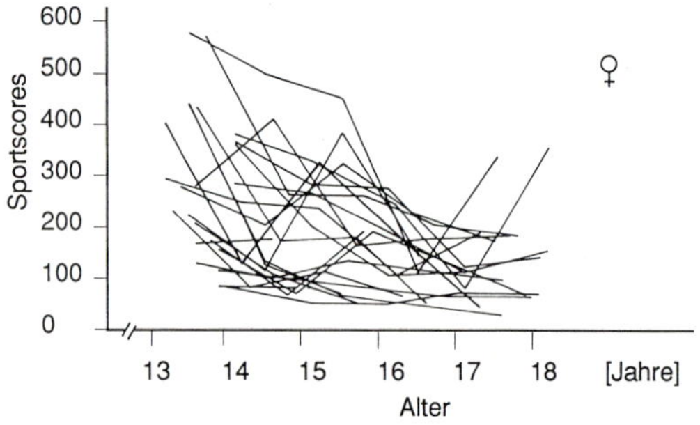

Abb. 3-19 Individuelle „Sportscores“ (Summe der nach einem Punktsystem quantifizierten sportlichen Aktivitäten des vorangegangenen Jahres) in Abhängigkeit von Lebensalter und Geschlecht bei Heranwachsenden aus Fredeburg (aus Lange Andersen et al. 1984b).

Eine Überprüfung des Datensatzes mit Hilfe der Kovarianzanalyse zeigte denn auch auf, daß ca. 90% der Varianz auf Alters- und Geschlechtseinflüsse zurückgeführt werden können und nur 10% der Kovarianz auf den Einfluß der täglichen körperlichen Aktivität. Ohne Interventionen mit unterschiedlich intensivem Training wird man darum wohl nicht entscheiden können, welchen Einfluß die im Sportscore zusammengefaßten körperlichen Aktivitäten auf die Entwicklung der maximalen O_2-Aufnahmefähigkeit bei Heranwachsenden haben. Da bei der vorliegenden Untersuchung hohe Sportscores bei den jüngeren Kindern mit hohem spontanen Bewegungsdrang gefunden wurden und in diesen Gruppen die relative maximale O_2-Aufnahme besonders groß war, müßten solche Interventionen mit gezielter Erhöhung der täglichen körperlichen Aktivität in der postpubertären Phase angesetzt werden, in welcher auch nach unseren Untersuchungen die tägliche körperliche Aktivität – gemessen als Sportscore – besonders gering war.

Praktische Konsequenzen

Aus den vorliegenden Längsschnittstudien ergibt sich somit, daß die Entwicklung der kardiopulmonalen Leistungsfähigkeit im Jugendalter im wesentlichen auf Wachstumsprozessen basiert. Diese Untersuchungen stützen damit aber auch die These von Rutenfranz und Singer (1980), nach welcher sporttreibende Kinder eine selbstausgelesene Gruppe mit von vornherein größerer Leistungsfähigkeit darstellen, deren wachstumsbedingte höhere Leistungsfähigkeit durch das Training ab der Pubertät verstärkt, aber nicht hervorgerufen wird.

Für die *Pädiatrie und Adoleszentenmedizin* dürften sich aus diesen Feststellungen einige praktische Folgerungen ableiten lassen. Diese beziehen sich einmal darauf, daß Kindern bis zur Präpubertät genügend „Raum“ zu freier Betätigung gelassen werden muß, damit sie ihren Bewegungsdrang realisieren können. Die „sicherheitsgeprüften“ Spielplätze unserer Großstädte bieten hier sicherlich nicht die adäquaten Vorbedingungen (Rutenfranz 1982b). Da das spielende Kind bis zur Pubertät auch seine sportlichen Interessen ständig wechselt und darum von Bar-Or (1984) mit Recht als „non specialist“ bezeichnet wurde, muß man nicht nur aus ethischen, sondern auch aus physiologischen Gründen aufgrund unserer Untersuchungen der frühen Spezialisierung von Sport-Kindern sehr skeptisch gegenüberstehen (Rutenfranz 1982b).

Die rechtzeitige Hinführung zu ausreichender täglicher Aktivität ab der Pubertät wird aus unseren Untersuchungen als Aufgabe der *Arbeitsphysiologie* deutlich. Die Reduzierung der körperlichen Leistungsfähigkeit bei Bezug auf die Körpermasse, wie sie nach Ende des Wachstums für die weiblichen Heranwachsenden nicht nur in unserer Studie, sondern auch von Kemper et al. (1983) beschrieben wurde, und wie sie bei den männlichen Heranwachsenden ab dem 18. bis 20. Lebensjahr deutlich wird (Rutenfranz et al. 1973), gibt zu Bedenken Anlaß. Da die Verminderung der täglichen körperlichen Aktivität als zwar nur schwacher und verhaltensmodifizierender Risikofaktor für Herz-Kreislaufkrankheiten immer noch diskutiert wird, sollte man nicht vergessen, daß wesentliche Grundlagen für den späteren Lebensstil nicht zuletzt im Jugendalter gelegt werden. Darum erscheint es notwendig, daß allen Heranwachsenden bereits in der Schule Sportarten und motorische Grundfertigkeiten beigebracht werden, welche nicht nur von sportlich spezialisierten, sondern von allen Personen auch im höheren Lebensalter noch ausgeübt werden können.

Man kann ein solches Verhalten im höheren Lebensalter aber wohl nur dann erwarten, wenn schon Heranwachsende nach Abklingen des kindlichen Bewegungsdranges gelernt haben, eine ausreichende habituelle Aktivität als selbstverständlichen Bestandteil ihres Lebensstils zu betrachten. Nur so wird man mit einiger Wahrscheinlichkeit erreichen können, daß nicht alle Jugendlichen einfach in die vorgeprägten Verhaltensmuster der Mechanisierung der Lokomotion durch Autofahren, Liftbenutzung etc. (Ilmarinen et al. 1978) unreflektiert einsteigen, sondern daß ihnen wenigstens die Chance geboten wird, wieder Alternativen zu entwickeln.

Ein moderner *Jugendarbeitsschutz* sollte darum durch einen vernünftigen Arbeitsschutz garantieren, daß den Heranwachsenden *genügend frei verfügbare Zeit* nach Schule und Arbeit verbleibt, um eine körperlich aktive Lebensweise anstreben zu können. Daß dies nicht bei allen beruflichen Tätigkeiten gelingt, haben schon Studien von Graf und Rutenfranz 1958 gezeigt und dies bestätigte sich auch in neueren Untersuchungen.

Zur Frage der *zu schützenden Altersgruppe* ergeben sich aus diesen Untersuchungen zur körperlichen Leistungsfähigkeit Hinweise darauf, daß die Mädchen im Mittel ihre wachstumsbedingten Endwerte ab dem 15. Lebensjahr, die Jungen jedoch erst ab dem 17. Lebensjahr erreichen; wachstumsbedingte Veränderungen sind im Einzelfall aber noch für mehrere Jahre nach diesem Zeitpunkt anzunehmen. Unter Einbeziehung der Umstellungsschwierigkeiten, welche viele Jugendliche am Ende der Pubertät nach Ende der wachstumsbedingten Verbesserung der körperlichen Leistungsfähigkeit und bei der Umstellung auf eine durch berufliche Tätigkeiten bzw. sportliche körperliche Aktivitäten zu garantierende Erhaltung einer individuellen optimalen Leistungsfähigkeit haben, sollte man den Jugendarbeitsschutz nicht zeitlich restriktiv handhaben, sondern ihn eventuell – entsprechend der ILO-Deklaration von 1946 – bis auf das 21. Lebensjahr (Hellbrügge et al. 1960) ausdehnen. Dies kann mit physiologischen Kriterien und sollte darum nicht mit Argumenten eines „Erstarbeitsschutzes" begründet werden.

Literatur

Åstrand, P.-O.: Experimental studies of physical working capacity in relation to sex and age. Munksgaard, Copenhagen 1952.

Bar-Or, O.: Pediatric sports medicine for the practitioner. From physiologic principles to clinical applications. Springer, New York 1983.

Ders.: The growth and development of children's physiologic and perceptional responses to exercise. In: J. Ilmarinen and I. Välimäki (Eds.): Children and sport. Paediatric work physiology, pp. 3–17. Springer, Berlin, New York 1984.

Buchberger, J.: Leistungsphysiologische Charakteristik von Schweizer Berg- und Stadtkindern im Pubertätsalter. Helv. Paediatr. Acta **34,** 223–234 (1979).

Eveleth, P. B., J. M. Tanner: Worldwide variation in human growth. Cambridge University Press, Cambridge 1976 (International biological programme, 8).

Fleishman, E. A.: The structure and measurement of physical fitness. Prentice-Hall, Englewood Cliffs, N. J. 1964.

Fowler, W. M., G. W. Gardner: The relation of cardiovascular tests to measurements of motor performance and skills. Pediatrics **32,** 778–789 (1963).

Graf, O., J. Rutenfranz: Zur Frage der Belastung von Jugendlichen. Westdeutscher Verlag, Köln 1958 (Forschungsberichte des Wirtschafts- und Verkehrsministeriums Nordrhein-Westfalen, Nr. 619).

Hassenjürgen, R.: Erhebungen über die tägliche körperliche Aktivität in Freizeit, Schule und Beruf bei 16jährigen Jugendlichen einer Kleinstadt. Duisburg, Päd. Hochsch. Rheinland, Abt. Aachen, Studienarb. zur Ersten Staatsprüfung für das Lehramt für die Sekundarstufe I, 1979 (Maschinenschr. vervielf.).

Hellbrügge, Th., J. Rutenfranz, O. Graf: Gesundheit und Leistungsfähigkeit im Kindes- und Jugendalter. Thieme, Stuttgart 1960.

Hermansen, L., S. Oseid: Direct and indirect estimation of maximal oxygen uptake in pre-pubertal boys. Acta Paediatr. Scand. Suppl. **217,** 18–23 (1971).

Holmgren, A.: Cardiorespiratory determinants of cardiovascular fitness. Can. Med. Assoc. J. **96,** 697–705 (1967).

Ilmarinen, J., J. Rutenfranz: Assessment of physical activity at work and during leisure time. In: F. D. Stott, E. B. Raftery and L. Goulding (Eds.): ISAM 1979. Proceedings of the 3rd International Symposium on Ambulatory Monitoring, pp. 285–297. Academic Press, London 1980

Ders., J. Rutenfranz, P. Knauth, M. Ahrens, H. Kylian, A. Siuda, U. Korallus: Über den Einfluß einer berufsnahen Trainingsmöglichkeit auf die körperliche Leistungsfähigkeit von Angestellten. Europ. J. Appl. Physiol. **38,** 25–40 (1978).

International Labour Organization: International Labour Conference. 29th session, 1946. Reports of discussions of special committees, with questionnaires. Protection of children and young workers, 1945. Montreal 1946.

Kaup, J., Th. Fürst: Körperverfassung und Leistungskraft Jugendlicher. R. Oldenbourg, München–Berlin 1930.

Kemper, H. C. G., H. J. P. Dekker, M. G. Ootjers, B. Post, J. Snel, P. G. Splinter, L. Storm-van Essen, R. Verschuur: Growth and health of teenagers in the Netherlands: Survey of multidisciplinary longitudinal studies and comparison to recent results of a Dutch study. Int. J. Sports Med. **4,** 202–214 (1983).

Kemper, H. C. G., M. A. van't Hof: Design of a multiple longitudinal study of growth and health in teenagers. Europ. J. Pediatr. **129,** 147–155 (1978).

Keul, J., G. Huber, M. Schmitt, W. Kindermann, A. Berg: Der Einfluß eines fünfjährigen Ausdauertrainings auf Kreislauf und Stoffwechsel bei Kindern. Dt. Z. Sportmed. **33,** 264–270 (1982).

Kobayashi, K., K. Kitamura, M. Miura, H. Sodeyama, Y. Murase, M. Miyashita, H. Matsui: Aerobic power as related to body growth and training in Japanese boys: a longitudinal study. J. Appl. Physiol. **44,** 666–672 (1978).

Lange Andersen, K.: Report of a meeting of WHO temporary advisers on assessment of habitual physical activity. Prague 1, 2 and 6. Aug. 1971. WHO Document CVD/71.4.

Ders., J. Ilmarinen, J. Rutenfranz, W. Ottmann, I. Berndt, H. Kylian, M. Ruppel: Leisure time sport activities and maximal aerobic power during late adolescence. Europ. J. Appl. Physiol. **52,** 431–436 (1984b).

Ders., M. Máček, J. Rutenfranz, J. Vávra, J. Máčková, J. Radvanský, F. Klimmer, H. Kylian, K. Daněk, W. Ottmann: Circulatory and respiratory responses to muscular exercise in Czech and Norwegian children. Physiol. Bohemoslov. **34,** 303–312 (1985).

Ders., J. Rutenfranz, V. Seliger, J. Ilmarinen, I. Berndt, H. Kylian, M. Ruppel: The growth of lung volumes affected by physical performance capacity in boys and girls during childhood and adolescence. Europ. J. Appl. Physiol. **52,** 380–384 (1984a).

Ders., V. Seliger, J. Rutenfranz, R. Mocellin: Physical performance capacity of children in Norway. Part 1. Population parameters in a rural inland community with regard to maximal aerobic power. Europ. J. Appl. Physiol. **33,** 177–195 (1974a).

Ders., V. Seliger, J. Rutenfranz, I. Berndt: Physical performance capacity of children in Norway. Part 2. Heart rate and oxygen pulse in submaximal and maximal exercises – Population parameters in a rural community. Europ. J. Appl. Physiol. **33,** 197–206 (1974b).

Ders., V. Seliger, J. Rutenfranz, S. Messel: Physical performance capacity of children in Norway. Part 3. Respiratory responses to graded exercise loadings – Population parameters in a rural community. Europ. J. Appl. Physiol. **33,** 265–274 (1974c).

Ders., V. Seliger, J. Rutenfranz, J. Skrobak-Kaczynski: Physical performance capacity of children in Norway. Part 4. The rate of growth in maximal aerobic power and the influence of improved physical education of children in a rural community – Population parameters in a rural community. Europ. J. Appl. Physiol. **35,** 49–58 (1976).

Ders., V. Seliger, J. Rutenfranz, T. Nesset: Physical performance capacity of children in Norway. Part 5. The influence of social isolation on the rate of growth in body size and composition and on the achievement in lung function and maximal aerobic power of children in a rural community. Europ. J. Appl. Physiol. **45,** 155–166 (1980).

Ders., R. J. Shephard, H. Denolin, E. Varnauskas, R. Masironi: Fundamentals of exercise testing. World Health Organization, Geneva 1971.

Lederle-Schenk, U.: Die Entwicklung der Interessen bei männlichen berufstätigen Jugendlichen und Schülern. Köln, Univ., Math.-Naturwiss. Fak., Diss., 1972.

Lehmann, G., A. Szakáll: Vergleichende anthropometrische und funktionelle Untersuchungen an Jugendlichen. Arbeitsphysiologie **11,** 259–330 (1941).

Maaser, R.: Eine Untersuchung gebräuchlicher Längen/Gewichtstabellen – zugleich ein Vorschlag für ein neues Somatogramm 0- bis 14jähriger Kinder. Mschr. Kinderheilk. **122,** 146–152 (1974).

Máček, M., J. Rutenfranz, K. Lange Andersen, J. Masopust, J. Vávra, F. Klimmer, H. Kylian, K. Daněk, J. Máčková, R. Flöring, W. Ottmann: Favourable levels of cardio-vascular health and risk indicators during childhood and adolescence. Europ. J. Pediatr. **144,** 360–367 (1985).

Máček, M., V. Seliger, J. Vávra, O. Škranc, J. Horák, M. Pirič, P. Handzo, J. Rouš, Z. Jirka: Physical fitness of the Czechoslovak population between the ages of 12 and 55 years. Oxygen consumption and pulse oxygen. Physiol. Bohemoslov. **28,** 75–82 (1979).

Nagle, F. J., J. Hagberg, S. Kamei: Maximal O_2 uptake of boys and girls – Ages 14–17. Europ. J. Appl. Physiol. **36,** 75–80 (1977).

Rehs, H.-J. , I. Berndt, J. Rutenfranz: Untersuchungen über den Einfluß verschiedener Rechenansätze auf die Ermittlung des relativen Fettanteils am Körpergewicht mit Hilfe von Hautfaltenmessungen. Klin. Pädiatr. **190,** 267–279 (1978).

Rehs, H. J., I. Berndt, J. Rutenfranz, W. Burmeister: Untersuchungen zur Bestimmung der Hautfaltendicke mit verschiedenen Kalipern. Z. Kinderheilk. **120,** 121–133 (1975).
Robinson, S.: Experimental studies of physical fitness in relation to age. Arbeitsphysiologie **10,** 251–323 (1939).
Rohmert, W., J. Rutenfranz: Arbeitswissenschaftliche Beurteilung der Belastung und Beanspruchung an unterschiedlichen industriellen Arbeitsplätzen. Der Bundesminister für Arbeit und Sozialordnung, Bonn 1975.
Ruppel, M.: Längsschnittstudien zur Entwicklung der kardiopulmonalen Leistungsfähigkeit im Kindes- und Jugendalter – Ein Beitrag zu Grundlagen des Jugendarbeitsschutzes. Essen, Univ., Gesamthochsch., Med. Fak., Fachbereich Medizin, Diss., 1985.
Rutenfranz, J.: Der Begriff der Leistungsfähigkeit des arbeitenden Menschen. In: C. W. Hertz (Hrsg.): Begutachtung von Lungenfunktionsstörungen. Colloquium am 5. und 6. 4. 1968 in Malente/Holst. S. 24–43. Thieme, Stuttgart 1968.
Ders.: Überlegungen zur arbeitsmedizinischen Bewertung sogenannter „leichter" Frauenarbeiten. (Vortrag auf der 7. Frauenkonferenz der IG Metall am 24./25. 9. 1970 in Dortmund) (Schriftenreihe der Industriegewerkschaft Metall für die Bundesrepublik Deutschland, Nr. 54).
Ders.: Recent advances in the field of work physiology: Heavy work, body positions, shiftwork. Conferenza tenuta alla Fondazione Carlo Erba, 17. 6. 1982. Fondazione Carlo Erba, Sezione di Medicina del Lavoro e Igiene Ambientale, Milano 1982a.
Ders.: Ethische Probleme des Leistungsdrucks beim Kind, dargestellt am Beispiel des Hochleistungssports. In: H. Müller und H. Olbing (Hrsg.): Ethische Probleme in der Pädiatrie und ihren Grenzgebieten. S. 279–288. Urban & Schwarzenberg, München 1982b.
Ders.: Longitudinal approach to assessing maximal aerobic power during growth: the European experience. Med. Sci. Sports Exerc. **18,** 270–275 (1986).
Ders.: Energy expenditure constrained by sex and age. Ergonomics **28,** 115–118 (1985a).
Ders.: Arbeitsphysiologie. In: H. Valentin (Mitarbeiter): Arbeitsmedizin. Bd. 1, 3. Auflage, S. 22–144. Thieme, Stuttgart–New York 1985b.
Ders., I. Berndt, H. Frost, R. Mocellin, R. Singer, W. Sbresny: Physical performance capacity determined as W_{170} in youth. In: O. Bar-Or (Ed.): Pediatric work physiology. Proc. of the 4th International Symposium, Wingate Institute, April 1972, pp. 245–249. Wingate Institute for Physical Education and Sport, Natanya 1973.
Ders., K. Lange Andersen, V. Seliger, F. Klimmer, I. Berndt, M. Ruppel: Maximum aerobic power and body composition during the puberty growth period: Similarities and differences between children of two European countries. Europ. J. Pediatr. **136,** 123–133 (1981a).
Ders., K. Lange Andersen, V. Seliger, F. Klimmer, J. Ilmarinen, M. Ruppel, H. Kylian: Exercise ventilation during the growth spurt period: Comparison between two European countries. Europ. J. Pediatr. **136,** 135–142 (1981b).
Ders., K. Lange Andersen, V. Seliger, J. Ilmarinen, F. Klimmer, H. Kylian, M. Rutenfranz, M. Ruppel: Maximal aerobic power affected by maturation and body growth during childhood and adolescence. Europ. J. Pediatr. **139,** 106–112 (1982).
Ders., V. Seliger, K. L. Andersen, J. Ilmarinen, R. Flöring, M. Rutenfranz, F. Klimmer: Erfahrungen mit einem transportablen Gerät zur kontinuierlichen Registrierung der Herzfrequenz für Zeiten bis zu 24 Stunden. Europ. J. Appl. Physiol. **36,** 171–185 (1977).
Ders., R. Singer: The influence of sport activity on the development of physical performance capacities of 15–17-year-old boys. In: K. Berg and B. O. Eriksson (Eds.): Children and exercise IX, pp. 160–165. University Park Press, Baltimore 1980 (International series on sport sciences, Vol. 10).
Saris, W. H. M.: Aerobic power and daily physical activity in children – with special reference to methods and cardio-vascular risk indicators –. Nijmegen, Katholieke Universiteit, Proefschrift, 1982.
Seliger, V., Z. Bartůněk (Eds..): Mean values of various indices of physical fitness in the investigation of Czechoslovak population aged 12–55 years. International Biological Programme Results of Investigations 1968–1974. Czechoslovak Association of Physical Culture, ČSTV, Praha (ČSSR) 1976.
Šprynarová, S.: Development of the relationship between aerobic capacity and the circulatory and respiratory reaction to moderate activity in boys 11–13 years old. Physiol. Bohemoslov. **15,** 253–264 (1966).
Schleusing, G., H. Rieger: Längsschnittuntersuchungen über die Wirkung des sportlichen Trainings auf den kindlichen Organismus vom 11. bis 14. Lebensjahr. Z. Altersforsch. **17,** 258–268 (1963/64).
Scholander, P. F.: Analyzer for accurate estimation of respiratory gases in one-half cubic centimeter samples. J. Biol. Chem. **167,** 235–250 (1947).
Tanner, J. M., R. H. Whitehouse: The Harpenden skinfold caliper. Am. J. Phys. Anthropol. N. S. **13,** 743–746 (1955).
Valentin, H., H. Venrath, H. von Mallinckrodt, M. Gürakar: Die maximale Sauerstoffaufnahme in den verschiedenen Altersklassen. Eine praktisch wichtige Herz-Kreislauf-Funktionsprüfung im Vita-maxima-Bereich. Z. Altersforsch. **9,** 291–309 (1955/56).
Weiner, J. S., J. A. Lourie: Human biology: a guide

to field methods. Blackwell Scientific Publications, Oxford 1969.
Wirth, A., E. Träger, K. Scheele, D. Mayer, K. Diehm, K. Reischle, H. Weicker: Cardiopulmonary adjustment and metabolic response to maximal and submaximal physical exercise of boys and girls at different stages of maturity. Europ. J. Appl. Physiol. **39,** 229–240 (1978).
Yamaji, K., M. Mijashita: Oxygen transport system during exhaustive exercise in Japanese boys. Europ. J. Appl. Physiol. **36,** 93–99 (1977).
Yoshizawa, S., T. Ishizaki, H. Honda: Maximal oxygen uptakes of young children aged from 3 to 6 years. Jap. J. Phys. Educ. **25,** 59–68 (1980).

KAPITEL 4

Sport und sportliche Belastbarkeit im Jugendalter

von Ferdinand Klimt

Inhalt

Die gegenwärtige Lage

Jugendliche verbringen einen Großteil ihrer Freizeit mit sportlichen Aktivitäten. Entsprechend groß ist der Zulauf zu Sportvereinen und -verbänden. 1982 betätigten sich 60% bzw. 38% der 15- bis 18jährigen Jungen bzw. Mädchen in der Bundesrepublik im außerschulischen Sport. Hieraus ergibt sich, daß jeder zweite Jugendliche in einem Sportclub aktiv ist, hinzu kommen noch nicht organisierte Sporttreibende sowie sportliche Aktivitäten in Schulen und Betrieben. Von den *Jungen* wird Fußball bei weitem bevorzugt, dann folgen Turnen, Rasen- und Tischtennis, Handball, Schießen, Leichtathletik, Skifahren, Schwimmen, Sportfischen, Judo, Volleyball, Reiten, Segeln, Basketball, Karate u. a. m. Turnen steht bei den *Mädchen* in der Beliebtheitsskala an erster Stelle, dann folgen: Rasentennis, Reiten, Handball, Leichtathletik, Tischtennis, Volleyball, Schwimmen, Skifahren, Schießen, Judo, Basketball u. a. m. (DSB 1982).

Schulsport

Die Besonderheit des Schulsports liegt darin, daß er ein Sport für alle schulpflichtigen Kinder und Jugendlichen ist. Er ist damit – im Gegensatz zum außerschulischen Sport – eine Lehr- und Lernveranstaltung, also ein *Unterrichts*-(Pflicht)*Fach* und umfaßt die motorischen, kognitiven und affektiven Lernzielbereiche. In dem *Aktionsprogramm* für den Sport an Schulen und Hochschulen (1972), das 2 bis 3 verbindliche Schulsportstunden wöchentlich vorsieht, sehen wir nur einen Übergang zu der seit Jahrzehnten geforderten, aber bisher nicht realisierten „täglichen Schulsportstunde“. Ohnehin umfassen die tatsächlichen *Bewegungszeiten* der Schüler mitunter nur ein Drittel der Schulsportstunde. Auch gelingt es den Sportlehrern nicht immer, ihre Schüler zu motivieren und die Verbindung zu sportlichen Aktivitäten außerhalb des eigentlichen Sportunterrichts sowie zum außerschulischen Sport herzustellen. Für sportlich befähigte und an Fragen des Sports interessierte Schüler bedeutet die Einrichtung des *Leistungsfaches Sport* eine willkommene Wahlmöglichkeit. Neue Akzente wurden in den Bundesjugendspielen – mit Anspruch eines breitensportlichen Wettbewerbs –, die jährlich als Sommer- und Winterspiele ausgeschrieben werden und in dem Bundeswettbewerb der Schulen *„Jugend trainiert für Olympia“* (anfänglich „Talentsuche-Aktion“) gesetzt (Rothenberg).

Ziel des Jugendsports

Doch sollte es letztlich nicht Ziel und Aufgabe eines gut geleiteten Schulsports sein, absolute Leistungsrekorde – also Spitzenleistungen einzelner Schüler – zu erreichen, vielmehr sollen *alle* Kinder in ihrer körperlichen Entwicklung gefördert, andererseits vor Überforderungsschäden bewahrt werden. Der Schulsport sollte schulerprobte *Grundsportarten* enthalten, dazu auch Sportarten, die attraktiv, im Kindesalter erlernbar und bis ins Alter mit Freude und guter Wirkung ausführbar sind.

Zu solchen, von den Amerikanern *Lifetime-Sports* genannten Sportarten zählen z. B. Schwimmen, Wandern und Bergsteigen, Eislaufen, Skifahren, Rollschuhlaufen, Rudern, Kanu- und Kajakfahren, Segeln, Tennis, Federball, Prellball, Faust- und Volleyball, Reiten, Tanzen, Judo und Bogenschießen (Paschen). Wissen wir doch, daß die im Kindesalter erworbene Motorik einen relativ hohen Stabilitätsgrad hat. Wer als Kind oder Jugendlicher z. B. Schwimmen, Radfahren oder Schlittschuhlaufen gelernt hat, wird selbst nach dreißigjähriger Unterbrechung diese motorischen Fertigkeiten nicht verlernt haben. Damit sportliche Betätigung regelmäßig ausgeübt wird, bedarf es neben dem Gesundheitsmotiv auch der Motive der Geselligkeit, der Freude und des Vergnügens. Gerade in unserer Zeit, in der Bewegungsmangel, Überernährung, Genußmittelmißbrauch und steigende Reizüberflutung schon bei Kindern das Auftreten von *Zivilisationskrankheiten* begünstigen, sollte dem Sport besondere Aufmerksamkeit gewidmet werden.

Der *kindliche Bewegungsdrang und -antrieb*

äußert sich bereits *pränatal* und natürlich erst recht *postnatal*. Gesunde Kinder werden mit einem umfangreichen Repertoire an Bewegungsmöglichkeiten geboren. Mit fortschreitender Entwicklung nimmt der Bewegungsdrang eine *spielerische Form* an und wird dann später in *sportlichen Aktivitäten* kanalisiert. Ein – besonders bei Mädchen – im Pubertätsalter *rückläufiger Bewegungsdrang* hat vielfältige Ursachen, z. B. die Verlagerung von Interessenstrukturen, ungünstige konstitutionelle und motorische Voraussetzungen, Fettsucht, Motivationsmängel und negative Erfahrungen im Sportunterricht.

Körperliche Belastbarkeit und Leistungsfähigkeit

Sie sind von einer Vielzahl von Faktoren abhängig, wie vom Energieumsatz mit aeroben und anaeroben Prozessen, von neuromuskulären Faktoren sowie von Erb- und Umwelteinflüssen (z. B. Klima, Höhenlagen, Zirkadianrhythmus). Dabei ist die Entwicklung der körperlichen Leistungsfähigkeit im Kindes- und Jugendalter eng mit dem Wachstumsprozeß und mit der Differenzierung bestimmter Organe und Organsysteme gekoppelt und wird vom Gestaltwandel der Körperformen beeinflußt. Doch richten sich die Kriterien der Leistungsfähigkeit mehr nach der körperlichen Entwicklung als nach dem Lebensalter und mehr nach der Zellmasse oder fettfreien Körpermasse (vornehmlich Muskelmasse) als nach dem Körpergewicht (Burmeister und Mitarbeiter; Pařižkova und Šprynarová). Kalendarische Altersgruppen unterliegen in den Wachstums- und Entwicklungsjahren großen individuellen Unterschieden.

Erste puberale Phase

Mit dem Auftreten der ersten Reifezeichen beginnt für den Heranwachsenden die erste puberale Phase. Auffällig ist ein – insbesondere die Gliedmaßen betreffendes – *Längenwachstum*. Ein sich einstellendes Mißverhältnis zwischen Wirbelsäulenlänge und vorhandener Muskelkraft (fehlendes „Muskelkorsett") bei den Mädchen mit 11 bis 13 Jahren und bei den Jungen im Alter von 12 bis 14 Jahren prädestiniert zu *Haltungsschwächen*. Die *Disharmonie der Körperproportionen* mit wesentlicher Änderung von Statik und Dynamik – die Hebelverhältnisse mit ihren Relationen zum Leistungspotential der Muskulatur werden zunehmend ungünstiger – führen zu vorübergehenden Koordinationsstörungen. Ein *Bewegungsüberschwang* kann vorliegen. Dadurch treten *vorübergehende Leistungseinbußen* auf (Geräteturnen, Sportspiele, Schwimmen, Laufqualität, verminderte Schrittfrequenz bei Zunahme der Schrittlänge, Rudern, Kanu u. a.). Die größte prozentuale Trainierbarkeit der motorischen Beanspruchungsform *„Ausdauer"* finden wir in diesem Altersbereich.

Zweite puberale Phase und Stabilisierungsphase

In der sich anschließenden zweiten puberalen Phase (Alter: Mädchen 13 bis 16 Jahre; Jungen 14 bis 17 Jahre) setzt eine *Harmonisierung der Gestalt und der Bewegungen* sowie des *Herz-Kreislauf-Atemsystems* ein. Das *Nervensystem* und die **Muskulatur** tolerieren zunehmend körperliche Leistungen. Die sog. *passiven Teile des Stützsystems* (Sehnen, Bänder, Knochen und Knorpel) hinken deutlich der Belastungsfähigkeit der Muskulatur nach. Das Skelett ist erst voll belastbar, wenn die letzten Wachstumsfugen (bzw. Wachstumslinien im Röntgenbild) eindeutig durchbaut sind. Einen Locus minoris resistenciae stellen am wachsenden Skelett die Gelenke dar. 13- bis 15jährige zeigen bereits eine ausgeprägte *Hemmungs- und Regulationsfunktion* der *Großhirnrinde*. Ein Höchstmaß der motorischen Anpassungsfähigkeit wird erreicht mit Stabilisierungstendenzen. Zugleich erfolgen *verstärkte geschlechtsbedingte Differenzierungen der motorischen Beanspruchungsformen*. Die *räumliche Orientierung* ist allgemein bei den Mädchen mit 13 bis 15 Jahren und bei den Jungen mit 15 bis 17 Jahren voll ausgebildet. Die maximalen

Werte der motorischen Beanspruchungsform „Kraft" werden von den Mädchen im 15. bis 17. Lebensjahr und von den Jungen im 18. bis 25. Lebensjahr erreicht. Zugleich kommt es zur Vervollkommnung der *„lokalen aeroben und anaeroben Ausdauer"*. Diese Phase ist letztlich gekennzeichnet durch *Stabilisierung*, ausgeprägte *geschlechtsspezifische Differenzierung* und *fortschreitende Individualisierung*.

Die *Akzeleration* übt keinen negativen Einfluß auf die Gesundheit und Leistungsfähigkeit aus. Akzelerierte sind sogar in ihrer kardiopulmonalen Leistungsfähigkeit deutlich überlegen (Hollmann und Mitarbeiter). Dies zeigt sich auch bei sportlichen Leistungen (z. B. Hochsprung), wenn man ältere mit neueren Normaldaten vergleicht. So verhilft z. B. der längere Ober- und Unterarm dem Akzelerierten zu einer größeren Beschleunigung des Wurfgerätes (Kopf). Doch ergibt sich dabei die Frage, ob der Halte-, Stütz- und Bewegungsapparat diesen Kräfteaufwand ohne Schaden zu tolerieren vermag. Szabó fand bei Siegern ungarischer Landesmeisterschaften (Sprint, Schwimmen) deutliche Zeichen einer Akzeleration des Halte-, Stütz- und Bewegungsapparates.

Mögliche Überlastungsschäden

Im *Wachstumsalter* – besonders in der Zeit der Längenwachstumsschübe – liegt ein Mißverhältnis zwischen *Wirbelsäulenlänge* und *Muskelkraft* vor. Es fehlt oftmals noch an einer kräftig ausgebildeten Stammuskulatur („muskuläres Korsett"), das dem Achsenskelett einen guten Halt verschafft. Letztlich erfährt der Wachstumsknorpel in diesem Lebensabschnitt unter hormonalem Einfluß, insbesondere durch Wachstums- und Sexualhormone, morphologische und funktionelle Veränderungen (Morscher). Diese aktivitätsstimulierende Wirkung auf den Wachstumsknorpel kann sich morphologisch in einer Verbreiterung und Schwächung der Festigkeit der Knorpelplatte manifestieren. Dauernde Deformitäten können sich entwickeln. Es fehlt nicht an Hinweisen, daß der *Wachstumsknorpel* anderen Gesetzen als denen des ausgewachsenen Knochens unterliegt. Die Schwachstellen des wachsenden Skeletts sind zweifellos die Wirbelsäule, die Wachstumszonen und die angrenzenden Epi- und Apophysen sowie der Knorpel der Kniescheibenrückfläche. Andererseits ist es der relativ guten Regenerationsfähigkeit des jugendlichen Gewebes zu verdanken, daß sich nicht noch weit umfangreichere Spätschäden einstellen. Günstig wirken sich auch die noch gute Gelenkigkeit und Weichheit des jugendlichen Bewegungsapparates aus. Zu denken gibt, daß durch *Erhöhung des Eigengewichts* (z. B. Übergewicht, Fettsucht) der Halte-, Stütz- und Bewegungsapparat verstärkten Beanspruchungen bzw. Belastungen standzuhalten hat. Jedes kg Übergewicht bedeutet für die gelenknahen Knochenteile und das Gelenk selbst eine zusätzliche Mehrbelastung von 4–5 kp. Selbst beim einseitigen Stehen bzw. im Augenblick des Beinabhebens werden für die Horizontalhaltung des Beckens Muskelkräfte erforderlich, die etwa dem Fünffachen des Körpergewichts entsprechen (Otte).

Einseitige, zu intensive oder zu lang anhaltende Belastungen können zu mechanischen Deformationen und zu Gewebsreaktionen am Ort der Krafteinwirkung führen. Schmerzen nach Ausführung eines Bewegungsablaufes sind ernst zu nehmen, sie signalisieren Überlastungssymptome. Ein plötzliches akutes Ereignis kann dann als Unfall imponieren, Risse und Brüche sind die Folge. Zwar wird in der Literatur wiederholt auf das gehäufte Auftreten eines „Morbus Scheuermann" bei jungen Turnerinnen und Schwimmern hingewiesen, doch großangelegte Auswertungen von Röntgenaufnahmen der Wirbelsäule schreiben der anlagemäßig mangelhaften Entwicklung der Deckplatten die entscheidende Bedeutung zu, dem Sport lediglich ein auslösendes Moment (Schmidt). Damit kommt der *Früherkennung* eine weit größere Bedeutung zu. Wenn *Spondylosen* auch bei einigen Sportarten gehäuft beobachtet wurden, so brauchen nach Pollähne und Albrecht intensive sportliche Belastungen nicht unbedingt Ursache einer höheren Spondyloserate zu sein. Bei Kindern mit vorhandener Lyse wurden in 91% der Fälle eine Spondylolisthesis beobachtet. Die von diesen Kindern bevorzugten Sportarten waren: Schwimmen, Lauf-Sprung-Disziplinen, Turnen, Fußball, Eiskunstlauf und -schnellauf. Allgemein formuliert beginnt das Wirbelgleiten mit dem 11. Lebensjahr und endet mit dem Wachstum (Prokop, Jelinak und Suckert). Vergleiche KAPITEL 8, S. 235 f. und KAPITEL 5, S. 68.

Sportverletzungen und Spätschäden

Zu den Hauptverletzungsarten am Bewegungsapparat zählen Prellungen und Distorsionen, Frakturen und Luxationen. Tendopathien und Insertionstendopathien (z. B. der Patellarsehne bei Vertikalsprungdisziplinen, im amerikanischen Schrifttum als „Jumper's knee" bezeichnet – Krahl und Riemer), Chondropathien, Meniskusschäden und Ermüdungsbrüche gehören zu den häufigsten Sportschäden am Halte-, Stütz- und Bewegungsapparat. Verspannungen, Muskelhärten und Muskelansatzschmerzen im Kindes- und Jugendalter gelten als ernst zu nehmende Warnsignale. Selbst bei 14- bis 20jährigen fand man bereits degenerative Veränderungen an Sehnen, Sehnenansatzstellen, Gelenken und Knorpelgewebe (Wuschech und Mitarbeiter). Es mangelt auch nicht an Einwänden, daß selbst extreme Belastungen bei völlig normal gebauten funktionstüchtigen Gelenken zu keiner Arthrosis deformans führen müssen (Groh). Verschleißerscheinungen sind nur zu erwarten, wenn Abweichungen von der normalen Gelenkform und Stoffwechselentgleisungen (z. B. chronische Entzündung, Ergußbildung) vorliegen (Schoberth). Doch sollte ein Scheibenhantel-Leistungstraining (im Sitzen, Knien oder Stehen) erst bei ausgereifter Wirbelsäule einsetzen, insbesondere kann die sog. „Über-Kopf-Arbeit" zu irreversiblen Schäden führen.

Unter *Sportverletzungen* sind in erster Linie *exogene Sportverletzungen* durch körperfremde Einwirkungen zu verstehen, wie sie z. B. durch Körperkontakt, Fortbewegungsmittel, Sportgeräte oder natürliche Hindernisse verursacht werden. Abzutrennen hiervon sind Verletzungen, die auf körpereigene Ursachen zurückzuführen sind *(endogene Verletzungen)*. Bezeichnungen wie *chronisches Mikrotrauma, Überlastungs- und Fehlbelastungsfolgen* oder *endogene Verletzungen* sollten deshalb den immer noch weit geläufigeren Begriffen der primären und sekundären Sportschäden vorgezogen werden. Während sich der *primäre Sportschaden* mehr oder weniger unerkannt einschleicht, lassen sich beim *sekundären Sportschaden* immer ein oder mehrere Traumen – mit unterschiedlicher Intensität – anamnestisch nachweisen. Sie sind letztlich als direkte Unfallspätfolgen anzusehen (Prokop, Jelinek und Suckert). Ohne Zweifel werden hiervon der Halte-, Stütz- und Bewegungsapparat sowie die Haut am häufigsten betroffen, während Sportschäden am ZNS, der Sinnesorgane, des cardio-pulmonalen Systems sowie anderer innerer Organe weniger in Erscheinung treten.

Herzschäden?

Mit einem sog. „Herzschaden", der in direktem Zusammenhang mit der sportlichen Aktivität steht, wird im Jugendalter unter normalen Bedingungen kaum zu rechnen sein, ermüdet doch der Skelettmuskel stets vor dem Herzmuskel. Schon hierdurch ist ein gewisser Schutzmechanismus vor Überbelastung des Herzens gegeben. Allerdings kann diese Faustregel unter gewissen Bedingungen durchbrochen werden, z. B. bei akuten oder chronischen Erkrankungen, Vorschädigungen, Anomalien oder Dysplasien, – bei zu hoher Außentemperatur, – bei zu hoher Luftfeuchtigkeit, – in Höhen über 2000 m ohne längere Akkommodationszeit sowie – bei vollem Magen (vagovasaler Reflex) (Hollmann). Auch die verminderte laktazide Energiebereitstellung im Kindesalter ist als Schutz vor einer muskulären Überforderung zu werten.

Weitere Gefahrenmomente

Sportliche Aktivitäten, die mit intrathorakalen

Drucksteigerungen einhergehen, insbesondere bei länger anhaltender Preßatmung, können zu Synkopen führen und Sportunfälle provozieren. Ebenso können sich noch psychische Kreislaufsituationen, Menstruationsstörungen sowie Wasser- und Elektrolytverluste u. a. begünstigend auf Sportunfälle auswirken. So bleibt es nicht aus, daß z. B. intensive Ausdauerbelastungen zu Körpertemperaturerhöhungen führen, die durch erhöhte Umwelttemperaturen einen weiteren Anstieg bewirken, verstärkt noch bei fehlender Flüssigkeits- und Elektrolytzufuhr sowie Windstille. Ebenso sind Jugendliche mit „Infekten" temperaturlabil, Entgleisungen der Temperaturregulation sind zu erwarten.

Es gilt also, die die Gefahren auslösenden Ursachen frühzeitig zu erkennen, zu beseitigen bzw. auszuschalten. Gute individuelle Technik, Kondition und Training sowie optimale Geräte und Platzbedingungen vermindern das Unfallrisiko. Der Unfallprophylaxe erwächst die Aufgabe, Ursachenforschung zu betreiben, um zielstrebige Verhütungsmaßnahmen wirksam werden zu lassen. Insbesondere sollten Unfälle mit Folgeerscheinungen bzw. -komplikationen und solche mit tödlichem Ausgang zu den Seltenheiten gehören.

Motorische Beanspruchungsformen

Zum Verständnis der sportlichen Belastbarkeit ist es zweckmäßig, diese anhand motorischen Beanspruchungsformen: Koordination, Flexibilität, Schnelligkeit, Kraft und Ausdauer zu erläutern (Tab. 4-1).

Koordination

Vielfach werden die Begriffe „Geschicklichkeit" (= koordinative Qualität bei feinmotorischen Bewegungen von Teilen des Bewegungsapparates) und „Gewandtheit" (= koordinative Qualität der Gesamtmotorik) benutzt. Erfolgt eine koordinative Beanspruchung in Verbindung mit einem Gerät wie z. B. Speer, Diskus, Hammer, Ball, Riemen, so steht hierfür der Begriff „Technik".

Während unter *intramuskulärer Koordination* das Nerven-Muskel-Zusammenwirken in einem einzelnen Muskel bei einem gezielten Bewegungsablauf verstanden wird, steht die *intermuskuläre Koordination* für das Zusammenwirken verschiedener Muskeln bei einem gezielten Bewegungsablauf (Hollmann und Hettinger). Man kann sagen, daß sich die eingespielte Koordination auf die Leistungsgebiete: Gewandtheit, Geschicklichkeit, Gleichgewichtseinstellung und Balancierfähigkeit, Haltung, Anpassungs- und Reaktionsfähigkeit sowie Technik erstreckt. Die meisten alltäglichen Bewegungen werden erst durch die unwillkürlichen Begleitbewegungen und durch Koordination aller Bewegungen ermöglicht. Diese *Bewegungsketten* muß sich das Kind allmählich durch zunehmende Erfahrung aneignen und Bewegungsmuster speichern („Bewegungsgedächtnis", Meinel). Das gilt besonders für das geordnete harmonische Zusammenspiel des senso-motorischen Systems. Dazu kommt, daß sich die von der Großhirnrinde ausgehenden *hemmenden Einflüsse* auf die Motorik erst allmählich entwickeln. Während die Grobkoordination bereits im frühen Kindesalter vorhanden ist, liegt der Höhepunkt der Feinkoordination im allgemeinen zwischen dem 8. und 10. Lebensjahr („Geschicklichkeitsalter"). Bis zu einem Alter von 17 Jahren lassen sich zwischen Jungen und Mädchen keine Unterschiede nachweisen, danach übertreffen die Frauen die Männer (Rutenfranz und Hettinger), sofern – wie Noack feststellen konnte – nicht die Kraft eine maßgebende Rolle spielt. Doch kann schon mit 15 Jahren, sofern nicht systematisch trainiert wird, die Fähigkeit zum Beherrschen (Erlernen) komplizierter Bewegungsfertigkeiten wieder abnehmen. Keogh hält das Stadium der Bewegungskonstanz für erreicht, wenn das Kind imstande ist, ähnliche und gleichbleibende Situationen und Reaktionen zu erkennen und anzuwenden. Die Akzente der koordinativen Vervollkommnung liegen eindeutig in den ersten 6 Schuljahren, wenn auch eine weitere Vervollkommnung der Fähigkeiten darüber hinaus durchaus möglich ist (Hirtz). Die Verbesserung der Koordination impliziert die Automa-

Tabelle 4-1 Übersicht über den Einfluß der Sportart auf die Ausbildung der motorischen Beanspruchungsformen: Koordination, Flexibilität, Schnelligkeit, Kraft und Ausdauer.

– kein Effekt ++ mittlerer Effekt

\+ geringer Effekt +++ großer Effekt

In dieser Tabelle werden nur die Trainingseffekte, die bei der Ausübung der jeweiligen Disziplin eintreten, berücksichtigt. So wird z. B. in jeder Sportart ein hohes Maß an Flexibilität benötigt, welches durch zweckgymnastische Übungen, nicht aber durch die bloße Ausübung der Disziplin, erlangt wird. Aerobe Ausdauer wird in den meisten Sportarten durch Dauerläufe geschult. Je nach Ausübung einer Disziplin können bestimmte motorische Grundeigenschaften besonders trainiert werden (z. B. Aerobic als Ausdauervariante der Gymnastik). Solche Fälle wurden mit einem x in Klammern gekennzeichnet.

Sportarten	Koordination	Flexibilität	Schnelligkeit			Kraft		Ausdauer	
			Bewegungs-	Grund-	Ausdauer-	Statisch	Dynamisch	Lokal	Allgemein
Leichtathletik									
– 100 bis 400 m	++	–	++	+++	+++	–	++	++(x)	–
– 800 bis 1500 m	+	–	–	–	+++	–	+	++(x)	+++
– 3000-m-Marathon	+	–	–	–	+	–	+	(x)	+++
– Sprünge	++	–	+++	+	–	–	++	+	–
– Wurf/Stoß	++	–	+++	–	–	–	++	+	–
Große Spiele									
– Fußball	++	–	+++	++	++	–	+	++	++
– Basketball	++	–	+++	++	++	–	+	++	++
– Handball	++	–	+++	++	++	–	+	++	++
– Volleyball	++	–	+++	–	–	–	+	++	+
– Hockey	++	–	+++	++	++	–	+	++	++
Rückschlagspiele									
– Tennis	++	–	+++	–	–	–	+	++	++
– Tischtennis	++	–	+++	–	–	–	–	+	–
– Badminton	++	–	+++	–	+	–	–	++	++
– Squash	++	–	+++	–	+	–	–	++	++
Gymnastik	++(x)	+++	+	–	–	–	+(x)	++(x)	++(x)
Tanz	++	++	+	–	–	–	–	+	++(x)
Turnen	++	++	+	–	–	++	++	++	–
Wassersport									
Schwimmen									
– Kurzstrecke	++	–	–	+++	++	–	++	+++	–
– Mittelstrecke	+	–	–	+	+++	–	+	+++	+
– Langstrecke	+	–	–	–	+	–	+	++	+++
Rudern	+(x)	–	–	–	+	–	+++	+++	+++
Segeln	+(x)	–	–	–	–	+	–	+	–
Surfen	+(x)	–	–	–	–	++	–	+	–
Wintersport									
– Ski alpin	+(x)	–	–	–	–	++	+	++	–
– Skilanglauf	++	–	–	–	–	–	+	++	+++
– Eisschnellauf	++	–	+	++	+++	–	++	+++	+++
– Eiskunstlauf	+++	–	+		+	–	++	++	+
Kampfsport									
– Judo	+++	+	+++	–	+	+	+	+++	+
– Karate	+++	+	+++	–	+	–	+	+++	+
– Boxen	+++	+	+++	–	+	–	+	+++	+
– Ringen	+++	+	+++	–	+	++	++	+++	+
Gewichtheben	+	–	++	–	–	+++	+++	+	–
Reiten	+	–	–	–	–	++	–	++	–
Radfahren	+	–	–	+	+++	–	++	+++	+++
Schießen	–	–	–	–	–	+	–	+	–

tisierung des gezielten Bewegungsablaufs, was letztlich auch die Ermüdung mindert und O_2-Kapazität spart.

Flexibilität

Damit bezeichnet man den willkürlichen Bewegungsbereich in einem oder zu mehreren Gelenken. Er wird differenziert durch: die Gelenkstruktur, den Umfang der Muskelmassen sowie von der Dehnungsfähigkeit von Muskulatur, Sehnen, Bändern, Gelenkkapseln und Haut. Schon im 12. bis 14. Lebensjahr erreichen Kinder das Höchstmaß an Gelenkigkeit. Die größere Gelenkigkeit des Kindes wird durch folgende Gegebenheiten ermöglicht: größere Muskelfaserlänge, größere Muskeldehnbarkeit, geringerer Muskeltonus und geringe Bewegungsdämpfung. Außerdem gestatten die Gelenke einen größeren Bewegungsumfang der artikulierenden Knochen.

Eine *Überbeweglichkeit* (lokale und generalisierte) kann sich positiv als auch negativ auf sportliche Aktivitäten auswirken. Eine antrainierte regionale *Überbeweglichkeit* wird sich z. B. bei den Sportarten: Turnen, Gymnastik, Ballett, Eiskunstlauf, Wasser- und Trampolinspringen, Hürdenlauf und Speerwurf vorteilhaft auswirken. *Angeborene und erworbene lokale Überbeweglichkeiten* kontraindizieren im allgemeinen wettkampfmäßige Kampf- und Kraftsportarten. Das gilt um so mehr für die *generalisierte Hypermobilität* der Gelenke auf der Basis einer allgemeinen Bindegewebsschwäche, da eine muskuläre Kompensation nicht möglich ist. Andererseits können wiederum von ihnen eine Anzahl von Sportdisziplinen – sofern keine Höchstleistungen erwartet werden – ausgeübt werden: Basket- und Volleyball, Lauf- und Sprungdisziplinen, Tennis, Schwimmen, Hockey, Kanu und Eisschnellauf (Groher).

Schnelligkeit

Die *Grundschnelligkeit* (= die maximal erreichbare Bewegungsgeschwindigkeit z. B. beim Kurzstreckenlauf) wird bestimmt durch die dynamische Kraft, Koordination, Muskelkontraktionsgeschwindigkeit, Muskelfaserviskosität, anthropometrischen Gegebenheiten (z. B. Beinlänge), Startreaktionsvermögen und Motivation. Leistungsbegrenzungen bewirken das Skelett- und das neuromuskuläre System (Hollmann und Hettinger).

Bei der *Schnelligkeitsdauer* (Stehvermögen) gilt es, eine hohe Bewegungsgeschwindigkeit trotz ausgeprägter Stoffwechselveränderungen (z. B. beim Mittelstreckenlauf) aufrechtzuerhalten.

Während die Grundschnelligkeit im Kindesalter gut toleriert wird, führt die Schnelligkeitsausdauer zu ausgeprägten Stoffwechselveränderungen, sind doch bei Kindern die Aktivitäten der glykolytischen Enzyme noch relativ geringer ausgebildet. Schon deshalb bestehen Bedenken, im Kindesalter zur Erhöhung des „Stehvermögens" den sog. „Tempolauf", also Mittelstrecken unter Zeitdruck, bedenkenlos anzuwenden. So führen z. B. 800-m-Läufe – ohne vorangegangenes Training – zu erheblicheren Stoffwechselveränderungen als Vita-maxima-Belastungen unter Laborbedingungen. Nur ein gut aufgebautes Training mit allmählich zunehmender Strecke und Laufzeit kann hier Abhilfe schaffen (Abb. 4-1).

Schnelligkeitstraining verbessert zwar das Reaktionsvermögen, die Kondition, die Muskelkontraktionsgeschwindigkeit und das anaerobe Stoffwechselgeschehen, doch hat es keinen wesentlichen Einfluß auf die Leistungssteigerung der inneren Organe. Zyklische Sportarten (Laufen, Radfahren und Schwimmen) beinhalten neben anderen motorischen Beanspruchungsformen die „Grundschnelligkeit" und „Schnelligkeitsausdauer". Es ist anzunehmen, daß die Voraussetzungen für die Schnelligkeit bereits frühzeitig geprägt werden. Sie erhöht sich im Alter von 13 bis 15 Jahren durch Zunahme der Schnellkraft und der statischen Kraft (Vlassow und Filin). So werden bereits von 14- bis 15jährigen fast maximale Werte von Geschwindigkeit und willkürlicher Frequenz der Bewegung – dazu die Fähigkeit zum Durchstehen der maximalen Frequenz – erreicht. Ebenso beobachtete man bei 17jährigen Mädchen keine besseren sportlichen Leistungen (60-m-Lauf, Weitsprung,

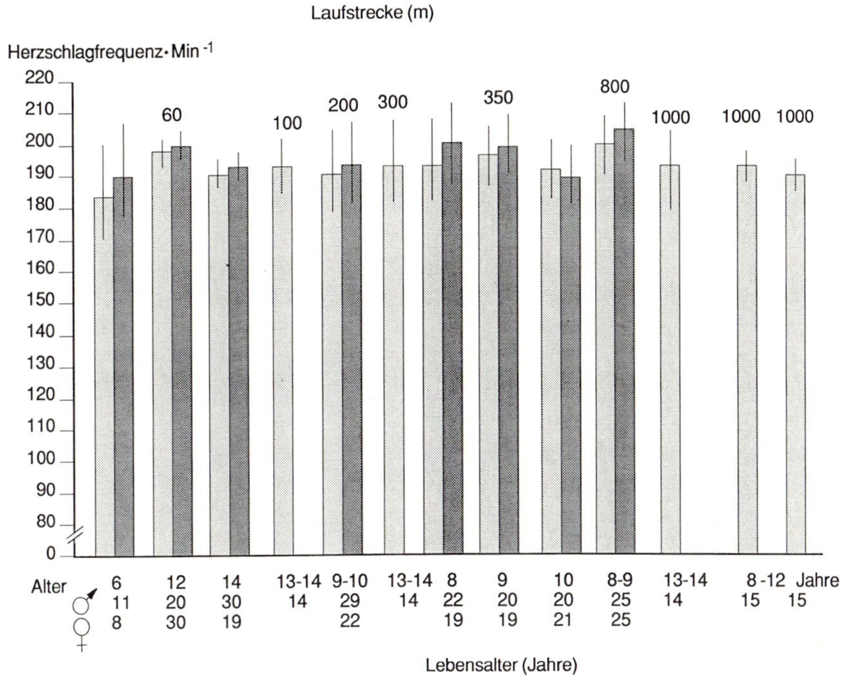

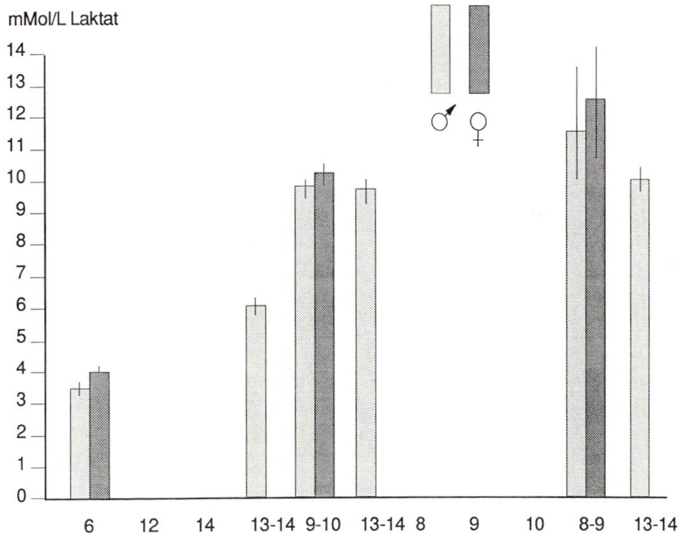

Abb. 4-1 Mittlere Maximalwerte der Herzschlagfrequenz und der Blutlaktatkonzentrationen (und der mittleren quadratischen Abweichung) bei *Kurz-* und *Mittelstreckenläufen*, geordnet nach Laufstrekken (60, 100, 200, 300, 350, 800 und 1000 m) sowie Alter und Geschlecht.

-wurf und Dreisprung) als bei 15jährigen; 13jährige und ältere Mädchen mußten sich sogar mit schlechteren Leistungen im 800-m-Lauf und im 15-Minuten-Lauf als 12jährige begnügen. Bei den Jungen ließen sich dagegen Zuwachsraten in allen genannten Sportdisziplinen nachweisen. Auch der Gewandtheitslauf wurde zwar von Jungen besser toleriert, doch vergrößerten sich die bestehenden Differenzen weniger mit zunehmendem Alter als bei den vorgenannten Sportdisziplinen (Gärtner und Crasselt).

Bei dynamischer körperlicher Aktivität wird die Blutdruckerhöhung zunächst vornehmlich durch eine Steigerung des Herzzeitvolumens bedingt, und erst bei extremen Leistungen zusätzlich noch durch eine erhöhte Freisetzung von Katecholaminen. Submaximale statische Arbeit ist mit einer geringeren Herzvolumenerhöhung verbunden. Selbst bei maximaler statischer Tätigkeit kann eine solche Erhöhung nur kurzfristig erfolgen, da der gedrosselte venöse Rückfluß – infolge intrathorakaler Drucksteigerung – die Förderleistung des Herzens limitiert (Keul und Mitarbeiter).

Kraft

Hierbei haben wir die beiden Grundarten: – *statische* (isometrische, Halte-) *Kraft* und – *dynamische* (isotonische, Bewegungs-) *Kraft* zu unterscheiden. Unter *auxotonischen Kontraktionen* werden gleichzeitige Längen- und Spannungsveränderungen des Muskels verstanden.

Für die Ausbildung der Muskelkraft, meßbar mit Hilfe von Dynamometern, ist die Muskelfaserzusammensetzung von großer Bedeutung. Die Differenzierung in *„schnelle"* und *„langsame" Muskelfasern* erfolgt relativ früh, zumeist schon vor der Geburt, nämlich dann, wenn der Muskelfaser über den zugehörigen Nerv ein entsprechendes Impulsmuster auferlegt wird. *Ausdauertrainierte* weisen einen hohen Prozentsatz an *Typ-I-Fasern* sowie *Sprinter, Springer und Kraftsportler* an *Typ-II-Fasern* auf. Für die letztere Gruppe spielen Erbfaktoren eine wesentlich größere Rolle als für Ausdauertrainierte. Auch ist eine Umwandlung von Typ-I-Fasern zu Typ-II-Fasern durch Training kaum zu erzwingen, d. h. aus einem Langstreckenläufer wird kein hervorragender Kurzstreckenläufer. Kinder, die von Geburt her einen überwiegenden Anteil an Typ-I-Fasern mitbringen, sind zur Ausdauerleistung prädestiniert. Überwiegen die Typ-II-Fasern, so sind gute Sprintleistungen zu erwarten. In Zwillingsstudien ließen sich bei eineiigen Zwillingen wesentlich geringere Variationen in der Fasertypenverteilung nachweisen als bei zweieiigen Zwillingen, obwohl alle den gleichen Umwelteinflüssen und dem gleichen Umfang körperlicher Aktivitäten ausgesetzt waren (Howald; Komi und Mitarbeiter).

Die *Muskelkraft*, als absolute Größe gemessen, nimmt mit dem Lebensalter (Abb. 4-2), d. h. der körperlichen Entwicklung, zu, tritt jedoch bei relativen Werten (absolute Werte auf 1 kg Körpergewicht bezogen) weniger in

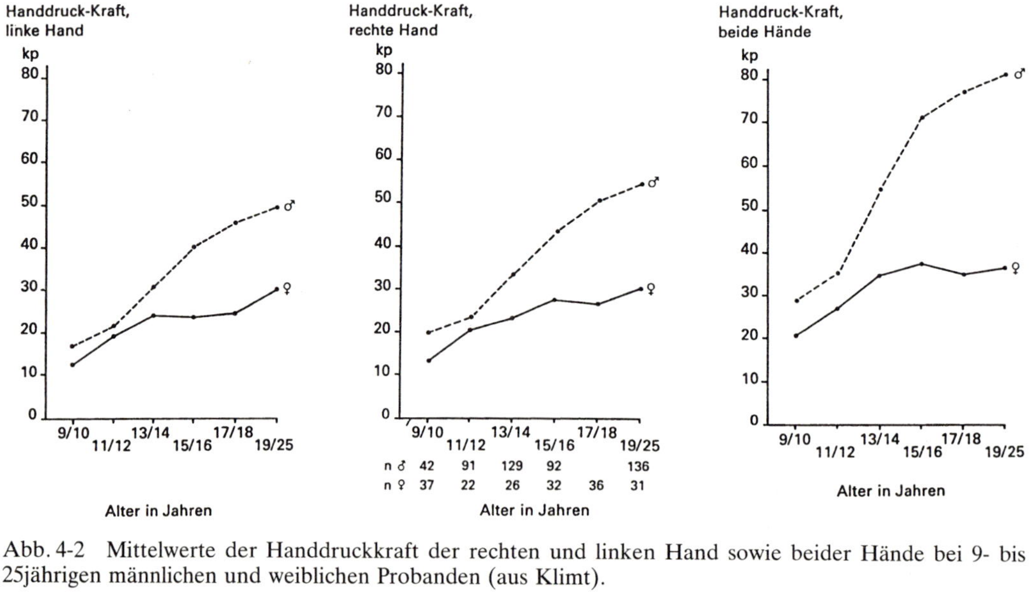

Abb. 4-2 Mittelwerte der Handdruckkraft der rechten und linken Hand sowie beider Hände bei 9- bis 25jährigen männlichen und weiblichen Probanden (aus Klimt).

Abb. 4-3 Mittelwerte (M_x) und mittlere quadratische Abweichungen (± S der maximalen Zugkraft bei je 40 männlichen und weiblichen 20- bis 30jährigen Probanden, geordnet nach fünf unterschiedlichen Körperpositionen. Bei dem verwendeten Dynamometer handelt es sich um eine Federwaage, an deren oberen Teil eine in ihrer Länge – je nach Körpergröße – verstellbare Kette mit Griff fixiert ist (aus Klimt u. Georgiadis).

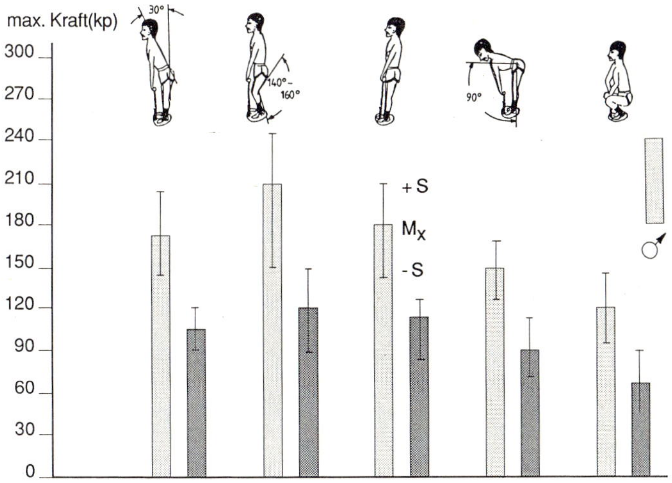

Erscheinung. Zur Beurteilung der Muskelkraft werden in der Praxis unterschiedliche Methoden (subjektive, semiobjektive und objektive) angewandt. Die Abb. 4-3 zeigt deutlich, daß die Höhe der Meßwerte u. a. auch wesentlich von den Körperpositionen abhängt (Körperposition 2). Außerdem können unphysiologische Körperstellungen Beschwerden nach sich ziehen, ja sogar Schäden provozieren.

Eine Muskelfaserquerschnittszunahme durch Krafttraining erfolgt bei den Jungen bzw. Mädchen nicht vor dem 10. bzw. 8. bis 10. Lebensjahr (signifikant ab dem 14. bzw. 12. Lebensjahr). Die maximalen Werte erreichen Männer bzw. Frauen im 18. bis 25. bzw. 15. bis 17. Lebensjahr (Hollmann und Hettinger). Mädchen haben gegenüber Jungen ein ungünstigeres Verhältnis von Muskelmasse zu Körpergewicht, dessen Ursache wohl in der höheren Konzentration der eiweißaufbauenden männlichen Sexualhormone zu suchen ist. Wolkow und Mitarbeiter konnten mit Zunahme der geschlechtlichen Reifemerkmale eine größere Kraft der Hüft-, Knie-, Bein- und Fußstrecker beobachten.

Eine Kraftschulung bei Kindern darf nur bei entlasteter Wirbelsäule – also ohne Überkopfarbeit – erfolgen. Lange dynamische Krafteinsätze, insbesondere aber statische Anspannungen mit Preßatmung sind zu vermeiden. Auf jeden Fall sind Jugendliche mit Form- und Aufbaustörungen vom Hochleistungssport – insbesondere vom wirbelsäulenbelastenden Krafttraining – auszuschließen (Groh). Anabolika sind kontraindiziert.

Ausdauer bzw. kardiopulmonale Leistungsfähigkeit

Entsprechend der inzwischen allgemein gebräuchlichen und anerkannten Definition von Hollmann unterscheiden wir eine lokale von einer allgemeinen (aerobe und anaerobe dynamische bzw. statische) Muskelausdauer.

Unter einer *lokalen Muskelausdauer* wird die Ausdauer einer Muskelgruppe, die kleiner als ⅐ bis ⅙ der gesamten Skelettmuskulatur ist, verstanden. Eine Beanspruchung auf *allgemeine aerobe dynamische Ausdauer* liegt für den Breitensport dann vor, wenn bei dynamischen Bewegungsabläufen ⅙ (ca. 17%) der *Gesamtskelettmuskulatur* (Rumpf ca. 43%, 1 Bein ca. 20%, 1 Arm ca. 5%) 3 (besser 6 bzw. 10) *Minuten täglich* oder zumindest dreimal wöchentlich 30 Minuten bzw. zweimal wöchentlich 1 Stunde bewegt werden bei einer *maximalen Kreislaufleistung* von 50 (besser 70)%. Das entspricht einer Herzschlagfrequenz von

130 bis 150 Schlägen/Minute bei 18jährigen und 150 bis 170 Schlägen/Minute bei 10jährigen. *Leistungssporttreibende Kinder und Jugendliche* trainieren – je nach der individuellen anaeroben Schwelle – bei höheren Herzschlagfrequenzen von ca. 180 Schlägen/Minute und höher.

Der Ausdauerbegriff wird in der sportwissenschaftlichen Literatur auch angewandt, wenn Wechselbeziehungen zu anderen motorischen Beanspruchungsformen vorliegen (z. B. die Kraft- und die Schnelligkeits-Ausdauer). Aus energetischer Sicht wird darunter vielfach auch eine Mischform (aerobe und anaerobe Energiebereitstellung) verstanden.

Die *maximale O_2-Aufnahme pro Minute* (vergl. Kapitel 3, Seite 18 f., Synonyma: aerobe Kapazität, maximale aerobe Kraft, „Vita maxima") wird von exogenen und endogenen leistungsbegrenzenden Faktoren bestimmt (Hollmann und Hettinger) und ist somit auch als direktes Maß der kardio-pulmonalen Leistungsfähigkeit aufzufassen. Die kontinuierliche, altersabhängige Zunahme des O_2-Aufnahmevermögens verschwindet nahezu vollständig, wenn ein Bezug zu Körpermaßdaten, wie z. B. dem Körpergewicht (KG), hergestellt wird. Kinder und Jugendliche haben dann zu Erwachsenen kaum wesentlich abweichende maximale O_2-Aufnahmen pro kg Körpergewicht. Diese *relative maximale O_2-Aufnahme* wird in der Literatur für männliche Heranwachsende – unabhängig vom Lebensalter – im Mittel mit 45 ml/min./kg KG angegeben. Hierzu ergeben sich gute Übereinstimmungen zum Herzvolumen/kg KG. Man kann sagen, daß bei 10- bis 17jährigen Jungen und Mädchen Herzvolumen, O_2-Aufnahme und O_2-Puls bei einer Herzschlagfrequenz von $170 \cdot min^{-1}$ signifikant zum Körpergewicht, -oberfläche und -größe korrelieren (Hollmann und Mitarbeiter). Ebenso harmonisch entwickeln sich das maximale Schlag-, Herzzeit- und Blutvolumen sowie die Diffusionskapazität der Lungen (König und Mitarbeiter; Åstrand; Reindell und Mitarbeiter; Mellerowicz u. a.).

Erst *Leistungssport im Ausdauerbereich* führt zu einer Herzvergrößerung („Sportherz"). Parallel mit dieser dimensionalen Zunahme des Herzens setzt eine Schlagvolumenzunahme ein. In diesen Fällen muß die Belastungsintensität etwa 80% der maximalen O_2-Aufnahme betragen, was der anaeroben Schwelle (= Laktatspiegel von etwa 4 mMol/l Blut) entspricht. Für den *Breitensport* wird allgemein eine Belastungsintensität von etwa 50% der maximalen O_2-Aufnahme als noch ausreichend angesehen (Keul und Mitarbeiter).

Mit zunehmendem Alter vergrößern sich die *geschlechtsspezifischen Leistungsunterschiede* zugunsten der Jungen. Nach Kitagowa erreichen 10- bis 11jährige Mädchen sowie 12jährige Jungen die maximale relative aerobe Kapazität/kg KG und damit die größte prozentuale Trainierbarkeit auf allgemeine aerobe Ausdauer mit 10 bis 12 Jahren (Mädchen) bzw. 12 bis 14 Jahren (Jungen). Die Maximalwerte der kardio-pulmonalen Leistungsfähigkeit werden von den Mädchen zwischen dem 15. und 17. Lebensjahr bzw. von den Jungen mit dem 19. Lebensjahr eingenommen.

Die bei jugendlichen Krankenschwesternschülerinnen durchgeführten körperlichen Intervall-Geh-Aktivitäten lassen darauf schließen, daß Gehleistungen von 4 und 6 km/h auf dem horizontalen Laufband unter relativen „steady state"-Bedingungen von ihnen ausgeführt werden konnten. Die registrierten niedrigen Milchsäurewerte deuten daraufhin, daß der Energieverbrauch durch aerobe Energiebildung gedeckt wurde. Daß diese Feststellung nicht für eine Steigleistung auf schräg gestellter Lauffläche zutrifft (15°), spiegelte insbesondere die Herzschlagfrequenz und die Milchsäurekonzentration im Blut wider (Abb. 4-4). Die 3stündlichen Blutlaktatspiegeluntersuchungen während eines vollen Stationseinsatzes führten zu keinen Milchsäureanstiegen.

Kinder und Jugendliche verfügen bereits über eine dem Erwachsenen nicht nachstehende aerobe Kapazität, da der oxidative Enzymbesatz bei ihnen schon entsprechend ausgebildet ist. Im Blut-Hormonspiegelverhalten (STH, Cortisol, Insulin, Testosteron, Östradiol, Adrenalin und Noradrenalin) bei körperlicher Aktivität ließen sich zwischen Jugendli-

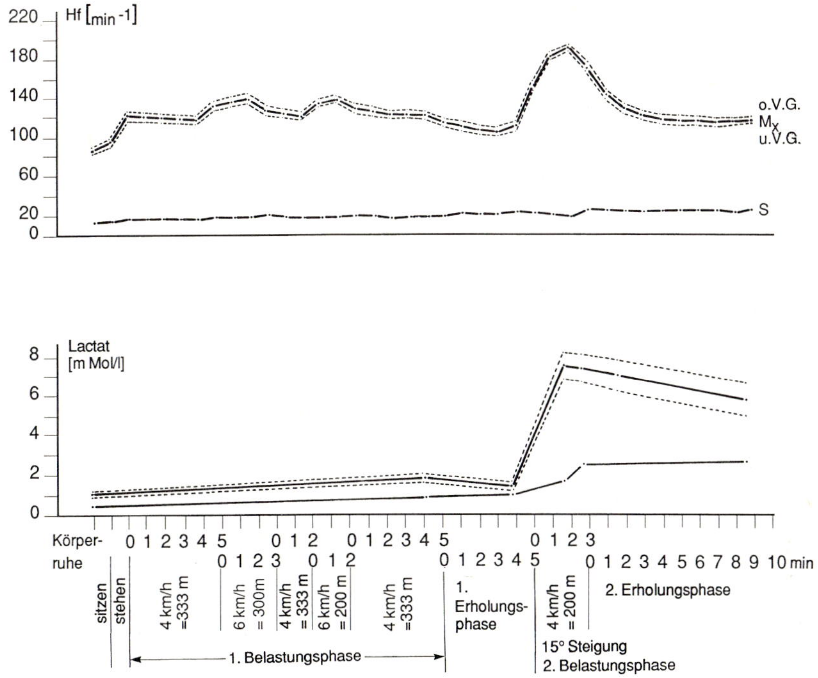

Abb. 4-4 Mittelwerte M_x, mittlere quadratische Abweichungen δ sowie obere (o. V. G.) und untere (u. V. G.) Vertrauensgrenzen der Herzschlagfrequenz (Hf) sowie der Blutlaktatwerte vor, während und nach einer Intervallbelastung (Gehen) auf dem Laufband bei 31 Schwesternschülerinnen (aus Klimt).

chen und Erwachsenen keine Unterschiede nachweisen (Kindermann).

Training

Ausdauertraining führt auch zu einer Beeinflussung von *Stoffwechselvorgängen*, wie sie für viele Stoffwechselkrankheiten wünschenswert wären. Es kommt u. a. zu einer gesteigerten Lipidutilisation, die HDL-Lipoproteine nehmen zu, erhöhte Triglyzerinspiegel werden gesenkt.

Die funktionelle *Adaptabilität* kann zwar durch ein Training verbessert werden, die obere Grenze ist aber durch den *Genotyp* festgelegt. In der Talentsuche und Talentauswahl spielen die humangenetischen Erkenntnisse heute eine weit größere Rolle als man sie in früheren Jahren annahm, obwohl wir bereits in der älteren Literatur beachtenswerte Hinweise darauf finden. Nach Hollmann und Mader werden 60% der kardiopulmonalen Leistungsfähigkeit vom Erbgut vorbestimmt.

Daraus ergibt sich, daß selbst ein ausgedehntes Training die funktionelle Entwicklung nicht über die vom Genotyp gesetzten Grenzen hinaus verbessern kann.

In unserer technisierten Zivilisationsära nehmen einfache bis computergesteuerte Maschinen dem Menschen mehr und mehr körperliche Arbeit ab, so daß heute nur noch in wenigen Berufszweigen physische Schwerarbeit verrichtet werden muß. Ebenso wie schwere und besonders auch einseitig belastende Arbeit zu frühzeitigen Verschleißerscheinungen führt, verursacht Bewegungsmangel Leistungsschwäche und Verkümmerung einzelner Organe bzw. Organsysteme. In der Reihe der Risikofaktoren hat der Bewegungsmangel einen festen Platz eingenommen. Fehlen die erforderlichen Bewegungsreize, so kann es zur ungenügenden Entwicklung, schließlich zur Unterfunktion kommen, die dann oft der mangelhaften Anlage, statt einem nicht stetig durchgeführten und dosierten Training zugeschrieben wird. Selbst hochtrainierte Jugendliche büßen ihre körperliche Fitneß ein, wenn sie jegliche sportliche Aktivität aufgeben (Girl-Schwimmer-Studie, Eriksson und Mitarbeiter). Nehmen diese Personen später erneut ein Training auf, so verbessert sich ihre kardiopulmonale Leistungsfähigkeit nicht rascher als bei untrainierten Personen mit gleichen Ausgangswerten (Thorén u. Mit. zit. Rutenfranz). Daraus kann man ableiten, daß Begrenzungen, Freistellungen oder Verbote im *Schulsport* kritisch erfolgen sollten, da sich folgenschwere Inaktivitätssyndrome entwickeln können. Andererseits ist bei echten Krankheitszuständen wiederum die Indikation zur befristeten teilweisen bzw. vollen Freistellung gegeben. *Chronisch kranke Jugendliche* sollen möglichst auch am sportlichen Geschehen teilnehmen und eine übertriebene Absonderung im schulischen und außerschulischen Bereich vermeiden. So kann man am besten einer Leistungsschwäche begegnen bzw. ihr vorbeugen. Der Vorteil der sportlichen Betätigung liegt auch in der Stärkung des Selbstvertrauens und Einschätzung der Belastbarkeit und Leistungsfähigkeit. Andererseits ist zu erwarten, daß eine medikamentöse Behandlung reduziert werden kann. Bei chronisch-rezidivierenden Bronchitiden und beim Asthma ist dies bekannt. Mit verbesserter allgemeiner aerober Ausdauerfähigkeit nehmen die Anfälle an Intensität und Häufigkeit ab.

Unter einem *Training* wird – in Anlehnung an Hollmann – die systematische Wiederholung einer gezielten überschwelligen Muskeltätigkeit mit dem Ziel einer funktionellen und morphologischen Anpassung und der Mobilisation von Leistungsreserven verstanden. Dagegen wird die *Übung* als systematische Wiederholung gezielter Bewegungsabläufe mit dem Ziel – der Leistungssteigerung sowie der Verbesserung der Koordination zwischen Nervensystem und Muskulatur definiert, ohne daß morphologische faßbare Veränderungen sowie Einflüsse auf das kardiopulmonale System zu erwarten sind. Die Übung führt zur Festigung und zur qualitativen Vervollkommnung von „Bewegungsmustern“ bzw. „-ketten“.

Wie soll man trainieren?

Trainings- wie auch *Übungserfolge* werden bestimmt von der Trainingsqualität und -quantität, von der Entwicklung der Organe und Organsysteme sowie von genetischen, sozialen sowie Umweltfaktoren u. a. m.

Dosierung: Ein wirksamer körperlicher Trainingseffekt tritt beim *Überschreiten der Reizschwelle* ein. Liegt die Belastung oberhalb der zweiten, d. h. der *Regulationsgrenze*, so können für den Jugendlichen nachteilige Folgen entstehen. Als optimal dürften körperliche Tätigkeiten im Bereich zwischen der Reizschwelle und der Regulationsschwelle anzusehen sein. Während bei kranken Jugendlichen beide Grenzen nach unten verschoben sind, ist bei sportlich trainierten eine Verschiebung nach oben zu erkennen.

Sportliches Training hat jugendadäquat zu erfolgen. Bewegungsvielfalt und eine vielseitige konditionelle Ausbildung haben den Vorrang. Wettkämpfe sollten dies gebührend berücksichtigen. Stets ist das Prinzip der Freiwilligkeit zu wahren, desgleichen dürfen Schul- und Berufsausbildung nicht darunter leiden. Solche Hinweise erscheinen besonders wichtig und aktuell, da immer jüngere Sportler olympische Podeste besteigen. Das gilt insbesondere für den Schwimm- und Turnsport sowie für den Eiskunstlauf. Vorsicht ist vor zu ehrgeizigen Eltern und Trainern geboten. Einzelleistungen sollten niemals verallgemeinert werden, eine enge Zusammenarbeit zwischen Jugendlichen, Eltern, Sportpädagogen und Arzt ist anzustreben.

Dem mehrere motorische Beanspruchungsformen beinhaltenden *Circuit-Training* kommt besondere Bedeutung zu. Die Übungen hierfür sollen altersadäquat sein sowie möglichst alle motorischen Beanspruchungsformen beinhalten und damit das Vielseitigkeitsprinzip beachten. Darüber hinaus soll die beanspruchte Muskulatur von Station zu Station wechseln, doch auch einfach, freudvoll, spielerisch und abwechslungsreich sein. Die Pausenlängen zwischen den einzelnen Übungen und die Anzahl der Einzelübungen sind je nach Sportart und Entwicklungsstand der Jugendlichen festzulegen (Tabelle 4-2).

Besonders bei den beiden Sportdisziplinen Turnen und Gymnastik wird deutlich, daß sportliche Betätigung mit ständig wechselnden Körperlagen einhergeht. Die Effekte des Lagewechsels auf das Kreislaufsystem können sich nach einer forcierten körperlichen Aktivität noch verstärken, insbesondere ist die *orthostatische Toleranz* herabgesetzt (Abb. 4-5). Daraus kann man ableiten, daß nach körperlichen Aktivitäten auch günstige Erholungs-Körper-Stellungen einzunehmen bzw. Erholungs-„Bewegungen" auszuführen sind. Ein abrupter Abbruch einer körperlichen forcierten Aktivität, z. B. nach einem Lauf, ist zu vermeiden, da das Blut hierbei rasch nach kaudal abfließt („Orthostatische Sofortreaktion" und „Spätregulation").

Der Deutsche Sportbund aktivierte und mo-

Tabelle 4-2 Das Verhalten der *Pulsfrequenz,* der *Blutlaktatkonzentration* sowie des subjektiven *Ermüdungsgrades* bei drei Übungszyklen mit unterschiedlichen Beanspruchungs- bzw. Belastungsgraden (leicht = I, mittel = II, schwer = III. Circuit-Übungsprogramm) bei 15- bis 17jährigen Jugendlichen (Körperlänge 166,5 ± 4,77 cm; -gewicht 55,31 ± 5,37 kg) (aus Klimt und Mitarbeiter).

Übungszyklus	**Pulsfrequenz** (min^{-1})		**Prozentualer Anstieg der Pf zum Ruhe-Ausgangswert**	**Laktat** (mMol/l)		**Prozentualer Anstieg des Laktats zum Ruhe-Ausgangswert**	**Subjektiver Ermüdungsgrad BORG-Skala**		**Prozentualer Anstieg gegenüber Ausgangswert von**
Mx	*Mx*	*± s*	*[%]*	*Mx*	*± s*	*[%]*	*Mx*	*± s*	*[%]*
Belastungsstufe I Turnen an Reck und Boden	105,0 n = 23	15,5	26	1,95 n = 20	0,69	39	9,5	1,2	58
Belastungsstufe II Geschicklichkeitsübungen (Dribbeln, Korblegen, Zupassen des Basketballes) Lauf- und Sprungübungen	122,2 n = 23	14,9	48	2,36 n = 21	0,87	74	12,9	1,2	115
Belastungsstufe III Intensive Lauf- und Sprungübungen	149,5 n = 22	21,4	84	5,15 n = 23	2,14	319	16,1	1,0	168

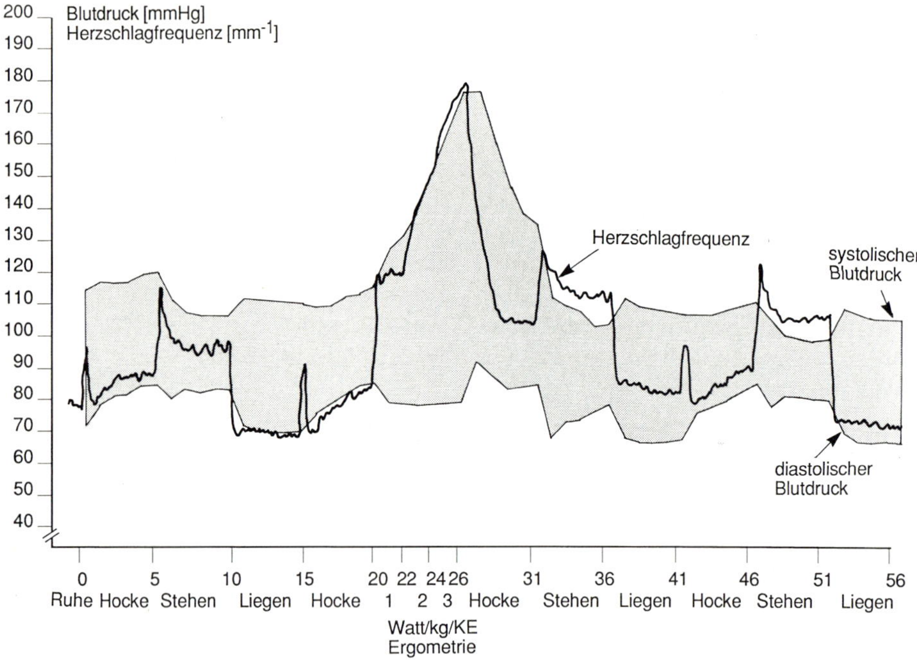

Abb. 4-5 Mittlere Verlaufskurve der Herzschlagfrequenz und des systolischen und diastolischen Blutdrucks während verschiedener Körperstellungen, die vor und nach einer körperlichen Aktivität (Ergometrie) bei 25 20- bis 26jährigen Studentinnen ermittelt wurde (Klimt und Rohde).

tivierte insbesondere den Freizeit- oder Breitensport. Der *„Trimm-dich-Welle“* von 1970 folgte von 1975 bis 1978 die *„Ausdaueraktion“*, die bis 1982 von der *„Spiel-mit“-Welle* und 1983 von der Aktion *„Trimming 130“* abgelöst wurde. Bei der festgelegten „Richt-Herzfrequenz von 130“ dachte man wohl in erster Linie an untrainierte 30- bis 60jährige.

Abb. 4-6 Das Verhalten der Herzschlagfrequenz und der Blutlaktatkonzentration vor, während und nach „Aerobic“ am Beispiel einer trainierten (obere Kurve) und einer untrainierten Studentin (untere Kurve). Die Werte der untrainierten Studentin liegen über denen der trainierten.
Übungsteile:
1. Warm-up (Aufwärmphase)
2. Jogging
3. Stretch-Phase (Dehnungsphase)
4. Super-Stretch (Superdehnungsphase) und
5. Cool-out (Ausklang-, Entspannungsphase).

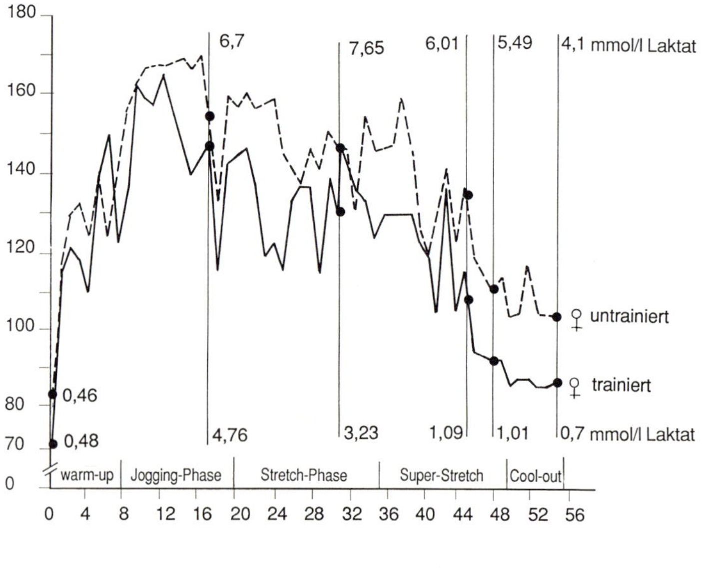

Abb. 4-7 Das Verhalten der Mittelwerte (M_x) und mittleren Fehler der Mittelwerte ($\pm s_m$) der Herzschlagfrequenz (Hf), Blutglukose- und der Blutlaktatkonzentrationen bei 16 9- bis 18jährigen weiblichen Probanden vor, während und nach dem Voltigieren.

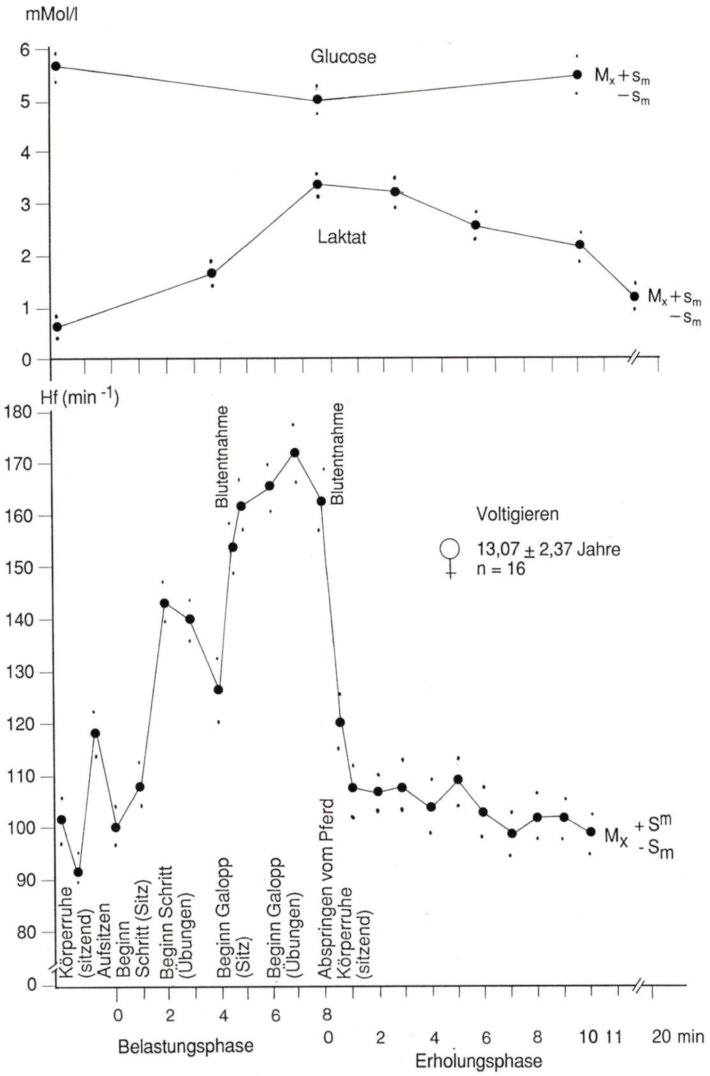

Gymnastisches rhythmisches Training mit Musik faszinierte Millionen von Jugendlichen in der *„Aerobic-Welle“*. „Aerobic“ wird charakterisiert als eine intervallförmige körperliche Aktivität mit phasenweiser kardiopulmonaler, metabolischer und muskulärer Beanspruchung bzw. Belastung, verbunden mit Geselligkeit und Freude. Die Übungsinhalte entstammen den Bereichen Gymnastik, Jazz-Dance, Yoga, Modern-Dance und Konditionstraining. Allerdings ist die Bezeichnung „Aerobic“ nicht ganz zutreffend, da zusätzliche glykolytische Energievorgänge – nachweislich an den erhöhten Milchsäurewerten – ablaufen (Abb. 4-6). Zweifellos enthält diese Modesportart auch Gefahrenmomente, insbesondere dann, wenn sich nicht trainierte Jugendliche kräfte- und gelenkmäßig verausgaben.

Die Beliebtheit des Reitsports ist Grund genug für die Sportmedizin, sich mit dieser sehr komplexen Sportart zu beschäftigen, zumal das Reiten auch als Bewegungstherapie bei behinderten Jugendlichen Anwendung findet.

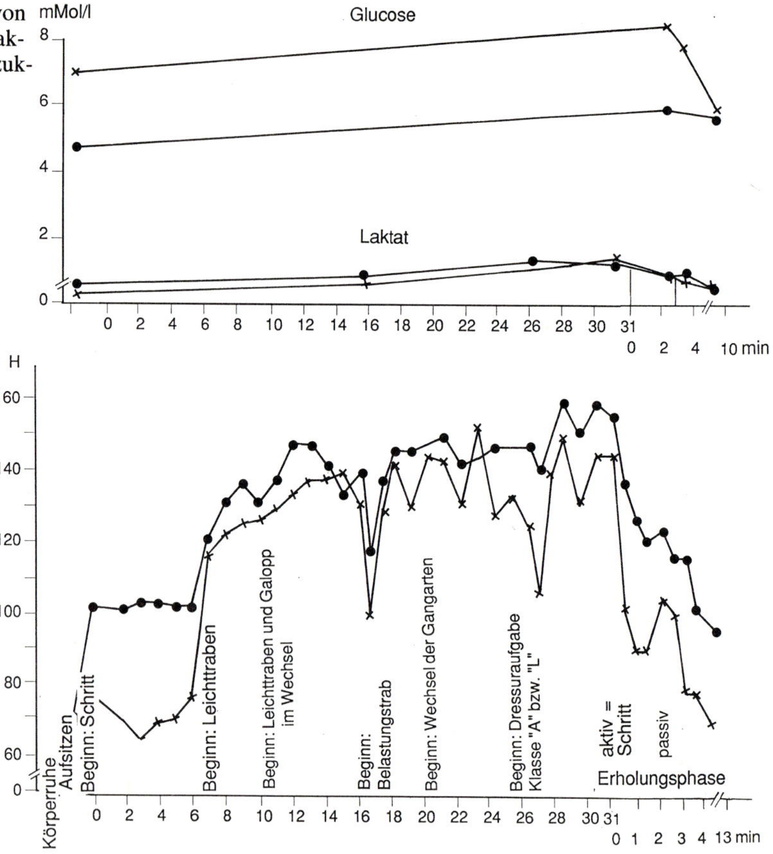

Abb. 4-8 Das Verhalten von Herzschlagfrequenz, Blutlaktatkonzentration und Blutzukkerspiegel beim A- und L-Dressurreiten.

Reiten kann körperliche und psychische Situationen verbessern.

Beim Voltigieren konnten wir hohe Hf-Anstiege und erhöhte Blutlaktatkonzentrationen registrieren (Abb. 4-7). Sie werden beim Springreiten noch überboten und treten beim Dressurreiten (Abb. 4-8) weniger in Erscheinung. Das Reiten mit „unbekannten" Pferden führte zu deutlich höheren Hf- und Laktatanstiegen (Abb. 4-9). Mit Hilfe von Elektromyogrammen konnten wir den Bewegungsablauf in den Grundgangarten sowie beim Reiten von Lektionen analysieren. Auch ist damit eine Unterscheidung der dynamischen Elemente (Leichttraben und Galopp) von den mehr statischen (versammelter Trab bzw. allgemein „ausgesessene" Trabtempi) möglich. Das Reiten von Übergängen erfordert den größten muskulären Einsatz, insbesondere von höheren zu niedrigeren Gangarten.

Unfall- und Verletzungsgefahren

Da jeder (körperlich-aktive) Sport mehr oder weniger ein *Unfall- bzw. Verletzungsrisiko* beinhaltet, gilt es, die Gefahren auslösenden Ursachen frühzeitig zu erkennen, zu beseitigen bzw. auszuschalten. Gute individuelle Technik, Kondition und Training sowie optimale Geräte und Platzbedingungen vermindern das Unfallrisiko.

Auf einige Fakten, die *Sportunfälle* begün-

Abb. 4-9 Unterschiedliches Verhalten der Mittelwerte von Herzschlagfrequenz, Blutlaktatkonzentration und Blutzuckerspiegel beim Reiten mit „unbekannten“ und „bekannten“ Pferden.

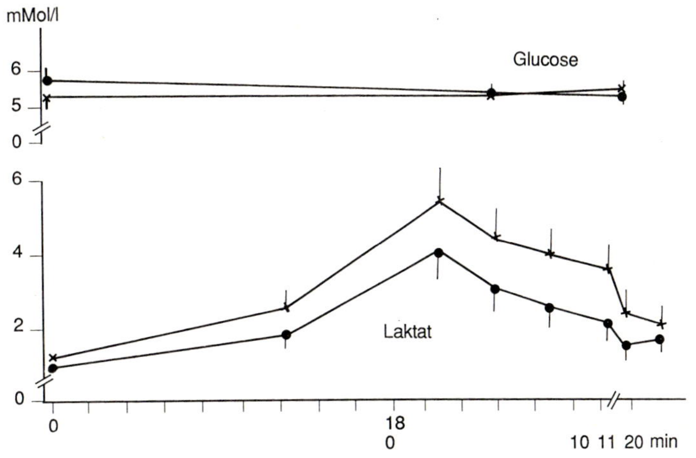

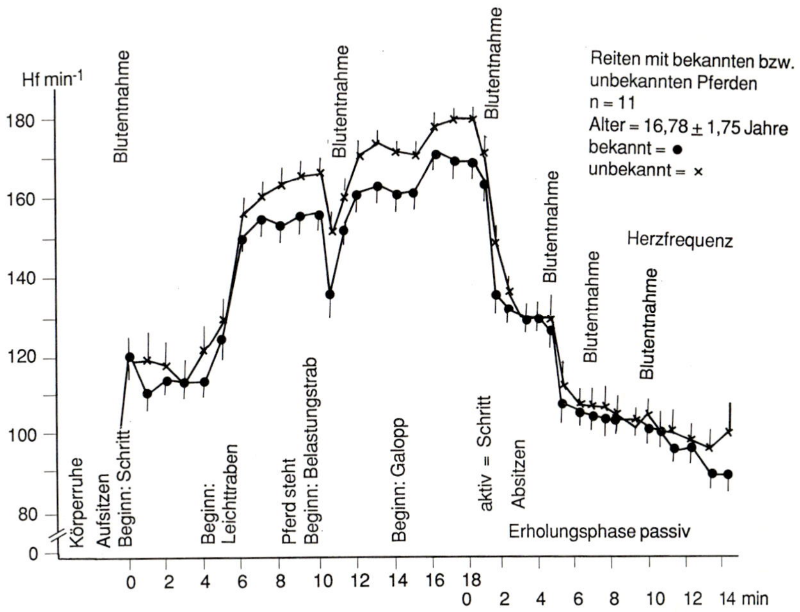

stigen können, sei stichworthaft hingewiesen:

- zu kurze Aufwärmphase,
- Unvorsichtigkeit, Fehleinschätzung, Erfahrungsmangel, entgleister Ehrgeiz, Dissimilation, mangelhafte Disziplin;
- mangelnde Fairneß, z. B. beim Fußballspielen, Bein stellen;
- Nachlassen der Aufmerksamkeit (Koordinationsfähigkeit, Reaktionszeit)
- Ermüdung sowie Motivationsmangel;
- ausbleibende, mangelhafte oder falsche Hilfe- bzw. Sicherheitsstellung;
- Angst, Zwang und Leistungsdruck;
- klimatische Normabweichungen;
- Störung der physiologischen Funktionen, allgemeine Gesundheitsstörungen, Behinderungen, Anomalien, funktionelle und organische Erkrankungen, motorische Defizite, Medikamente, Synkopen;
- falsch gewählte Sportarten (z. B. bei gegebenen konstitutionellen Anlagen);
- Übungs- und Trainingsmangel, mangelhafte Kondition, falsche oder mangelhafte Übungstechnik;

- ungünstige Sportanlagen (z. B. Bodenbelag, Licht, Temperatur, Lärm);
- Mängel an Sportgeräten und -anlagen;
- fehlerhaftes Verhalten auf Sportanlagen und gegenüber Sportgeräten;
- unzweckmäßige Bekleidung, Haartracht, Schmuck, Uhren, nasser Badeanzug u. a.;
- nicht den anthropometrischen Maßen angepaßte oder defekte und mangelhaft fixierte Sportgeräte sowie
- Ausführung nicht altersadäquater Sportarten, Trainingsintensitäten;
- Hallen-, Sport-, Kletter- und Pistenanordnungen sind bewußter einzuhalten.

Überlastungsschäden und -unfälle sind ausführlich in KAPITEL 8 über Orthopädie des Adoleszentenalters Seite 235 f. besprochen.

Störungen der Mechanismen der Wärmeabgabe (Wärmeleitung, -konvektion, -strahlung und -verdunstung) können z. B. während eines Ausdauerlaufes bei hochsommerlichen, schwülen Temperaturen zu einem Versagen der Wärmeregulation (Hitzekrampf, -kollaps und -schlag, Sonnenstich) führen. Deshalb sollten keine Ausdauerbelastungen bei Lufttemperaturen über 25 °C im Schatten und bei einer relativen Luftfeuchtigkeit von über 70% erfolgen. Im Sommer sind hierfür die frühen Morgen- oder die Abendstunden vorzuziehen, zumindest sollte die Laufstrecke schattig sein. Besonders gefährdet sind Jugendliche mit einer tiefen „Krampfschwelle". Die Kleidung darf die Schweißverdunstung nicht behindern und die Flüssigkeits- und Elektrolytzufuhr muß adäquat sein. In der Präpubertät haben – insbesondere die Mädchen – eine geringere Wärmetoleranz und neigen häufiger zu präkollaptischen Zuständen. Diese Altersgruppe weist bei körperlichen Aktivitäten eine zirkulatorische Instabilität auf. Ansonsten sind vor der Pubertät kaum geschlechtsspezifische Unterschiede in der Wärmeregulation zu erwarten. Die *optimale Körpertemperatur* für sportliche Leistungen liegt um 38,5 °C. Adipöse Jugendliche erreichen um 0,5% höhere Körperkerntemperaturen und höhere Herzschlagfrequenzen als magere. Das Unterhautfettgewebe isoliert und beeinträchtigt die Abgabe der endogen gebildeten Überschußwärme. Sportliches Training führt zur verbesserten Temperaturregulation.

Literatur

Åstrand, P. O.: Experimental Studies of Physical Working Capacity in Regulation to Sex and Age. Munksgard Kopenhagen (1952).

Berg, A., J. Keul, G. Huber: Biochemische Akutveränderungen bei Ausdauerbelastungen im Kindes- und Jugendalter. Monatsschr. Kinderheilkunde 128 (1980), 490.

Burmeister, W., J. Rutenfranz, H. G. Radny: Body Cell Mass and Physical Performance Capacity. Intern. Ztschr. angew. Physiol. 31 (1972), 61.

Deutscher Sportbund (DSB): Bestandserhebung. Frankfurt am Main 1982.

Eriksson, B. O., U. Freyschuss, A. Lundin, C. A. R. Thoren: Effect of Physical Training in Former Female Top Athletes in Swimming. In: Berg, K., B. O. Eriksson: Children and Exercise IX, S. 116. University Park Press, Baltimore 1980.

Gärtner, H., W. Crasselt: Zur Dynamik der körperlichen und sportlichen Leistungsentwicklung im frühen Schulalter. Med. und Sport, 16 (1976), 117.

Groh, H., P. Groh: Sportverletzungen und Sportschäden. Luitpold-Werk (Hrsg.), München 1975.

Groher, W.: ref. Med. Trib. 1979, H. 39, S. 80.

Hirtz, P.: Schwerpunkte der koordinativ-motorischen Vervollkommnung im Sportunterricht der Klassen 1 bis 10. Körpererziehung 7 (1978), 340.

Hollmann, W.: Referat 20. 09. 1977 in Köln anläßlich des X. Ausbildungslehrganges des Dtsch. Sportärztebundes in Köln.

Hollmann, W., C. Bouchard: Untersuchung über die Beziehungen zwischen chronologischem und biologischem Alter zu spiro-ergometrischen Meßgrößen, Herzvolumen, anthropometrische Daten und Skelettmuskelkraft bei 8- bis 18jährigen Jungen. Z. Kreisl.-Forsch. 59 (1970), 160.

Hollmann, W., Th. Hettinger: Sportmedizin Arbeits- und Trainingsgrundlagen. Schattauer, Stuttgart–New York 1980.

Hollmann, W., A. Mader: Das körperliche Leistungsvermögen der Frau im Sport. Mat. Med. Nordm. 32 (1980), 117.

Howald, H.: Morphologische und funktionelle Veränderungen der Muskelfasern durch Training. Schweiz. Ztschr. Sportmedizin 31 (1984), 5.

Keogh, H. F.: Konsistenz und Konstanz in der vorschulischen Bewegungsentwicklung. In: Müller, H. J., R. Decker, F. Schilling (Hrsg.): Motorik im Vorschulalter. Hofmann, Schorndorf 1975.

Keul, J.: Zur Belastbarkeit des kindlichen Organismus aus biochemischer Sicht. In: Howald, H., E. Hahn (Hrsg.): Kinder im Leistungssport. 19. Magglinger Symposium 1980. Birkhäuser, Basel–Boston–Stuttgart 1982.

Keul, J., H. H. Dickhuth, A. Berg, M. Lehmann: Verbesserung der Ausdauer von Breiten- und Leistungssport. Mat. Med. Nordm. 32 (1980), 138.

Kindermann, W.: Leistungsgrenzen des Jugendlichen. In: Rieckert, W.: Sport an der Grenze menschlicher Leistungsfähigkeit. Springer, Berlin–Heidelberg 1981.

Kitagawa, K., M. Ikai: Interrelationship between maximum oxygen intake and physique in childhood through early adulthood. Res. J. Phys. Educ. 3 (1972), 159.

Klimt, F.: Leistungsmedizinische Longitudinaluntersuchungen bei Schwesternschülerinnen. Ärztl. Jugendkde. 63 (1972), 415–422.

Klimt, F.: Körperliche Entwicklungs-, Belastbarkeits- und Leistungsphasen im Kindes- und Jugendalter, (Ein Repetitorium), Philipps-Universität, Marburg 1980.

Klimt, F.: Kind und Leistung – Körperliche Grundlagen. Beiträge zur Psychologie und Erziehung. Suppl. pädiat. prax. 18 (1977), 135.

Klimt, F.: Freizeitsport und Gesundheit. Fortschritt. Med. 96 (1978), 1704.

Klimt, F.: Motorik und Dynamik als anlagebedingte Bedürfnisse Heranwachsender und Jugendlicher. Öff. Ges. Wes. 44 (1982), 111.

Klimt, F.: Allgemeine körperliche Ausdauer. Sozialpädiatrie 4 (1982), 210 und 259.

Klimt, F.: Leistungsmedizin im Kindes- und Jugendalter. Bd. I/1, Berlin 1971; Bd. I/2, Berlin 1972; Bd. II, Berlin 1971; Bd. III, Berlin 1973; Bd. IV, Hamburg 1978; Bd. V Marburg 1980; Bd. VI Marburg 1982; Bd. VII Marburg 1984.

Klimt, F., R. Pannier, D. Paufler, E. Tuch: Körperliche Belastung 8- bis 9jähriger Kinder durch einen 800-m-Lauf. Schweiz. Ztschr. Sportmed. 21 (1973), 57.

Klimt, F., H. Lohaus: Kurz- und Mittelstreckenläufe im Kindesalter. Dtsch. Ztschr. Sportmedizin 33 (1982), 321.

Klimt, F., A. Massmann, M. Jähn: Die Beeinflussung biologischer Meßgrößen durch unterschiedlich zusammengestellte Circuit-Programme im Schulsport. Dtsch. Ztschr. Sportmed. 33 (1982), 395.

Klimt, F., A. Rohde: Kreislaufreaktionen auf Lagewechsel vor und nach körperlicher Aktivität. Therapiewoche 34 (1984).

Klimt, F. (Hrsg.): Freistellung vom Sport in Schule und Verein. Georg-Thieme-Verlag, Stuttgart 1985.

Klimt, F. u. G. Georgiadis: Ein Beitrag zur Frage: Muskelkraftmessungen und Körperpositionen – Kurzinformation. Dtsch. Z. Sportmed. 36 (1985), 195.

König, K., H. Reindell, H. Keul, H. Roskamm: Untersuchungen über das Verhalten von Atmung und Kreislauf im Belastungsversuch bei Kindern und Jugendlichen im Alter von 10 bis 19 Jahren. Ztschr. angew. Physiol. einschließlich Arbeitsphysiologie 18 (1961), 393.

Kopf: zit. bei Hettinger. Arbeit und Sport des Jugendlichen. In: Cremer, H. D., H. Schlüssel, Akzeleration und Sportmedizin, sportmedizinisches Symposium in Gießen am 28. November 1964.

Komi, P. V., J. H. T. Viitasalo, M. Havu, A. Thorstensson, B. Sjödin, J. Karlsson: Skeletal Muscle Fibres and Muscle Enzyme Aktivities in Monozygous and Dizygous Twins of both Sexes. Acta physiol. scand. 100, (1977), 385.

Krahl, H., R. Riemer: Leichtathletik: Sprungdisziplin. In: Pförringer, W., B. Rosemeyer, H.-W. Bär: Sporttraumatologie, Beiträge zur Sportmedizin, Bd. 15. Perimed-Fachbuch-Verlagsgesellschaft mbH, Erlangen 1982.

Meinel, K., G. Schnabel: Bewegungslehre. Verlag Volk und Wissen, Berlin 1977.

Mellerowicz, H.: Der Kreislauf des Jugendlichen bei Arbeit und Sport. Karger-Verlag, Basel–München–Paris–London 1981.

Morscher, E.: Entstehung und Behandlung posttraumatischer Wachstumsstörungen nach Epiphysenverletzung. Pädiatrische Fortbildungskurse, Basel–New York 5/6 (1968), 173.

Noack, H.: Schwankungen der muskulären und psychomotorischen Leistungsfähigkeit der Frau im Menstruationszyklus. Zbl. Gynäk. 78 (1956), 49.

Otte, P.: Arthrose der großen Gelenke (Hüfte und Knie). Referat auf dem „Rheuma-Symposium" in Mainz 1983.

Pařízková, J., S. Spyrnarová: Longitudinal study of the changes in body composition, body build and the aerobic capacity in boys of different physical activity from 11 to 15 years. In: Mellerowicz, H., F. Hansen: 2. Int. Seminar für Ergometrie. Ergon, Berlin 1967.

Paschen, K.: Lifetime-Sport. Gesammelte Aufsätze. Czwalina, Ahrensburg 1977.

Pollähne, W., W. D. Albrecht: Die Spondylolisthesis vera bei jugendlichen Sportlern. Med. und Sport 17 (1977), 38.

Prokop, L., R. Jelnik, R. Suckert: Sportschäden. Fischer, Stuttgart–New York 1980.

Reindell, H., K. Musshoff, K. König, W. Gebhardt, H. Roskamm, J. Keul: Volumen und Leistung des

gesunden und kranken Herzens. Acta. med. scand., Suppl. 472 (1967), 38.
Rothenberg, L.: Anmerkungen zum Schulsport und zur Lehrerfortbildung im Sport. In: Koch, K., L. Rothenberg (Hrsg.): Beiträge zur Lehrerfortbildung im Sport. Hofmann, Schorndorf 1975.
Rutenfranz, J.: Sport und Training im Kindes- und Jugendalter. In: Stucke, K.: Dtsch. Sportärztebund, Verhandlungen, 24. Tagung in Würzburg, 14. bis 17. 10. 1971. Demeter, Gräfelfing 1973.
Rutenfranz, J.: Die körperliche Belastbarkeit von Kindern und Jugendlichen im Rahmen der sportlichen Erziehung. Klin. Pädiat. 195 (1983), 4.
Rutenfranz, J., Th. Hettinger, Th. Hellbrügge: Untersuchungen über die Entwicklung der Handgeschicklichkeit von Kindern und Jugendlichen. Z. F. Kinderheilkunde 87 (1962), 169.
Schmidt, H.: Orthopädie im Sport. Barth, Leipzig 1972.
Schoberth, H.: Sportmedizin. Fischer, Frankfurt/M. 1977.
Szabó: zit. bei Nöcker: Physiologie der Leibesübungen. Enke, Stuttgart 1976.
Vlassow, W. N., W. P. Filin: Untersuchung der Methodik für die Schnelligkeitsschulung. Teorijy i. prakt. Fisitsch. Pult, Moskau, 10 (1971) – zit. bei Hollmann und Hettinger.
Wolkow, W. M., G. J. Werbizki, W. P. Lugowzew, P. P. Jusnezow: Individuelle Unterschiede in der Entwicklung von motorischen Eigenschaften Jugendlicher. Lehrhilfen für den Sportunterricht 2 (1974), 21.
Wuschech, H., W. D. Albrecht, H. Steudel, E. Ahrendt: Leistungssportliche Belastungsprobleme des Stütz-, Halte- und Bewegungsapparates aus chirurgisch-orthopädischer Sicht. Med. und Sport 13 (1973), 98.

KAPITEL 5

Untersuchungen nach dem Jugendarbeitsschutzgesetz*

von Feodora Hoffmann

Inhalt

* Leicht veränderte Fassung eines Aufsatzes der Autorin in: der kinderarzt 1986, S. 189–196, mit Genehmigung von Herausgeber und Verlag Hansisches Verlagskontor, Lübeck 1.

Am 15. Oktober 1984 trat das „Erste Gesetz zur Änderung des Jugendarbeitsschutzgesetzes“ in Kraft. Der Gesetzestext des Jugendarbeitsschutzgesetzes (JgdArbSchG) vom 1. 5. 1976 blieb bis auf wenige Änderungen erhalten. Diese betrafen vorwiegend Änderungen im Bereich der täglichen Arbeitszeit.

Anwendungsbereich des Gesetzes

Jugendliche sind dem Gesetz nach junge Menschen im Alter von 14 bis 18 Jahren, die nicht mehr der Vollschulzeitpflicht unterliegen. Ist diese noch nicht beendet, ist der junge Mensch auch über das Alter von 14 Jahren hinaus bis zur Beendigung der Vollschulzeit nach dem Gesetz „Kind“.

Dem JgdArbSchG unterliegen auch jugendliche Hilfsarbeiter, Einsitzende einer Strafanstalt oder Behinderte einer Anstalt. Auf Jugendliche bis 18 Jahre, die eine weiterführende Schule besuchen (Höhere Handelsschule, Gymnasium), ist das JgdArbSchG nicht anwendbar bei freiwilligen Dienstleistungen.

Durch das JgdArbSchG soll der Jugendliche nicht vor jeder schweren körperlichen Arbeit geschützt werden. Die noch nicht 18jährigen sollen aber vor Belastungen bewahrt werden, die ihrer Konstitution nicht angepaßt sind und biologisch adäquate Grenzen überschreiten.

Arbeitszeit

Durch das JgdArbSchG vom Oktober 1984 ergeben sich für Jugendliche ab 16 Jahre geänderte morgendliche Anfangszeiten für ihre Beschäftigung, und zwar kann die Arbeit im Betrieb um 6 Uhr beginnen. In bestimmten Berufszweigen kann der Beschäftigungsbeginn auch vor 6 Uhr liegen, z. B. für die Bäckerausbildung ab 16 Jahre um 5 Uhr morgens, ab 17 Jahre bereits um 4 Uhr. In mehrschichtigen Betrieben können Jugendliche mit 16 Jahren um 5.30 Uhr tätig werden, in der Landwirtschaft ab 5 Uhr. In jedem Fall muß die 5-Tage-Woche eingehalten werden. Für Unter-Tage-Betriebe und die Binnenschiffahrt bestehen eigene Bestimmungen.

An *Samstagen* dürfen Jugendliche nicht beschäftigt werden. Bis auf bestimmte Ausnahmen, die aber von der Aufsichtsbehörde genehmigt werden müssen, bleibt auch der Sonntag arbeitsfrei. Ausnahmen bilden z. B. Krankenanstalten und Kinderheime, Landwirtschaft, Theateraufführungen, u. a. Jedoch müssen mindestens 2 Sonntage im Monat beschäftigungsfrei bleiben. Für jeden Sonntagsdienst wird der Jugendliche in der folgenden Woche an einem vollen Arbeitstag freigestellt. Es darf sich jedoch hierbei nicht um den Berufsschultag handeln.

Die neue Arbeitszeitregelung tangiert nicht die konstitutionelle oder biologische Beschaffenheit des Jugendlichen, zumal die tägliche Arbeitszeit von 8 Stunden (wöchentlich 40 Stunden) nicht überschritten werden darf. Die Beurteilung der Frage, ob und in welchem Ausmaß bei Jugendlichen ein Schlafdefizit eintritt, z. B. bei frühem Arbeitsbeginn im Betrieb und zu langem vorabendlichen Diskobesuch, ist nicht Sache des Gesetzgebers und damit Sache des JgdArbSchG, sondern ausschließlich Sache der Eltern und der Jugendlichen selbst. Diese Frage regelt sich normalerweise sehr bald nach Aufnahme der beruflichen Tätigkeit von selbst.

Ärztliche Untersuchungen im Rahmen des JgdArbSchG

Im 5. Titel des JgdArbSchG wird die gesundheitliche Betreuung des Jugendlichen angesprochen, die durch die Änderung des JgdArbSchG vom Oktober 1984 nicht berührt wurde.

Erstuntersuchung

Kein Jugendlicher darf eine Tätigkeit aufnehmen, bevor er nicht seinem Arbeitgeber einen *Erstuntersuchungsbefund* vorgelegt hat. Die Erstuntersuchung (§ 32) kann bis zu 14 Monaten vor Beginn der jeweiligen Tätigkeit durchgeführt worden sein.

Die Untersuchung muß am entkleideten Jugendlichen erfolgen, damit keine körperlichen Veränderungen übersehen werden, die womöglich bei der ersten Nachuntersuchung – also nach Ablauf eines vollen Lehrjahres – zum Verbot der Weiterbeschäftigung in der angefangenen Ausbildung führen.

Nachuntersuchung nach 1 Jahr

Der Befund der ersten Nachuntersuchung (§ 33) muß nach Abschluß des ersten Beschäftigungsjahres vorgelegt werden. Ist dem Arbeitgeber diese Bescheinigung des Arztes 14 Monate nach Aufnahme der Tätigkeit nicht ausgehändigt worden, darf er den Jugendlichen nicht weiter beschäftigen, bis ihm der Untersuchungsbogen vorliegt. *Berechtigungsscheine* für die Erstuntersuchung und die erste Nachuntersuchung erhält der Jugendliche bei seinem zuständigen Ordnungs- oder Wohnungsamt. Er hat freie Arztwahl.

Die vom Arzt nach der Erstuntersuchung oder ersten Nachuntersuchung ausgestellten *Bescheinigungen* sind

a) die an den Arbeitgeber auszuhändigende; sie darf nur Angaben in Form von Ankreuzungen über Einsatzfähigkeit oder Arbeitsverbote unter bestimmten Bedingungen enthalten,
b) die an die Eltern des Jugendlichen gerichtete Bescheinigung mit zusätzlichen Angaben über einen evtl. festgestellten Gesundheitsschaden, ggf. Aufforderung zur Therapie.

Diese Scheine, zusammen mit den Untersuchungsbögen für den Arzt, erhält dieser über seine zuständige Ärztekammer. Ist der Jugendliche nach Ablauf eines weiteren Jahres noch keine 18 Jahre alt, kann er sich einer „weiteren Nachuntersuchung“ unterziehen (§ 34).

Außerordentliche Untersuchungen bei festgestellten Schäden

Stellt ein Arzt bei der Erstuntersuchung oder der ersten Nachuntersuchung eine gesundheitliche Schwäche oder einen Schaden fest, der weiter beobachtet werden muß, ohne daß eine sofortige Unterbrechung der Beschäftigung notwendig wird, oder ist der Jugendliche nicht seinem Alter entsprechend entwickelt oder zeigen sich bei der ersten Nachuntersuchung gesundheitliche Schäden, die möglicherweise durch die vorhergegangene einjährige Beschäftigung entstanden sind und das Risiko einer Progredienz auslösen, so können der Arzt oder die zuständige Aufsichtsbehörde für den Jugendlichen eine oder weitere *„außerordentliche Nachuntersuchungen“* (§ 35) anordnen, denen er Folge zu leisten hat.

Ergänzungsuntersuchungen

Kann der die Erst- oder die erste Nachuntersuchung durchführende Arzt bei festgestelltem oder möglichem Gesundheitsschaden, der zu einer Beeinträchtigung der Beschäftigung führen würde, mit den ihm zur Verfügung stehenden Mitteln den Gesundheits- oder Entwicklungszustand des Jugendlichen nicht beurteilen, so kann er bei einem Gebietsarzt eine „Ergänzungsuntersuchung“ (§ 38) veranlassen.

Die Notwendigkeit dazu muß schriftlich begründet werden, und zwar auf dem Bogen, der für die Beantragung der Ergänzungsuntersuchung den Jugendarbeitsschutz-Bögen, d.h. deren Satz, beigefügt ist.

Als Begründung für diese Ergänzungsuntersuchung reichen allgemeine Hinweise, wie „z.B. Herz“ oder „Endokrinum“ oder „Niere“ nicht aus, weil sich daraus „Endlosuntersuchungen“ ergeben können mit entsprechenden Honorarforderungen des ergänzungsuntersuchenden Arztes. Die hier benötigten Untersuchungen müssen gezielt angegeben werden, da sie für den erstuntersuchenden Arzt als „Ergänzung“ gedacht sind. Er allein entscheidet mit oder ohne Ergänzungsuntersuchung, ob der Jugendliche einsatzfähig ist oder nicht.

Es dürfen also nur die zur Abklärung des Gesundheitszustandes unbedingt notwendigen Ergänzungsuntersuchungen durchgeführt werden, die dem erstuntersuchenden Arzt die Aussage und Entscheidung ermöglichen, wie weit der betreffende Jugendliche einsatzfähig ist, entweder auf dem allgemeinen Arbeitsmarkt oder in dem von dem Jugendlichen angestrebten oder bereits laufenden Arbeitsverhältnis. In keinem Fall ist die Ergänzungsuntersuchung dazu da, bei einem Befund eine vollständige Abklärung des Krankheitsbildes herbeizuführen, um die sich daraus ergebenden therapeutischen Konsequenzen ziehen zu können.

Da der erstuntersuchende Arzt allein berechtigt ist, eine schriftliche Aussage über die Einsatzfähigkeit des Jugendlichen für den Arbeitgeber oder die Eltern zu machen, steht die Beratung des Jugendlichen auch nur dem erstuntersuchenden Arzt zu. Der ergänzungsuntersuchende Arzt kann – wenn es zur Klärung der Befunde des Jugendlichen notwendig ist – einen kurzen Bericht für den überweisenden Arzt verfassen, der ihm dann auch honoriert wird.

Abrechnung der Jugendarbeitsschutzuntersuchungen

Alle hier aufgeführten Untersuchungen nach dem Jugendarbeitsschutzgesetz sind für den Jugendlichen kostenlos. Die Bezahlung übernimmt das Land (§ 44). Die Einreichung der Abrechnungsunterlagen der nach dem Jugendarbeitsschutzgesetz untersuchenden Ärzte wird in den Amtsbereichen der Länder unterschiedlich gehandhabt: es kann dies sowohl vom Ordnungsamt, als auch vom Einwohnermeldeamt, Jugendamt oder Sozialamt vorgenommen werden.

Die Jugendschutzuntersuchungen beinhalten: Eine eingehende, das gewöhnliche Maß übersteigende Untersuchung, einschließlich Seh-, Hör- und Farbsinnprüfung; eine qualitative Harnuntersuchung einfacher Art; Beratung des Jugendlichen, schriftliche gutachterliche Äußerung, Mitteilung für den Sorgeberechtigten und eine Bescheinigung für den Arbeitgeber.

Die Abrechnung erfolgt über Ziff. 95 der GOÄ mit DM 39,–. Die Honorierung der Ergänzungsuntersuchung wird nach dem einfachen Satz der GOÄ durchgeführt. Ist sie über das notwendige Maß hinausgegangen mit entsprechend hoher Honorarforderung, so wird vom Land bzw. der Aufsichtsbehörde der zuständige Gewerbearzt zur Klärung des Untersuchungsumfanges und der Honorarforderung eingesetzt. Dieser wird versuchen, in Rücksprache mit den beiden beteiligten Ärzten den erforderlichen Untersuchungsumfang zu klären, eine u. U. diffizile Aufgabe.

Die über das Maß der Jugendschutzuntersuchung hinausgehenden Untersuchungen müssen von der Krankenkasse des Jugendlichen oder der seiner Eltern bezahlt werden. Das nachstehende Schema in Tabelle 5-1 soll die etwas kompliziert erscheinenden Zusammenhänge verdeutlichen.

Die Erst- oder 1. Nachuntersuchung nach §§ 32, 33 des JgdArbSchG wird über das Land abgerechnet.

Besteht ein Symptom, das zur Klärung der beruflichen Einsatzfähigkeit einer Ergänzungsuntersu-

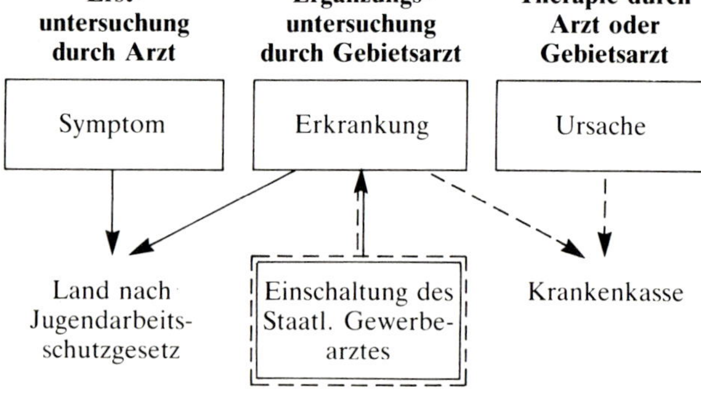

Tabelle 5-1 System der Abrechnung von Untersuchungen nach dem Jugendarbeitsschutzgesetz § 44, vgl. Seite 164 und Seite 165

chung bedarf (§ 38), kann nur so weit für das JgdArbSchG untersucht werden, wie auf einfachste Weise geklärt wird, ob der Jugendliche einsatzfähig ist, ob er sich für die gewünschte Arbeit eignet oder nicht. Die Jugendschutz-Untersuchung darf nicht so weit ausgedehnt werden, daß sie die Ursache der Gesundheitsstörung voll klärt und damit die Basis einer Therapie abgibt. *Bei umfangreicher Untersuchung mit hoher Honorarforderung* an das Land muß im Falle der Ergänzungsuntersuchung der *Staatliche Gewerbearzt* klären, wie weit die durchgeführten Untersuchungen mindestens notwendig zur Entscheidung „arbeitsfähig" oder „nicht arbeitsfähig" waren. Diese Kosten übernimmt das Land. Darüber hinausgehende Untersuchungsabrechnungen müssen von der Krankenkasse getragen werden, da sie der Ursachen-Auffindung dienen und damit Basis für eine Therapie abgeben.

Es ist zu empfehlen, den Jugendlichen mit dem Ergänzungsuntersuchungsbogen auch einen Kassenschein oder Überweisungsschein mitzugeben, damit die Untersuchungen, die über das oben dargestellte, absolut notwendige Maß der Ergänzungsuntersuchung hinausgehen, sofort über die Krankenkasse abgerechnet werden können. Andererseits könnte der jeweils eingeschaltete Gebietsarzt auch unmittelbar nach der Feststellung einer zu weitgehenden Untersuchung des Jugendlichen bei Klärung eines gesundheitlichen Schadens den überweisenden Arzt um den entsprechenden Abrechnungsschein bitten.

Aufgaben des Staatlichen Gewerbearztes

Der Staatliche Gewerbearzt wird im Rahmen der Jugendarbeitsschutzuntersuchung auch dann von der zuständigen Aufsichtsbehörde eingeschaltet, wenn einem Arbeitgeber oder Ausbilder wegen der bei einem Jugendlichen im Untersuchungsbogen angekreuzten gesundheitlichen Bedenken eine Weiterbeschäftigung im Betrieb zu riskant oder unmöglich erscheint. Der Staatliche Gewerbearzt klärt dann mit den Ärztinnen oder Ärzten, die die Schutzuntersuchungen durchgeführt haben, welcher Art der gesundheitliche Schaden ist, ob die Ausbildung des Jugendlichen unter vorübergehenden Auflagen für den Ausbilder und/oder den Auszubildenden nicht doch fortgesetzt werden kann oder ob tatsächlich ein Berufsverbot erfolgen muß.

Der Gewerbearzt kann nach § 35 JgdArbSchG über die Aufsichtsbehörde auch außerordentliche Nachuntersuchungen anordnen, z. B. so lange, bis sich der Gesundheitszustand normalisiert hat. Er kann auch bestimmte belastende Tätigkeiten für den Jugendlichen durch die Aufsichtsbehörde vorübergehend verbieten lassen.

Berücksichtigung besonderer Krankheitszustände im Beruf

Nur in seltenen Fällen muß ein Jugendlicher aus dem Ausbildungsverhältnis herausgenommen werden. Doch sollte bei den folgenden abnormen Befunden die Berufswahl gut überlegt werden, da sich hier bestimmte Tätigkeiten verbieten; z. B.:

bei Anfallsleiden	Arbeiten mit Absturz- oder Verletzungsgefahr, insbesondere an nicht ausreichend zu schützenden laufenden Maschinen (z. B. Metallfräsen),
bei Atopikern	Arbeiten mit allergieauslösenden Arbeitsstoffen (z. B. Mehlstaub in Bäckereien; Nickel, Haarpräparate bei Friseuren; Arbeiten mit Einwirkung von Stäuben, Gasen, Dämpfen, Bronchialasthma),
bei Nierenerkrankungen	Arbeiten in Nässe, Kälte, Zugluft (z. B. auf Baustellen und bei anderen Außenarbeiten, Telegrafenarbeiter bei der Post),
bei Herzerkrankungen (Vitien) oder Hypertonie	Arbeiten mit Heben und Tragen schwerer Lasten, dauerndes Bücken,

Tabelle 5-2 Berufsspezifische Anforderungen an den Auszubildenden unter dem Gesichtspunkt charakteristischer Arbeitserschwernis, Gesundheitsgefährdung und Belästigung

ANFORDERUNGEN

Unter dem Gesichtspunkt der charakteristischen Arbeitserschwernis, Belastung, Gesundheitsgefährdung und Belästigung

In den Berufen (Berufsgruppen) kommen die den ausgefüllten Kästchen zugeordneten Anforderungen bzw. Belastungen in beachtlichem Umfang vor

Stichwort	CHARAKTERISTISCHE BERUFE	Dynamische Arbeit, Bewegen	Statische Arbeit, erzwungene Arbeitshaltungen	Arbeit auf beengtem Raum, Kriechen, Bücken, Hocken	Schwerarbeit, Heben, Tragen	Hocharbeit, Klettern	Mineralstäube	Organische Stäube (Mehl, Fasern)	Chemikalien	Säuren, Laugen	Lösemittel	Öle, Fette (mineralisch)	Berufliche Infektionsgefahr	Ständige Arbeit im Freien, Witterungseinflüsse	Temperatur (-schwankungen)	Feuchtigkeit	Anforderung an das Nahsehen	Anforderung an das Weitsehen	Anforderung an das räumliche Sehen	Blendung, Anforderung an Hell-Dunkeladaption	Anforderung an das Farbunterscheidungsvermögen	Lärm, Erschütterungen	Verständigung, Kommunikation
Land	Landwirt, Winzer, Melker, Tierpfleger	■			■								■	■	■								
	Gärtner, Florist	■		■					■					■	■	■							
Stein	Steinmetz, Keramiker, Glasmacher	■			■		■								■		■			■		■	
Chemie	Chemiewerker, Kunststoffverarbeiter	■					■		■	■	■	■			■								
Papier	Papiermacher, Buchbinder		■						■	■					■	■							
Druck	Schriftsetzer		■														■						
	Lithograph, Klischeeätzer, Retuscheur								■	■	■	■									■		
	Drucker, (Buch-, Flach-, Sieb-), Reprograf		■				■	■	■	■	■	■										■	
Holz	Schreiner, Sägewerker, Bootsbauer	■		■				■	■	■	■										■	■	
	Karosseriebauer, Fahrzeugstellmacher	■		■					■		■	■										■	
Metall	Hüttenfacharbeiter, Former, Gießer	■			■		■							■	■				■	■			
	Dreher, Fräser, Hobler, Bohrer, Schleifer		■							■		■					■		■			■	
	Polierer, Härter, Graveur, Galvaniseur	■			■				■	■	■	■			■		■						
	Schmied	■			■				■						■		■		■	■		■	
	Klempner, Installateur, Schweißer	■		■						■	■	■		■		■			■	■			
	Feinblechner, Metallflugzeugbauer	■		■							■								■			■	
	Rohrinstallateur, Rohrnetzbauer	■		■	■				■		■			■		■				■			
	Betriebsschlosser	■	■	■	■	■				■	■	■		■		■							■
	Schlosser, Maschinenbauer	■	■	■							■	■											
	Bauschlosser, Stahlbauschlosser, Schiffbauer	■	■	■	■	■					■	■		■		■				■		■	■
	Modell-, Blech-, Kunststoffschlosser	■									■	■							■			■	
	Kfz.-Mechaniker, -Schlosser	■	■	■	■						■	■		■									
	Landmaschinenmechaniker	■	■	■	■			■			■	■		■									■
	Mechaniker, Flugzeugmechaniker, Teilezurichter		■	■	■						■	■					■		■				
	Fein-, Büromaschinen-, Orthopädiemechaniker		■								■	■					■						
	Werkzeugmacher		■	■						■	■	■					■		■				
Elektro	Elektroinstallateur, Kfz.-Elektriker	■		■													■	■	■		■		
	Fernmeldehandwerker, Fernmeldemechaniker	■		■		■								■			■	■	■		■		
	Radio-, Fernsehtechniker		■			■								■			■		■		■		
	Elektromaschinenbauer, Elektromechaniker		■								■	■					■		■				
Textil	Spinner, Seiler, Weber, Stricker	■	■					■	■												■	■	
	Schneider, Stricker, Modist		■														■				■		
	Schuhmacher, Sattler, Kürschner		■					■	■		■		■								■		
	Färber, Reiniger, Textilveredler	■							■	■	■				■	■					■		
Nahrung	Bäcker, Konditor, Konfektmacher, Müller	■	■		■			■	■	■					■								
	Fleischer, Fischkonservierer	■	■		■				■	■			■		■	■							
	Koch, Obst- u. Gemüsekonservierer	■							■						■	■							
	Brauer, Brenner, Küfer, Süßmoster, Molkereifachmann	■							■	■					■	■							
Bau	Maurer, Betonbauer	■	■	■	■	■	■		■					■		■			■				
	Zimmerer, Dachdecker, Gerüstbauer, Schornsteinfeger	■				■			■		■			■					■				■
	Stukkateur, Isolierer, Fliesenleger, Glaser	■		■			■		■		■								■				
Farben	Maler, Lackierer, Kerammaler, Vergolder	■	■			■	■		■		■					■					■		
Publikum	Friseur, Kosmetiker, Sprechstundenhilfe		■						■	■	■		■								■		■
	Kellner, Hotel- u. Gaststättengehilfe	■	■																				■
	Verkäufer, Großhandelskaufleute	■	■																		■		■
Büro	Büro-, Bankkaufmann, Stenotypist		■														■	■			■		
Haus	Hauswirtschaftsgehilfe	■		■	■	■			■	■	■												

Tabelle 5-3 Ausschlußmomente bzw. bedingte Ausschlußmomente unter dem Gesichtspunkt bestimmter Krankheitszustände bzw. Behinderungen. Zeichenerklärung: ■ Ausschlußmoment, da Berufserfolg unwahrscheinlich; ● bedingtes Ausschlußmoment, Eignungsurteil ins ärztliche Ermessen gestellt

AUSSCHLUSSMOMENTE

Stichwort	CHARAKTERISTISCHE BERUFE	Kreislauf, organische Befunde	Vegetative Disregulationen, funktionelle Herz-, Kreislaufstörungen u. ä.	Haltungsschäden	Arme, Bewegungseinschränkungen	Hände, Bewegungseinschränkungen	Beine, Füße, Bewegungseinschränkungen	Asthmatische und allergische Lungenbefunde	Vorhandene Hautallergien	Vorhandene sonstige Störungen der Hautfunktionen, Hautkrankheiten	Augen, Brechungseinschränkungen erheblichen Grades	Augen, Gesichtsfeldausfälle, Einschränkungen des Gesichtsfeldes	Augen, Störungen des Lichtsinnes	Augen, Farbsinnesstörungen	Schwerhörigkeit	Störungen der Gleichgewichtsorgane
Land	Landwirt, Winzer, Melker, Tierpfleger	■	●	■	■	■	■	●	●	●						
	Gärtner, Florist	■	●	■	■	■	■	●	●	●						
Stein	Steinmetz, Keramiker, Glasmacher	■		●	■	■	■	■	●	●			●			
Chemie	Chemiewerker, Kunststoffverarbeiter				●	●	●	■	■	■						
Papier	Papiermacher, Buchbinder			●				●	●	●						
Druck	Schriftsetzer		●	●	●	●					●	●				
	Lithograph, Klischeeätzer, Retuscheur				●	●		●	■	■	●	●		■		
	Drucker, (Buch-, Flach, Sieb-), Reprograf		●					●	■	●		●		■		
Holz	Schreiner, Sägewerker, Bootsbauer	●	●	●	●	●	●	●	●	●		●		●		
	Karosseriebauer, Fahrzeugstellmacher	●	●	●	●	●	●					●		●	●	
Metall	Hüttenfacharbeiter, Former, Gießer	■	■	■	■	■	■	■			●	●	●			●
	Dreher, Fräser, Hobler, Bohrer, Schleifer			●	●	●	●		●	●	●	●				
	Polierer, Härter, Graveur, Galvaniseur	●	●	●	●	●	●	■	■	●	●	●				
	Schmied	■	●	■	■	■	■	■			●	●	●		●	
	Klempner, Installateur, Schweißer	●	●	●	■	■	■	■	■	●	●	●	●			
	Feinblechner, Metallflugzeugbauer	●	●	●	●	●	●					●			●	
	Rohrinstallateur, Rohrnetzbauer	■	●	■	●	●	●	●					●		●	●
	Betriebsschlosser	■	●	■	■	■	■	■	■	●	●	●				●
	Schlosser, Maschinenbauer	●	●	●	●	●	●		●	●	●	●				
	Bauschlosser, Stahlbauschlosser, Schiffbauer	■	●	■	■	■	■	●	●	●	●	●	●		■	■
	Modell-, Blech-, Kunststoffschlosser	●		●	●	●	●		●	●	●	●	●		●	
	Kfz.-Mechaniker, -Schlosser	■	●	■	■	■	■	●	●	●		●				
	Landmaschinenmechaniker	■		■	■	■	■	●	●	●		●				
	Mechaniker, Flugzeugmechaniker, Teilezurichter	●		●	●	●	●				●	●				
	Fein-, Büromaschinen-, Orthopädiemechaniker	●				●					●					
	Werkzeugmacher	●			●	●					●					
Elektro	Elektroinstallateur, Kfz.-Elektriker	●			●	●	●				●	●		■		●
	Fernmeldehandwerker, Fernmeldemechaniker	●	●		●	●	●				■	■		■		●
	Radio-, Fernsehtechniker		●		●	●	●				■	■		■		●
	Elektromaschinenbauer, Elektromechaniker	●			●	●	●					●		●		
Textil	Spinner, Seiler, Weber, Stricker			●	●	●	●	●	●	●				●		
	Schneider, Sticker, Modist			●	●	●	●	●	●	●	●			■		
	Schuhmacher, Sattler, Kürschner			●	●	●	●	■	■	●				●		
	Färber, Reiniger, Textilveredler			●	●	●	●	■	■	■				■		
Nahrung	Bäcker, Konditor, Konfektmacher, Müller	■	■	■	●	●	■	■	■	●						
	Fleischer, Fischkonservierer	■	●	■	●	●	■	■	■	■						
	Koch, Obst- u. Gemüsekonservierer	■	●	●	●	●	●	●	●	●						
	Brauer, Brenner, Küfer, Süßmoster, Molkereifachmann			●	●	●	●	●	●	●						
Bau	Maurer, Betonbauer	■	●	■	■	●	■	■	■	●		●				■
	Zimmerer, Dachdecker, Gerüstbauer, Schornsteinfeger	■	■	●	■	■	■	●	●	●		●			●	■
	Stukkateur, Isolierer, Fliesenleger, Glaser	●		●	●	●	●	●	●	●						●
Farben	Maler, Lackierer, Kerammaler, Vergolder	●		●	●	●	●	■	■	■		●		■		■
Publikum	Friseur, Kosmetiker, Sprechstundenhilfe			●	●	●	●	■	■	■	■			■		
	Kellner, Hotel- u. Gaststättengehilfe	●		●	●	●	●		●	●					●	
	Verkäufer, Großhandelskaufleute	●	●	●	●	●	●		●	●	●				●	
Büro	Büro-, Bankkaufmann, Stenotypist			●	●	●					●	●			●	
Haus	Hauswirtschaftsgehilfe	●	●	●	●	●	●	●	●	●						●

bei Farbenblindheit oder Farbenfehlsichtigkeit Arbeiten in Elektroberufen, bei Anstreichern, Friseuren, Schneidern,

bei Gehörlosen oder Schwerhörigen Arbeiten in Betrieben mit unfallträchtigen Selbstfahrautomaten oder Hebekränen, deren Herannahen z. B. durch Tonsignale angekündigt wird,

bei Diabetikern Normalerweise besteht hier keine Einschränkung, doch sollte insbesondere bei der Ausbildung zur Krankenschwester oder zum Krankenpfleger bedacht werden, daß Diabetiker durch Schichtdienst, Streß und Infektionen besonders gefährdet sind.

Die Tabelle 5-2 zeigt besondere Belastungen für bestimmte Arbeitsbereiche.

Die Tabelle 5-3 soll einen Anhalt geben, bei welchen Befunden welcher Berufswunsch eingeschränkt oder unmöglich ist. Beide Tabellen wurden veröffentlicht in „Information für Ärzte, Initiative Jugendarbeitsschutz", die vom Minister für Arbeit, Gesundheit und Soziales des Landes Nordrhein-Westfalen im November 1976 in Düsseldorf herausgegeben wurde. Dieses Heft ist leider vergriffen.

Die häufigste Beschränkung bei Jugendlichen für schwere Arbeit bildet die *Scheuermannsche Erkrankung* der Wirbelsäule. Da sich ab dem 17. Lebensjahr in der Regel das Skelett und damit auch die Wirbelsäule festigen oder gefestigt haben, ist bis dahin an den Arbeitgeber die Auflage der Einschränkung von Arbeiten mit schwerem Heben und Tragen zu richten, siehe Tabelle 5-4 (vergl. KAPITEL 4, S. 64 f. und KAPITEL 8, S. 235 f.).

Dem Jugendlichen müssen regelmäßige außerordentliche Nachuntersuchungen des Skelettes beim ergänzungsuntersuchenden Orthopäden aufgetragen werden. Dieser entscheidet dann, wann das Verbot für schwere Arbeit mit Lastentransport aufgehoben werden kann, so daß die zuständige Aufsichtsbehörde keine weiteren außerordentlichen Nachuntersuchungen mehr anzuberaumen braucht.

Bei schwerem Vorschaden der Wirbelsäule, z. B. Spondylolisthesis, muß eine Beschäftigung angestrebt werden, bei der eine dauernde Belastung der Wirbelsäule auch später im Erwachsenenalter vermieden wird, damit die jugendliche Überbelastung bei nicht ausheilendem Skelettschaden nicht zur Frühberentung führt. In diesem Falle sollen sich die Eltern mit dem Jugendlichen von ihrem Arzt eingehend beraten lassen. Tätigkeiten im Büro bedeuten keine außergewöhnliche Wirbelsäulenbelastung.

Tabelle 5-4 Traglasten, die im Beruf nicht überschritten werden sollten. 1) nicht schraffiert: Grenzwerte, die im Normalfall ohne Gesundheitsgefährdung nicht überschritten werden dürfen. 2) schraffiert: Werte, die aus ergonomischer Sicht empfohlen werden. (Aus dem Gutachten Prof. Dr. Hettinger „Heben und Tragen von Lasten" für den Bundesarbeitsminister vom 1. 10. 1981.)

	Zumutbare Last/kg Häufigkeit des Hebens und Tragens			
	gelegentlich		häufiger	
Lebensalter	Frauen[1])	Männer[1])[2])	Frauen[2])	Männer[2])
15 bis 18 Jahre	15	35	10	20
19 bis 45 Jahre	15	55	10	30
älter als 45 Jahre	15	45	10	25

Beschäftigung unter gesundheitsgefährdenden Bedingungen

Jugendliche dürfen nur unter bestimmten Bedingungen unter Tage, mit giftigen, gifterzeugenden, explosiven oder explosionsauslösenden, gesundheitsgefährdenden Arbeitsstoffen sowie in außergewöhnlicher Hitze, Kälte, Nässe, Lärm, Erschütterungen, Strahlenbelastung beschäftigt werden (§ 22). Dasselbe gilt auch im Umgang mit gesundheitsschädigenden Keimen, z. B. in bakteriologischen oder virologischen Instituten. Unter folgenden Bedingungen kann jedoch eine derartige Tätigkeit ausgeübt werden:

- der Jugendliche muß 16 Jahre alt sein und die entsprechende Reife vorweisen
- er darf seine Tätigkeit nur unter der Aufsicht und Anleitung eines verantwortlichen Erwachsenen ausüben
- die Beschäftigung in den oben angeführten Bereichen muß notwendigerweise durchgeführt werden, um das Ausbildungsziel des Jugendlichen zu erreichen.

Diese Vorschriften werden z. T. auch aus dem § 26 der neuen Gefahrstoffverordnung vom 1. 10. 1986 abgeleitet.

Zu allen Arbeiten, die im Akkord oder im hohen Arbeitstempo zum Zweck einer höheren Bezahlung verrichtet werden, dürfen Jugendliche nicht herangezogen werden.

Mutterschutz

Eine besondere Schwierigkeit ergibt sich bei Mädchen, die noch nicht 18 Jahre alt sind, sich in der Ausbildung zu einem Beruf befinden, aber schwanger werden. In diesem Falle steht das Mutterschutzgesetz über dem Jugendarbeitsschutzgesetz. Es beinhaltet schärfere Vorschriften und wird z. B. bei jungen Frauen in der Ausbildung zum Schwesternberuf in Verbindung mit der Unfallverhütungsvorschrift „Gesundheitsdienst“ VBG 103 der Berufsgenossenschaft für Gesundheitsdienst und Wohlfahrtspflege Hamburg, angewandt. In diesem Falle ist auch der § 26 der neuen Gefahrstoffverordnung angesprochen.

KAPITEL 6

Organische Dysfunktionen und Krankheitsabläufe in der Adoleszenz

von Helmuth Müller

Inhalt

Physiologie der inneren Sekretion in Pubertät und Adoleszenz

Die Morphologie der Geschlechtsreifung ist in KAPITEL 2 geschildert. Die Veränderung von Gestalt und Funktion des Körpers vom Kind zum Erwachsenen wird im wesentlichen durch die Geschlechtshormone bewirkt. Sie unterliegen einer komplizierten, hintereinandergeschalteten Regelung, die maßgebend vom Hypothalamus ausgeht. Welche Faktoren die Pubertät auslösen, ist noch immer unklar. Unter den zahlreichen Hypothesen, die bisher aufgestellt wurden, ist diejenige am wahrscheinlichsten, welche postuliert, daß es in der Kindheit Hemmungen für die Hormonausschüttung gibt, die in der Pubertätszeit wegfallen. Die Hemmung ebenso wie die Förderung wird im Mandelkern des ZNS vermutet. Aber mit diesem Postulat ist nur eine Unbekannte durch eine zweite ersetzt. Denn wer sorgt dafür, daß die Hemmungsschranke im Pubertätsalter hochgezogen wird? Auch im Kindesalter sind niedrige Basiskonzentrationen von Östrogenen und Androgenen nachweisbar, wovon vor allem das H-Y-Antigen zusammen mit Testosteron bereits in der Fetalzeit als Vermännlichungsfaktor bei XY-Konstellation wirksam war. Hoden, Ovar und Nebenniere sind bei Geburt bereits als innersekretorische Organe ebenso wie alle anderen Drüsen der inneren Sekretion funktionsfähig, wenn auch unreif.

Releasing-Hormone des Hypothalamus

Die hintereinandergeschalteten Oligopeptidhormone des Hypothalamus und die Polypeptidhormone der Adenohypophyse und endlich die peripheren endokrinen Drüsen mit ihren Steroidhormonen sind schematisch in Tabelle 6-1 aufgezeichnet. Von Stufe zu Stufe vermehren sich die Sekretionsquanten um knapp das Tausendfache. Man steht heute auf dem Standpunkt, daß der Rückkopplungsmechanismus z. B. vom peripher gebildeten Hormon oder den Zwischengliedern zum Befehlsstand Adenohypophyse im wesentlichen über den Hypothalamus erfolgt. In der Kindheit ist der Hypothalamus extrem negativ empfindlich für minimale Konzentrationen von Sexualhormonen, mit Eintritt in die Pubertät reduziert sich diese Unempfindlichkeit beträchtlich.

Das für die Geschlechtsentwicklung wichtig-

Tabelle 6-1 Funktionsschiene der vom Hypothalamus über den Hypophysenvorder- bzw. -mittellappen zur Funktionsdrüse hintereinandergeschalteten Hormone, die für die Geschlechtsreifung von Bedeutung sind. Adrenarche: Reifungsbeginn der Nebennierenfunktion. Pubarche: Beginnende Schambehaarung. Gonadarche: Reifungsbeginn der Gonaden Ovar und Hoden. CRH: Corticotropin-Releasing-Hormon. DHEA: Dehydroepiandrosteron. FSH: Follikelstimulierendes Hormon. GnRH = LHRH: Gonadotropin-Releasing-Hormon. LH: Luteinisierendes Hormon, zusammen mit FSH als Gonadotropine des Hypophysenvorderlappens bezeichnet. MSH: Melanotropin, Melatonin-stimulierendes Hormon. NNR: Nebennierenrinde

	Hypothalamus	Hypophyse	Peripheres Drüsenorgan	Wirkung
Adrenarche	CRH GnRH? →	ACTH MSH	NNR Melanotonin DHEA etc.	Melanozytenaktivierung Hautbräunung Pubarche. Wachstum
Gonadarche ♀♀	GnRH → ↘	FSH LH	Follikelreifung Östrogenbildung Follikelsprung Gestagene	Menses; Libido; Geschlechtsreife
Gonadarche ♂♂	GnRH → ↘	FSH LH	Hoden-Östrogene Leydigzellen Testosteron	Wachstum; Libido; Geschlechtsreife

ste, im Hypothalamus gebildete Releasing-Hormon ist das Gonadotropin-Releasing-Hormon GnRH, auch als Luteinisierung-Releasing-Hormon LHRH bezeichnet. In geringem Maße wirkt das Kortikotropin-Releasing-Hormon CRH ein *(Adrenarche)*, während das Thyreotropin-Releasing-Hormon TRH an der Pubertätsentwicklung wenig beteiligt ist. Diese Releasing-Hormone sind Oligopeptide, das LHRH besteht aus 10 Aminosäure, ist also ein Dekapeptid. Die Sekretion der Releasing-Hormone TRH und LHRH erfolgt im Bereich der Eminentia medialis des Nucleus arcuatus im Hypothalamus. Das Hauptquantum der Hormone wird durch ein „portales" Venensystem dem Hypophysenvorderlappen zugeführt, andere Quanten aber durch Neurotransmitter vor allem GABA (γ-Aminobuttersäure) in andere Zentren des Mittelhirns weiter überführt.

GnRH stimuliert die Sekretion der Gonadotropine FSH und LH (follikelstimulierendes Hormon und luteinisierendes Hormon)
TRH stimuliert die Sekretion von TSH (thyreoidstimulierendes Hormon = Thyreotropin)
CRH stimuliert ACTH (adrenocorticotropes Hormon)
GHRH stimuliert das Wachstumshormon hGH = STH

Der Hypothalamus ist sehr verletzlich für kindliche Traumen, Asphyxie und Tumoren, so daß dann Releasing-Hormone ausfallen: ein Teil des hypogonadotropen Hypogonadismus ist so zu verstehen.

Die GnRH-Sekretion ist wie die anderen Releasing-Hormone einem zirkadianen Rhythmus unterworfen; die von ihm abhängigen Hormone des Hypophysenvorderlappens (HVL) zeigen gewöhnlich eine nächtliche Höchstkonzentration, so die Gonadotropine bereits 1 Stunde nach dem Einschlafen. Es hat sich gezeigt, daß GnRH in einzelnen *Sekretionsstößen (Pulsen)* produziert wird. Die Wirkung hängt vom Rhythmus ab. Schon 1 bis 2 Jahre vor den ersten körperlichen Merkmalen der Pubertät beginnt GnRH, in der Literatur oft auch als LHRH bezeichnet, pulsatil tätig zu werden, zuerst in einem Rhythmus von 1 Stoß pro 180 Minuten; die Sekretion der Gonadotropine steigt aber erst deutlich an, wenn sich der für den Menschen typische Rhythmus von 1 Stoß pro 90 Minuten eingespielt hat.

Maßgebend für den Beginn vermehrter Ausschüttung von GnRH und damit die Einleitung der Pubertät sind vor allem das Knochenalter und das Körpergewicht.

Gonadotropine: FSH und LH

Das chemisch einheitliche GnRH bewirkt im Hypophysenvorderlappen die Sekretion zweier Hormone: des follikelstimulierenden Hormons FSH und des Luteinisierungshormons LH. Sie bewirken die *Gonadarche*. Sie können in der Hypophyse wie im Blutplasma gut bestimmt werden. Es zeigt sich, daß die Konzentration der beiden Hormone im gleichen Takt pulsierend schwankt wie die des Releasing-Hormons. Die Basalwerte im frühmorgens abgenommenen Plasma betragen für

FSH:	Kinder	♀♀ und ♂♂	60–110 ng/ml
	Tanner IV	♀♀	150–300 ng/ml
LH:	Kinder	♀♀ und ♂♂	15– 30 ng/ml
	Tanner IV	♀♀	40– 70 ng/ml
		♂♂	25– 40 ng/ml

Die Angaben aus der Literatur sind nicht ganz einheitlich. Die Werte steigen mit Beginn der Pubertät (Tanner II) an. Vor allem sind es die hohen Sekretionsspitzen, die mit der Gonadarche einhergehen. Interessanterweise zeigen sich bereits vor Beginn der weiblichen Pubertät ähnliche monatliche Schwankungen der Gonadotropine wie bei Geschlechtsreifen im menstruellen Zyklus. Über die Hormonkonzentrationen im Menstruationszyklus orientiert KAPITEL 7, Seite 167.

FSH stimuliert
bei Mädchen die Follikelreifung und damit die Produktion von Östrogenen und Androgenen,
bei Knaben die Hoden-Östrogene.
LH stimuliert
bei Mädchen den Follikelsprung und die Gestagene,
bei Knaben die Leydigzellen der Testes und damit Testosteron.

Bleiben bei entsprechendem Knochenalter Gonadotropine niedrig, können sie durch pulsatil infundiert gegebene GnRH-Dosen stimuliert werden; fehlt eine Antwort, so ist ein Schaden des Hypophysenvorderlappens wahrscheinlich.

Gonadotropine fördern die Bildung von *Hormonrezeptoren* in den Gonaden.

Östrogene, Gestagene, Androgene

Es handelt sich chemisch um Steroidhormone, ausgehend vom Grundbaustein Cholesterin. Östrogene werden unter dem Einfluß von FSH in den Follikeln des Ovars, vor allem dem Graafschen Follikel, in geringerem Maße in den Testes und der Nebennierenrinde (NNR), aber auch im Corpus luteum gebildet. Die wesentlichen Östrogene sind Östradiol, Östriol und Östron. Gestagene bilden sich vor allem als Progesteron unter LH-Beeinflussung im Ovar, besonders im Gelbkörper, aber auch in der NNR. Androgene werden vor allem durch den Einfluß von LH in Nebennieren (als DHEA und δ4-Androstendion, aber auch im Ovar) vor allem aber als Testosteron, dem stärkstwirkenden Androgen, von den Leydigzellen im Hoden gebildet.

Östrogene fördern
bei Mädchen das Wachstum von Uterus, Vagina, Labia minora und Mammae, während der Geschlechtsreifung Libido und Follikelbildung im Ovar,
bei Knaben das Brustdrüsenwachstum (aber die Pubertätsmakromastie der Adoleszenten geht nicht mit erhöhten Östrogenspiegeln konform).
Gestagene spielen bekanntlich im weiblichen Zyklus als Schwangerschaftvorbereitungshormon eine Rolle.
Androgene fördern
in der *Pubertät bei Mädchen* das allgemeine Körperwachstum, sowie Wachstum von Klitoris, Labia major, Pubes und Achselhaaren sowie Talgsekretion,
bei Knaben das allgemeine Körperwachstum sowie Wachstum von Penis, Scrotum, Prostata, Pubes und allgemeine Behaarung und Libido, sowie die Muskelkraft. Mit dem Wachstumsschub fördern Androgene aber gleichzeitig den Schluß der Wachstumsfugen und begrenzen das Körperwachstum.

Die Plasmaspiegel für die beiden diagnostisch wichtigsten Androgene sind (Normalwerte):

Testosteron:	Kinder	♂♂ ♀♀	0,3 –0,7 ng/ml
	Tanner IV–V	♂♂	3 –7 ng/ml
		♀♀	0,15–0,7 ng/ml
DHEA-S:	Tanner IV–V	♀♀	1,5 –3,5 µg/ml

HCG-Test bei ♂♂: nach 5000 E. HCG i. m. normalerweise Anstieg auf >8 ng/ml.

Prolactin, Mineralo- und Glukokortikoide ändern ihre Konzentrationen in der Pubertät unwesentlich, und auch das hypophysäre Wachstumshormon hGH steigt während des pubertären Wachstumsschubs nur unwesentlich an.

Adrenarche

Schon Jahre vor Beginn der eigentlichen Pubertät sind als erstes Zeichen einer sich normal entwickelnden Pubertät (aber auch unter gewissen pathologischen Zuständen wie bei adrenogenitalem Syndrom und Pubertas praecox) Zeichen einer verstärkten Nebennierentätigkeit festzustellen. Im Alter von 7 ± 1 Jahren sind Zeichen einer Pubarche in Form einzelner verstärkter Schamhaare bei beiden Geschlechtern zu entdecken. Sie stammen aus der Schiene, wie sie in Tabelle 6-1 zu ersehen ist. Wahrscheinlich sind CRH und GnRH gemeinsam die stimulierenden Releasing-Hormone des Hypothalamus, die über ACTH und MSH (Melanotropin) der Hypophyse die Nebenniere zu vermehrter Androgenproduktion und die Melanozyten in bestimmten Hautbezirken in der Gegend der äußeren Genitalien und der Mamillen zu verstärkter Pigmentierung veranlassen. Tatsächlich werden die DHEA-Blutspiegel in dieser Zeit als erhöht festgestellt. Erst Prader konnte anhand von Längsschnittuntersuchungen des Körperwachstums nachweisen, daß es im Alter von

7 Jahren zu einer geringfügigen und kurzen Wachstumsbeschleunigung kommt. Damit ergänzen sich Hormonuntersuchungen während der Adrenarche und Körperwachstumsstudien aufs beste: Androgene sind, wie oben dargelegt, Wachstumsbeschleuniger.

Wie aus der oben geschilderten Entwicklungsphysiologie und Morphologie der Pubertät hervorgeht, beginnt die Pubeszenz nicht nach Art eines Startschusses plötzlich, sondern vielmehr in zögernden Schritten. *Sichere Zeichen von beginnender Pubertät* sind erhöhte nächtliche Gonadotropinspitzen von FSH >5,5 mIE/ml und LH >8 mIE/ml Plasma. Gleichzeitig steigen die Östradiolspiegel im Plasma auf >30 pg/ml bis 350 pg/ml und Testosteron bei Knaben von 6 bis 7 auf 40 ng/100 ml bis 400 ng/, ja 1 µg/100 ml. Ein sehr sicheres Zeichen für Pubertätsbeginn ist die unter Androgeneinfluß stehende Verkalkung des Sesambeines am Daumen-Grundgelenk.

Reife

Auch das Ende der Pubertätszeit kann nicht genau bestimmt werden, jedenfalls sind noch nicht alle Epiphysenfugen fest verkalkt, wenn bereits das Maximum der Testosteronproduktion beim Manne erreicht ist und ein fester biphasischer hormonaler weiblicher Zyklus eingesetzt hat. Man wird nicht fehlgehen, wenn man die Pubertätszeit auf knapp 5 Jahre beziffert – die seelische Pubertät dauert bekanntlich viel länger! Die Menarche tritt ein, wenn drei Fünftel, also knapp 3 Jahre der Pubeszenz durchlaufen sind. Manche Autoren beziehen sich auf den höchsten Punkt der Wachstumsgeschwindigkeit, der bei Mädchen durchschnittlich 8 cm (bei Knaben 10 cm) pro 12 Monate beträgt, und wissen, daß die erste Regel 8 Monate später einzutreten pflegt. Die volle Geschlechtsreife mit ovulatorischen Zyklen stellt sich gewöhnlich 10 bis 24 Monate danach ein.

Zum Teil als Folge der adrenergen Hormon-Instabilität sind folgende Phänomene für Pubertierende charakteristisch und als normal anzusprechen:

- Erhöhte vegetative Labilität und Blutdrucklabilität, die Werte wechseln schon in Ruhe zwischen 90/60 und 130/80; schneller Farbwechsel. Pubertäts-Basedowoid
- Pulsirregularität nach Anstrengung mit atmungsabhängigen Bradykardie-Perioden
- vermehrte Talg- und Schweißsekretion (Pubertätsgeruch!)
- erhöhte Schmerzempfindlichkeit bei Schmerztoleranz: „Stiche“ im Thoraxbereich, Schmerzen vor und am ersten Tag der Regelblutung
- Masturbation und gehäufte spontane Samenergüsse.

Anomalien des Körperwachstums

Eine der häufigsten Sorgen, die dem Arzt von Jugendlichen vorgetragen werden, ist diejenige, daß er (oder sie) im Vergleich zu seinen (ihren) Altersgenossen zu klein geblieben sei. Aber auch das Gegenteil kommt vor, daß nämlich Eltern eines allzu lang gewachsenen Mädchens den Arzt darüber befragen, ob man dieses Wachstum stoppen könne, wie sie das schon gehört hätten. Schon jetzt habe die Tochter Schwierigkeiten mit durchaus normal und mittelgroß gewachsenen Freunden.

Das menschliche Wachstum folgt einer inneren Uhr, die familiär-konstitutionell eingestellt ist und auch ohne hormonale Einflüsse für ein gewisses Wachstum sorgt. Auf welche Weise sie das in Gang hält, ist unbekannt. Entscheidend für das allgemeine Wachstum und die endgültige Körperlänge ist das Konzert der Hormone, deren fördernde oder hemmende Einflüsse für ein normales Wachstum verantwortlich sind. In der Tabelle 6-2 nach Prader sind die Wirkungen aufgezeichnet. Es müßte noch 1,25 (OH_2)-Vitamin D hinzugefügt werden: Leber und Niere sorgen für die Hydroxilierung von Vitamin D; dieses Nierenprodukt wirkt hormonartig auf die Einlagerung von Calcium und Phosphor in die Knochen und dadurch wachstumsfördernd.

Tabelle 6-2 Einfluß der Hormone auf Wachstum und Skelettentwicklung in Kindheit und Adoleszenz. + = fördernde Wirkung, − = hemmende Wirkung. STH = Somatotropes Hormon, hGH = human Growth Hormon, T_4 = Thyroxin, T_3 = Trijodthyronin. (Nach A. Prader, Wachstum und Entwicklung. In: Labhart, A. (Hrsg.): Klinik der inneren Sekretion, 3. Aufl., S. 992. Springer, Berlin – Heidelberg – New York 1978)

Hormon	Wachstum	Knochen-entwicklung
Hypophysäres Wachstumshormon (STH, hGH)	+++	+
Schilddrüsenhormon (T_4, T_3)	+	++
Insulin	+?	+?
Glukokortikoide	−	−
Androgene Testosteron, Dehydroepiandrosteron, △ 4-Androstendion	++	++
Ovar-Östrogene	+	+

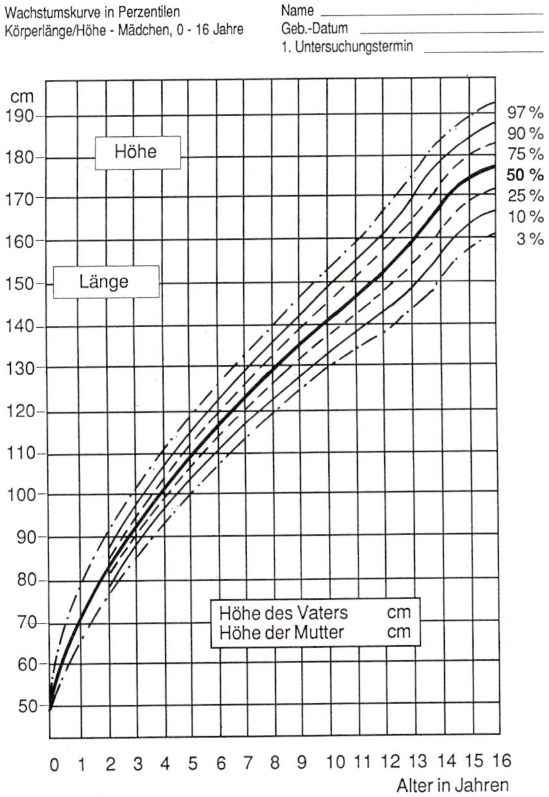

Abb. 6-1 Graphische Darstellung des Längenwachstums bei Knaben nach Brandt et al. 1980

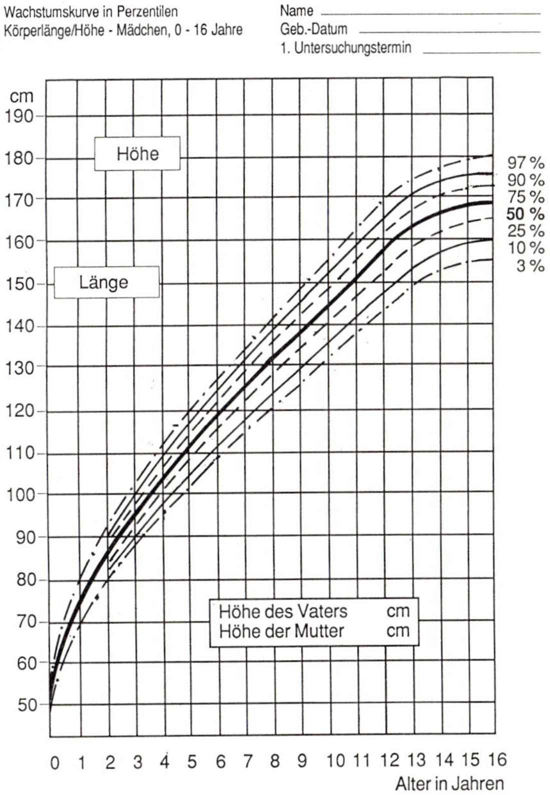

Abb. 6-2 Graphische Darstellung des Längenwachstums bei Mädchen nach Brandt et al. 1980

Diagnostisches Vorgehen

Bestätigt der Arzt auf Anhieb den Minder- oder Riesenwuchs seines ratsuchenden Patienten im Vergleich zum Alter, so sind folgende Maßnahmen durchzuführen.

Erste Maßnahme

Zur Objektivierung der Alter-Längen-Korrelation gehört die **Messung von Länge und Gewicht** und die Eintragung der gewonnenen Werte in gültige Wachstumskurven, wie sie durch Längsschnittuntersuchungen in den letzten 15 Jahren in den USA, in England, der Schweiz, in Holland und zuletzt in Nordrhein/Westfalen gewonnen wurden (siehe Abb. 6-1 und Abb. 6-2). Liegt die Länge des Klienten innerhalb der 10er bzw. 90er Perzentile der vergleichbaren Alterswerte, sind in der Regel Sorgen und weiterführende diagnostische Maßnahmen nicht erforderlich. Denn die Körperlänge eines Jugendlichen, die innerhalb der zweifachen mittleren statistischen Abweichung liegt, kann sicher als „normal" angesehen werden. Anders ist die Lage allerdings zu beurteilen, wenn ein vorher im Schulalter als durchschnittlich festgestelltes Längenwachstum plötzlich zurückbleibt. Dieser Sachverhalt müßte an eine ernste Krankheit denken lassen.

Jedem Individuum ist ein besonderes, familien-konstitutionell bedingtes Wachstum eigen. Große Eltern pflegen lange Kinder, kleine Eltern kurze Kinder zu haben. Die Vorausberechnung der endgültigen Erwachsenenlänge von Adoleszenten kann nach einer einfachen, aber doch recht ungenauen Formel erfolgen, wenn die Eltern sich zur Messung zur Verfügung stellen:

$$\text{Söhne: } \frac{\text{Länge Vater} + \text{Länge Mutter} + 13\,\text{cm}}{2}$$

$$\text{Töchter: } \frac{\text{Länge Vater} + \text{Länge Mutter} - 13\,\text{cm}}{2}$$

Dabei darf man sich nicht auf die Angaben der Eltern verlassen, denn Kleinwüchsige pflegen ihre Körperhöhe größer, Langwüchsige kleiner anzugeben. Die so errechnete Erwachsenenlänge korreliert bei Töchtern mit dieser Formel besser als bei Söhnen. Eine genauere Berechnung ist diejenige nach Tabelle 6-3.

Wie unterschiedlich sich allerdings im einzelnen Fall die Erbeigenschaften für Körpergröße mischen, kann man immer wieder bei kinderreichen Familien beobachten. Selbst eine einzige kleine Großmutter kann, bei durchaus mittelgroßen Eltern und Großeltern, bei einem Enkel noch einmal durchschlagen. Auch eine früh oder spät einsetzende Pubertät hat ähnliche familiär-genetische Wurzeln wie Wachstum und Endlänge, von der Tatsache abgesehen, daß seit mehr als 80 Jahren eine *allgemeine Akzeleration* des Wachstums und der Reifung stattgefunden hat, die sich jetzt allerdings dem Ende zuneigt.

Die *durchschnittliche Endlänge* beträgt heute für das männliche Geschlecht nicht weniger als 178 cm, für das weibliche 165,5 cm mit geringen regionalen Unterschieden.

An den Wachstumskurven von Abb. 6-1 und 6-2 läßt sich übrigens ablesen, daß die Knaben von 0 bis 10 Jahren durchschnittlich 1 cm länger und auch gewichtiger sind als die Mädchen, von da ab überholt das weibliche Geschlecht die Knaben, weil sie beinahe zwei Jahre früher in die Pubertät kommen. Davon wird noch zu sprechen sein.

Die zweite Maßnahme

Die zweite Maßnahme gilt in jedem Falle der **Feststellung des augenblicklichen sexuellen Entwicklungsstandes,** wozu sich Angaben in Kapitel 2 finden. Das Stadium jedes einzelnen primären und sekundären Geschlechtsmerkmales muß notiert werden, um später zu Vergleichszwecken zur Verfügung zu stehen.

Aktuelle Körperlänge und sexuelle Reifung sind nur bedingt korreliert, wesentlich wichtiger ist die Feststellung des *pubertären Wachstumsschubes* (Abb. 6-3). Er kann bei Längenmessungen in Monatsabständen zur gleichen Tageszeit festgestellt werden. Dieser Wachstumsschub, ausgedrückt in Zentimeter pro 12 Monate, ist ein erstes Zeichen beginnender

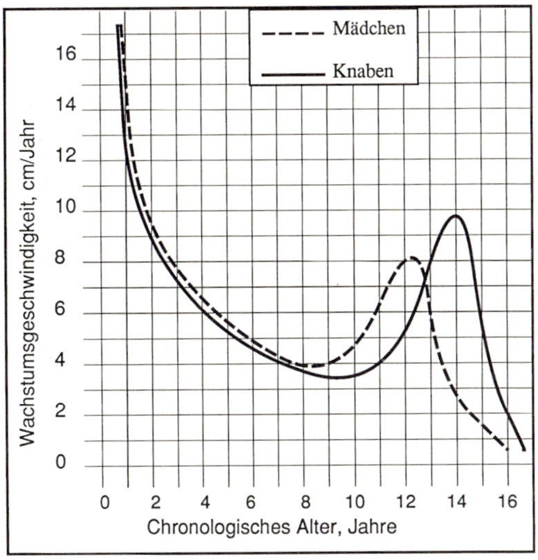

Abb. 6-3 Wachstumsgeschwindigkeit (cm/Jahr) bei mittlerem Wachstumsverlauf (Tanner 1966)

Pubertät; vorher beträgt das Wachstum 4,5 bis 5,0 cm. Ein Wert über 6 cm, also 0,5 cm pro Monat, spricht für diesen Wachstumsschub (vergl. S. 8–11).

Kinder bzw. Adoleszenten aus betont kleinwüchsigen Familien geraten zu etwa normaler Zeit in die Pubertät (vgl. Tabelle 6-4, S. 84), was bei Jungen mit 12,8 ± 2,3, bei Mädchen mit 10,7 ± 2 Jahren durchschnittlich der Fall ist. Die beginnende Pubertät ist bei Knaben am Hodenwachstum von >3 cm^3 (vgl. Abb. 2-3, S. 11) und beginnender Schambehaarung, beim Mädchen an der Brustdrüsenvergrößerung, die zuerst als kleine Scheibe unter der Mamille zu tasten ist, und ersten Schamhaaren zu erkennen. Korrelieren Lebensalter, Knochenalter und Pubertätszeichen, sind weitere Untersuchungen nicht erforderlich. Korreliert dagegen das Knochenalter mit der unterdurchschnittlichen Körperlänge, so handelt es sich um einen Minderwüchsigen, der zur zweiten Gruppe des konstitutionellen Minderwuchses, nämlich der *Pubertas tarda* oder hormonalen Defektzuständen zuzuordnen ist.

Weitere diagnostische Maßnahmen

Bei allen hochgradig minderwüchsigen Adoleszenten zwischen 12 und 17 Jahren unter der 10er oder gar 3er Perzentile (vgl. S. 77) ist als *dritte Maßnahme* zu fordern: **Die Bestimmung des Knochenalters** anhand der Röntgenaufnahmen der linken Hand im Vergleich mit den Handskelettbildern nach Greulich und Pyle.

Der Vergleich der Röntgenaufnahmen des Klienten mit den durchschnittlich altersbezogenen Bildern des Skeletts im Atlas von Greulich und Pyle muß sehr systematisch und genau an den einzelnen Knochenkernen bzw. Epiphysen vorgenommen werden. Ein sicheres Zeichen für Pubertät ist z. B. die beginnende oder fortgeschrittene Verknöcherung des Sesambeines am Daumen-Grundgelenk: Dann sind 89% der endgültigen Körperlänge erreicht (Prader). Alle Befunde zusammengenommen vergleicht man Knochenalter mit wahrem Alter.

Vierte Maßnahme: **Hormonuntersuchungen.** Nur im Falle erheblichen Minderwuchses ist ein Hormonstatus mit Bestimmung der Schilddrüsenhormone T_4, T_3 und des thyreotropen Hormons TSH im Serum erforderlich, weil jedenfalls eine (leicht zu behandelnde) Hypothyreose ausgeschlossen werden muß (S. 97). Ferner sollte das Wachstumshormon STH nach Stimulation bestimmt werden.

Das somatotrope Hormon STH (hGH) im Blut wird morgens nach intravenöser Provozierung durch 10%ige L-Arginin-Lösung in einer Dosis von 0,5 ml/kg KG bestimmt. Die Blutabnahmen erfolgen nach 0, 10, 20, 30, 45, 60 und 120 Minuten. Die Normwerte betragen ohne Stimulation 2–4 ng/ml. Die ältere, von vielen Endokrinologen bevorzugte, gefährlichere Provozierung von Wachstumshormon geschieht mittels Insulin, 0,1 E/kg KG intravenös, was wegen Schockgefahr nur unter stationärer Beobachtung geschehen sollte. – Einfacher ist die Methode mit Clonidin: Eine ½ Tablette Catapresan® (150 mg) vor dem Einschlafen, Blutabnahme nach 1 Stunde Schlaf. Das Serum wird bei den Blutproben vom Blutkuchen abgezogen und kann jeweils in ein geeignetes Hormon-Laboratorium verschickt werden.

Normalerweise steigt STH über 8 ng/ml Plasma an.

Bei multiplen Mißbildungen („Syndromverdacht") *fünfte Maßnahme:* **Chromosomenanalyse**.

Die Differentialdiagnose zum konstitutionellen Minderwuchs findet sich auf Seite 81.

Minderwuchs

Eine lange Reihe von angeborenen bzw. stoffwechselbedingten Formen des Minder- bzw. Zwergwuchses ist bereits im frühen Kindesalter durch die Hände der Kinderärzte erkannt und einer Behandlung zugeführt worden. Zwergwuchsformen sind zum größten Teil genetischen Ursprungs und/oder stoffwechselbedingt, wie z. B. Glykogenosen vom Typ Gierke oder Pompe, Mukopolysaccharidosen wie z. B. Pfaundler/Hurlersche Dysostose, sowie Skelettfehlbildungen wie Achondroplasie (= Chondrodystrophie älterer Nomenklatur), Knochen- und Gelenkfehlbildungen wie Osteogenesis imperfecta, Arthrogryposis multiplex, isolierte Wirbelsäulenfehlbildungen und nicht zuletzt Fälle von Vitamin-D-resistenter Rachitis. Von der großen Zahl chromosomal bedingter Minderwuchsformen werden uns einige bei Besprechungen des Hypogenitalismus begegnen. Auch hormonale Defektzustände sind gewöhnlich bereits im frühen Kindesalter aufgefallen und hoffentlich auch behandelt worden, wie z. B. Athyreose, das adrenogenitale Syndrom und hypophysärer Minderwuchs.

Hormonale Defektzustände

Selbstverständlich müssen vorbehandelte hormonale Defektzustände wie z. B. angeborener Schilddrüsenmangel (Athyreose, Hypothyreose) oder Menschen mit adrenogenitalem Syndrom mit fehlender Produktion des natürlichen Cortisons beim Adoleszenten nahtlos durch Endokrinologen übernommen werden (s. S. 95), was nicht immer gelingt. Da die größte Erfahrung mit diesen Krankheiten in der Pädiatrie vorliegt, bleiben die meisten dieser Defektzustände bis weit in das Erwachsenenalter hinein in den Händen von endokrinologisch versierten Pädiatern bzw. pädiatrischen Kliniken. Das hat sich bewährt.

Wachstumshormonmangel: Hypophysärer Minderwuchs

Die Diagnose des hypophysären Minderwuchses geschieht heute meist in der Kindheit. Sie ergibt sich aus der Beobachtung der sich mehr und mehr verstärkenden Wachstumsbeschränkung ab dem zweiten Lebensjahr im Vergleich zu den Wachstumsdiagrammen des normalen Kindes. Das Knochenalter entspricht etwa dem Längenalter, ist also im Vergleich zum Lebensalter retardiert. Ein unbehandelter Patient mit hypophysärem Minderwuchs läßt morgens im Blutserum STH-Werte unter 4 ng/ml erkennen, auf Provokation (s. oben) steigt die STH-Konzentration nicht an.

Es gibt, wie man heute weiß, Fälle von partiellem STH-Mangel, die erst in der Pubertät oder Adoleszenz durch Minderwuchs und mangelnde Pubes auffallen (vgl. S. 81).

Therapie

Die Ergebnisse der Behandlung des hypophysären Minderwuchses mit wöchentlichen zwei- bis dreimaligen Injektionen von Wachstumshormon, z. B. mit Grorm® oder Crescormon® in einer Dosis von 10 bis 15 IU/m^2 Körperoberfläche und Woche, verteilt auf 2 intramuskuläre Injektionen, sind bezüglich Längenwachstum und Pubertät um so besser, je früher sie begonnen wurden. Wirksamer, aber lästiger sind tägliche subkutane Injektionen von 0,5 bis 1 IU jeweils in den späten Abendstunden.

Da man im Jahre 1985 bei mindestens 4 jungen Männern im Alter zwischen 21 und 35 Jahren eine spastische Pseudosklerose (Jakob-Creutzfeldt-Syndrom, eine Slow-Virus-Infektion) 5 bis 16 Jahre nach der Behandlung mit Wachstumshormon aus menschlichen Hypophysen beobachtet hat, wird zur Zeit die Behandlung mit solchen Präparaten unterbrochen. Präparate aus gentechnologischer Herstellung menschlichen Wachstumshormons aus Kolibakterien stehen bereits zur Verfügung, z. B. das gentechnische Präparat Somatonorm (Kabi Vitrium).

Die Therapie muß, wenn sie erst im Schulalter begonnen wurde, bis weit in die eigentlichen Adoleszentenjahre hinein fortgesetzt werden. Sie kann beendet werden, wenn annähernd Geschlechtsreife und ein Knochenalter von 16 Jahren beim Knaben bzw. von 15 Jahren beim Mädchen erreicht ist. Je nach hypophysärem Defizit kann eine ergänzende Dauerbehandlung mit täglich 100 µg L-Thyroxin erforderlich sein. Dazu kann eine Behandlung durch Gonadotropine vorteilhaft sein, je nach Ausfall des GnRH-Testes. Trotz optimaler Behandlung erreichen zwar nicht wenige Patienten eine Körperlänge im unteren Bereich des Normalen, aber nur in höchstens jedem zweiten Falle eine volle Geschlechts- und übrigens auch intellektuelle Reife. Bei endgültig fehlender Geschlechtsreife eines männlichen Individuums ist eine Behandlung mit Testosteron angezeigt, um die sekundären Geschlechtsmerkmale, besonders Behaarung und tiefe Stimme zu stimulieren, was sich in der Regel günstig auf Antrieb und Beruf auswirkt (Dosierung s. S. 91); bei Mädchen gegebenenfalls Zweiphasenpille.

Der *thyreogene Minderwuchs* ist auf S. 97 f. abgehandelt.

Minderwuchs durch vorbestehende chronische Krankheiten

Krankheiten wie chronische Polyarthritis, Nieren- und Nebenniereninsuffizienz, Morbus Crohn, einheimische Sprue (= gliadinabhängige Verdauungsinsuffizienz), Colitis ulcerosa, Mukoviszidose und Anorexia nervosa (falls sie früh beginnt) gehen wegen ihrer allgemeinen Stoffwechselprobleme mit Gedeihstörung und mehr oder weniger starker Wachstumshemmung einher. Auf diese Krankheiten kommen wir später noch zurück. Einen erneuten Wachstumsschub in der Adoleszenz sieht man nur dann, wenn sich die Grundkrankheit entscheidend bessern läßt, wie z. B. die einheimische Sprue durch gliadinfreie Kost oder chronische Niereninsuffizienz durch Nierentransplantation.

Speziell bei Polyarthritis, Colitis ulcerosa, Morbus Crohn und schwerem Asthma ist stets auch daran zu denken, daß eine wiederholte oder längere Zeit durchgeführte *Cortison-Behandlung* die Ursache des Minderwuchses sein könnte, wie das der Autor oft beobachtete.

Konstitutioneller Minderwuchs

Als konstitutionell minderwüchsig kann man solche Adoleszenten bezeichnen, deren Körperlänge unter der 10er und gar der 3er Perzentile liegt, wie sie aus den Wachstumskurven der Abbildungen 6-1 und 6-2 festgestellt werden kann, wenn keine hormonale oder sonstige körperliche Krankheit vorliegt. In einer Mehrzahl von Fällen handelt es sich dann um Heranwachsende, die aus Familien stammen, in denen es mehrere kleine Leute gibt. Der sogenannte „primordiale Zwergwuchs“ mit einer Endlänge von 145 cm und weniger ist nichts anderes als ein extremer familiärer Kleinwuchs. Die endgültige Erwachsenenlänge läßt sich nach der auf Seite 82/83 angegebenen Regel prognostizieren, doch eignet sich diese für Minderwüchsige weniger gut als für Hochwüchsige.

Bei allen Fällen von so hochgradigem Minderwuchs sind Hormonspiegel-Untersuchungen (siehe *vierte Maßnahme*, Seite 79) erforderlich, die im Falle der rein konstitutionellen Minderwüchsigkeit also normal ausfallen sollen. Es gibt allerdings manche Heranwachsende mit geringerem Minderwuchs (minus 10%), die, obwohl klinische Zeichen des hypophysären Minderwuchses fehlen, in Präpubertät und Pubertätszeit doch verminderte STH-Werte nachts und nach Provokation aufweisen (vgl. S. 79). Solche Heranwachsende hat man dann doch mit STH behandelt und eine Wachstumsbeschleunigung zuwege gebracht. Die jüngsten Erfahrungen ließen dann aber erkennen, daß das Endergebnis enttäuschte und befriedigte zugleich: Die Endgröße entsprach – behandelt oder unbehandelt – den vorausberechneten Werten und ein erniedrigter Wachstumshormonspiegel war später beim Erwachsenen nie nachweisbar. Ebenso findet man bei manchen hart trainierenden, fettarmen Jugendlichen beiderlei Geschlechts vorübergehend verminderte STH-Werte (und niedrige GnRH- und Gonadotropine), siehe Pubertas tarda S. 85.

Einige Zeilen müssen zum Schluß dem *psychosozialen Minderwuchs* gewidmet werden. Kinder und Halbwüchsige, die seelisch und körperlich vernachlässigt sind, also auch oft Kinder aus asozialen Familien, bleiben im Wachstum zurück, bei manchen ist ein STH-

Mangel feststellbar. Wie weit im Einzelfall Fehlernährung, wie weit die *seelische Deprivation* eine Rolle spielt, ist oft nicht zu entscheiden. Fest steht, daß solche vernachläßigten Kinder beim Milieu-Wechsel zum Guten das verlorene Wachstum nachholen und aufblühen, ohne jegliche medikamentöse Nachhilfe. Ein Wachstumsschub bis zur Grenze des Normalen ist allerdings nur zu erwarten, solange die Epiphysenfugen noch offen sind.

Hochwuchs

Seit gut 20 Jahren ist es bekannt, daß man übermäßiges Wachstum hormonal begrenzen kann. Das hat zu einer Zunahme von Beratungen in den Sprechstunden der Kinder- und Jugendärzte geführt. Vom eigentlichen Hochwuchs sollte man allerdings erst sprechen, wenn die vorauszusagende Endlänge außerhalb der 97er Perzentile liegt (vgl. die Wachstumskurven Abb. 6-1 und 6-2).

Die primitive Hochrechnung nach der Mutter/Vater-Größe gibt für den Individualfall allerdings nur einen ungefähren Anhalt. Will man die Endlänge einigermaßen genau prognostizieren, muß man das aktuelle Skelettalter bzw. die Prozentzahlen der erreichten Höhe im Vergleich zum Skelettalter in seine Rechnung einbeziehen. Dazu dient die Tabelle 6-3 nach Bayley und Pinneau.

Tabelle 6-3 Korrelation von chronologischem Alter (Spalte 1) und Skelettalter (Spalte 2–7) in % der erreichbaren Werte. Die Tabelle dient zur Errechnung der endgültigen Körperlänge in Abhängigkeit von Skelettalter bei Knaben und Mädchen nach Bailey und Pinneau, 1952. Rechnungsbeispiel s. S. 83. Aus A. Prader, Wachstum und Entwicklung. In: Labhart, A. (Hrsg.): Klinik der inneren Sekretion, 3. Aufl., S. 1001. Springer, Berlin – Heidelberg – New York 1978

Skelettalter	Knaben-Skelettalter			Mädchen-Skelettalter		
Jahre und Monate	verfrüht	normal	verzögert	verfrüht	normal	verzögert
6,0			68,0		72,0	73,3
6,6			70,0		73,8	75,1
7,0	67,0	69,5	71,8	71,2	75,7	77,0
7,6	68,5	70,9	73,8	73,2	77,2	78,8
8,0	69,6	72,3	75,6	75,0	79,0	80,4
8,6	70,9	73,9	77,3	77,1	81,0	82,3
9,0	72,0	75,2	78,6	79,0	82,7	84,1
9,6	73,4	76,9	80,0	80,9	84,4	85,8
10,0	74,7	78,4	81,2	82,8	86,2	87,4
10,6	75,8	79,5	81,9	85,6	88,4	89,6
11,0	76,7	80,4	82,3	88,3	90,6	91,8
11,6	78,6	81,8	83,2	89,1	91,4	92,6
12,0	80,9	83,4	84,5	90,1	92,2	93,2
12,6	82,8	85,3	86,0	92,4	94,1	94,9
13,0	85,0	87,6	88,0	94,5	95,8	96,4
13,6	87,5	90,2		96,2	97,4	97,7
14,0	90,5	92,7		97,2	98,0	98,3
14,6	93,0	94,8		98,0	98,6	98,9
15,0	95,8	96,8		98,6	99,0	99,4
15,6	97,1	97,6		99,0	99,3	99,6
16,0	98,0	98,2		99,3	99,6	99,8
16,6	98,5	98,7		99,5	99,7	99,9
17,0	99,0	99,1		99,8	99,9	100,0
17,6		99,4		99,95	99,95	
18,0		99,6			100,0	
18,6		100,0				

Ein Rechenbeispiel soll das verdeutlichen. Ein 11jähriges Mädchen messe 160 cm, was einem Durchschnittsalter von 12 Jahren entspräche. Das Skelettalter, festgelegt nach dem schon mehrfach zitierten Atlas von Greulich und Pyle, betrage 10 Jahre, entsprechend einem jüngeren Alter. Man liest auf der linken Säule ab, daß damit 82,8% der endgültigen Länge erreicht seien; es fehlen also noch 17,2% Wachstum. Rechnung:

$$\frac{160 \times 17{,}2}{100} = 27{,}5 \text{ cm}$$

Die prognostizierte Endlänge beträgt 160 + 27,5 = 187,5 cm. Die Genauigkeit der Prognose wird mit etwa ± 4 cm angegeben. Viele Pädiater und Endokrinologen würden bei dieser Prognose eine „Therapie“, die natürlich mit dem Mädchen und den Eltern genau durchgesprochen werden muß, bejahen. Die Methode eignet sich auch, wenn auch etwas weniger genau, für die Vorhersage eines konstitutionellen Minderwuchses. Die Methode der Wachstumsprognose ist auch beschrieben in: der kinderarzt, 8, 1105 (1977).

Beim Hochwuchs spielt die familien-konstitutionelle Form die bei weitem größte Rolle. In den letzten 100 Jahren hat in der Bevölkerung nicht nur eine starke allgemeine Akzeleration von Wachstum und Reifung stattgefunden, über deren Ursache hier nicht zu diskutieren ist; der Hochwuchs spielt aber auch vor allem deshalb eine akzentuierte Rolle, weil große Frauen noch größere Männer zu heiraten pflegen, was die Wachstumsveranlagung in manchen Familien genetisch potenziert. Bei Betrachtung der Tabelle 6-4 und auch aus der therapeutischen Erfahrung heraus weiß man, daß es nur sinnvoll ist, einer hormonalen Wachstumsbegrenzung das Wort zu reden, wenn sie im ersten Teil der Pubeszenz begonnen wird. Eine Therapie des Hochwuchses ist bei Mädchen mit einer prospektiven Endlänge von mehr als 184 cm, bei Jungen von 196 cm an zu diskutieren, doch möchte der Autor, trotz großer eigener Erfahrung auf diesem Gebiete, die Behandlung von Mädchen mit Östrogenen nicht allgemein empfehlen, sondern auf bestimmte Zentren an Kinderkliniken und endokrinologischen Abteilungen beschränkt wissen.

Die Behandlung bei Mädchen geschieht mit Ethinyl-Estradiol oral in einer Dosis von zuerst 0,04 mg täglich (= 2 Tabletten Progynon C/Schering®); bei Beginn in der späteren Pubertät doppelte Dosis, alle vier Wochen begleitet durch ein Gestagen-Präparat, z. B. Primolut-Nor®, für 4 Tage. Unter dieser Behandlung kommt es sofort zu Menstruationsblutungen, vorübergehend zu einem leichten Wachstumsschub, zu starker Vergrößerung der Mammae und zur Steigerung der Libido. Die Behandlungsdauer liegt bei 9 bis 18 Monaten. – Jünglinge werden mit intramuskulären Injektionen von je 250 mg Testosteron-Depot alle 14 Tage oder 400 mg i. m. alle 3 Wochen behandelt. Testosteron ist zwar, wie die Tabelle 6-3 zeigt, ein Wachstumsförderer, führt aber in großen Dosen zu einem abrupten Verschluß der Wachstumsfugen. Dabei kommt es zu starker Behaarung, Stimmbruch, verstärkter Libido, aber auch zu einer – stets reversiblen – leichten Hodenatrophie. Kontrollen der Skelettreifung sind erforderlich. Bei Mädchen läßt sich damit das vorausberechnete Restwachstum um mehr als die Hälfte, bei Knaben nur um ein gutes Drittel reduzieren.

Pathologischer Hochwuchs

Pathologischen Hochwuchs im Adoleszentenalter findet man bei der dominant vererblichen *Arachnodaktylie* (Marfan-Syndrom), kenntlich am schmalen körperlichen Habitus mit langen, dünnen Beinen und Armen mit Cubitus valgus, mit überlangen Zehen und Fingern sowie Trichterbrust und Linsenektopie (Linsenschlottern) bei normaler intellektueller Entwicklung. Bei einem Teil dieser Fälle besteht die Stoffwechselstörung Homozystinurie. Hochwuchs besteht auch beim *dyszerebralen Schwachsinn mit Gigantismus* und bei manchen Angehörigen der XX/Y-Chromosomen-Aberration (siehe S. 89 f. unter Klinefelter-Syndrom). Auch Jungen mit angeborener Anorchie entwickeln zuweilen einen eunuchoiden Hochwuchs. Alle diese Erkrankungen sind selten, am häufigsten sind große Männer mit Klinefelter-Syndrom und „Supermänner“ mit 47,XYY-Konstellation.

Organische Störungen der Geschlechtsentwicklung

Physiologische Varianten

Wachstum und Geschlechtsentwicklung hängen eng zusammen. Es kann daher nicht ausbleiben, daß sich gewisse Überschneidungen mit dem Abschnitt „Allgemeine Wachstumsanomalien" ergeben.

Zuerst seien hier, sich überschneidend mit KAPITEL 2, die derzeitig aus Mitteleuropa gewonnenen Normalzahlen für die Entwicklung zur Geschlechtsreifung und Wachstumsende tabellarisch aufgelistet (Tabelle 6-4). Die Ergebnisse verschiedener Längsschnittuntersuchungen sind in den deutschen, schweizerischen, englischen und holländischen Untersuchungen nicht völlig identisch. Eine früh oder spät einsetzende Pubertät dürfen als solche nicht als Qualitätsbegriffe für eine erfolgende vollständige Geschlechts- und charakterliche Reifung angesehen werden.

Die Zahlen der Tabelle 6-4 muß man sich vor Augen halten, wenn man beurteilen soll, ob sich ein Mädchen oder Junge normal oder abnorm entwickelt. Bei völlig ausbleibenden Zeichen der Geschlechtsentwicklung sind bei Mädchen mit spätestens 13 Jahren, bei Knaben mit 15 Jahren differentialdiagnostische Untersuchungen und Erwägungen anzustellen, um eine *Spätentwicklung (Pubertas tarda)* von einer *pathologischen Entwicklung* abzugrenzen.

Zu den Besonderheiten der männlichen und weiblichen Pubertät gehören, in Ergänzung zum KAPITEL 2, auch die Veränderungen des gesamten Körperbaus mit relativ langem Oberkörper und weichen Konturen beim Mädchen durch stärkere Entwicklung des Fettpolsters und dem bekannten breiteren Becken beim weiblichen Geschlecht im Gegensatz zu den langen Extremitäten mit schmalem Becken, und Ecken und Kanten beim Jüngling. Besonders, aber nicht ausschließlich beim männlichen Geschlecht verursacht die androgenbedingte verstärkte Talgsekretion eine fettige Haut und Akne. Dazu gesellt sich der geschlechtsspezifische Körpergeruch, der so charakteristisch ist für Ansammlungen von pubertierenden Knaben und Mädchen; er bildet sich erst im Alter zwischen 18 und 19 Jahren trotz gleichbleibend hoher Sexualhormonsekretion wieder zurück. Dies ist nicht allein auf bessere Körperhygiene zurückzuführen, die übrigens anfangs besonders beim männlichen Geschlecht – ein weiteres Charakteristikum der Frühpubertät – so sehr zu wünschen übrig läßt.

Ein Mädchen, einen jungen Mann erkennt man nicht nur an der Körperform, sondern vielmehr an ihrem Gang. Er pflegt beim Mann – mit Ausnahmen – kraftvoll-ungraziös zu sein, beim Mädchen zögernder, „vorsichtiger"; dabei bestehen allerdings landsmannschaftliche Unterschiede. Das hängt nicht nur mit der Kraft, sondern vor allem mit der unterschiedlichen Psyche der männlichen und weiblichen Adoleszenten zusammen. Trotz der allgemeinen Tendenz, jungen Männern und Frauen die gleichen Sportmöglichkeiten und Berufschancen einzuräumen, ist der junge Mann durchschnittlich unbekümmerter, draufgängerischer als das Mädchen; letzteres übersieht die Folgen.

Tabelle 6-4 Durchschnittszahlen für die Entwicklung zur Geschlechtsreife und für Längenwachstumsende. Die ± Variationen betreffen jeweils die Bereiche zwischen der dritten und siebenundneunzigsten Perzentile für die Jahre 1978 bis 1980

	weiblich	männlich
Beginnende Geschlechtsreifung	10,7 ± 2,2	12,8 ± 2,3 Jahre
Menarche bzw. Stimmbruch	12,8 ± 2,3	15,0 ± 2,2 Jahre
Wachstumsende	16	18 Jahre
Endlänge	165,5 ± 14	178 ± 16 cm

Von dieser Regelhaftigkeit gibt es, wie jedermann weiß, zahlreiche *Varianten in Körperbau und Charakter*: knabenhafte, überaus sportliche Mädchen und schüchterne Jungen, auch solche mit eher weiblichem Körperbau. Bei „eunuchoidem" Aussehen fettsüchtiger Knaben und bei matronenhaft fettsüchtigen Mädchen mit gewaltigem Umfang der Körpermitte wird der Arzt oft mit der Frage konfrontiert, ob eine Drüsenstörung vorliege. Es gelingt jedoch in der Regel nicht, solche Varianten zum anderen Geschlecht hin endokrinologisch zu erklären. Daß sportliche Mädchen durch die Einnahme von muskelbildenden Anabolika in ihrem Aussehen und in der Leistung vermännlicht werden, steht auf einem anderen Blatt.

Bei verspätetem Pubertätseintritt ist die *allgemeine Anamnese* äußerst wichtig: in welchem Alter haben Menarche bzw. Stimmbruch der Eltern, Großeltern und Geschwister stattgefunden? Die *Eigenanamnese* sollte durchgemachte, evtl. fortbestehende Krankheiten aufdecken wie Zöliakie, Mukoviszidose, Galaktosämie, schlecht eingestellten Diabetes, chronische Nierenkrankheit, rheumatoide Arthritis, Magersucht, Deprivation. Hat eine Operation im Genitalbereich stattgefunden? (Hodentorsion? Orchidopexie? Leistenhernienoperation?)

Bei der *Untersuchung* sind festzustellen: genaues Alter, Länge, Gewicht, äußeres Genitale (männlich, weiblich, Intersex), Körperbau, Mamma-Drüsenkörper, Stimme, Behaarungstyp, Riechvermögen, Röntgenaufnahme der linken Hand zur Feststellung des Skelettalters und evtl. einer Osteoporose, Röntgenaufnahme des Schädels seitlich, Ultraschalluntersuchung des Abdomens.

Nosologisch unterscheidet man einen *Hypogonadismus* bei fehlenden oder primär funktionsunfähigen Gonaden oder durch fehlende Stimulierung bei Hypogonadotropie von einem *Hypogenitalismus*, bei dem die äußeren Genitalien fehlentwickelt sind wie z. B. bei echtem oder Scheinzwittertum oder bei manchen chromosomalen Mißbildungen sowie bei der testikulären Feminisierung. Die meisten dieser Krankheiten sind zwar angeboren, werden aber oft erst in der Zeit, in der die Pubertät einsetzen sollte, entdeckt.

So schematisch wollen wir aber nicht vorgehen, weil ja auch beim Hypogonadismus die äußeren und sekundären Geschlechtsmerkmale un- oder unterentwickelt sind. Wir befassen uns hier mit den praktisch wichtigen Krankheitsbildern.

Pubertas tarda bei beiden Geschlechtern

Die 10er bzw. 90er Perzentile der männlichen wie weiblichen Pubertätsentwicklung liegt bei ± 2,3 Jahren (vgl. Tabelle 6-4, Seite 84). Daher sind bei später oder früher Pubertätsentwicklung in diesem zeitlichen Rahmen keine Befürchtungen auf Abnormalität am Platze. Wenn aber ein Mädchen mit 13, ein Knabe mit höchstens 15 Jahren noch keinerlei Zeichen einer Geschlechtsentwicklung aufweist, so ist das jedenfalls eine verspätete Pubertät. Die häufigste Form in diesem ganzen Kreise ist die familiär-konstitutionelle, gewöhnlich hypogonadotrope. Bei der Konsultation wird man an alle pathologischen Formen des Hypogonadismus beider Geschlechter denken, ohne damit die ratsuchenden Eltern und Jugendlichen zu verschrecken. Eine Kontrolle des Knochenalters wird ergeben, daß es dem vorgefundenen Geschlechtsalter entspricht. Viele sind auch darüber hinaus minderwüchsig und mindergewichtig – ebenfalls im Bereich des Normalen. Der konstitutionellen Pubertas tarda fehlt jedes äußere Kennzeichen und auch der Hormonhaushalt ist bis auf die fehlenden Gonadotropine LH und FSH, sowie Testosteron und Östrogene weit unter normal (vergl. S. 74/75). „Pubertas tarda" ist vielmehr eine Ausschlußdiagnose pathologischer Zustände. Das Knochenalter der Betroffenen ist also reduziert, es entspricht dem unreifen Zustand, in der Regel beträgt es etwa 10 bis 11 Jahre bei 13jährigen Mädchen, 12 Jahre bei 15jährigen Jungen. Solange das Knochenalter nicht 10½ bis 11½ Jahre bei Mädchen, 12½ bis 13½ Jahre beim Knaben beträgt, kann die Pubertät nicht erwartet werden. Aber dieser Befund ist kein Spezifikum für die konstitutionell verspätete Pubertät allein.

Differentialdiagnose

Die häufigsten Konkurrenten der konstitutionellen Pubertas tarda sind folgende Syndrome bzw. Zustände von Krankheitswert:
- Gonadendysgenesie Ullrich-Turner
- Zöliakie
- Mukoviszidose in weitem Abstand
- Der hypothalamisch-hypophysäre Minderwuchs
- Schwachformen einer erworbenen Hypothyreose

Alle diese Krankheiten können so symptomarm verlaufen, daß z. B. bei Zöliakie nur der verdickte Leib, Minderwuchs sowie seelische Depression und verminderter Antrieb, bei der Mukoviszidose scheinbar nur ein chronischer Husten vorzuliegen scheinen. Entsprechende Untersuchungen etwa auf Stuhlfett und die Dünndarmbiopsie bzw. Schweißtest lassen diese beiden Krankheiten verifizieren. Eine Gonadendysgenesie Typ Ullrich-Turner bei Mädchen sollte auch bei Schwachzeichen allein durch die körperliche Untersuchung erkannt werden (S. 93); bewiesen wird sie durch die Chromosomenanalyse: 45,X-Konstellation, evtl. als Mosaik, so daß nur jede zweite oder vierte Zelle vom Geschlechtschromosomendefekt betroffen ist, während die andere oder anderen drei Zellen die normale weibliche 46,XX-Konstellation beherbergen und daher auch nur geringere körperliche Abweichungen feststellen lassen; doch besteht bei allen die Gonadendysgenesie.

Das wichtigste Argument für die Diagnose einer konstitutionellen und damit harmlosen *verspäteten Pubertät ist die Familiarität.* Daher hat man eine möglichst genaue, umfangreiche Befragung über das Alter bei Menarche bzw. Stimmbruch bei den einzelnen Familienmitgliedern durchzuführen (s. S. 78).

Therapie: Trotz vorliegender Amenorrhö und kindlicher Stimme sollte man, wenn alle Indizien für eine Pubertas tarda vorliegen, bis zum Alter von knapp 14 Jahren beim Mädchen, von 16 Jahren beim Knaben untätig zuwarten. Dies ist trotz der Enttäuschung der Jugendlichen zumutbar. Dann aber sollte man aktiv werden. Die meisten Erfahrenen sind sich darüber einig, daß eine Testosteronbehandlung beim Knaben (s. S. 91 und unten) und eine Östrogenbehandlung beim Mädchen (S. 180), über etwa 4 bis 5 Monate fortgesetzt, die Pubertät so in Gang bringt, daß sie nach Beendigung der Kur von selbst weiterläuft. Dann werden Pubeszens und Körperwachstum im üblichen Tempo erfolgen. Es besteht Einigkeit darüber, daß die Prognose der Pubertas tarda bei beiden Geschlechtern gut ist und daß keine generativen und sexuellen Schwierigkeiten zu erwarten sind. Wer allerdings unverhältnismäßig klein in die Pubertät eintritt, wird voraussichtlich auch als Erwachsener klein bleiben.

Andere Endokrinologen, nicht aber der Autor, bevorzugen für mindestens ein Jahr die kostspielige hGH-Behandlung – siehe konstitutioneller Minderwuchs Seite 81 f.

Dosierung der Testosteronbehandlung bei Jungen: 1 Ampulle Testoviron-Depot 100 mg alle 14 Tage i. m. für 4 bis 5 Monate. Östrogenbehandlung siehe KAPITEL 7, Seite 180.

Echte Intersexualität und Pubertas praecox sind nicht Gegenstand der Erörterung in diesem Kapitel. Über Pseudohermaphroditismus beim adrenogenitalen Syndrom siehe Seite 93, 163.

Organischer Hypogonadismus in der Adoleszenz des Jünglings

Zu denken ist bei Individuen mit eindeutig männlichem Genitale an
- Anorchie
- primäre Hodendysgenesien (männlicher Ullrich-Turner)
- Hodendystopie und Maldescensus testis
- Hypogonadismus bei Diabetes mellitus
- Hypogonadismus bei schlecht behandelter Hypothyreose (vergl. S. 97)
- vorhergegangene operative Eingriffe an

Skrotum und Leiste mit Schädigung der Gonaden bzw. deren Blutversorgung
- vorhergegangene beidseitige Hodentorsion (die vor allem im Säuglings- und Kleinkindesalter nicht selten vorkommt)
- angeborene hypothalamische/hypophysäre Insuffizienz oder erworbene Insuffizienz durch Tumor oder Schädeltrauma
- Kallmann-Syndrom
- Geschlechtschromosomen-Aberrationen (Klinefelter, Supermänner)

Anorchie

Bei normalen männlichen äußeren Genitalien ohne Zeichen von Intersex und bei normaler XY-Konstellation sind die Hoden weder im Skrotum noch in der Leiste zu finden.

Eine solche Untersuchung erfordert besonders beim Adipösen Kenntnisse, warme Hände und Geduld. Zuerst betrachtet und betastet man Skrotum und die möglichen Hoden beim stehenden Patienten, weil Gleithoden dann oft von selbst ins Skrotum abgestiegen sind. Finden sich auf diese Weise keine Hoden, so untersucht man den Patienten im Liegen. Die Finger der einen Hand liegen flach auf der Leiste in Höhe des inneren Leistenringes und versperren damit den Weg eines kleinen Hodens in das Abdomen. Mit drei köcherförmig angeordneten Fingern der anderen Hand drängt man den Inhalt des Skrotums gegen die Leiste, einen eventuellen Hoden vor sich herschiebend. Auf der harten Unterlage des Leistenbandes kann man dann einen Hoden gut agnostieren; einen leeren Processus vaginalis, die fingerförmige Ausstülpung des Peritoneums, kann man in der Leiste nicht mit dem prall elastischen kleinen Hoden verwechseln. Nach Exploration der einen Seite folgt die Untersuchung der anderen. Einen Hoden im inneren Leistenring erkennt die flachaufgelegte Hand.

Findet sich also kein Testikel, kann es sich entweder um Abdominalhoden handeln oder sie fehlen völlig. Bei Anorchie reichten die embryonalen Hoden aus, um die männliche Genitalentwicklung in Gang zu setzen, aber sie verkümmerten offenbar spätembryonal zu bindegewebigen Strängen („streaks“), ähnlich wie die Ovarien beim weiblichen Turner-Syndrom mit Gonadendysgenesie, so daß man die Anorchie besser als Testisdysgenesie bezeichnen sollte. Eine Reifung vorhandenen Hodengewebes und Pubertät mit sekundären männlichen Geschlechtsmerkmalen bleibt aus. Zur Unterscheidung zwischen Abdominalhoden und Testisdysgenesie („Anorchie“) injiziert man einmal 5000 E Choriongonadotropin (hCG), zum Beispiel als Primogonyl® intramuskulär. Bei vorhandenem, intraabdominal gelegenem Hoden wird der Testosteronspiegel nach 48 bis 72 Stunden im Blut auf weit über 80 ng pro 100 ml Serum ansteigen, während ein solcher Anstieg bei der Anorchie ausbleibt.

Eine *Therapie* existiert nicht, doch kann man Wachstum und äußeren männlichen Habitus mit Injektionen von Testosteron, zum Beispiel 250 mg einmal pro Monat, sehr günstig beeinflussen.

Hypogonadotroper Hypogonadismus

Der hypophysär/hypothalamische Minderwuchs wurde hier schon vielfach besprochen, er ist in der Adoleszenz in der Regel bekannt. Der Hypophysenvorderlappen kann angeboren mißgebildet sein. Die Hypophyse kann aber auch durch einen Tumor, z. B. ein intra- oder suprasellär sich entwickelndes Kraniopharyngeom zunehmend so geschädigt werden, daß kein somatotropes und kein gonadotropes Hormon mehr gebildet werden und Wachstum und Reife ausbleiben – immerhin ein seltenes Ereignis beim männlichen Geschlecht. Auch beim Cushing-Adenom der Hypophyse bleiben Wachstum und Reifung aus. Hier kann durch Operation geholfen werden.

Ein merkwürdiges und interessantes Bild bietet das *Kallmann-Syndrom*, dessen Genese und Therapie erst in den letzten Jahren verstanden worden ist. Es fehlen das GnRH Releasing-Hormon und die Gonadotropine, im Hoden Spermatogonien und Leydigzellen. Klinisch handelt es sich um Jungen, die im Schulalter gewöhnlich nicht auffällig sind, aber keinen richtigen pubertären Wachstumsschub und keine Genitalentwicklung und keinen

Stimmbruch aufweisen. Sie sehen nur geringgradig eunuchoid aus. Das besondere ist, daß sie in der Regel keine neurologischen oder pathologischen Stoffwechselzeichen aufweisen, aber nicht riechen und daher auch nicht „schmecken“ können außer selbstverständlich süß, sauer, salzig und bitter. Solche Fehlbildungen kommen bei Gaumenspaltenbildung vor. Die meisten Fälle bestehen aber seit Geburt bei völlig normalem Körperbau.

Bei meinem ersten Patienten dieser Sorte, einem hübschen, normal gewachsenen Gymnasiasten, waren die Hoden klein geblieben, Scham- und Bartwuchs fehlten, der Junge verstellte seine Knabenstimme auf „tief“. Die dazugehörige Mutter und eine der älteren Schwestern hatten die erste Regel erst mit über 17 Jahren bekommen und konnten ebenfalls nichts riechen. Eine solche merkwürdige Vererbung war damals noch nicht bekannt.

Heute weiß man, daß vermutlich eine dominante, sowie eine X-chromosomale Vererbung Ursache des Kallmann-Syndroms sein können, daß es aber auch mit Mißbildungen des Rachendaches kombiniert vorkommt. Dadurch wird die Sekretion des Gonadotropin-Releasingfaktors im Hypothalamus verhindert.

Die *Therapie* geschieht heute mit großem Erfolg mittels pulsierender Behandlung mit GnRH als Injektion oder als Nasenspray durch Spezialisten S. 181 (Grundlagen siehe S. 73).

Es gibt ferner eine *familiäre Form des hypogonadotropen Eunuchismus*, die mit dem Kallmann-Syndrom nicht identisch ist und bei dem ebenfalls das Plasma-Testosteron erniedrigt ist, welches angeblich durch hCG stimuliert werden kann (was bei meinen Kallmann-Jünglingen nie möglich war).

Hypergonadotroper Hypogonadismus

Tubuläre Insuffizienz des Hodens

Hier fassen wir jene möglichen, in ihrer Gesamtheit *häufigen Schäden am Hodengewebe zusammen, die vor der Adoleszenz erworben wurden.* Streng genommen führen sie nicht so sehr zu einem Hypogonadismus, als zur *Infertilität.* Die körperliche Entwicklung verläuft – je nach Ursache – bis zur Pubertätszeit normal, aber Hodenwachstum und sekundäre Geschlechtsmerkmale stellen sich eher verzögert ein. Im Ejakulat finden sich keine oder weit unternormale Zahlen von Spermatozoen (normal 40 bis 200 Millionen/ml Spermaflüssigkeit). Im histologischen Bild sieht man bei Biopsie die Hodentubuli an Zahl sehr verringert und von engem Lumen, das Epithel derselben ist unregelmäßig abgeflacht, Sertolizellen vorhanden, normale Spermatogonien und Spermatozyten sind kaum zu sehen; dagegen ist das Interstitialgewebe mit Leydig-Zwischenzellen relativ vermehrt, so daß die Produktion des Testosterons gewährleistet ist, abhängig vom verstärkt produzierten luteinisierenden Hormon der Hypophyse LH.

Die Ursachen werden nach ihrer ungefähren Häufigkeit hier aufgelistet:
- Maldescensus testis und Hodendystopie
- Folgezustände von Orchitis oder Hodentorsion
- Zöliakie (einheimische Sprue)
- Mukoviszidose
- medikamentöse Vorbehandlung mit Zytostatika oder mit Cyproteron
- vorbestehende Hydro- oder Varikozele
- familiäre tubuläre Insuffizienz.

Diese Krankheitsgruppe ist unterschiedlich hypergonadotrop.

Maldescensus testis: Bei einem Drittel der frühgeborenen und bei 4% der reifgeborenen Knaben befinden sich die Hoden nach der Geburt nicht im Skrotum, aber bis zum Alter von einem Jahr sind bei 99% der Knaben die Hoden spontan ins Skrotum abgestiegen oder befinden sich als Gleithoden zwischen Skrotum und Leiste. Kinderärzte wissen, daß d i e s e Testes kein therapeutisches Problem darstellen. 1% der Knaben verbleibt als behandlungsbedürftig mit ein- oder doppelseitigem Leisten- oder Abdominalhoden, und das sind dann doch viele. Sie sollten spätestens zu Beginn des dritten Lebensjahres mit Hormonen (hCG oder Gonodotropin-Releasinghormon GnRH) oder chirurgisch therapiert werden. Es hat sich nämlich ergeben, daß auch ein einseitiger Hodenhochstand oder der dystop z. B. an der Bauchaponeurose verlöteter Hoden oft eine ungünstige Wirkung auf den anderen, normal im Skrotum gelegenen Hoden ausübt, so daß sich nicht nur bei dem dystopen sondern auch beim normal plazierten Hoden eine Tubulusdegeneration entwickelt. Diese Regel läßt Ausnahmen zu. Wie weit eine vorbestehende innere Fehlbildung im Hoden zur Hodenretention führt, ist später im Einzelfall nicht mehr zu entscheiden. Ein in der Adoleszenz ein- oder doppelseitiger Maldeszensus ist jedenfalls der häufigste Grund für Infertilität, auch wenn in diesem Alter noch die chirurgische Korrektur erfolgen sollte. Eine vorherige Hormonbehandlung mit HCG ist angezeigt: 2mal pro Woche 1000 bis 1500 Einheiten Primogonyl®, Predalon® oder Pregnesin® intramuskulär. – Ein intraabdominal verbliebener Hoden muß wegen Malignomgefahr dringend exstirpiert werden.

Die Beobachtung, daß *Jugendliche mit chronischen Erkrankungen* verzögert in eine langsame Pubertät gelangen, ist nicht immer Folge von hormonalen Mängeln, schon eher von hypothalamischen Störungen als Gegenstück zu Magersuchtpatienten. Ein GnRH-, auch LHRH-Test genannt, kann daher angezeigt sein.

Hier müssen ein paar Worte zur *akuten Hodentorsion* eingeschoben werden. Dieses Krankheitsbild ist den Kinderärzten wohl-, Allgemeinärzten und Internisten aber unbekannt (siehe Abb. 6-4). Erster Höhepunkt der Fallzahlen ist das erste und zweite Lebensjahr, zweiter aber die Pubertät. Unmittelbar nach einer Kraftanstrengung, aber auch aus heiterem Himmel tritt ein heftiger einseitiger Hoden- und Unterbauchschmerz als Zeichen dafür ein, daß sich ein Hoden samt seiner Hüllen um seine Längsachse gegen den Nebenhoden und Samenstrang verdreht hat, wodurch die Blutzufuhr gedrosselt bzw. unterbunden wird. *Diagnose:* schmerzhafte, harte Schwellung des leicht hochgezogenen Hodens. Nach wenigen Stunden verlötet sich der Hoden mit dem Skrotum, sodaß auch dieses einseitig gerötet und „verkrumpelt" wirkt. Fehldiagnose des Nichtkenners: einseitige Orchitis.

Zwar ist eine Rückdrehung prinzipiell möglich, aber unwahrscheinlich. Man vertue keine Zeit mit Hochlagerung und Umschlägen, vielmehr ist sofortige Einweisung und operative Rückdrehung des Hodens erforderlich, bevor dieser irreparabel geschädigt ist. Da eine konstitutionell mangelhafte Verlötung zwischen Hoden und Nebenhoden vorbesteht, soll auch stets der zweite Hoden entsprechend fixiert werden.

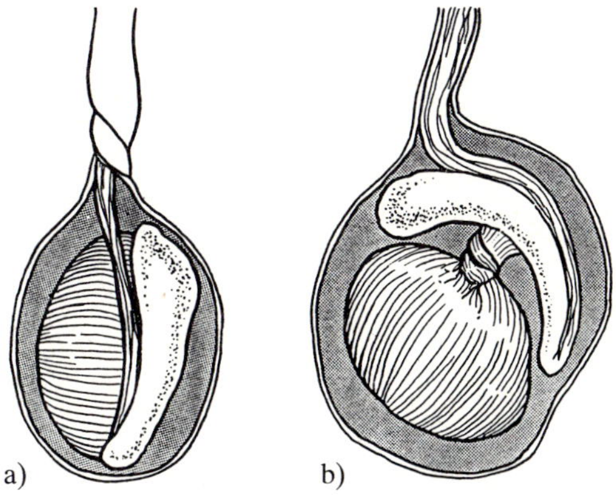

Abb. 6-4 Zwei Formen der Hoden- bzw. Samenstrangtorsion: a) Extra- und Supravaginale Samenstrangtorsion. b) Hodentorsion, wie sie für die Adoleszenz typisch ist: Hoden gegen Nebenhoden

Bei der unbehandelten einheimischen Sprue *(Zöliakie),* die auf Seite 115 f. besonders besprochen werden wird, kann es trotz zeitweise erhöhten Testosteronspiegels zu sehr verzögerter Reife kommen. Die Infertilität bei der ebenfalls mit Verdauungsinsuffizienz einhergehenden *Mukoviszidose* ist jedoch durch den angeborenen Verschluß der Vasa deferentes hervorgerufen. Bei *Morbus Crohn* und *Colitis ulcerosa* sieht man mehr einen verringerten pubertären Wachstumsschub als eine verzögerte Geschlechtsreifung.

Klinefelter-Syndrom

Es handelt sich um eine Trisomie mit der Konstellation 47,XXY oder 48,XXXY. Man rechnet mit einer Frequenz von 1:400 bis 1:1000 in der Bevölkerung, sie führt also zu einem der häufigsten angeborenen Syndrome, wenngleich es gewöhnlich erst in der Adoleszenz

Abb. 6-5 Gefahren ① bis ⑤ für das Zustandekommen von numerischen chromosomalen Aberrationen mit erhöhtem Alter der Eltern (nach Murken 1984. Aus Lust/Pfaundler, Pädiatrische Diagnostik und Therapie, 27. Aufl., Urban & Schwarzenberg, München – Wien – Baltimore 1985)

Alter des Vaters	Alter der Mutter 35 - 37	38 - 40	41 - 43	≥44J.
≤34	⑤ 1,0%	④ 1,8%	② 3,8%	3,8%
35 - 37	1,0%	1,8%	3,8%	3,8%
38 -40	1,0%	1,8%	3,8%	3,8%
41 - 43	③ 1,8%	2,5%	① 4,6%	7,2%
≥44 J.	3,0%	3,7%	5,8%	12,4%

auffällt. Sie ist in mancher Hinsicht vergleichbar mit der Häufigkeit der Trisomie 21, dem Down-Syndrom; für das Zustandekommen des Klinefelter-Syndroms gilt etwa gleiche Abhängigkeit vom zunehmendem Alter der Mütter wie beim Down-Syndrom, dem Mongolismus. Trisomien entstehen am häufigsten durch ungleichmäßige Trennung der chromosomalen Spindel in der Anaphase II der Meiose (Nondisjunction), so daß auf eine nachfolgende Zelle zwei statt ein X-Chromosom gerät. Über die Altersdisposition unterrichtet die Abb. 6-5.

Die Patienten fallen erst in der späteren Adoleszentenzeit durch Habitus und Charakter auf. Ich selbst habe an einer großen Kinderklinik in vielen Jahren nur 5 Fälle des Syndroms vor dem Pubertätsalter als Klinefelter-Syndrom entdeckt, rein rechnerisch aber hätte ich drei bis vier Knaben mit dem Syndrom pro Jahr erkennen müssen. Hinweiszeichen können sein: Verminderter psychischer Antrieb, Leistenhoden, im Mundepithelabstrich Barrsche Körperchen (Geschlechtschromatinnachweis) positiv. Selbst in der eigentlichen Pubertätszeit werden einem diese Jungen kaum vorgestellt, denn das Längenwachstum ist meist normal, die Hodengröße nimmt langsamer als gewöhnlich zu und auch Schambehaarung und Stimmbruch stellen sich, wenn auch verzögert, ein. Dies ist die Folge einer normalen bis unternormalen Bildung von Testosteron in den Leydigschen Zwischenzellen. Da die Rückkoppelungsschiene zu Hypophyse und Hypothalamus erhalten ist, wird FSH in der Regel erhöht, LH abhängig vom Testosteronspiegel unternormal bis erhöht gefunden. Bei Hodenbiopsie aber zeigt sich in jedem Alter ein schwer pathologisches Bild: Die meisten Tubuli sind atrophisch, je weiter das Alter fortgeschritten ist, desto ausgeprägter ist die Verarmung. Immerhin sieht man beim Jugendlichen noch normale Spermatogonien. Das Interstitium enthält vermehrt und über weite Strecken hin Bindegewebe bei erhaltenen, knollig hypertrophierten Nestern von Leydig-Zellen. Doch ist die Sekretionsreserve dieser Zellen vermindert, was man am Äußeren des Patienten ablesen kann. Denn im Verlaufe der Adoleszenz wachsen die Patienten weiter und entwickeln eine Art eunuchoiden Hochwuchses, der um so auffälliger ist, als die Muskelkraft fehlt und der Gang staksig wirkt. Oft sieht man bei den Patienten X-Arme (Cubitus valgus) und Klinodaktylie. Der Penis ist erektionsfähig, aber unterdurchschnittlich groß. Die Hoden werden im Laufe der Jahre wieder kleiner und fester als Folge der Fibrose und Sklerose. Der Bart bleibt schütter, die Schambehaarung geht zurück. Mit Rückgang der Testosteronproduktion stellt sich eine *Osteoporose* ein. Infolge vermehrt vorhandenen Östrogens wächst vielen Adoleszenten ein Busen, in dem sich später ein Mammakarzinom entwikkeln kann. Das Hauptkennzeichen des Klinefelter ist die *Azoospermie.*

Zwar wird den meisten Klinefelter-Patienten Unterbegabung nachgesagt, doch ist es vor allem das Manko an Antrieb zur Leistung, das so charakteristisch für Klinefelter-Männer ist, und es fehlen Ideen. Klinefelter-Leute sind leicht zu lenken und leicht verführbar. Bei einigen kommt es zu Homosexualität und Transvestizismus. Die Berufsaussichten sind nicht gut. Man weiß andererseits, daß Träger des Syndroms ihr Leben lang unerkannt bleiben, ihren unter Umständen sogar akademischen Beruf als Mitläufer zur Zufriedenheit ausfüllen, und heiraten.

Eine entscheidende *Therapie* existiert nicht. Wegen der Osteoporose wird man jedoch stets Androgene substituieren, anfangs als Injektion von etwa 100 mg Testosteron alle 2 bis 3 Wochen intramuskulär, später als Andriol® 2 bis 3 Kapseln pro Tag oral. Dabei werden die sekundären Geschlechtszeichen im Sinne von deutlicherer Männlichkeit günstig beeinflußt. Zur Stützung des Selbstwertgefühles ist eine dauernde ärztliche Führung des Patienten dringend erforderlich.

Differentialdiagnostisch kommen – selten – XX-Männer mit Hypogonadismus infrage, deren Hoden fibrotisch und infertil sind, die minderwüchsig bleiben. Bei ihnen wird trotzdem das H-Y-Antigen gefunden.

Das *Sertoli-cell-only-syndrome* und ein beim männlichen Geschlecht vorkommendes Turner-Syndrom mit 45/46, X/XY-Mosaik sowie die Syndrome Noonan und Laurence-Moon-Bardet-Biedl mit Minderwuchs, Fettsucht und Hypogonadismus sowie das Prader-Willi-Syndrom mit Schwachsinn, Fettsucht und Hypogenitalismus sind zu selten, um hier beschrieben zu werden.

Hypogenitalismus

Bei jedem Fall von Hypogonadismus sind nicht nur die Gonaden fehl- und unterentwikkelt, sondern gewöhnlich auch Penis und Skrotum kleingeblieben oder fehlgebildet (Hypogenitalismus). Dies trifft zu für Anorchie, hypogonatotropen Eunuchismus, Klinefelter-Syndrom u. a. m., die ja alle auch infertil bleiben.

Hypospadie

Die Hypospadie ist eine angeborene, nicht zu übersehende Mißbildung, sie ist kein eigentliches Thema für eine Adoleszentenmedizin. Die Mißbildung aller Grade (1 bis 6) sollte vor der Einschulung operiert sein. Die Langzeitergebnisse bezüglich Blasenentleerung, Kohabitation und Fertilität sind gut und auch die befragten Ehefrauen erklärten sich als zufrieden (W. Maier). Lange Zeit wurde aber der Grad 1 und 2 (Hypospadia glandis) nicht operiert, obwohl er häufig mit einer Stenose des Meatus und mit einer Dorsalkrümmung des Penis einhergeht, weil gerade die Neuformierung der Harnröhre durch die Glans hindurch auf Schwierigkeiten stieß. Diese sind seit Einführung der Operationsmethoden Engert oder Ombrédanne behoben. Eine gewisse Retardierung der Pubertät hat man aber auch bei manchen leichten Fällen von Hypospadie beobachtet und fand einen verringerten Testosteronanstieg nach hCG-(Choriongonadotropin)Stimulierung sowie zuweilen erniedrigte Spermatozoenzahlen im Ejakulat. Der Penis bleibt häufig kleiner als der Durchschnitt und ventro-dorsal flacher als normal. Findet sich noch beim Adoleszenten eine Hypospadie, sollte die Entscheidung im positiven Sinne in einem Konsilium mit Fach-Kinderchirurgen oder Urologen diskutiert werden.

Ein seltener Sonderfall muß hier erwähnt werden: Das *Reifenstein-Syndrom*. Es handelt sich um eine Hypospadie unterschiedlicher, meist aber höherer Grade mit gespaltenem Skrotum, also um einen Pseudohermaphroditismus masculinus bei 46,XY-Konstellation. Das Syndrom ist X-chromosomal vererblich und wird familiär beobachtet. Auch dem Autor ist eine solche Familie begegnet. Mit der Operation allein ist es hier nicht getan. Die Patienten sind etwas minderwüchsig, die Hoden sind ursprünglich fast normalgroß, der Penis bleibt aber klein. Mit beginnender Pubertät entwickelt sich eine beträchtliche Gynäkomastie (siehe unten). Die Patienten bleiben infertil, die Testes unterliegen einer in der Adoleszenz zunehmenden tubulären Insuffizienz. Die Behaarung bleibt ebenfalls gering. Es handelt sich um eine bereits embryonal wirksame Testosteron-Bildungsstörung. Es fehlt die 17β-Hydroxysteroid-Dehydrogenase, so daß Androstendion nicht in Testosteron umgewandelt werden kann. Die Östrogene sind daher erhöht.

Mikropenis

Von einem *Mikropenis* in der Adoleszenz sollte man nur dann sprechen, wenn die Maße wesentlich unternormal sind. In der normalen Pubertät wächst der nicht erigierte Penis von ca. 6 cm Länge im Alter von 10 Jahren auf 10 bis 12 cm im Alter von 17 Jahren (Gupta), der erigierte Penis mißt dann 13 bis 19 cm, sehr abhängig von Höhe und Breite des gesamten Körperbaus des Adoleszenten. XYY-Männern wird ein Makrogenitale zugeschrieben. Es gibt aber auch völlig normale, ausgereifte junge Männer mit kleinem Penis im schlaffen und erigierten Zustand. Adoleszenten stellen *häufig und besorgt* die Frage, ob ihr Penis nicht zu klein sei.

Bei der *Palmure des Penis* scheint dieser klein, weil das Skrotum ventral auf dem oder über dem Penis inseriert, so daß dieser in den Falten desselben fast verschwindet. Während der Pubertät wächst ein solcher Penis aber allmählich aus dem Falten-Röschen heraus. Zu keinem Alter ist eine Operation indiziert.

Pubertäts-Gynäkomastie

Im Stadium 3 der männlichen Pubertät schwellen die submamillär gelegenen Brustdrüsenscheiben nicht selten an, die Mammille erhebt sich über die Thoraxoberfläche. Nur selten erreichen die Scheiben einen Durchmesser von mehr als 3 bis 4 cm; dann lagert sich allerdings auch etwas Fett an, so daß wirklich ein kleiner, meist asymmetrischer Busen entsteht. Die Jungen leiden unter dieser Erscheinung sehr und versuchen, sie zu verbergen. Kameraden necken und stoßen sie, was recht schmerzhaft ist. Gewöhnlich bildet sich diese normale Gynäkomastie im Stadium 5 von selbst zurück. Mit einem bösartigen Mammatumor muß nicht gerechnet werden.

Differentialdiagnostisch kommen Zustände von gonadaler Unterentwicklung in Frage, die eine Gynäkomastie entwickeln, wie z. B. das Klinefelter-Syndrom ab 16 Jahre (in ca. 60% der Fälle) und das oben erwähnte Reifenstein-Syndrom (in fast 100%). Immer dann, wenn eine Testosteron-Bildungsstörung besteht, schoppen sich die Vorstufen an, die zum Teil in Östrogene umgewandelt werden.

Bei der „normalen" Pubertätsgynäkomastie hat man selbstverständlich erhöhte Östradiolwerte im Blutplasma vermutet, aber niemals bestätigt. Eine interessante, aber nicht bewiesene Hypothese spricht davon, daß in der Pubertät vermehrt Prolaktin-Rezeptoren gebildet werden, so daß die Mammae trotz nicht erhöhten Hypophysen-Prolaktins stimuliert werden.

Manche Arzneimittel führen zu Gynäkomastie, wie z. B. Psychopharmaka, Digitalis, aber auch eine Testoviron-Therapie und Antiandrogene vom Typ des Cyproterons, sowie übermäßiger Verzehr von Eiern hormonstimulierter Hühner. Östrogenproduzierende Tumoren gibt es bei männlichen Adoleszenten so gut wie nie.

Der Verfasser war nur ein einziges Mal gezwungen, bei einer ätiologisch ungeklärten, sich im Verlaufe von drei Jahren verstärkenden Gynäkomastie den Drüsenkörper entfernen zu lassen. – Ein Mammakarzinom kann später bei Klinefelter- und Reifenstein-Syndrom vorkommen.

Organischer Hypogonadismus in der Adoleszenz des Mädchens

Bei eindeutig weiblichem äußeren Genitale tritt hier die Pubertät spät oder nicht auf. Es ist zu denken an

- reine Gonadendysgenesie bei normalem Chromosomenmuster 46,XX (selten), und auch das Noonan-Syndrom bei weiblichem Geschlecht
- Ullrich-Turner-Syndrom mit Gonadendysgenesie durch Geschlechtschromosomenaberration
- Hypophysär/hypothalamischer Minderwuchs bzw. Fröhlich-Syndrom (Dystrophia adiposogenitalis).

In beschränktem Maße gehören hierher

- Testikuläre Feminisierung
- Magersucht
- Mayer-Rokitansky-Küster-Syndrom.

Diese Syndrome sind weniger durch Hypogenitalismus als durch Amenorrhö gekennzeichnet und sind daher in KAPITEL 7 über Gynäkologie der Adoleszentinnen abgehandelt.

Ullrich-Turner-Syndrom mit Gonadendysgenesie

Der deutsche Pädiater Otto Ullrich beschrieb 1930, der amerikanische Endokrinologe Henry H. Turner 1938 dieses häufige (1:2700 Mädchen) Syndrom mit multiplen Abartungen, vor allem Minderwuchs, kurzem Hals und Flügelfell. Ullrich erkannte die Ovarialagenesie 1934, Albright 1938 anhand von 11 Fällen den Zusammenhang mit Ovarialinsuffizienz. In Deutschland spricht man daher von Ullrich-Turner-Syndrom, im Anglo-Amerikanischen von Turner-Syndrom. Eine ursächliche Erklärung gelang erst, als es möglich wurde, eine Chromosomenanalyse vorzunehmen. Es findet sich regelmäßig eine Geschlechtschromosomenreduktion auf 45,X (früher 45,XO bezeichnet) oder, in mehr als einem Viertel der Fälle, ein Mosaik 45/46,X/XX u. a. Das fehlende X-Chromosom ist das väterliche. Väter von Ullrich-Turner-Mädchen sind oft überdurchschnittlich alt. Von Familiarität wird kaum berichtet. 95% der Krankheitsfälle sterben intrauterin ab, so schätzt man, während Lebendgeborene eine kaum verkürzte Lebenserwartung aufweisen. Erfahrene Pädiater erkennen das Krankheitsbild schon beim Kleinkind.

Die Symptome werden um so auffälliger, je älter die Kinder werden. Es bestehen:

Erheblicher, bereits beim Feten feststellbarer Minderwuchs mit Endgröße um 145 cm, Neigung zur Fettsucht und Osteoporose, letztere besonders ab Adoleszentenalter, breiter, kurzer Hals, oft mit ausgeprägtem Flügelfell zur Schulter hin, antimongoloide Lidachsen, tief inserierende, fehlgebildete Ohrmuscheln: Sphinxgesicht. Charakteristisch ist der tiefe Haaransatz im Nacken mit nach oben gerichtetem Strich. So gut wie immer findet sich ein breiter, langer Thorax (Schildthorax) mit besonders tief und weit auseinanderliegenden Mamillen. X-Arme (Cubitus valgus) sind die Regel, ebenso die verkürzten Metatarsalia bzw. Metakarpalia des vierten Strahles: Man beachte stets die geschlossene Faust. Fakultativ findet man Herzfehler, vor allem Aorten- und Pulmonalstenose, Fallot und Pseudotruncus; Patellahypoplasie. Mäßige Schwerhörigkeit ist nicht selten, die geistigen Fähigkeiten sind normal bis leicht reduziert. Vom Alter zwölf bis 15 Jahren an besteht ein hypergonadotroper Hypogenitalismus. Das Genitale bleibt kindlich, der Tastbefund läßt einen kleinen, unentwickelten Uterus erkennen; nur bei operativer Exploration oder Pelviskopie (vergl. KAPITEL 7) erkennt man die „Streaks“, kleine bindegewebige Stränge am Ort sonst normaler Ovarien. Die Pubertät und auch der pubertäre Wachstumsschub bleiben aus, statt Mammae mit Drüsenkörper findet sich nur ein flacher Fettbusen.

Individuen vom weiblichen oder männlichen Phänotypus, die deutliche Zeichen des Ullrich-Turner-Syndroms bei jedoch normalem weiblichen 46,XX oder 46,XY Karyotyp bei normalem oder nur leicht verändertem Genitale zeigen und fertil sind, gehören zum *Noonan-Syndrom*.

Im Gegensatz zum Turner-Syndrom sind 46,XX- oder 46,XY-Mädchen mit isolierter „reiner“ Ovarialdysgenesie in der Regel normalwüchsig und ohne sonstige Mißbildungssymptome. Auch bei ihnen bleibt selbstverständlich die Pubertät aus. Das Krankheitsbild ist selten, kommt jedoch familiär vor.

Therapie des Ullrich-Turner-Syndroms: Das Wachstum läßt sich auch durch Anabolika ab elf Jahren kaum beschleunigen. Östrogene sollten nur in kleinen Dosen, möglichst als 2-Phasen-Pille, verabreicht werden, sie haben einen günstigen Einfluß auf Wohlergehen, Osteoporose und Selbstbewußtsein (s. S. 161). Von sexuellem Interkurs hört man nur selten. Frauen mit X/XY Mosaik können konzipieren.

Wichtig! Bei Mosaik 45/46,X/XY mit schwächerer Symptomatik, aber stets Minderwuchs, müssen die Streaks-Gonaden im Adoleszentenalter entfernt werden, da die Gefahr der Gonadoblastombildung besteht.

Hypogonadotroper Hypogonadismus

Der hypophysäre Zwergwuchs ist bei Mädchen ähnlich häufig wie bei Knaben. Er wird heute gewöhnlich frühzeitig erkannt und mit Wachstumshormonen behandelt (vergl. Seite 80). Erworbene hypothalamische Störungen mit vermindertem Wachstumshormon und/oder GnRH- bzw. Gonadotropinsekretion geht entweder auf *Hirntumoren*, vor allem das Kraniopharyngeom zurück, das langsam und zystisch supraselllär wächst. Auch *traumatisch* kann eine solche Schädigung bei Schädelbasisblutungen manifest werden. Es entwickelt sich das Vollbild der *Dystrophia adiposo-genitalis* (Fröhlich). Ich kenne persönlich nur drei echte Fröhlich-Patientinnen. Um so häufiger werden dem Arzt dicke, noch nicht menstruiert habende Mädchen in die Sprechstunde geschickt – es handelt sich mit obiger Ausnahme immer um Pseudo-Fröhlich-Patientinnen mit ungestörtem Längenwachstum und spät-normaler genitaler Entwicklung – nur die Fettsucht blieb.

Die *Amenorrhö* und bis zu einem gewissen Grad auch genitale Unterentwicklung bei der *Anorexia nervosa* geht so gut wie immer mit einer stark verminderten GnRH- und Gonadotropinsekretion einher, die wohl nur dann behandlungsbedürftig ist, wenn der Gewichtsverlust bis auf weniger als 10% zum Idealgewicht aufgeholt ist und sich trotzdem auf hormonalem und sexuellem Gebiet „nichts tut“. Auch die auf Seite 85 abgehandelte Pubertas tarda entspricht im Prinzip dem hypogonadotropen Hypogonadismus, vergl. KAPITEL 7, S. 176, 177 f.

Testikuläre Feminisierung

Sie hat eigentlich nichts mit verspäteter Pubeszenz zu tun, hier fehlen Uterus und Regelblutung, daher wird dieses Krankheitsbild auch bei der primären Amenorrhö besprochen (siehe KAPITEL 7). Da es sich um eine Fehlbildung handelt, die gewöhnlich erst in der Pubertätszeit diagnostizierbar wird, werden die körperlichen Symptome hier geschildert. Es handelt sich um ein familiär-genetisches Leiden, ich kenne mehrere Geschwistererkrankungen.

In einer Familie gab es 4 Mädchen, davon handelte es sich bei 3 Patientinnen um die 46,XY-Konstellationen, also „Mädchen“ bei männlichem Chromosomensatz. Als erstes der Geschwister landete Anna im Alter von 6 Jahren ohne Mithilfe der Pädiatrie auf dem Operationstisch des Chirurgen wegen Leistenhernie mit „Ovar“ in der Leiste. Das Ovar erwies sich als normaler Hoden. Daraufhin entdeckte ich die anderen zwei Betroffenen, von denen sich bereits eine in der Pubertät befand, aber selbstverständlich amenorrhoisch geblieben war.

Körperwachstum und äußeres weibliches Genitale sind normal, die Vagina kurz, ein Uterus fehlt. Pubes und Mammae sind meist gering ausgeprägt. Es handelt sich also ausnahmslos um „Männer“ mit normalem, im Abdominalbereich gelegenen Hoden, aber weiblichem äußeren Genitale (Pseudohermaphroditismus masculinus); die Hoden produzieren Testosteron, jedoch fehlt diesen Individuen der Rezeptor, so daß Testosteron nichts bewirkt. Trotz des fehlenden Androgenrezeptors (Typ 1) machen die „Mädchen“ einen beinahe normalen pubertären Wachstumsschub durch. Viele von ihnen sind sportlich-attraktiv und heiraten auch, sie leben oft unerkannt in normalen Ehen, bleiben aber selbstverständlich amenorrhoisch und steril. Eine Therapie ist nicht bekannt. Wegen Malignomgefahr ist in der Adoleszenz Kastration und Östrogenbehandlung anzustreben (siehe auch KAPITEL 7, S. 163).

Intersexualität und Pubertas praecox sind nicht Gegenstände der Erörterung in diesem Buch. Über Pseudohermaphroditismus beim adrenogenitalen Syndrom siehe S. 95, 182, bei testikulärer Feminisierung siehe oben.

Sonstige Störungen von endokrinen Organen

Für Pubertät und Adoleszenz gibt es, von den oben geschilderten Entwicklungsstörungen der Geschlechtsorgane und der Geschlechtshormone abgesehen, keine sonstigen spezifischen endokrinologischen Erkrankungen. Nur die Schilddrüse und der Inselapparat nehmen eine Ausnahmestellung ein: Adoleszenten-Struma und Basedow finden sich unten auf Seite 98 bis Seite 100, während der Diabetes einen breiten Raum bei den Stoffwechselkrankheiten einnimmt (S. 100 bis S. 106).

Der ärztliche Eindruck, daß die Imbalance der Hormonausschüttung in der Pubertät Bilder hervorruft, die echten hormonalen Krankheiten, besonders solchen mit Überproduktion, ähneln, mag umstritten sein. So spricht man vom *„Pubertäts-Basedowoid"* und meint besonders dünne, leicht erregbare Jugendliche mit weiten Lidspalten, feuchten, lebhaften Augen und echauffierter Haut mit oder ohne Pubertäts-Struma, ohne daß man erhöhte Werte für Schilddrüsenhormone feststellen kann. Ebenso könnte man von einem *„Cushingoid"* bei Heranwachsenden mit Vollmondgesicht, Fettsucht, erhöhtem Blutdruck, verlangsamter Genitalentwicklung, jedoch mit etwa normaler Körperlänge sprechen. Nicht ganz selten sah ich vorübergehend *myxödematöse Züge* und ein *„Addisonoid"*, letzteres besonders bei Magersucht. Daß bei der *Pubertätsmagersucht* der Mädchen die Entwicklung einschließlich Körperwachstum stehenbleibt, ist bekannt: die Gonadotropine sind stets vermindert; die Amenorrhö, regelmäßig bei diesen Mädchen feststellbar, ist eines der hartnäckigsten Symptome. Die Regelblutung erscheint meist dann, wenn ein Körpergewicht erreicht ist, das etwa 10% unter dem Idealgewicht liegt.

Die in und nach der Pubertät hin und wieder zu beobachtenden *tetanischen Anfälle* sind so gut wie niemals Folgen eines Hypoparathyreoidismus, sondern treten psychogen bei mit Angst belegter Hyperventilation auf.

Adrenogenitales Syndrom

Mit einer Prävalenz von ca. 1:7000 ist das adrenogenitale Syndrom (AGS) nächst der Athyreose (1:4000) die häufigste angeborene Fehlfunktion des hormonalen Systems überhaupt. In der Mehrzahl der Fälle handelt es sich um einen Defekt der 21-Hydroxylase, welche normalerweise 17-OH-Progesteron zu Desoxycortisol umwandelt, so daß das angestaute 17-OH-Progesteron in den Androgenstoffwechsel umgeleitet wird, was vermännlichend wirkt. Sehr viel seltener sind der 3β-Desmolase-Defekt und der 11-Hydroxylase-Defekt. Alle diese Defekte sind autosomal rezessiv vererbbar, die Genloci befinden sich auf dem kurzen Arm des Chromosom Nr. 6 in unmittelbarer Nachbarschaft zu den Loci der HLA-Faktoren und werden daher auch mit ihrem Muster zum Teil gemeinsam vererbt, so der für die Adoleszentenmedizin wichtige *late-onset-Typ* mit HLA-B 14 (DR 1). Obwohl autosomal rezessiv vererbt, zeigen nahezu alle Statistiken nicht die erwartete gleiche Häufigkeit bei Mädchen und Knaben, sondern nahezu doppelt so viele Mädchen. Im Regelfall wird ein solches Geschlechtsverhältnis durch embryonalen oder fetalen Frühtod des (schwächeren) männlichen Geschlechts erklärt, aber Sektionsbefunde von Feten haben das nicht bestätigt. So liegt die Annahme nahe, daß männliche AGS-Fälle oft milder verlaufen und nicht erkannt werden, zumal genitale Mißbildungen, die das weibliche Geschlecht so belasten, beim männlichen nicht vorkommen. Denn der Pseudohermaphroditismus femininus mit vergrößerter Clitoris und gemeinsamer Mündung von Urethra und Vagina in einen Sinus urogenitalis oder der Urethra im Bereich der penisartig umgebildeten Clitoris ist Folge der embryofetalen Wirkung der überschießend gebildeten Androgene beim weiblichen Geschlecht.

Klinisch unterscheidet man im Prinzip drei Typen:

1. den einfach virilisierten Typ
2. den mit Salzverlust kombinierten Typ (durch Aldosteronmangel)
3. den erst in der Präpubertätszeit klinisch erkennbaren late onset Typ (meist durch 11-Hydroxylasemangel).

Alle drei Typen sind angeboren, und auch der Typ 3 zeigt den charakteristischen biochemischen Defekt, auch bereits unmittelbar nach Geburt. Am gefährlichsten ist die Kombination 2 von äußerer Virilisierung mit Salzverlust, der bereits in den ersten Lebenswochen zum Tode führt, falls das AGS nicht rechtzeitig erkannt und behandelt wird. Schwere und Verlauf der Erkrankung wechseln von Familie zu Familie. Geschwistererkrankungen sind nicht selten. Die Heterozygotenfrequenz für den 21-Hydroxylasemangel beträgt in der Bevölkerung Mitteleuropas z. B. 1:42.

Therapie

Die Mehrzahl der Fälle von AGS wird bald nach der Geburt durch das vermännlichte äußere Genitale der Mädchen (Pseudohermaphroditismus femininus), gegebenenfalls zusätzlich durch das Salzverlust-Syndrom erkannt und behandelt. *Der Jugendarzt muß wis-*

sen, daß er die Behandlung eines adrenogenitalen Syndroms über das Kindesalter hinaus mit einem Cortison-Präparat unbedingt und in nicht verminderter Dosis weiterzuführen hat. Mit anderen erfahrenen Pädiatern rät der Autor zu folgender *Dauerbehandlung*:

> Hydrocortison (Tablette zu 10 mg) 20 ± 5 mg/m² Körperoberfläche, dazu 9α-Fluorcortison (Aldosteron = Astonin®-H, Tablette zu 0,1 mg) 2 ± 1 Tablette/m² Körperoberfläche.

Man drittelt die errechnete Tagesdosis: ⅔ der Dosis morgens zwischen 6.30 und 8 Uhr, ⅓ der Dosis zwischen 22 und 23 Uhr. Je nach Ausfall der Kontrolluntersuchungen muß die Dosis nach oben oder unten korrigiert werden. Es kann auch nötig sein, die Dosis auf drei Gaben pro Tag zu verteilen.

Die *Einstellungsüberwachung* geschieht *in akuten Notfällen*, kenntlich am arteriellen Kollaps (Blutdruckmessung!) und Bewußtseinsverlust durch Bestimmung des Serum-Ionogramms und des 17-OH-Progesterons, ebenfalls im Serum: Kalium erhöht, Natrium vermindert, 17-OH-Progesteron erhöht.

> Normwerte für Kalium$^+$ 4,1–4,7 mmol/l;
> Natrium$^+$ 126–145 mmol/l; 17-OH-Progesteron im Hormonlaboratorium mehrmals täglich,
> Norm 100–200 ng/dl, bei AGS oft über 10 000 ng/dl.
> Plasma-Reninaktivität 5 ± 4 ng/ml/h.

Gewöhnlich zeigen sich *Dosierungsfehler oft erst nach Wochen*. Daher wird die richtige Einstellung am besten durch die Bestimmung des Pregnantriol aus dem 24-Stunden-Urin kontrolliert, z. B. 3mal pro Jahr. Norm bei Pubertierenden etwa 800 bis 1500 mg/Tag, bei Adoleszenten kaum höher. Selbstverständlich werden bei jeder Kontrolle Wachstum in cm, Skelett und Wachstumsfugen sowie Virilisierung und Blutdruck festgestellt.

Fehler der Behandlung:

Jeder Arzt, der es mit der Behandlung eines Patienten mit AGS zu tun hat, muß wissen, daß der Patient bei jedem Infekt und jedem Unfall sozusagen blind die doppelte tägliche Dosis Hydrocortison erhalten muß, auch wenn das sehr von der Stärke des Infektes und der Schwere des Unfalls abhängt und oft nicht nötig sein würde. Denn es droht die gefährliche Addison-Krise mit Salzverlust-Syndrom. Am besten trägt der Patient, ähnlich wie ein Diabetiker, ein Schildchen auf der Brust mit der Aufschrift „Ich heiße..., wohne... und stehe wegen eines adrenogenitalen Syndroms in Cortison-Behandlung, die bei Unfall vorübergehend auf 75 mg Hydrocortison pro 24 Stunden erhöht werden muß". Dann weiß auch der Notarzt Bescheid.

Eine konstante Überdosis von Cortison behindert das Wachstum und führt zum medikamentösen Cushing, sie behindert die Pubertätsentwicklung.

Late onset AGS

Erfahrungsgemäß werden Fälle von AGS, die keine deutlichen pseudohermaphroditischen Zeichen des äußeren Genitales aufweisen, von den Eltern nicht als abnorm erkannt und leider auch in den Vorsorgeuntersuchungen übersehen. Durch die in der Nebennierenrinde vermehrt produzierten Androgene Androstendion, Dehydroepiandrosteron DHEA, Testosteron u. a. wächst in der Kindheit die Klitoris weiter und es treten geringe oder stärkere Pubes auf. Ein nicht geringer Anteil der *Pubertas praecox* mit deutlichem Phallus und braunem Genitale *des männlichen Geschlechts* gehört zu dieser Gruppe. Im Verlaufe der Pubertät dieser eher kleinwüchsig gebliebenen Patienten beiderlei Geschlechts kommt es zu starker allgemeiner Körperbehaarung *(Hirsutismus der Mädchen)*. Bei einer solchen Entwicklung muß man dringend an AGS denken und die entsprechenden Untersuchungen am besten in einer Kinderklinik durchführen lassen. Im Zweifelsfall wird ein ACTH-Test durchgeführt, der 17-OH-Progesteron im Plasma und die Androgenausscheidung stärkstens in die Höhe treibt. Alle diese Fälle neigen zu hohem Blutdruck.

Die *Behandlung dieser Adoleszenten-Fälle* geschieht nach den oben geschilderten Prinzipien.

Bekanntermaßen können behandelte Mädchen konzipieren, oft erst nach Zufuhr von Astonin®-H (siehe oben), was den wenigsten Gynäkologen geläufig ist.

Operative Eingriffe

Die anatomischen Veränderungen des weiblichen Genitale im Sinne des Pseudohermaphroditismus femininus sollten im Alter zwischen 3 und 10 Jahren, also vor der Pubertät, operativ korrigiert worden sein, denn nur selten sind ungestörter Geschlechtsverkehr und Konzeption möglich, wenn Urethra und Vagina in einen gemeinsamen Sinus urogenitalis münden. Eine Verkleinerung der Clitoris sollte Fachgynäkologen für Kinder und Jugendliche überlassen bleiben (s. KAPITEL 7, S. 164). Die rechtzeitige genetische Beratung vor einer beabsichtigten Konzeption sollte durch einen Heterozygoten-Test beim Bewerber erfolgen (S. 95).

Soziale Einordnung und Sexualität

Wie eigene Erfahrungen und andernorts durchgeführte Nachuntersuchungen ergeben haben, sind bei Jugendlichen und Erwachsenen keine Schwierigkeiten in der sozialen Einordnung zu erwarten. Die Liebesfähigkeit ist normal. Die erste Aufnahme von geschlechtlichen Beziehungen und von Konzeption erfolgt etwa im gleichen Alter wie bei gesunden Mädchen. Bei Vorliegen eines Salzverlustsyndroms zeigt sich die Reifeentwicklung manchmal retardiert. In Europa wurden homosexuelle Entwicklungen und Transvestiten trotz des hohen Androgenspiegels nicht beobachtet. Lediglich Mädchen mit ausgeprägter Behaarung (s. o.) haben zuweilen Schwierigkeiten bei der Partnerakzeptanz.

Athyreose, Hypothyreose

Die meisten Fälle von Aplasie oder Dystopie von Schilddrüsengewebe, wovon hauptsächlich das weibliche Geschlecht betroffen ist, werden heute durch das Neugeborenen-Screening mittels Bestimmung des erhöhten thyreotropen Hormons in Bluttropfen erfaßt und – mit verschwindenden Ausnahmen – auch behandelt. *Myxödem* und *thyreogener Minderwuchs* sind daher in unserer jüngeren Bevölkerung praktisch ausgemerzt. Hypothyreosen entstehen aber auch erst im Schul- und Adoleszentenalter bei Jodfehlverwertungen und durch eine Immun-Thyreoiditis. Diese Fälle sind nicht leicht zu erkennen. Hinweise ergeben sich für den geschulten Beobachter durch ein leichtes bis mittelgradiges Zurückbleiben des Wachstums und des Knochenalters, durch Verspätung der Geschlechtsreifung und vor allem durch das leicht geschwollene, blasse Gesicht, das dadurch horizontal verbreitert aussieht. Organbefunde fehlen. Auf die richtige diagnostische Spur führen vor allem die geschwollenen Lider und das Nachlassen aller Initiativen („Bradyphrenie“). Die Haut des Hypothyreotikers ist trocken und kalt, der Patient friert selbst im gut geheizten Klassenzimmer. Die Sprache wird heiser und langsam („Bradyphonie“). Die Schilddrüse ist kaum zu tasten oder, wie bei der Hashimoto-Struma, vergrößert. Von einer vorhergehenden Thyreoiditis erfährt man wenig Beschwerliches. Die oft geschilderte Anämie ist gering, eine Hypercholesterinämie ergibt sich bei einer allgemeinen Durchuntersuchung. Das EKG zeigt eine verlängerte Q-T-Zeit und erniedrigte T-Zacken. Die Hypothyreose wird bewiesen durch den erniedrigten Hormonblutspiegel von T_4 und T_3 (Normwerte siehe Tabelle 6-5).

Tabelle 6-5 Normalbereiche wichtiger Schilddrüsen-Parameter im Erwachsenenalter

T_3	1,6– 3,6 nmol/l
T_4	57 –159 nmol/l
FT_3	4,7– 9,5 pmol/l
FT_4	12 – 32 pmol/l
TSH vor TRH	<0,8– 3,5 mU/l
TSH nach TRH	1,7– 22 mU/l
Δ TSH	1,0– 20 mU/l
Thyreoglobulin-Antikörper	negativ
Mikrosomale Antikörper	negativ

Das thyreotrope Hormon TSH der Hypophyse ist erhöht. Im TRH-Test steigt der TSH-Spiegel weiter kräftig an. Auf Antikörper gegen Schilddrüsengewebe und Thyreoglobulin sollte stets gefahndet werden. Eine Szintigraphie der Schilddrüse mit Technetium kann, braucht aber nicht durchgeführt zu werden.

Die *Therapie* sollte mit kleinen Dosen L-Thyroxin begonnen werden, z. B. mit 50 µg, also einer halben Tablette zu 100 µg, um im Abstand von je 10 Tagen je eine viertel Tablette zuzulegen. Die Halbwertszeit des oral gegebenen Thyroxins beträgt etwa 7 Tage. Die endgültige Tagesdosis liegt zwischen 150 und 200 µg. Die Wirkung ist zauberhaft! Falls die Wachstumsfugen noch offen sind, setzt erneutes Wachstum ein.

Adoleszenten-Struma

Strumen sind in der Bevölkerung der deutschsprachigen Länder auch heute noch sehr häufig. Treten sie ohne klinische Erscheinungen der Über- oder Unterfunktion auf, pflegt man sie als „euthyreote“ blande Strumen zu bezeichnen. Alle Fachkenner sind sich darüber einig, daß der Jodmangel die wesentliche Ursache ist. Besonders die Eiszeitgletscher haben die heutigen Getreideböden von Jod ausgewaschen. So sind vor allem die Alpen und ganz Südbayern, zum Teil die deutschen Mittelgebirge und die norddeutsche Tiefebene unter Aussparung der Küstengegenden Jodmangelgebiete. In der Schweiz, die seit Jahrzehnten die Jodierung des Kochsalzes durchführt, hat die Strumahäufigkeit drastisch abgenommen, der angeborene Kretinsismus mit Schwerhörigkeit ist verschwunden. Aber auch in Deutschland, wo man von einer allgemeinen Jodprophylaxe wegen der Lebensmittelgesetze noch weit entfernt ist, hat die Strumafrequenz auch in angestammten Kropfgegenden seit Jahrzehnten langsam abgenommen, offensichtlich durch Minderung des Joddefizits in Nahrungsmitteln und Gemüse, die heute meist nicht mehr aus der jodarmen Region selbst stammen.

Jodverarmte Schilddrüsen sind besonders empfindlich gegen eine TSH-Stimulierung. Der erhöhte Bedarf während des Pubertätswachstumsschubes und der Hormonumstellung erklärt, warum die Struma in diesem Lebensabschnitt so häufig manifest wird, wenn auch der Beginn der Schilddrüsenvergrößerung sicherlich oft auf das Schulalter datiert werden muß. Man glaubt, daß vier Fünftel der Adoleszenten-Strumen durch den Jodmangel bedingt sind, bei einem weiteren Fünftel sind Thyreoiditis und strumigene Substanzen in Nahrung, Medikamenten und Wasser verantwortlich zu machen. Wie bei den meisten Schilddrüsenerkrankungen ist überwiegend das weibliche Geschlecht zu Kropf disponiert.

Symptomatik

Die normale, aber auch die leicht vergrößerte Schilddrüse beim Kind und Jugendlichen ist besser sicht- als tastbar, zumal der Hals in dieser Altersgruppe noch wenig Fett anzusetzen pflegt.

Dazu läßt man den Hals extrem nach hinten strekken. Die Betastung der Schilddrüsengegend geschieht am besten am sitzenden Patienten von hinten mit flach aufgelegten Fingern von der Seite zur Mitte, um auch den Isthmus abzutasten. Und auch die Umgebung muß kontrolliert werden, um vergrößerte Lymphknoten nicht zu übersehen.

Die Adoleszenten-Struma ist in der Regel gleichseitig diffus und weich, manchmal ist fast nur der Isthmus vergrößert. Knotenbildung erfolgt gewöhnlich erst im späteren Erwachsenenalter. Größe und Struktur der Schilddrüse sind sonographisch besonders gut darzustellen, so daß die Szintigraphie mit radioaktivem Jod bei Jugendlichen ganz entfallen sollte. Nach der WHO-Klassifizierung unterscheidet man ein Stadium I der Struma, wenn diese beim gestreckten Hals soeben als vergrößert feststellbar ist, von einem Stadium II, die man schon bei normaler Kopfhaltung sehen und fühlen kann und schließlich von einem Stadium III, das aus weiterer Entfernung sofort erkennbar ist. Zur Diagnose „blande Struma“ wird gefordert, daß sich bei der Allgemeinuntersuchung des Patienten keine klinischen Zeichen einer Hyper- oder Hypothyreose feststellen lassen. Blutuntersuchungen auf Thyroxin (T_4) und Trijodthyronin (T_3) zeigen Normalwerte, die eher an der unteren Grenze der Norm liegen (vergleiche die Normalwerttabelle 6-3), während TSH der Hypophyse gewöhnlich als mäßig erhöht festgestellt wird (Norm 5 bis 10 μE/ml). Beim TRH-Test durch Injektion von 5 μg Thyreotropin-Releasing-Hormon steigt TSH stark an.

Knotenbildungen in der Schilddrüse sind, wie oben erwähnt, im Adoleszentenalter selten. Tastet man jedoch gegen die Regel einen oder mehrere Knoten, ist eine sorgfältige Diagnose einschließlich Sonographie, TRH-Stimulierung und Technetium-Szintigraphie erforderlich: Bei einem solitären Knoten könnte es sich um ein *Schilddrüsenkarzinom* handeln. Dafür würden sprechen: Kalter Knoten ohne Speicherung von Technetium in der Szintigraphie, verdächtige Lymphknoten im Hals- und Axillarbereich, röntgenologisch gegebenenfalls Lungenmetastasen, unsichere Reaktion auf TRH und TSH. Der Knoten ist samt Schilddrüsenlappen schlecht verschieblich. Bei jedem auf Malignom verdächtigen Knoten ist es im Jugendalter sicherer, eine Operation durchzuführen und, je nach Befund in den Schnellschnitten, das weitere Vorgehen zu entscheiden, als sich auf eine unsichere Feinnadelbiopsie zu verlassen. Das typische Malignom des Adoleszentenalters ist das papilläre Adenokarzinom.

Sogenannte *autonome Knoten* können szintigraphisch als warme Bezirke erscheinen. Bei Kindern und Jugendlichen ist jedoch ein Radiojodtest sowie überhaupt jegliche Jodbelastung durch Jodkalium (Expektorans), durch Röntgenkontrastdarstellungen und durch die Nahrung zu unterlassen: Die Folge könnte eine jodstimulierte autonome Hyperthyreose sein.

Es ist ratsam, bei jeder wachsenden Struma einen TRH-Test durchzuführen: Bei einer euthyreoten Struma wird das an und für sich bereits erhöhte TSH durch TRH weiter erhöht, nicht aber bei Hyperthyreose.

Differentialdiagnostisch muß die in der Pubertätszeit häufig werdende *Hyperthyreose* und die *subchronische, autoimmune, lymphozytäre Thyreoiditis Hashimoto* in Betracht gezogen werden: Hier ist die Schilddrüse gleichmäßig oder lokal leicht verhärtet, bei Betastung fühlt sich die Schilddrüse gewellt an. Sie ist kaum schmerzhaft. Senkung und Gammafraktion in der Serumelektrophorese sind erhöht. TSH ist normal bis leicht erhöht. Auto-Immunkörper gegen Schilddrüsensubstanz finden sich gewöhnlich mit hohem Titer. Die Stimulierung mit TRH gewährt in der Regel keinen weiteren Anstieg von TSH (und T_4). Die Stoffwechsellage ist anfangs erhöht, im Verlauf mehrheitlich, besonders bei längerer Vorgeschichte, hypothyreot und dann finden sich auch erhöhte TSH-Titer.

Die meisten genetisch bedingten *Jodverwertungsstörungen* machen sich besonders häufig in der Frühadoleszenz durch Kropf und hypothyreotische Symptome bemerkbar; am bekanntesten ist das *Pendred-Syndrom* mit Schwerhörigkeit.

Therapie

Der Beginn der Schilddrüsenvergrößerung über die Norm hinaus ist gewöhnlich nicht genau zu datieren. Entscheidend ist trotzdem, daß die Behandlung einsetzt, bevor sich autonome Kropfknoten entwickelt haben. Ein schneller Erfolg ist nicht zu erwarten! Man verabreicht einschleichend ½ Tablette L-Thyroxin, also 50 μg oder ½ Tablette Novothyral und steigert in zwei- bis dreiwöchigen Abständen schließlich auf 1½ Tabletten = 150 μg täglich morgens als Einzeldosis. Nicht nur in Kropfgegenden ist das Thyreoidin® Merck 0,1 g pro Tablette durchaus eine Alternative, weil es im Gegensatz zu den synthetischen Präparaten ein kleine Menge freien Jods enthält; Dauerbehandlung mit 1½ bis 2 Tabletten pro Tag.

Nebenwirkungen oder gar Hyperthyreosen sind bei der angegebenen Dosierung kaum zu befürchten. Trotzdem sind ärztliche Kontrollen zuerst alle zwei, später alle zehn Wochen anzuraten. Dabei achtet man auf Wachstum, Hals, Allgemeinbefinden, ggf. auch Pulsbeschleunigung. Man muß die Betroffenen darauf vorbereiten, daß sich vor Ablauf eines halben Jahres kein deutlicher Rückgang abzeichnen wird, daß aber der Erfolg dann ausbleiben wird, wenn die Tabletteneinnahme unregelmäßig erfolgt, wie das im Adoleszentenalter so häufig geschieht. Die Behandlungsdauer beträgt 1½ bis 2 Jahre, danach kann ein Übergang auf Jodprophylaxe, die fast stets nötig ist, erfolgen – bei Eintreten der Schwangerschaft darf die Thyroxin- bzw. Jodprophylaxe nicht unterbrochen werden!

Auch Jodfehlverwertungen werden durch L-Thyroxin oder Novothyral in etwas höherer Dosierung behandelt. Über Hypothyreosen siehe S. 97.

Die *Kropfprophylaxe* hat sich bewährt. Sie ist in der Bundesrepublik nur auf freiwilliger Basis möglich, so durch Verwendung von Jodsalz im Haushalt, z. B. mittels Reichenhaller Salz. Es enthält, wie in der Schweiz, 20 mg/kg. Da aber Fleisch- und Wurstwaren und Fertiggerichte schon gesalzen sind, wird die Solldosis von 5 g jodierten Kochsalzes pro Person = 100 µg Jod nicht erreicht. Der Tagesbedarf des Erwachsenen beträgt ca. 150 µg Jod täglich.

Hyperthyreose

Bei Kindern ist eine Schilddrüsenüberfunktion eine wirkliche Rarität. Von der Pubertät an ändert sich das, so daß im Adoleszentenalter besonders bei Mädchen zunehmend echte Basedow-Fälle zur Beobachtung kommen und zu behandeln sind, während die autonomen Adenome mit vermehrter Ausschwemmung von T_4 und T_3 eine Sache des späteren Erwachsenenalters sind und hier nicht besprochen werden (vergl. S. 99).

Die *Symptome* eines Basedow sind wohl bekannt; auf die kardinale Merseburger Trias, Kropf, Exophthalmus, Tachykardie sollte man heute nicht mehr warten, sondern die Feinzeichen schon vorher aufspüren: warme feuchte Haut, Handtremor, innere Unruhe und Konzentrationsmangel, Glanzauge und gestörter Schlaf. Die diffuse Schilddrüsenvergrößerung ist beinahe obligat im Gegensatz zum Pubertäts-Basedowoid (S. 76), die Drüse pulsiert in der Regel und hat meist das Ausmaß der Struma Grad II nach WHO (S. 98). Auch dystopes Schilddrüsengewebe kann an der vermehrten Inkretion von T_4 und T_3 teilnehmen. Das Sonogramm weist eine echoarme Vergrößerung der Thyreoidea nach. Im Serum findet man T_3 und T_4 stets über die Norm erhöht, TSH ist vermindert (Normwerte Tabelle 6-5, S. 97).

Therapie

Die Behandlung ist in der Regel um so erfolgreicher, je früher die Hyperthyreose erkannt wurde. Hier gibt es mehrere Möglichkeiten. Der Verfasser bevorzugt Thiamazol (Favistan®-Tabletten zu 20 mg), anfangs 30 bis 40 mg pro Tag, nach Erreichen normaler T_4- und T_3-Werte Rückgang auf 5 bis 10 mg, gleichzeitig gegebenenfalls L-Thyroxin 50 bis 100 µg pro Tag, was die Rückbildung des Kropfes und der Augensymptome günstig beeinflußt. Gerade aber der Exophthalmus folgt eigenen Gesetzen. Die Gesamtdauer der Behandlung ist in den meisten Fällen auf mindestens 2 Jahre zu veranschlagen. Regelmäßige Bestimmungen von T_3 und T_4 sowie Blutbildkontrollen sind erforderlich, obwohl gerade Thiamazol bei Jugendlichen selten Agranulozytose oder aplastische Anämie hervorruft; allergische Haut- und Gelenkreaktionen sind allerdings häufiger und zwingen zum Umsetzen auf ein anderes Threostatikum, z. B. Perchlorat. Eine Schwangerschaft sollte unbedingt vermieden werden; sollte eine solche eintreten, ist ein versierter Endokrinologe heranzuziehen, da Schilddrüsenstörungen beim Kind zu befürchten sind.

Stoffwechselkrankheiten

Diabetes mellitus

Der insulinabhängige Typ I ist die übliche Form des Diabetes Jugendlicher, der Typ II kommt im Adoleszentenalter extrem selten vor (Mody-Variante). Man rechnet mit einer Diabetesprävalenz von 1,5‰ im Kindesalter bis zu 14 Jahren mit je einem schwach ausgeprägten Manifestationsbuckel im Alter von 4 bis 6 und 12 bis 13 Jahren. Vom Alter von 15 Jahren an wird der Diabetes zunehmend häufig. Erst mit ca. 40 Jahren steigt die Inzidenz steil an; jetzt handelt es sich zusätzlich um den Typ II. Da ein Diabetes bereits seit den ersten Lebensjahren bestehen kann, hat man es bei Adoleszenten nicht selten schon mit einem „alten" Diabetiker und mit Sekundärkrankheiten zu tun. Der Diabetes bei Adoleszenten steht im Rufe, schwer einstellbar zu sein.

Symptomatik

Obwohl ein vermutlich nicht geringer Teil des kindlichen Diabetes offenbar im Zusammenhang mit einer Virusinfektion (Mumps, Coxsackie-B_4, EMC-Virus, möglicherweise auch andere Viren) ein bis vier Jahre vor den ersten Symptomen zu sehen ist, spielt die Vererbung doch eine erhebliche, aber geringere Rolle als beim Diabetes Typ II. Nach einer solchen Infektion entwickeln sich Insel-Antikörper und damit eine Verminderung der B-Zellen, ein Vorgang, der langsam crescendo abläuft. Trotzdem sind die *Prodrome* der Manifestation des Diabetes bei Kindern und Jugendlichen im Vergleich zum Diabetes Typ II *kurz*: Vermehrter Durst, Polyurie, Abmagerung, Leistungsminderung sind die bekannten Symptome. Fettsüchtige finden sich unter den jugendlichen Diabetikern selten im Gegensatz zu älteren Erwachsenen, die ja vor allem am Diabetes Typ II erkranken. Wenn Polyurie und Abmagerung nicht richtig gedeutet werden, stellt sich anläßlich eines Infektes schnell ein alarmierendes initiales Coma ein.

Spätkomplikationen

Spätkomplikationen des Diabetes treten, abhängig von der Güte der Einstellung, 8 bis 20 Jahre oder gar länger nach der Diabetesmanifestation ein. Sie sind Folge der diabetischen Gefäßschäden, am häufigsten am Auge und an den Nieren. Befallen sind die Basalmembranen der Kapillarwände, wodurch es, gut am Augenhintergrund zu beobachten, zu Ektasien mit Durchtritt von Plasma und auch Verschluß eines Gefäßbezirkes kommen kann.

Zum frühestmöglichen Nachweis dieser metadiabetischen Erkrankungen sollte man in jährlichen Abständen Augen und Nieren genau untersuchen. Um die *diabetische Retinopathie* frühzeitig zu erkennen, sollten Pädiater und Internisten, oft vielfach selbst Meister des Augenspiegels, nach Mikroaneurysmen vor allem in der Peripherie des Augenhintergrundes suchen. Sieht man gar Gefäßunterbrechungen und weiße Flecken, handelt es sich bereits um ein fortgeschrittenes Stadium, obwohl Sehstörungen vom Patienten nicht angegeben werden. Man findet sie jedoch durch den Fachmann mittels einer computerregistrierten Gesichtsfeldprüfung. Am deutlichsten zeigen sich die Gefäßveränderungen durch die Fluoreszenz-Angiographie, deren Durchführung nur unter stationären Bedingungen vor einer nötig werdenden Laser-Koagulation geschehen sollte.

Das früheste Symptom der *Nephropathie* ist die Proteinurie von mehr als 150 mg/Tag, d. h. also >15 mg Gesamtprotein/dl.

Für den Nachweis solch geringer Eiweißmengen im Urin sind die gewöhnlichen Stäbchenmethoden, ja selbst die Sulfosalicylsäureproben zu unempfindlich. Entweder lassen Sie eine quantitative Fällungsmethode durch Trichloressigsäure oder – moderner – das Total-Protein mittels der Farbstoffmethode BIO-RAD durch den Laboratoriumsarzt durchführen, der auch Ihre HbA_{1c}-Werte bestimmt.

Ein Frühzeichen der *Neuropathie* ist die Sensibilitätsstörung in Fingern und Zehen. Eine Stimmgabel, aufgesetzt auf Großzehe und Mittelfinger, kann in ihren Schwingungen nicht mehr gefühlt werden.

Therapie

Patient und Eltern sind gewöhnlich niedergeschlagen, wenn ihnen der Arzt die Diagnose „Zuckerkrankheit" mit den nunmehr nötigen Behandlungsregeln und Einschränkungen des Lebens mitteilt. In der Klinik nimmt die tägliche Routine mit Insulin-Injektionen, Blutzuckerkontrollen und Sonderkost der Behandlung jede Schärfe, selbst wenn sie aus einem initialen Coma heraus begann.

Es ist im Rahmen dieses Buches unmöglich, die Therapie des Diabetes in extenso darzustellen. Gediegene Grundsätze der Diabetologie müssen vorausgesetzt werden. Wir gehen hier nur auf einige Besonderheiten der Behandlung Jugendlicher ein.

Insulin, Diät und körperliche Aktivitäten sind die *drei Säulen der Behandlung*. Der Typ I des Diabetes benötigt immer Insulin als Injektion, auch wenn die Diät mit täglich 7 Mahlzeiten sehr genau eingehalten wird. Meist gelingt es nach einer Anfangsphase der Behandlung durch Alt-Insulin, den Jungen oder das Mädchen auf zwei, nicht ganz selten drei Injektionen pro 24 Stunden einzustellen, wozu Depot-Insuline oder Misch-Insuline herangezogen werden. Man bedient sich entweder monocomponent Depot-Insulins oder einer Mischung aus Depot- und Alt-Insulinen (langwirksame bzw. intermediär wirksame Insuline). Das Insulin entstammt heute noch vielfach den Bauchspeicheldrüsen von Schweinen, es ist mit dem menschlichen fast identisch. Mehr und mehr werden heute halbsynthetische Human-Insuline verwendet, doch ist deren Vorteil bei subkutaner Injektion nicht über jeden Zweifel erhaben, aber sicher nötig bei der Insulinpumpe, die man bei schwer einzustellendem labilem juvenilen Diabetes manchmal mit Vorteil, aber möglichst nicht über lange Zeit hin anwendet; denn es hat sich gezeigt, daß sich unter einer solchen Behandlung häufig Amyloid erhöht im Blut nachweisen läßt.

Es ist zwar grundsätzlich möglich, eine einigermaßen gute Einstellung, besonders bei kleinen Kindern, auch mit einer einzigen Depot- bzw. Langzeitinsulindosis zu erreichen; aber ein engmaschig erstelltes Blutzucker-Tagesprofil läßt dann gewöhnlich doch Blutzuckerspitzenkonzentration von mehr als 180 mg/dl am Vormittag oder nachts mit entsprechender Urinzuckerausscheidung nachweisen. Es sollte das Ziel sein, solche Spitzen von 180 mg/dl nicht zuzulassen oder gar zu überschreiten, was sich nachweisbar günstig auf das spätere Auftreten gefäßbedingter oder neuropathischer Spätkomplikationen auswirkt.

Über die nötige Gesamtdosis von Insulin für 24 Stunden lassen sich hier keine verläßlichen Angaben machen. Der Bedarf vor Beginn der Pubertät beträgt pro Tag gewöhnlich 24 bis 40 E; zeigt sich ein höherer, so muß nach Komplikationen und Diätfehlern gesucht werden (siehe unten). In der Pubertät ab Stadium Tanner II bis III steigt erfahrungsgemäß der Insulinbedarf nochmals an, um im Stadium V mit Ende der Pubertät wieder zurückzugehen. Dies ist auch experimentell gesichert (Amel et al. 1986, Tabelle 6-6).

Bei konstanter i. v.-Infusion von 40 mU Insulin/m^2 Körperoberfläche und Minute wird zur Konstanthaltung des Blutzuckerspiegels auf 90–92 mg/dl bei Jugendlichen im Entwicklungsstadium Tanner II–IV sowohl bei gesunden Personen, doch wesentlich deutlicher noch bei diabetischen Jugendlichen trotz erhöhten Insulin-Blutspiegels weniger Glukose verstoffwechselt als bei Kindern und Erwachsenen (siehe Tab. 6-6). Die Suprareninspiegel liegen in der Pubertät gleichzeitig niedriger, die Wachstumshormonspiegel höher (siehe unten) als vor und nach der Pubertät.

In der Regel werden zwei Drittel der Tagesdosis Insulin morgens 30 bis 40 Minuten vor dem Frühstück, das restliche Drittel vor der Abendmahlzeit injiziert. Findet man bei der dreimal täglichen Urinkontrolle Zucker, der ja nur noch die vorhergegangenen hohen Blutzuckerspiegel nachweist, sollte ein solcher Be-

Tabelle 6-6 Insulinstimulierter Glukoseverbrauch in mg pro m^2 Körperfläche und Minute unter experimenteller leichter Hyperinsulinisierung bei Kindern, jugendlichen und erwachsenen Diabetikern Typ I und Kontrollen. Versuchsgruppe und Kontrolle jeweils 16 Personen. Hb A_{1c} normal

Entwicklungsstadium	Nicht-Diabetiker	Diabetiker
Tanner-Stadium I	316 ± 34 mg/m^2min	184 ± 14 mg/m^2min
Tanner-Stadium II-IV	201 ± 12 mg/m^2min	135 ± 16 mg/m^2min
Erwachsene	290 ± 21 mg/m^2min	180 ± 20 mg/m^2min

fund auch unter ambulanten Verhältnissen die Kontrolle des Blutzuckers, z. B. mit Hämoglukotest oder Diabur 5000 Test, am besten mittels Reflektometer veranlassen. Der Patient selbst hat möglicherweise in der Klinik die Technik der Blutzuckerbestimmung gelernt. Ferner findet sich in der Pubertät oft der HbA_{1c}-Gehalt beim Hämoglobin über 9% erhöht, ein Zeichen der nicht optimalen Einstellung. Zeigen sich gar erste Symptome einer metadiabetischen Nephro- oder Retinopathie oder bei Entgleisungen des Zuckerstoffwechsels ist strengste, möglichst stationäre Neueinstellung erforderlich, lieber einmal zu oft als einmal zu wenig.

Labiler Diabetes in der Adoleszenz (brittle Diabetes)?

Bei meinen Umfragen unter den Diabetologen über den jugendlichen Diabetes war ziemlich allgemein zu hören, er sei labil. Die eigenen Erfahrungen stimmen damit nicht voll überein.

Es ist zwar richtig, daß sich in der Pubertät allmählich sowohl vermehrt Insulin-Antikörper als auch solche gegen die Betazellen der Inseln selbst entwickeln und der Insulinbedarf steigt (siehe oben). Im ersteren Falle kommt es zur Immunreaktion vom Typ I mit sofortigem Juckreiz und mit Röte an der Stelle der Injektion durch IgE-Antikörper oder zu einer Insulinrestistenz durch IgG- und IgM-Antikörper, so daß immer höhere Insulindosen gewählt werden müssen, ein Zeichen, daß weitere Beta-Zellen zugrundegingen: Der Insulinbedarf steigt. Es hat sich ferner gezeigt, daß gerade bei Adoleszenten vielfach morgendlich ein wesentlich höherer Wachstumshormonspiegel als normal vorliegt, wie ja auch der Kortison-Spiegel morgens hoch liegt: Beide Hormone sind Gegenspieler des Insulins.

Der entscheidende Gegenspieler einer guten Einstellung ist aber *die adoleszenzspezifische Psyche,* das neue Bewußtsein des oder der Jugendlichen, nun endlich ganz sich selbst in eigener Verantwortung in die Hand zu nehmen. Bisher sorgte die Mutter für die richtige Zusammensetzung und Quanten der Nahrung sowie für die rechtzeitige und proper durchgeführte Injektion. Ein diabetischer Jugendlicher fühlt sich nicht krank und will so frei sein wie seine Altersgenossen und -genossinnen, einmal will er eine tolle sportliche Leistung zeigen, oder will sie eine Nacht durchtanzen. Eine solche Entgleisung jedoch fürchtet die Mutter zutiefst und verrät ihre Angst dem Arzt, der den Jungen oder das Mädchen zur Raison bringen soll. Solche Tendenzen sind nachfühlbar.

Langzeitbehandlung und Kontrolle

In der Klinik lernt der Patient die Regeln der Diät und die Technik der Insulin-Injektionen, abhängig vom jeweiligen Blut- bzw. Harnglukosewert. Es gibt heute wohl kaum eine Klinik, die nicht solchen detaillierten Unterricht erteilt. Wieder zu Hause sieht alles anders aus. Mit Recht übernimmt die Mutter, die ebenfalls am Unterricht teilnahm, den diätetischen Part, aber hypoglykämische Zustände bei gleichbleibender Insulindosis treten manchmal unvorhergesehen auf, weil in der Zeit der Erholung nach der Primäreinstellung der Insulinbedarf zurückgeht, wenn Bewegung und Sport den Blutzucker zusätzlich drücken. In der ersten Zeit zu Hause müssen daher drei- bis viermal täglich zwischen 7 und 19 Uhr Harn- bzw. Blutzucker geprüft werden. Die ambulante Beratung mit Gewichts- und Zustandskontrollen durch einen verständigen Arzt ist dringend.

Nehmen wir an, Mutter und Patient seien gewissenhaft. Aber zwischen dem Leben in der Klinik und dann draußen in Schule und mit Freunden, mit der veränderten Zeiteinteilung, gar bei Schulausflügen, wo es in der Wirtschaft nur Bier, Cola und „Limo“ gibt, können die ersten Unregelmäßigkeiten vorkommen. Es ist sicher falsch, dem jugendlichen Diabetiker mit der Angst vor späteren Nachkrankheiten kommen zu wollen. Man wird dem Adoleszenten vor Augen stellen, daß nicht nur er, sondern daß jeder Mensch, auch sein beratender Arzt, seine Grenzen hat, die er beachten muß, um nicht zu scheitern. Es darf nicht nur zu einem

Bündnis zwischen Eltern und Arzt kommen, sondern es ist der Patient selbst, der der gleichberechtigte Gesprächspartner sein muß. Das Wort „Kontrolle“ für Harnzucker- und Blutzuckerbestimmungen liebt der jugendliche Diabetiker nicht. Daher sollte man dieses Wort vermeiden, auch wenn es den Sachverhalt trifft. Er sollte ersetzt werden durch „Dokumentation“ oder „Buchführung“, deren Exaktheit eine Voraussetzung für die ärztliche Behandlung sei. Das Tagebuch kann so aussehen:

Datum Gewicht Urinzucker Insulin Bemerkung

morgens mittags abends

In der Spalte *Bemerkung* wird eingetragen Blutzuckerwert, falls vorliegend, Aceton, gegebenenfalls das Ergebnis der Blutuntersuchung auf HbA_{1c} (Sollte der Wert mehr als 9% des Gesamt-Hämoglobins ausmachen, deutet ein solchermaßen erhöhter Wert auf Blutzuckererhöhungen über 170 mg/dl in den vergangenen drei Wochen hin).

Ärztliche Konsultationen sind je nach der Güte der Einstellung nötig in Abständen zwischen 4 und 10 Wochen, dann allerdings öfter, wenn der Urinzuckerwert über 1% zeigt oder sich hypoglykämische Zustände einstellen. Zu diesem Zeitpunkt ist eine ambulant durchgeführte *Blutzuckertageskurve* mit mindestens 5 Bestimmungen erforderlich, die ja das A und O einer qualifizierten Einstellung darstellt. Blutabnahmen sind nötig, nüchtern vor dem Frühstück, 1½ Stunden nach dem Frühstück, 1 Stunde nach dem Mittagessen, vor dem Abendessen und spät abends bzw. nachts. Zeigen sich Blutzuckerwerte von mehr als 180 mg/dl, dann wird stets auch Harnzucker nachweisbar sein und es muß über die Nahrungssünden oder falschen Ansichten des Patienten, z. B. über eine angebliche Unschädlichkeit des Fruchtzuckers, gesprochen werden. Besserungen sind allein durch Verschiebung gewisser Nahrungsquanten im Tagesablauf möglich. Bei hypoglykämischen Zuständen ist über körperliche Aktivität sowie über Quantum und Art des injizierten Insulins zu diskutieren. Einen Verzicht auf Zucker erreicht man bei Jugendlichen erfahrungsgemäß leichter als bei alten Leuten. Alles kommt darauf an, daß sich zwischen Patient und Arzt eine Art *therapeutischen Bündnisses* entwickelt. Es liegt aber in der Inkonstanz des Jugendlichen selbst, der die täglich dreimaligen Harnzuckerproben möglicherweise nicht durchgeführt hat oder auch den verabredeten Sprechstundentermin nicht wahrnahm, daß Enttäuschungen von seiten des Arztes nicht ausbleiben. Und was wird dann, wenn die Studentin in eine Universitätsstadt zieht, fern vom elterlichen Haushalt und dem vorbehandelnden Arzt? Entgleisungen des Diabetes sind bei solchen ungebärdigen Jugendlichen die logische Folge. Hier gilt es, rechtzeitig die Klippen aufzuzeigen, an denen eine Diabeteseinstellung scheitern kann und wird, wenn man Freiheit und Beschränkung mit seinen Patienten nicht rechtzeitig trainiert. G. Friedrich (1986) führt in einer lesenswerten Studie die unterschiedlichen, praktisch außerordentlich wichtigen Entgleisungsgründe beim Diabetes in der Adoleszenz auf.

Es gibt allerdings sozial schwierige Jugendliche, an denen jeder vernünftige Therapieversuch scheitert und die eventuell in Heimschulen Aufnahme finden.

Der jugendliche Diabetiker und seine soziale Einordnung

Der Diabetiker ist zwar krank, aber er kann sich sozial so einordnen, daß er wie ein Gesunder wirkt. Er ist de facto behindert, etwa im Schichtdienst oder als Reisevertreter ein unregelmäßiges Leben zu leben, wie das sonst für einen Adoleszenten ganz selbstverständlich ist, aber er ist nicht behindert im Sinne der Sozialmedizin. Im Gegenteil: der jugendliche Diabetiker kann in der Regel seine Behinderung voll kompensieren. Dazu darf man ihm Mut machen. Freunde und Freundinnen sollen zwar wissen, daß er nicht alles essen und trinken kann und daß er sich Injektionen verabreichen muß. Und diese Freundinnen und Freunde verhalten sich höchstens in der Frühpubertät so unklug, den Diabetiker zu Kost- und Trinkexzessen zu verführen. Die meisten jugendlichen Diabetiker und Diabetikerinnen haben Freunde und Freundinnen in genügender Auswahl und Schattierung, Diabetiker pflegen eine gute Auswahl zu treffen. Das Verhältnis zum anderen Geschlecht entwickelt sich in der Regel ungestört, obwohl Diabetikerinnen durchschnittlich um fast ein Jahr später die Menarche erleben als gesunde Mädchen (Armatys, 1978, und andere). Man muß es Diabetikern wünschen, daß sie frühzeitig eine feste Bindung eingehen. Diesem Wunsch stehen allerdings oft Schwierigkeiten im Wege, die von der überbesorgten Mutter ausgehen, aus deren Fittichen sich der Diabetiker oder die Diabetikerin so leicht nicht lösen können.

Einem jugendlichen Diabetiker dann, wenn er einen gesunden Partner auswählt, Mut zu eigenen Kindern zu machen, ist allerdings problematisch: man spricht von einer Diabetesmorbidität von 5% der Töchter und Söhne bis zu deren Alter von 30 Jahren.

Hier müssen einige Worte über die psychische Leistungsfähigkeit jugendlicher Diabetiker eingeschoben werden. Es gibt zahlreiche Untersuchungen von Diabetikern durch Psychologen und Jugendpsychiater, die nachweisen, daß sich Begabung und psychische Leistungsfähigkeit jugendlicher Diabetiker nicht von denen der Gesunden unterscheiden. Börner bescheinigt gar (1976) den Jugendlichen besonders gutes logisch-abstraktives Denken, numerische Rechenfähigkeit und gutes Wahrnehmungstempo. Die Erfahrungen des Autors gehen dahin, den Diabetiker im Regelfall als fleißig und gewissenhaft bezeichnen zu können. Aber etwas fehlt ihm aus meiner Erfahrung oft: ein kräftiges Selbstbewußtsein, wie es sonst speziell männliche Jugendliche nur allzusehr an den Tag legen. Ingeborg Jochmus fand in dem von ihr untersuchten Kollektiv von 78 Kindern zwischen 6 und 17 Jahren Erziehungsschwierigkeiten und vor allem Mangel an Spontanität und Initiative bei ihren Patienten, hervorgerufen durch die „kontrollierend-dominierende Erziehungshaltung der Mütter", wie sie es in 41% nachweisen konnte. Die Diabetiker seien häufig sehr pflichtbewußt, aber wenig geneigt, Konflikte zu lösen. Sie neigen zur Verdrängung ihrer eigenen Schwierigkeiten. Dem Autor will scheinen, daß mit der planmäßigen Schulung kindlicher Diabetiker durch Klinikschulen und Ferienlager diese negativen Charaktereigenschaften seltener geworden seien. Es gibt allerdings Diabetiker(innen) aus gleichgültig eingestellten Familien, die trotz größter ärztlicher Bemühungen immer wieder dekompensiert im Krankenhaus aufgenommen werden müssen.

Berufswahl und Bewährung im Beruf

Eine abgeschlossene Schulbildung ist jedem Diabetiker dringend anzuraten. Da er im Regelfall gut lernt, bestehen hier keine Schwierigkeiten, trotz mancher Schulversäumnisse. Dem jugendlichen Diabetiker stehen so gut wie alle Berufe offen, je nach Begabung und Durchsetzungsfähigkeit. Auch körperlicher Arbeit ist jeder Diabetiker gewachsen, diese ist für seine Stoffwechsellage sogar besser als Schreibtischtätigkeit allein. Auszuschließen wären Berufe, die durch Schichttätigkeit oder z. B. als Reisebegleiter in ferne Länder den Zeitrhythmus des Diabetikers durcheinanderbringen. Weiter sollte man darauf verzichten, etwa beruflicher Kraftfahrer, Lokführer, Fahrdienstleiter und Angehöriger des fliegenden Personals zu werden. Auch die WHO setzte sich (1980) dafür ein, die Berufswahl des Diabetikers nicht zu beschränken. Demgegenüber stehen aber vorgefaßte und kenntnislose Meinungen vieler Lehrherren, so daß sich in praxi zur Zeit für mehr als 50% der jugendlichen Diabetiker Berufs-Einstellungsschwierigkeiten ergeben (Schofberger et al. für Österreich 1984). Noch stärkere Benachteiligungen der Diabetiker hat man in den Vereinigten Staaten festgestellt (Kantrow, 1961), während sich die Situation für Diabetiker in Deutschland, in England und der Schweiz besser darstellt (Gutezeit 1982). Bei so vielen negativen Erfahrungen ist es kein Wunder, daß sehr viele jugendliche Diabetiker dazu übergingen, ihre Krankheit in der beruflichen Umwelt zu verschweigen, was nicht unbedenklich ist und als Vertrauensbruch angesehen werden könnte. Die Meinung vieler Lehrherren, Arbeitskollegen und -kolleginnen, daß zahlreiche

Krankheitsausfälle drohen, trifft überhaupt nicht zu (u. a. Moore u. Buschboom, 1974). Ganz wichtig ist es, daß Arbeitsämter und Lehrherren besser über die Fähigkeiten und Pflichttreue der Diabetiker unterrichtet werden, im aktuellen Fall z. B. durch Einschaltung des Arztes bei diesen Stellen. Es hat sich herausgestellt, daß Diabetiker in solch großen Betrieben, die einen Betriebsarzt beschäftigen, weniger Vorurteilen begegnen. Die Sorge, daß Diabetiker während ihrer Arbeitszeit mehr Freiminuten benötigten, ist kaum ein Argument gegen ihre Einstellung in den Betrieb, da es sich nur um kurze Zwischenmahlzeiten handelt. Zur Beamtenlaufbahn bei Bund, Post, Bahn oder Kommune allerdings bestehen Einstellungsschwierigkeiten, weil die Gesundheits- und Lebensaussicht bei Diabetikern im Vergleich zu Nicht-Diabetikern zweifellos beschränkt ist. Voraussetzung jedenfalls ist ein gut eingestellter Diabetes. Allen Befürchtungen der Firmen und Lehrherren zum Trotz steht die wirkliche Bewährung des Diabetikers in seinem Beruf fest, wie sie von allen Seiten bestätigt wird. Es könnte sein, daß der harte Konkurrenzkampf unter Jugendlichen um einen Ausbildungs- bzw. Studienplatz, wie er seit Jahren besteht, die beruflichen Aussichten der Diabetiker erneut beeinträchtigt.

Phenylketonurie

Diese angeborene, autosomal rezessiv vererbliche Stoffwechselstörung, die, unbehandelt, nach der Geburt alsbald irreversible Entwicklungsstörungen bis zur Demenz, z. T. auch Krämpfe verursacht, wird im Rahmen des Vorsorgeprogramms durch den sogenannten Guthrie-Test mittels eines Bluttropfens schnell diagnostiziert, so daß kein Neugeborenes diese Schranke unerkannt durchlaufen sollte. Es handelt sich um eine häufige Stoffwechselkrankheit: Rund jedes zehntausendste Kind ist in Deutschland befallen. Die Heterozygotenfrequenz beträgt ca. 1:50. Die Behandlung ist Sache der Kinderklinik, denn Mutter- wie Kuhmilcheiweiß werden durch die Verdauung zu Aminosäuren zerlegt: Phenylalanin wird nicht verstoffwechselt, vor allem nicht in Tyrosin umgewandelt; es kommt zur Hyperphenylalaninämie von mehr als 20 mg/dl, nicht selten bis 50 mg/dl. Es ist offenbar das Phenylalanin selbst, das in hoher Konzentration das Zentralnervensystem schädigt. Normalwerte für Phenylalanin: 0,8 bis 1,6 mg/dl Serum. Durch das Fehlen der Phenylalaninhydroxilase (oder auch anderer Ko-Enzyme des Aufbaus zu Dehydrobiopterin, sehr selten) wird Phenylalanin in Phenylbrenztrauben- und Milchsäure überführt, die im Urin ausgeschieden und durch die Ferrichloridprobe nachweisbar werden: „Phenylketonurie" (PKU).

Therapie und Prognose

Bei rechtzeitiger und gut kontrollierter diätetischer Behandlung unter weitgehendem Ausschluß von tierischem und pflanzlichem Eiweiß, stattdessen Ernährung mit einem Aminosäurengemisch, entwickeln sich die kranken, homozygoten Erbträger normal. Der Verfasser und viele seiner Kollegen begleiteten nicht wenige „Kranke" bis in die höhere Schule und bis zum Abitur. Bei Querschnitts-Nachuntersuchungen in größerem Rahmen im Adoleszentenalter aber befriedigten die durchschnittlichen Erfolge allerdings keineswegs, mit sehr großer Streubreite. Lange Zeit blieb es strittig, wie lange die schlecht schmekkende Diät mit den entsprechenden Kontrolluntersuchungen durchgeführt werden müßte.

In den Sechziger Jahren nahm man ein Alter von 7 Jahren als Grenzalter für die Behandlung an, in den Siebziger Jahren aber 10 Jahre. Und selbst dann noch sah man Initiativelosigkeit und verlangsamte Weiterentwicklung zurückkehren. Ja, manchmal waren es die Schüler selbst, die die alte Diät wieder haben wollten, weil sie sich unter ihr wieder wacher und aktiver fühlten.

Für die Adoleszenz gilt heute: Weiterbehandlung möglichst aller, jedenfalls der Mädchen mit Phenylketonurie bis mitten ins Erwachsenenalter hinein. Dabei sollte der Phenylalaninblutspiegel möglichst unter 6 mg/dl liegen. Denn eine bestehende Hyperphenylalaninämie *in der Schwangerschaft* schädigt die Entwicklung von Embryo und Fetus, es kommt zur Mikrenzephalie, intrauteriner Dystrophie, Organfehlbildungen, vor allem am Herzen.

Unerkannt gebliebenen Fällen von klassischer PKU Typ 1 wird man bei Adoleszenten im deutschen Sprachgebiet heute kaum mehr begegnen, wohl aber inkonsequent behandelten. Die Forderung, betroffene und vorbehandelte Adoleszenten weiter- oder wieder zu behandeln, ist aktuell. Dazu bedient man sich am besten eines Stoffwechselzentrums mit spezieller Erfahrung, also meist einer entsprechenden Kinderklinik, eventuell mit Kostenübernahme-Erklärung durch die Krankenkassen. In der Klinik wird (ambulant) möglicherweise ein Belastungsversuch mit 150 mg Phenylalanin/kg KG oral mit anschließender Beobachtung des Blutspiegels im Abstand von Stunden und Tagen durchgeführt und dann die Neueinstellung mittels einer der im Handel befindlichen PKU-Aminosäurengemische plus einer kontrollierten natürlichen Kost bzw. Zugabe von Tyrosin vorgenommen, mit der auch die Tyrosinzufuhr garantiert ist. Solche Präparate gibt es von Aponti, Maizena, Milupa. Der Phenylalaninblutspiegel sollte unter 6 mg/dl vor Konzeption, und in der gesamten Schwangerschaft sogar im Normalbereich unter 2 mg/dl liegen.

Sozialmedizinische Gesichtspunkte

Ohne Zweifel müssen betroffene Jugendliche auf einen richtigen Essensgenuß zusammen mit Gleichaltrigen und in der Familie verzichten, was ihnen aber dann, wenn sie die Kost schon von früher kennen, nicht allzu schwer fällt. Früh, d. h. ab den ersten Lebenswochen konsequent behandelte PKU-Betroffene sehen normal aus, je nach Charakter und Begabung stehen ihnen alle Berufe und alle Sportarten offen. Beim Alkoholverbrauch ist freilich strenge Zurückhaltung am Platze. Eine genetische Beratungsstelle wird zusammen mit dem Kliniker die Aussichten für eine zu gründende Familie abschätzen. PKU-„Patienten" sind jedenfalls homozygot belastet, die Braut sollte auch heterozygot unbelastet sein, was in entsprechendem Heterozygotentest geprüft werden soll.

Erkrankungen des Respirationstraktes

Raucherbronchitis?

Wohl alle Kinder und Jugendliche probieren einmal das Rauchen. Wie groß der Prozentsatz der daraus resultierenden Gewohnheitsraucher wird, ist regional und schichtenunterschiedlich verschieden, doch existieren darüber nur wenige Statistiken (so z. B. von Bellmann 1985). Man wird nicht fehlgehen, wenn man bei Jugendlichen zwischen 17 und 20 Jahren einen Prozentsatz von 70 annimmt. Die Gesamtdosis pro Tag erreicht nach dem obengenannten Autor gewöhnlich ein Päckchen Zigaretten und mehr. Fest steht, daß das weibliche Geschlecht in den letzten Jahren bezüglich des blauen Dunstes aufgeholt hat. Die Raucherbronchitis ist aber trotzdem keine Sache der jungen Männer und Frauen, sie stellt sich erst sehr viel später ein. Eine chronische Raucher- oder gar Emphysembronchitis benötigt, konstitutionsabhängig, eine Schädigungszeit von vielen Jahren. Daß schon vorher die sportliche Leistungsfähigkeit durch aktives Zigarettenrauchen vermindert wird, ist ziemlich sicher.

Asthma bronchiale

Das Bronchialasthma, eine bei Kindern und Erwachsenen wirklich häufige Krankheit, spart merkwürdigerweise das Jugendalter aus. Schon in der Präpubertät geht es kindlichen Asthmatikern deutlich besser, in der Adoleszenz sind die meisten beschwerdefrei, so daß die behinderte Lungenfunktion nur noch in subtilen Lungenfunktionsprüfungen zu erkennen ist. Es kommt hinzu, daß die meisten Jugendlichen dann auch von ihrer Krankheit nichts mehr wissen wollen und eine nächtliche Obstruktion dissimulieren. Bei Pollenasthma ist dann u. U. nur mehr während einiger Frühlings- und Frühsommermonate ein leichter Bronchialspasmus zu bemerken. Aber die Ruhe trügt. Im Alter von über 20 Jahren können sich die Beschwerden wieder einstellen oder die Allergie zeigt ein verändertes Bild, während andere ehemalige Asthmatiker nichts mehr verspüren. Lungenfunktionskontrollen sind wünschenswert.

Es ist wichtig, daß diese gute Adoleszentenzeit zu körperlichem und zu Atemtraining genutzt wird, ohne diese jungen Menschen zu überstrapazieren. Eine geschickte Krankengymnastin oder Atemtherapeutin sollte immer wieder herangezogen werden. Die Hyposensibilisierung gegen schuldige Allergene, im Schulalter in etwa 50% wirksam (wenn die Allergendiagnostik mit Hauttests, Inhalationstests und RAST gewissenhaft vorgenommen wurde), ist ab Erwachsenenalter nicht zuletzt wegen der Zunahme der schuldigen Allergene offenbar weit weniger von Erfolg gekrönt.

Mukoviszidose

Die meisten Erkrankungen an zystischer Fibrose, wie sie international genannt wird, werden im Kleinkindesalter diagnostiziert. Es handelt sich um eine häufige (1 : 1600 ± 500), autosomal-rezessiv vererbte Krankheit, die zwar unterschiedlich schwer verläuft, aber stets als lebensbedrohend angesehen werden muß.

Symptomatik und Pathogenese

Das konstanteste Syndrom ist die chronische Bronchitis mit rezidivierenden Bronchopneumonien und Bildung von Bronchiektasen und chronischen Nebenhöhleneiterungen, während die Verdauungsstörung, außer im Säuglingsalter, später weniger vordergründig in Erscheinung tritt. Der Grund für die merkwürdige Kombination von Bronchitis und enteraler Maldigestion und Malabsorption besonders für Fett, ist ein funktioneller Defekt in zahlreichen exkretorischen Drüsen mit Bildung eines zähen, salzreichen, fermentarmen Sekrets z. B. im Pankreas (mit Zystenbildung), in den Schleim- und Sekretdrüsen des Darmes und vor allem im tracheobronchialen Bereich sowie in den Schweißdrüsen der Haut.

Hin und wieder bleiben Fälle von zystischer Fibrose bis ins Adoleszentenalter hinein unerkannt, weil sie außer einer chronischen Bronchitis nichts vordergründig Krankhaftes zeigen. Sie durch einen Schweißtest mit Iontophorese für Natrium und Chlor bei einem Kinderarzt oder in einer Kinderklinik als Mukoviszidosis-behaftet zu entlarven, wäre eine dankbare Aufgabe, die therapeutische Konsequenzen nach sich ziehen muß. Grenzwerte für Na und Cl: $\geqslant$ 80 mmol/l.

Im Adoleszentenalter erfahren leider viele Mukoviszidose-Patienten eine dramatische Verschlechterung ihrer Lungenfunktion mit Einschränkung der Sauerstoffversorgung und mit Rechtsherzinsuffizienz, so daß sie in ihrer Ateminsuffizienz sterben. Ab Pubertätsalter entwickeln sich bei den Überlebenden auch andere Komplikationen: Gallensteine, Ileus, Diabetes mellitus (Diabetes bei 3,5% der Vierzehn-, in 10% der Achtzehnjährigen durch das zunehmend zystisch veränderte Pankreasgewebe) und Leberzirrhose.

Therapie

Die aufwendige *Therapie* muß mehrschichtig angelegt sein: Die wichtigste Maßnahme ist die krankengymnastische mit „Ausklopfen" des Thorax in unterschiedlicher Körperlagerung, um den Eiter aus den Bronchiektasen zu entleeren. Inhalationen ergänzen diese Maßnahme. Keine andere Krankheit des Kindes- und Jugendalters benötigt so viele Antibiotika, um die rezidivierenden Pneumonien durch Staphylokokken, Pneumokokken, Influenzabakterien und Pseudomonas zu bekämpfen. Die Verdauungsinsuffizienz wird durch eine fettarme, mit mittelkettigen Triglyzeriden angereicherte Nahrung günstig beeinflußt. Bei jeder Mahlzeit erhält der Patient Verdauungsfermente, z. B. 2 bis 3 Tabletten Pankreon compos. forte.

Die Deutsche Gesellschaft zur Bekämpfung der Mukoviszidose, Hainstraße 8, 8500 Nürnberg 40, hat durch Aussendungen und Tagungen für Ärzte, ärztliches Hilfspersonal und Angehörige von einschlägigen Patienten die dankenswerte Aufgabe übernommen, die vielschichtige Therapie und vor allem ihre technische Anwendung bis in Einzelheiten eingehend klarzulegen.

Herz- und Kreislaufstörungen

Erkrankungen des Herzens selbst sind bei Jugendlichen unüblich. Kinder mit angeborenen Herzfehlern wurden entweder schon operiert und dadurch leistungsfähig gemacht oder nicht operable Fehler führten zum frühen Tod.

Letzteres gilt auch für die angeborene oder früh erworbene, allen Pädiatern wohl bekannte Endokardfibroelastose; sie läßt die Kinder nicht gedeihen.

Eine Ausnahme unter den angeborenen Herzfehlern bildet in vieler Hinsicht die für die Adoleszenz wichtige *Aortenklappenstenose,* die, wenn sie nicht hochgradig ist, bei Kindern nicht leistungsmindernd wirkt. Ja, man findet hervorragende Sportler unter ihnen. In der Adoleszenz kommen aber Synkopen mit Kammerflimmern und unerwartetem Tod vor. Früh durch das charakteristische systolische Austreibungsgeräusch und die Linksventrikelhypertrophie und das typische Echokardiogramm diagnostiziert, könnten solche bedauerlichen Todesfälle, von denen der Autor mehrfach erfahren hat, vermieden werden.

Ein verwandter Zustand, jedoch schwieriger zu diagnostizieren, ist die *Hypertrophe Kardiomyopathie mit familiärer Belastung.* Hier handelt es sich um eine Muskelhypertrophie in der Ausflußbahn des linken Ventrikels und im Ventrikelseptum. Im Kindesalter selbst finden sich kaum auffällige Symptome. In der Adoleszenz aber kommt es zu Arrhythmien und Synkopen vom Typ des Adams-Stokes-Anfalls und zu unerwarteten Todesfällen. Solche Unglücksfälle sind dem Autor wohlbekannt. Die frühzeitige Diagnose ist bei relativ geringer Hypertrophie des linken Ventrikels schwierig, zumal Geräusche und Klicks selten sind; sehr typisch ist der Befund der Echokardiographie beim hypertrophischen Ventrikelseptum. Körperliche Schonung und Betablocker sind bei dieser Krankheit angezeigt.

Die *idiopathische dilative Kardiopathie* mit stark verringerter Auswurfmenge des linken Ventrikels bedroht ebenfalls Adoleszenten durch einen plötzlichen, unerwarteten Herztod. Kennzeichnend sind hier frühzeitige ventrikuläre Arrhythmien, die hier durch Antiarrhythmika und strikte körperliche Schonung behandelt werden müssen.

Erworbene Herzfehler finden sich heute bei Jugendlichen kaum, weil das akute rheumatische Fieber viel seltener geworden ist, als es in der ersten Hälfte dieses Jahrhunderts gewesen war, was sicher nur zum Teil der weiten Verbreitung von Antibiotika zu verdanken ist. *Arrhythmien,* die der Arzt zufällig entdeckt, sind fast immer respiratorischer Natur und sprechen für einen leistungsfähigen Kreislauf. Das angeborene WPW-Syndrom vermag allerdings in jedem Lebensalter Anlaß zu Anfällen von paroxysmaler Tachykardie zu sein.

Der essentielle *Hochdruck,* bei nicht ganz wenigen Jugendlichen in seinen Anfängen bereits erkennbar, wird, weil er keine Beschwerden verursacht, mehr oder weniger per Zufall durch den Arzt aufgedeckt. Jeder Hochdruck von mehr als 125 mmHg erfordert differentialdiagnostische Untersuchungen (Niere? Aortenbogenanomalien? Nebenniere? Periarteriitis?). Anders verhält es sich mit der arteriellen Hypotension, im Kindesalter kaum ein Problem: sie ist eine Spezialität der (weiblichen) Jugendlichen.

Hypotension und die Synkope

Ein niedriger Blutdruck, bei Jugendlichen in Ruhe und im Liegen mit weniger als

110/60 mm Hg gemessen, ist in der Regel keine Krankheit, sondern ein *Konstitutionsmerkmal,* das nichts über die Leistungsfähigkeit des Herz-Kreislauf-Systems aussagt. Eine hypotone Kreislauf*störung* manifestiert sich jedoch häufiger bei niedrigem Blutdruck, weil hier jede Drucksenkung näher bei der kritischen Grenze zur zerebralen Ischämie angelangt ist, was ganz besonders beim Stehen dann zur „Synkope", nämlich der Ohnmacht führt, wie man das früher so ausdrückte. Jugendliche Hypotoniker rekrutieren sich fast ausnahmlos aus dem Kreis der Unsportlichen, die auf geistigem Gebiet Hervorragendes leisten können. Mädchen sind häufiger betroffen als Jungen. Ihr systolischer Blutdruck, im Liegen gemessen, liegt unter 110, der diastolische bei 60 mm Hg. Viele sind Morgenmuffel, bis in die Vormittagsstunden müde, sie konsumieren allzuviel Tee oder Kaffee, trotzdem steigt der Blutdruck kaum an.

Typen der Hypotonie

Man unterscheidet nach Thulesius vier verschiedene Dysregulationen im zeitaufwendigen Schellong-Test:

1. *Hypertone Störung* mit Anstieg der Pulsfrequenz und des systolischen und diastolischen Blutdrucks im Stehen.
2. *Sympathikotone Störung* mit Anstieg von diastolischem Blutdruck und Pulsfrequenz, aber Senkung des systolischen Blutdrucks im Stehen und bei leichter Anstrengung.
3. *Asympathikotone Störung* mit Absinken des systolischen und diastolischen Blutdrucks ohne wesentliche Pulsfrequenzerhöhung.
4. *Vasovagale Störung* mit Abfall des systolischen und diastolischen Blutdrucks bei gleichbleibender, meist aber fallender Pulsfrequenz.

Bei Jugendlichen handelt es sich meist um den orthostatischen Symptomenkomplex nach 3 und 4, bedingt durch Nichtausschüttung von Adrenalin beim Stehen und bei leichter Anstrengung mit der Gefahr der Synkope. Vorhergehende Infekte mit oder ohne längere Bettlägerigkeit disponieren zu orthostatischen Störungen. Auch eine psychische Disposition kann hinzukommen.

Alle Praktiker sind sich einig, daß beim orthostatischen Kollaps Übergänge vom einen Typus des Hypotonus in den anderen vorkommen: z. B. beim 10minütigen Stehversuch zuerst Pulsbeschleunigung, nach 4 bis 6 Minuten aber plötzlicher Umschlag in den vasovagalen Typ mit Bradykardie und weiterem Blutdruckabfall im systolischen und diastolischen Bereich: Nun ist die *Synkope,* selbst aus dem Sitzen heraus, *nicht mehr fern.* Bei genauer Beobachtung erkennt man die plötzliche Blässe, ein leises Zittern der Arme und der Lider, bevor der Betroffene wie ein Stück Holz zu Boden fällt. Manchmal kann man sogar zwei bis drei allgemeine Cloni sehen, ohne daß dies als epileptisch zu bezeichnen wäre. EEG-Kontrollen sind allerdings in solchen Fällen anzuraten.

Synkopen, also Zustände plötzlicher Bewußtlosigkeit, können bei absenceartigen epileptischen Anfällen und beim impulsiv petit Mal vorkommen. Man muß sich also Synkopen sehr genau schildern lassen, wenn man sie nicht selbst gesehen hat. Eine paroxysmale Sinus-Tachykardie mit über 180 Schlägen pro Minute soll hin und wieder ebenfalls zur Synkope führen können, was der Verfasser nie beobachtet hat; dagegen erlebt man bei längerer Dauer der Tachykardie Insuffizienzzeichen sowohl beim Kind wie beim jugendlichen Patienten. Bei wiederholten Anfällen soll man an WPW-Syndrom denken.

Ein dauernd niedriger systolischer Blutdruck zwischen 95 bis 105 mm Hg macht Jugendliche müde und unlustig und beeinträchtigt die Leistungsfähigkeit, daher wird ärztliche Hilfe verlangt. Es ist selbstverständlich darauf zu achten, daß der Patient nicht drogenabhängig oder Vielverbraucher von Psychopharmaka ist. Eine Anämie wäre leicht auszuschließen.

Durchblutungsstörungen infolge organischer Gefäßveränderungen kommen bei Jugendlichen praktisch nicht vor, wie z. B. das Subklavia-Steal-Syndrom und andere. Eine

Ausnahme bildet das intrakranielle Aneurysma (s. S. 123).

Therapie

Die *Sofortmaßnahme* beim Kreislaufkollaps der Orthostatiker ist allgemein bekannt: Patienten liegen lassen, Kopf tief, Beine anheben, für Wärme und für Beruhigung der aufgeregten Zuschauer sorgen. Puls fühlen, Herztöne beachten.

Die *Langzeitbehandlung* ist nicht stets erfolgreich, wenn nicht der gesamte Lebensrhythmus in das Behandlungskonzept einbezogen wird. Dazu gehören: Bettruhe nicht später als 22.30 Uhr, was diesem Typ der Vasolabilen besonders schwerfällt, denn er fühlt sich abends und nachts am leistungsfähigsten. Morgens rechtzeitig wecken, Zeit lassen mit den Aufstehvorbereitungen. Die im wahrsten Sinne sympathische Hilfe für den orthostatischen Hypotoniker ist die morgendliche physikalische Behandlung: knöcheltief warmes Wasser in die Badewanne laufen lassen, dann warme Dusche und anschließend folgen die von Pfarrer Kneipp empfohlenen ansteigenden kalten Übergießungen von der Ferse zum Gesäß, erst rechts, dann links, zum Schluß ein heftiger kalter Guß ins Kreuz! Dann werden die Hände kurz ins warme Wasser gehalten und anschließend der Körper kräftig abfrottiert. Sofort anziehen, nicht wieder zurück ins Bett! Beim Frühstück eine Tasse Tee oder Kaffee mit entsprechender Brotkost ist erwünscht, nicht mehr. Das tägliche Frühstücksei ist Unsinn. *Sport* in jeder Art und *in Freiluft* ist dringend zu empfehlen – selbstverständlich sollten kritische Situationen vermieden werden. Im Stehen: Zehenbewegungen, mal die Arme an den Körper pressen. Starke Sonnenbestrahlung sollte vermieden werden.

Medikamentös haben sich bei jungen Leuten Sympathikomimetika vom Typ Effortil und Novadral nicht eigentlich bewährt. Mit dem neueren Midrodrin, einer reinen α_2-mimetischen, gut resorbierbaren Substanz mit einer Halbwertzeit von ca. 20 Stunden hat der Verfasser keine eigenen Erfahrungen. Empfohlen werden zweimal täglich 1 Tablette Gutron® zu 2,5 mg in 24 Stunden. Bei Überdosierung Gänsehaut und Harndrang, Schlafstörung.

Als Langzeit-Therapeutikum hat sich Dihydroergotamin als Kreislauftonikum mit geringen Nebenwirkungen am besten bewährt, wenn man nicht mit den physikalischen, oben angegebenen Methoden alleine auskommt. Allerdings ist eine Wirkung nur bei mittlerer bis hoher Dosierung zu erwarten, von der einschleichenden Dosierung ist man abgekommen. Dihydroergotamin ist ein α_2-Mimetikum, es erhöht den systolischen und diastolischen Druck des arteriellen Schenkels durch Verstärkung des peripheren Widerstands, es hat aber auch zentrale Wirkungen im Sinne der Regulierung von Blutdruckschwankungen. Dosierung: 2 bis 3, höchstens 4 Tabletten Dihydergot® retard zu 2,5 mg pro Tag. Eine Kur sollte nicht länger als 5 bis 8 Wochen dauern. Bei Auftreten von Parästhesien muß sie abgebrochen werden.

Gastroenterologische Besonderheiten in der Adoleszenz

Adoleszenten pflegen mit einem ausgezeichneten Appetit gesegnet zu sein und keine gastrointestinalen Beschwerden zu haben. Adoleszentinnen mit *Magersucht* bilden eine häufig gewordene Ausnahme. Die *Ulkuskrankheit,* bei Erwachsenen bekanntlich eine der häufigsten Erkrankungen, ist im Alter von weniger als 20 Jahren trotz erhöhten Alkohol- und Zigarettenkonsums noch recht selten. Es scheinen aber regionale Unterschiede zu bestehen. Wenn überhaupt, so befindet sich das Ulkus gewöhnlich im Duodenum, wo es röntgenologisch und gastroskopisch nachweisbar und mit internistischen Mitteln gewöhnlich schnell zum Abheilen gebracht werden kann. Rezidive sind allerdings die Regel.

Die Differentialdiagnose und Therapie der *Obstipation* finden sich auf Seite 119.

Mancher Leser wird sich wundern, daß in diesem Kapitel die *Zöliakie* besonders herausgehoben wird, nicht etwa, weil der Autor Pädiater ist, sondern weil diese gliadinbedingte Krankheit bei Adoleszenten nicht seltener vorkommt als im Kleinkindesalter, aber fast stets verkannt wird.

Die *Colitis ulcerosa* wird in diesem Buch vom Jugendpsychiater in KAPITEL 10 abgehandelt, was nicht bedeuten soll, daß sie eine Organneurose sei. – Der *Morbus Crohn* weist einen ausgeprägten Häufigkeitsgipfel in der Adoleszenz auf, die Therapie ist noch schwieriger als diejenigen der Colitis ulcerosa.

Leberkrankheiten, ein wichtiges Kapitel der internen Medizin, werden hier nur gestreift, jedoch der nicht seltene *Morbus Wilson,* in seinen Anfangssymptomen fast immer verkannt, hier angeführt, zumal die Symptome im Adoleszentenalter sichtbar zu werden pflegen und weil der Morbus Wilson einer Therapie zugänglich ist.

Die häufigste, akut lebensgefährliche Krankheit des Intestinaltraktes ist die Appendizitis.

Nahrungsaufnahme. Appetit. Über- und Untergewicht

Die vier Begriffe der Überschrift kommunizieren nur teilweise. Man kann darüber streiten, ob man sie unter die gastroenterologischen Probleme subsumieren soll.

Jedermann weiß, daß mit Beginn der Pubertät und des zweiten Wachstumsschubes der Appetit und die aufgenommenen Nahrungsmengen der Jungen und Mädchen kräftig zunehmen. Wie die Wachstums- und Gewichtstabellen z. B. von Kunze und Murken (1974) zeigen, streuen die 2-Sigma-Abweichungen beim *Längenwachstum binominal symmetrisch* um die gemessenen Durchschnittslängen, bei 13jährigen Mädchen z. B. mit 158 ± 14 cm, bei der *Gewichtszunahme* im gleichen Alter aber *asymmetrisch* 46,0 +19,0 −13,0 kg. Beim männlichen Geschlecht ist das nicht anders: Übergewichtige kommen häufiger vor als Untergewichtige. Dabei ist es beim Jungen mehr die Muskelmasse, beim Mädchen mehr das Fettgewebe, welches das höhere Gewicht verursacht.

Nun ist es der Kummer vieler heranwachsender Mädchen über ihre allzu rundlichen Konturen, der mit am häufigsten den Gang zum Arzt veranlaßt. Man spricht nach ärztlicher Übereinkunft von „Übergewicht", wenn ein solches noch unterhalb von + 20% des Tabellengewichtes und die mittels Caliper gemessene Bauch- und Oberarmfaltendicke unter 3 cm beträgt. Erst bei 20% Übergewicht beginnt die „Fettsucht". Bei der Frage des Arztes nach der täglich aufgenommenen Nahrungsmenge bekennt die Klientin ihre Sünden, während die Eltern die Nahrungsmenge als völlig normal schildern: „Vom Essen kommt das nicht." Getränke, wie Milch, Bier und Limonaden, werden fälschlicherweise nicht in die Kalorienrechnung einbezogen. Obst macht nur schlank, wenn es statt ganzer Mahlzeiten verzehrt wird: Man muß nur einen Tag mit einem Fettsüchtigen verbringen, um die wahre aufgenommene Kalorienmenge durch Addition der vielen kleinen Mahlzeiten und der Getränke zu erhalten.

Folgende Regeln sind festzuhalten:

- Alle Übergewichtigen essen und trinken zu viel.
- In allen Familien, in denen es Übergewichtige gibt, spielen permanente Gedanken an Kochen, Kuchen und kameradschaftliche Feste eine übermäßige Rolle.
- Kummervolle Gedanken werden mit Essen und Trinken vertrieben und führen zu zusätzlichem „Kummerspeck".
- Wer übergewichtig in die Pubertät gelangt, verläßt diese auch mit Übergewicht.
- Wer andererseits erst mit Eintreten und Ablauf der Pubertät dick geworden ist, hat gute Aussichten, das Übergewicht gegen Ende des zweiten Jahrzehntes zu verlieren.

Daß der unterschiedliche Bewegungsluxus verschiedener Menschen individuell unterschiedliche Nahrungsaufnahme erzwingt, um im Gleichgewicht zu bleiben, ist verständlich. Aus der Diabetologie von Heranwachsenden wissen wir, wie unterschiedlich die täglich aufgenommenen Energiemengen sind, ja offenbar sein müssen: Die täglich nötige Energiemenge, die ein 14jähriger Diabetiker pro 24 Stunden aufnimmt, beträgt zwischen 1600 und 3400 Kalorien. Keinesfalls sind alle Fettsüchtigen träge – manchmal gibt es erstaunlich agile Typen unter ihnen, doch stellt sich die Schwerfälligkeit allmählich als Folge der zunehmenden Körperfülle ein.

Die Frage, warum der eine dick wird, während ein anderer mager bleibt, reduziert sich nach der Ansicht des Verfassers allein auf die Frage: *Warum ist der Appetit der Dicken denn so groß?* Warum beendet er nicht beim ersten Sättigungssignal die Mahlzeit?

Der Appetit ist hier als Hungergefühl, ein vegetativ gesteigerter Essensdrang verstanden, der sehr wohl von Familientradition und von der aktuellen dinglichen und geselligen Umgebung, z. B. dem Anblick verlockend angerichteter Speisen, ebenso abhängig ist wie von einem allgemein guten, oft euphorischen Wohlbefinden. Wer krank ist, hat wenig Appetit. Dicke Menschen gelten als verträglich: „Laßt dicke Menschen um mich sein, die gut essen und trinken und nachts gut schlafen“, sagte Gajus Julius Cäsar.

Die familiäre Wurzel der Fettsucht ist – nach Lampert – evident: Bei wesentlichem Übergewicht beider Eltern erwartet man eine ebensolche mit 80% Wahrscheinlichkeit bei den direkten Nachkommen, bei Fettsucht nur eines der Eltern zu 50% Wahrscheinlichkeit. Darüber, wie weit eine Fettsucht psychosozial bedingt, etwa durch Übersorge der Mutter hervorgerufen sein kann, gehen die Ansichten sehr auseinander. Nachuntersuchungen haben die overprotection Hilde Bruchs meist nicht bestätigen können. Für den vorübergehenden Kummerspeck gelten Sonderregeln. Heute finden sich in den unteren Sozialschichten weit mehr Fettsüchtige als in der Mittel- und Oberschicht.

Bei Beantwortung der Frage, ob ein Jugendlicher oder eine Jugendliche wesentlich zu dick ist, sollte man nicht nur die Längen-Gewichtstabellen heranziehen, sondern stets den allgemeinen Körperbau beachten. Ein breiter Knochenbau verlangt eine höhere Bestückung von Muskeln und Fettgewebe als ein zarter. Mancher erwachsenen Frau, die sich mit mehr oder weniger Erfolg eine schlanke Linie erhungert, sieht man es an, daß der liebe Gott sie eigentlich vollschlank gemeint hat.

Eine Variante der Fettsucht ist das extreme Vielfressen, die *Bulimie*. Der neue Trend kommt aus den Vereinigten Staaten. Männer und Frauen mit grotesk dicker Figur tun sich in Clubs zusammen. Sie huldigen ihrem besonderen Schönheitsideal und haben beschlossen, den Kampf gegen die Fettsucht unter dem Motto aufzugeben: fat is beautiful. Näheres in Kapitel 10, S. 281.

Hier muß die Frage beantwortet werden, ob dicke Jugendliche eigentlich unter ihrem vermehrten Gewicht leiden. Sie ärgern sich zwar, wenn sie gehänselt werden, im Grunde genommen aber fühlen sie sich wohl in ihrer Haut, von Extremen abgesehen. „Starke Männer“ erfreuen sich im Volk eines gewissen Ansehens und gelten als potent, aber sie gehen nicht gerne auf den Sportplatz, sondern lieber ins Wirtshaus. Nur Mädchen leiden darunter, daß sie beim Tanz unter Umständen sitzenbleiben und daß sie nicht plötzlich schlank werden können, aber sie fühlen sich ebenfalls wohl in ihrer Haut; das macht es so schwer, den Kampf gegen die überschüssigen Pfunde ernstlich aufzunehmen.

Völlig anders ist die *Bulimie im Rahmen der Magersucht* einzuschätzen. Es handelt sich fast ausschließlich um Mädchen im Alter von mehr als 16 Jahren, sind also durchschnittlich älter als die Magersüchtigen. Viele von ihnen hatten durch Essensverweigerung im Sinne der Anorexia nervosa den Kampf gegen ihre weibliche Leiblichkeit geführt und konnten eines Tages ihrem Heißhunger nicht mehr widerstehen. Eine meiner Patientinnen aß pro Tag 30 Tafeln Schokolade und trank dazu 5 Liter Milch, um nachher alles wieder zu erbrechen, möglichst ohne sich beobachten zu lassen. Diese moderne Neurose ist in Kapitel 10 genauer abgehandelt. Da solche Kranke nicht nur den größten Teil ihrer Nährstoffe, sondern mit dem Erbrechen auch die Mineralstoffe der Magensekrete verlieren, sind sie gesundheitlich schlechter dran als die Nahrungsverweigerer. Herzstörungen bei Hypokaliämie können Begleiterscheinungen sein, Tetanien durch Säureverlust beim Erbrechen beobachtet man sonderbarerweise nur selten. Im Gegensatz zu Behauptungen von Magersüchtigen, sie seien völlig gesund und leistungsfähig, beweisen ergometrische Untersuchungen das Gegenteil: Pulsfrequenz, Blutdruck, working capacity und maximaler O_2-Verbrauch bleiben wesentlich unter den Werten der Kontrollgruppe

(Nudel, 1984). Unter Belastung wird im EKG oft eine starke ST-Senkung sichtbar. Bei der Obduktion von Magersüchtigen hat man Myofibrillen-Fragmentierungen gefunden, alles Gründe, Magersüchtige vor körperlichen Anstrengungen, z. B. Jogging, zu warnen.

Die Therapie der Bulimie mit Magersucht wird durch den Jugendpsychiater Remschmidt in KAPITEL 10, S. 280 geschildert.

Therapie von Übergewicht und Fettsucht

Sie ist schwierig. Es besteht nur dann Aussicht auf Gewichtsabnahme, wenn die oder der Heranwachsende sich aus eigenem Antrieb dazu durchgerungen hat, daß nun etwas geschehen müsse. Der Arzt kann dann dem jungen Mädchen oder jungen Mann ehrlich versichern, daß ein Erfolg zu garantieren sei, wenn Patient und Arzt ehrlich zusammenarbeiten, indem sie, zusammen mit den Familien, ein therapeutisches Bündnis entwickeln. Das heißt freilich auch, daß Vater und Mutter bereit sein müssen, den allgemeinen Küchenzettel im Sinne einer gesunden Ernährung, die der Arzt schildern wird, zu verändern. Geschwister haben nicht zu maulen. Man wird allen Partnern versichern, daß keine Hunger-, sondern eine gesunde Kost angeraten wird, daß die ersten Pfunde zwar schnell, die weiteren Pfunde aber nur bei Ausdauer zu verlieren sind. Dabei besteht also zwischen der Kost des Patienten und derjenigen der übrigen Familienmitglieder kein qualitativer, wohl aber ein quantitativer Unterschied, und auch bei den Getränken sollten sich alle zurückhalten, ebenso wie bei dem bekannten Knabbern vor dem Fernsehschirm. Coca- bzw. Limonadenträger im Keller sollten eliminiert werden.

Eine Null-Diät, die bei Erwachsenen durchaus ihre Berechtigung hat, ist bei Jugendlichen nur in stationärer Behandlung ungefährdet möglich und erfolgreich; und eine Reduktion der gewohnten Kalorienaufnahme auf 50% – „f. d. H." – provoziert nur die Ausnahmeregelungen. Wie oft hat der Verfasser beim ehrlich begonnenen Versuch mit einer solchen Ernährung nach einigen Tagen den Notschrei gehört: „Jetzt muß ich aber was zum Fressen haben!" Und dann sieht man seinen Klienten nicht wieder. Dagegen hat sich bei Jugendlichen eine kalorienreduzierte, schlacken- und eiweißreiche, aber fettarme Kost als durchführbar durchaus bewährt, die den therapiebereiten Übergewichtigen nicht entmutigt. Für die meisten Jugendlichen zwischen 13 und 17 Jahren (Normalgewicht 45 bis 62 kg) ist eine tägliche, um etwa 20% reduzierte Energiezufuhr auf ein Niveau zwischen 1700 und 2500 Kalorien einzustellen. Dazu seien einige Anmerkungen gegeben.

Das Frühstück darf nicht zu knapp sein, um die vormittägliche Leistungsbereitschaft zu garantieren und auch eine gesunde Körperbewegung, z. B. Radfahren, zu ermöglichen. Dafür sind mindestens zwei mäßig dicke Vollkornbrotschnitten mit Belag (siehe unten) erforderlich: Vollkornbrot wird im Gegensatz zu Weißbrot langsam verdaut, wodurch eine vormittägliche Hypoglykämie mit Hungergefühl vermieden wird. Zucker zum Getränk wird durch Süßstoff ersetzt.

Bei den Hauptmahlzeiten essen die meisten Dicken rasch und überrumpeln dadurch ihr Sättigungsgefühl. Man soll sich also Zeit lassen beim Essen, ohne die Mahlzeiten zu zelebrieren. Trinkmengen sind nicht zu beschränken, jedoch ausschließlich als gutes Leitungs- oder Mineralwasser zum Essen oder zwischen den Mahlzeiten in jeder Menge. Die Hauptmahlzeiten sollen trotz oder auch gerade wegen ihrer gesunden Eiweiß- und Füllstoffmenge sättigend und für die Familie abwechselnd und erfreulich gestaltet werden (siehe unten). Eine Küchenwaage und eine Kalorientabelle sind unabdingbare Voraussetzung für die Einhaltung der Schlankheitskost. In jeder Frauenzeitung finden sich heute immer wieder „neue" Diätvorschläge zum Abnehmen. Ernst zu nehmende solche Vorschläge beruhen letztlich immer auf einer Kalorienreduktion, appetitlich und mit viel Phantasie vorgeschlagen, gezügelt durch Waage und Kalorientabelle.

Ephedrin- und Tyraminabkömmlinge vermindern als „Appetitzügler" tatsächlich den Heißhunger, sind aber wegen ihrer zentral stimulierenden Nebenwirkungen nur für die ersten 8 bis 12 Tage der Abmagerungskur anzuraten, um sozusagen mit dem Patienten „ins Geschäft" zu kommen und ihm durch die Gewichtsabnahme weiteren Mut einzuflößen. Dazu mag dienen Mirapront® N, 1 Kapsel zum Frühstück täglich. Man achte auf Schwindel, Kopfschmerz, depressive Verstimmung, Schlafstörung, erhöhten Blutdruck.

Wie darf es der Dicke mit der Geselligkeit halten?

Unseres Erachtens ist Geselligkeit unter jungen Menschen lebensnotwendig. Aber der Besuch von Gaststätten beinhaltet seine besonderen Gefahren, selbstverständlich. Der Patient weiß aus Erfahrung, was er abends essen darf und wird sich verantwortungsbewußt dasjenige heraussuchen, was etwa der täglichen Pflichtkost entspricht, aber er muß verwarnt werden, an solchen Ausnahmetagen sich nicht endlich das wieder zu gönnen, was er vielleicht seit einigen Wochen entbehrt hat, z. B. Süßspeisen. Bier, Wein, Alkoholika sind zugunsten des Mineralwassers absolut zu meiden! Alkohol wird zwar nicht zu Fett umgesetzt, sondern als solcher im Stoffwechsel verbrannt, läßt aber dafür die mit der Abendmahlzeit genossenen Kalorien als Fett ansetzen. Bier und Sekt enthalten obendrein reichlich Kohlenhydrate und Kalorien. Über Kuchenschlachten bei Geburtstagen sollten Heranwachsende hinausgewachsen sein.

Gewichtskontrollen auf der Heim-Waage steht nichts im Wege, sie sind immer ungenau. Ärztliche Gewichtskontrollen werden nicht als solche, sondern als regelmäßige Konsultationen ausgewiesen. In der Tat müssen Allgemeinzustand, Puls, Blutdruck regelmäßig, d. h. zu Beginn der Kur alle 8 Tage gemessen werden. Später sollten die Abstände von zwei bis drei Wochen nicht überschritten werden. Als Arzt kann man Gift darauf nehmen, daß der Patient vor dem Konsultationstermin hungert und durstet, um das aktuelle Gewicht zu drücken. Der Patient will gelobt werden, in Wirklichkeit müssen etwaige Fehler und Unbilden der Kostgestaltung besprochen und eventuell auch als „Sünden" deklariert werden. Denn eine einzige Festmahlzeit stimuliert den nachfolgenden Appetit und macht alle Anstrengungen, abzunehmen, für eine Woche illusorisch. Der Familie und dem Patienten kann angeraten werden, sich bezüglich des Kochzettels an Holtmeier „Diät bei Übergewicht und gesunde Ernährung" oder vom selben Autor „Gesunde Ernährung von Kindern und Jugendlichen", beide als Thieme-Taschenbücher erschienen, zu halten.

So kann z. B. der Speisezettel eines Tages aussehen: Beispiel 1800 Kal.

Frühstück:

150 ml Grapefruitsaft, Kaffee oder Tee ohne Zucker
Pfirsichquark: 200 g Quark (20% Fett i. P. R.), 50 ml Vollmilch, 100 g Pfirsiche, Zitronensaft
Quark mit der Milch verschlagen und die in Scheiben geschnittenen Pfirsiche darunter mischen. Mit Zitronensaft und gegebenenfalls Süßstoff abschmecken.
130 g Vollkornbrot
20 g Butter
30 g mageren Schinken oder Diabetiker-Konfitüre.

Vormittags:

150 g Apfel oder Apfelsine

Mittag:

Filetsteak (200 g), 5 g Öl, Salz, 1 Scheibe Toastbrot oder Vollkornbrot, 200 g Fenchel, 3 Eßlöffel Weißwein, ½ Tasse Wasser, Pfeffer, Salz, Zitronensaft, 1 kleine Tomate zur Garnierung.
Vorbereitete Fenchel halbieren, Weißwein und Wasser aufkochen, die Gewürze dazugeben, Fenchel darin garen. Inzwischen Filetsteak gleich mit Pfeffer bestreuen und in heißem Öl braten. Brot toasten, darauf das Steak und die abgetropften Fenchelhälften mit Tomate und Kresse garniert servieren. Salz erst bei Tisch aufstreuen.

Abends:

Kalter Braten mit gemischtem Salat:
150 g kalter Braten, in dünnen Scheiben aufgeschnitten, je 50 g Tomaten, Chicorée, 2 g Öl, Essig und Zitronensaft, Salz, Gewürze, Kräuter, 5 g Zucker.
60 g Vollkornbrot.

Glutenempfindliche Enteropathie (einheimische Sprue, Zöliakie)

Diese Krankheit ist häufig, der Pädiater rechnet mit einer Prävalenz von 1:900 Kindern. Da es sich um eine prinzipiell unheilbare Krankheit handelt, müßten demnach viele Jugendliche daran „leiden“, ohne es zu wissen, selbst dann, wenn die Zöliakie im frühen Kindesalter richtig erkannt und behandelt worden war. Es gibt nicht wenige Sachkundige, die bei Abklärung von Minderwuchs die Diagnostik für Zöliakie regelmäßig durchführen. Dabei wird so mancher Minderwüchsige, der über keine Beschwerden klagte, der richtigen Diagnose und Therapie zugeführt. Eine solche Therapie ist unter Umständen lebensentscheidend, weil sich bei unbehandelter einheimischer Sprue oft genug ein Darm-Malignom entwickeln wird.

Symptomatik

Die klassischen Symptome der kindlichen Zöliakie sind: Durchfälle mit breiigem Stuhl, Fettstühle (Steatorrhö), dicker Bauch mit schwappendem Inhalt, Gewichtsabnahme, Wachstumsreduktion durch die Malabsorption, Mißlaune, Anämie, Blutungsbereitschaft. In der Dünndarmbiopsie findet sich eine subtotale Zottenatrophie, mikroskopisch von Entzündungserscheinungen begleitet.

> Jugendliche Patienten aber werden dem Fachkundigen unter der Diagnose „Minderwuchs“, nicht korrigierbare „Eisenmangelanämie“ oder auch unter „Depression“ oder „Verhaltensstörungen“ vom Psychiater oder Psychotherapeuten zugewiesen.

Objektive Zeichen sind bei ihnen dann Minderwuchs, ein im Verhältnis zur mageren Statur dicker Bauch mit Erweiterung der unteren Thoraxapertur, hoher Fettgehalt des entweder durchfälligen oder abwechselnd auch angehaltenen Stuhls, und Osteoporose (Marschfraktur).

Zur einwandfreien Diagnosestellung gehört unbedingt die *Dünndarm-Saugbiopsie,* die vom Gastroenterologen oder von einer Kinderklinik durchaus ambulant mittels Watson- oder Crosby-Kugler-Kapsel durchgeführt wird. Die Schleimhaut wird nicht nur auf Erhaltensein bzw. Fehlen der Zotten im Duodenum und oberen Jejunum untersucht, sondern es wird gleichzeitig auch die Aktivität der verschiedenen Disaccharidasen bestimmt. Der Duodenalsaft sollte auch immer auf Lamblien untersucht werden, weil eine Lambliasis die Zöliakie täuschend nachahmen kann. Schließlich wird zur endgültigen Diagnose gefordert, daß sich die Schleimhautzotten nach 4 bis 10 Wochen gliadinfreier Kost wieder erholen.

Therapie

Der Erfolg der Therapie grenzt ans Wunderbare. Strenge gliadin- also mehlfreie Kost läßt die Jugendlichen aufblühen, das Wachstumsdefizit kann völlig aufgeholt werden. Genaue Kostanweisung findet man in diätetischen Lehrbüchern oder z. B. in „Therapie der Krankheiten des Kindesalters“ (Hrsg. von Harnack), Springer 1985. Der Arzt muß sich darüber orientieren, in welchen Fertig-Nahrungsmitteln Getreidestärke enthalten sein kann, so z. B. in den meisten Fleischkonserven und in vielen Wurstsorten. Die mehlfreie Diät muß eine lebenslange sein, sie ist, wenn man sich einmal ernsthaft mit ihr auseinandergesetzt hat, durchaus schmackhaft zu gestalten. Kartoffel- und Maisstärke sind unbedenklich. Gliadinfreies Brot und Nährmittel sind u. a. zu haben bei „Hammermühle“, 6735 Maik/Kirweiler (Pfalz), und in der Bäckerei 4813 Bethel; Maizena liefert ein proteinfreies Mehl, mit dem jeder Bäcker ein einwandfreies Brot backen kann.

Viele der einschlägigen Patienten meinen, wenn sie erst einmal erscheinungsfrei seien, könnten kleine Sünden gegen die Regel ungeahndet bleiben. Die Strafe folgt eben nicht immer auf dem Fuße. Jedenfalls fürs Kindesalter kann man sagen, daß nach jahrelang durchgehaltener Diät etwa ein Drittel erscheinungsfrei bleibt, ein weiteres Drittel aber durchaus Sprue-Symptome, besonders Anämie und mäßige Verdauungsinsuffizienz aufweist, wobei die Malabsorption unterschiedlich aussehen mag, und nur das letzte Drittel alle Erscheinungen der Sprue wiederbekommt. Schon wegen der Malignomdrohung wird der gewissenhafte Arzt eine strenge gliadinfreie Kost auf Lebenszeit fordern müssen. Dann ist die Langzeitprognose gut. Jedenfalls sind solche Jugendliche stets lustiger und aktiver als diejenigen, die sich nicht an die Kostvorschriften hielten. Drei Spät-Komplikationen drohen dem Unbehandelten: Gallensteine, Leberzirrhose und abdominale Tumoren, vor allem Lymphome.

Über Mukoviszidose in der Adoleszenz s. Seite 108 bei Respirationskrankheiten.

Colitis ulcerosa und Morbus Crohn

Beide Krankheiten sind vor Pubertätsbeginn selten, nehmen dann aber in der Adoleszenz an Häufigkeit zu. Wenn diese beiden Krankheiten in einem Satz genannt werden, so darf das nicht so interpretiert werden, als ob es sich pathogenetisch um ähnliche Krankheiten handele. Sie zeigen nicht nur grob anatomisch, sondern vor allem histologisch und klinisch unterschiedliche Bilder; nur die Therapie ist ähnlich. Beide Krankheiten betreffen vorwiegend das weibliche Geschlecht. Für beide Krankheiten sind Ätiologie und Pathogenese ungeklärt. Während die Entzündung bei Colitis ulcerosa die Colon-Schleimhaut betrifft, handelt es sich beim Morbus Crohn um eine granulomatöse Entzündung bis weit hinein in die Muscularis mucosae und schließlich der gesamten Darmwand von Colon und Ileum.

Klinisch beginnt die *Colitis ulcerosa* mehr oder weniger akut mit den bekannten Tenesmen und blutig-schleimigen Stühlen, während die Crohnsche Krankheit primär chronisch und zuerst schleichend abläuft. Bei Colitis ulcerosa gibt es Schwachformen, die nur auf den Enddarm beschränkt sind und als Proctitis ulcerosa bezeichnet werden, nur wenige Blutungen hervorrufen und sich niemals auf weitere Darmabschnitte ausbreiten. Da es sich bei der Colitis ulcerosa um eine vorwiegend Erwachsene betreffende Erkrankung handelt, wird sie hier nicht weiter abgehandelt, wohl aber in Kapitel 10, S. 284. Die Crohnsche Krankheit reicht dagegen in ihren Anfängen ganz besonders häufig in das Adoleszentenalter zurück.

Symptomatik der *Crohnschen Krankheit*

Als primär chronische Krankheit beginnt sie mit unbestimmtem Unbehagen im Abdominalbereich, ohne daß sich – im Gegensatz zur Colitis ulcerosa – schon Stuhlunregelmäßigkeiten zeigen. Das Abdomen ist besonders im rechten Mittel- und Unterbauch empfindlich, Appetit und Körpergewicht nehmen ab. Die beliebteste Fehldiagnose in diesem Anfangsstadium lautet „chronische Appendizitis“.

Allmählich entwickeln sich subfebrile Temperaturen und Durchfallsperioden, die mit Obstipation abwechseln. Nunmehr ist als Folge des sich ausdehnenden Entzündungsgebietes vor allem um die Bauhinsche Klappe herum die Darmpassage nicht mehr glatt: Ileitis terminalis. Auf Befragen gibt der Patient regelmäßig an, daß er nur mehr kleine Portionen essen könne, weil sich nach größeren alsbald Bauchschmerzen einstellten. Je weiter die Entzündung fortschreitet, desto offensichtlicher entwickeln sich Fieber, knapp unter 38°, Senkungsbeschleunigung, Leuko- und Lymphozytose im Blut und eine Erhöhung der α_2-Globuline in der Serumelektrophorese bei allgemeiner Hypalbuminämie, denn die Patienten erleiden einen enteralen Eiweißverlust. Schon zu Krankheitsbeginn oder auch später entwickeln sich *Granulome* in allen möglichen Organen mit Sekundärerscheinungen wie Aphthen im Mund und am After und ein Erythema nodosum sowie, aber selten, Arthritis. Der Bauch wird nun zunehmend dicker und empfindlicher, weil die Darmwand bis ans Peritoneum hin entzündet ist. Folgen sind Verklebungen der Darmschlingen untereinander und Fistelbildungen von Darm zu Darm und in den Douglasraum. Jeder Perianalabszeß ist verdächtig darauf, durch einen Morbus Crohn hervorgerufen zu sein.

Bei der Untersuchung erkennt man auf den ersten Blick die Differenz zwischen der allgemeinen Abmagerung und dem ungleichmäßig dicken, sehr empfindlichen Abdomen. Die Auskultation läßt nicht selten Durchspritzgeräusche, Vorstufen zu einem Ileus, hören. Stets muß man sich die Analgegend genau be-

trachten. Die Verifizierung der Diagnose geschieht durch Ultraschall, Dickdarmbiopsie und Röntgen-Breipassage.
Mittels eines modernen Ultraschallgerätes läßt sich nicht nur ein Konglomerattumor erkennen, der ja durch Verklebung der zahlreichen Dünndarmschlingen ein Spätsymptom darstellt; in beinahe jedem Stadium lassen sich daneben gasgefüllte Darmschlingen ausmachen, deren Wand deutlich verdickt aufgezeichnet wird und deren Lumen eingeengt ist, ein nahezu beweisendes Bild für Morbus Crohn. Bei der *Dickdarmbiopsie*, möglichst bis ins Ileum hinein, sieht man diskontinuierlich angeordnete isolierte oder Gruppen von aphthenartigen kleinen Geschwürchen mit wallartigem, geröteten Saum in Abwechslung zu normalen Schleimhautstrecken. Oder es finden sich schmale, messerschnittähnliche Schleimhautfissuren als Vorstufung von Fistelbildungen, während bei Colitis ulcerosa stets größere, unregelmäßige, schleimbedeckte Ulzerationen auszumachen sind. Systematisch durch Saugbiopsie entnommene Schleimhautproben lassen mikroskopisch auch in den scheinbar nicht betroffenen unteren Rektumbereichen die für Morbus Crohn beinahe spezifischen epitheloidzelligen Granulome in der Submucosa oder Muscularis mucosae erkennen, die regelmäßig auch Eosinophile und Riesenzellen enthalten. Kann die bioptische Darmuntersuchung nicht bis ins Ileum hinein erfolgen, wird nun die Röntgenuntersuchung mit Erkennung des typischen Pflastersteinmosaiks der Darmmucosa und von Stenosen die ganze Ausdehnung des Prozesses erweisen.

Der Wechsel von zahlreichen Durchfallsstühlen mit subileusartiger Stuhlverhaltung und Blähung des Abdomens weisen auf einen schweren Krankheitsverlauf hin. Eines Tages, meist nach Monaten oder Jahren, wühlt sich eine Fistel perianal in die Vagina oder Blase vor.

Therapie

Da viele Patienten nach den Mahlzeiten besonders heftige Schmerzen erleiden, neigen sie dazu, sich wenig zu ernähren. Sie benötigen daher täglich viele kleine Mahlzeiten und Ergänzung durch Eisen (zweckmäßigerweise hier als Injektion) und Vitamine, ähnlich wie bei anderen Malabsorptionssyndromen; da die Fettabsorption durch die bei Morbus Crohn nicht selten vorkommenden Cholangitiden leiden kann, soll die Nahrung auch mit mittelkettigen Triglizeriden, z. B. mit Biosorbin-MCT ergänzt werden. Wiederholte klinische Aufenthalte sind unvermeidlich, doch muß die Kost und muß die medikamentöse Behandlung auf Langzeittherapie ausgerichtet sein. Die Verbesserung des Allgemeinzustandes ist die erste Aufgabe. Dabei soll die Kost zuckerarm sein.

Medikamentös wird man besonders bei subakuten Schüben auf das entzündungsdämpfende Cortison in der üblichen Dosis von anfangs 2 mg/kg Prednisolon für wenige Wochen nicht verzichten können. Damit werden viele Patienten schmerzfrei. Obwohl bei der Crohnschen Erkrankung eine bakterielle Ursache ebensowenig wahrscheinlich ist wie bei Colitis ulcerosa, hat sich doch bei beiden Krankheiten eine Dauerbehandlung mit Sulfasalazin durchgesetzt. Das bekannteste Präparat ist Azulfidin® in einer Dosis von 5 bis 7 Dragees zu 0,5 g/Tag oder auch als Klysmen zur lokalen Behandlung. Es ist aber wenig verträglich. Die Unverträglichkeit wird dem Sulfapyridinanteil zur Last gelegt. In neuerer Zeit hat man den wirksamen 5-Aminosalicylsäureanteil in guter galenischer Verpackung, die die Resorption erst in den unteren Darmabschnitten ermöglicht, als mindestens ebenso wirksam erkannt und gibt ihm den Vorteil (Salofalk® dragierte Tabletten oder als Suppositorien); Dosierung dreimal täglich 1 bis 2 Tabletten zu 0,25 g. Unverträglichkeitserscheinungen gibt es kaum, obwohl Allergien auf Salicylsäure bekannt sind. Selbstverständlich ist sie ein Prostaglandinsynthesehemmer. Vergleichsuntersuchungen mit Sulfasalazin haben therapeutisch gute, aber kaum unterschiedliche Ergebnisse erbracht.

Es ist wahrscheinlich, aber nicht erwiesen, daß eine Therapie im Anfangsstadium der Erkrankung einen günstigeren Verlauf erwarten läßt. Im Spätstadium geht es ohne Operationen, mit denen man so zurückhaltend wie möglich sein soll, dann nicht aus, wenn Ileuszustände rezidivieren und die Fisteln die Ordnung im Bauch zerstören. Nicht selten tauscht man aber dann den durch Resektion befallenen Darmabschnitt gegen ein Kurzdarmsyndrom ein. Über keineswegs schlechte Ergebnisse der operativen Behandlung berichten Rickham et al.

Obstipation, idiopathisches Megacolon und Colon irritabile

Stuhlverstopfung und Reizkolon bieten bei Adoleszenten zwar häufigere ärztliche Probleme als eine Colitis ulcerosa oder ein Morbus Crohn, die meisten Träger einer Obstipation gehen aber gar nicht zum Arzt, sondern regeln den Stuhlgang mit entsprechenden Abführmitteln und das oft seit vielen Jahren.

Dem Verfasser will scheinen, daß die Sorge um Appetit und richtigen Stuhlgang der Kinder in manchen Familien einen überwertigen Platz einnimmt, so daß eine scheinbar familiäre Veranlagung zu Obstipation in Wirklichkeit nichts anderes als ein familientradiertes Fehlverhalten zu vegetativen Funktionen widerspiegelt. Es kann als Regel angesehen werden, daß die verstandesmäßige Beschäftigung mit den autonomen Funktionen des Vegetativums wie Essensverhalten, Schlaf, Stuhlgang und Sexualsphäre den natürlichen Ablauf nur stören. Aus nahrungs- und stuhlgangszentrierten Familien stammen solche obstipierte Jugendliche mit Vorliebe. Das Thema der Psychogenese der Obstipation soll hier aber nicht ausgewalzt werden.

Differentialdiagnose

Bei einer hartnäckigen Obstipation muß man immer danach fragen, ob gewisse Regeln des Stuhlgangs eingehalten und wie wichtig sie genommen werden und ob auch bestimmte Naturmittel oder salinische Abführmittel regelmäßig eingenommen werden und wie die Stuhlfrequenz ohne alle Mittel wäre. Da das sogenannte *idiopathische Megakolon* meist eine Fortführung der kindlichen Obstipation darstellt, weil sich inzwischen ein gewisser Analspasmus eingestellt hat, sollte das Kolon ein einziges Mal mit Röntgenkontrasteinlauf untersucht werden. Dabei können ein verlängertes Sigma oder gar Megasigma oder eine blinde Schlinge (Colon duplex) oder ein Divertikel bewiesen oder ausgeschlossen werden. Die digitale Untersuchung wird übrigens in solchen Fällen immer eine dick mit Stuhl gefüllte Ampulle erkennen lassen (während die Ampulle beim Morbus Hirschsprung leer zu sein pflegt). Ein Sigma elongatum braucht, wenn es nicht gleichzeitig weit und peristaltikarm ist, keineswegs Ursache einer Obstipation zu sein. Es ist andererseits unentscheidbar, ob die Verlängerung und Erweiterung Ursache oder Folge eines „idiopathischen" Megakolons ist.

Die Funktionen von Sphinktermuskulatur und Darmperistaltik können bei Verdacht auf idiopathisches Megakolon mittels der Elektromanometrie des Enddarms nach Holschneider in Ruhe und beim Defäkationsversuch geprüft werden.

Beim geschilderten elongierten und erweiterten Rektum und Sigma erweist sich der Ruhedruck im Rektum als erniedrigt, die peristaltischen Druckschwankungen sind gering, der Sphinkter-Hemmreflex zur Erschlaffung des Anus ist bei geringgradiger Dehnung nicht auslösbar, erst wenn der Ballon den Darm weiter dehnt, ist er erkennbar. Levator-Ruhedruck und Willkürkontraktion sind vermindert.

Ein *angeborenes Megakolon mit aganglionärem Segment* in Rektum und Sigma *(Morbus Hirschsprung)* wird bei Adoleszenten wohl stets bereits operativ behandelt worden sein, weil die schweren Verstopfungssymptome oft schon bei Neugeborenen, Säuglingen und Kleinkindern Diagnose und Operation erforderlich machten.

Therapie

Je nach dem Grad der Verstopfung und der funktionalen Dysfunktion sieht die Therapie konservativ oder operativ aus. Die *konservati-*

ve Behandlung faßt mehrere Gesichtspunkte ins Auge. Einläufe sind bei großen Stuhlmengen im Enddarm manchmal unumgänglich, von Abführmitteln sollte nicht oder kaum Gebrauch gemacht werden (siehe unten). Sport, Abbau von allzu eingefahrenen Abführ-Riten, Lösung von einengenden Zwängen liegen einer eigentlich psychotherapeutischen Behandlung zumindestens benachbart. Besteht eine Art Dauerspasmus der Analschließmuskulatur, so kann hin und wieder eine manuelle Dehnung des Afters nützlich sein. Besteht dagegen eine Erschlaffung der Analschließmuskulatur mit Überlauf-Enkopresis, ist eine Dehnung kontraindiziert. *Operative Eingriffe,* von den Kinderchirurgen Meier und Willital bei den höhergradigen Enddarmerweiterungen und Sigmaverlängerungen sehr empfohlen und durchgeführt, können nötig sein, wenn die anatomischen Veränderungen zu weit fortgeschritten sind. Doch ist bei mittelgradigen Veränderungen während dieses ursprünglich rein funktionalen Leidens ein Erfolg durch konservative Führung von Patienten und Eltern zu erzielen. Diese beinhaltet Stuhlgangstraining zu bestimmten Morgenstunden nach dem Frühstück und Maßnahmen, wie sie oben beschrieben sind. Jede Dramatik sollte während der Behandlung vermieden werden.

Die *Kost* sei schlackenreich, aber nicht blähend. Erwünscht sind also Vollkornbrot, Gemüse, Kartoffeln, Salate, die mit Olivenöl angemacht sind, Joghurt, Körnerkost, dazu reichlich Wasser oder natursüße Fruchtsäfte, denn viele Obstipierte leben allzu trocken. Unerwünscht sind Milch-Mehlkost und Teigwaren (Spätzle!).

Medikamente, also reine Abführmittel, sollen ganz vermieden werden; gute Erfahrungen macht man allerdings mit dem Quellmittel Normacol (das auch etwas Faulrinde enthält), dazu für eine Übergangsperiode Stuhlgleitmittel wie Paraffinum liquidum, von beiden mittags und abends je einen gehäuften Teelöffel nach dem Essen einnehmen. Schreibtischhokker benötigen Bewegung, Sport und Jogging. Stuhlgangstraining mit einer selbstdurchgeführten Streichmassage des linken Unterbauchs fördert den Defäkationsreflex.

Leberkrankheiten

Jugendliche sind kaum je von Leberkrankheiten betroffen, es sei denn, es handle sich um eine infektiöse Hepatitis. Aber gerade bei Jugendlichen verläuft auch die übel beleumundete Hepatitis B gewöhnlich günstig. Dagegen hat man es mit angeborenen Krankheiten wie der *hereditären Kugelzellenanämie* mit ikterischen Schüben, mit dem gutartigen *Ikterus Meulengracht* und dem *Dubin-Johnson-* und *Gilbert-Syndrom* zu tun. Die sehr selten vorkommenden „idiopathischen" Formen *intrahepatischer Cholestase* mit starker Leberschwellung, aber ohne Zeichen von Entzündung des Leberparenchyms und der kleinen Gallengänge ist den meisten Pädiatern fremd, während Internisten sie besonders als Folge von Medikamenten kennen. Die Prognose ist nicht ungünstig – nach den Erfahrungen des Autors bilden sich Leberschwellung und Ikterus ohne Dauerstörung allmählich von selbst zurück, rezidivieren aber hin und wieder, so daß dann doch eine biliäre Fibrose entsteht.

Wilsonsche Krankheit

Im Gegensatz zur weit verbreiteten Meinung der Internisten zeigen sich erste Symptome der seltenen Kupferstoffwechselkrankheit *Morbus Wilson* gerade im Adoleszentenalter: Man findet eine verhärtete und vergrößerte Leber, erhöhte Werte der Transaminasen, geringen Ikterus, während die zentralnervösen Symptome wie Rückgang der geistigen Regsamkeit, schließlich Ataxie und das Erscheinen des Kayser-Fleischerschen Kornealringes in der Descemetschen Membran eher Spätsymptome im Erwachsenenalter sind (vergl. S. 123). Jede Lebererkrankung im Adoleszentenalter, die sich serologisch nicht eindeutig als Hepatitis A oder B einordnen läßt, muß als verdächtig auf Morbus Wilson angesehen werden. Die Sicherung der Diagnose geschieht durch den Nachweis des erniedrigten Coeruloplasminspiegels im Serum (normal 30 bis 50 mg/dl) und vor allem durch den kupferhaltigen Leberparenchymzylinder bei der Feinnadelbiopsie. Frühzeitige Erkennung und Behandlung mit D-Penicillamin, zusammen mit kupferarmer Kost, kann der Krankheit Einhalt gebieten.

Nephrologische Besonderheiten in der Adoleszenz

Die Nephrologie und Urologie des Kindesalters sind umfangreiche Spezialgebiete. Kein anderes Organ weist so viele und so mannigfaltige Fehlbildungen auf wie Nieren und Harnwege, oft sind sie Teile eines generalisierten Fehlbildungssyndroms. Daher fahndet der erfahrene Kinderarzt nach ihnen, wenn er Fehlbildungen von Rippen, Wirbeln, Bauchmuskeln und des Gesichtsschädels („renofaziale Mißbildungen") und Minderwuchs feststellt. Sie alle hier aufzuführen besteht kein Anlaß, viele Mißbildungen wie Nierenzysten oder Nierenagenesie oder Verdopplungen von Niere, Nierenbecken und Ureteren bleiben so lange unentdeckt ohne Symptome, bis eine rezidivierende Harnwegsinfektion erfolgt. Wird bei einer Allgemeinuntersuchung eines Adoleszenten ein konstanter systolischer Blutdruck von 130 mm Hg oder mehr entdeckt, ist eine eingehende nephrologische Untersuchung die logische Konsequenz.

Nierenparenchym-Erkrankungen

Bis zu einem gewissen Grad spezifisch für in der Adoleszenz auftretende Nierenfehlleistungen ist das familiäre *Alport-Syndrom.* Frühzeichen sind Mikro- oder Makrohämaturie und leichte Proteinurie neben mangelhafter Harnkonzentration, also Zeichen einer bereits beginnenden allgemeinen Niereninsuffizienz. Obwohl beide Geschlechter davon betroffen werden, sind die Zeichen der *Schrumpfniere* in der Adoleszenz nur *beim männlichen Geschlecht* bemerkbar. *Schwerhörigkeit* ist zwar obligat, aber doch anfangs nur mittels genauer Audiometrie feststellbar. Eine Therapie existiert nicht. Männer geraten selten im zweiten, meist im dritten und vierten Dezennium in Dialysebedürftigkeit; Frauen dagegen überleben gewöhnlich; sie weisen zwar eine Mikrohämaturie auf und viele von ihnen werden mit der Zeit schwerhörig.

Die *familiäre Nephronophthise* ist eine merkwürdige Aufbrauchkrankheit der Nephrone. Sie kommt bei beiden Geschlechtern vor und führt in der Adoleszenz regelmäßig zur Dialysebedürftigkeit. Im eigentlichen Kindesalter sind die Kranken unauffällig, allmählich stellen sich rezidivierende Zystopyelitiden, Anämie, Polydipsie und Polyurie ein. Die Wachstumsverzögerung wird gewöhnlich erst in der Pubertät auffällig.

Erfreuliches kann über das *nephrotische Syndrom* (minimal-change-Basalmembran-Nephritis) im Adoleszentenalter ausgesagt werden. Während Relapse mit hoher Eiweißausscheidung im Kindesalter außerordentlich häufig sind, bleiben diese mit Beendigung der Geschlechtsentwicklung gewöhnlich aus, so daß Adoleszenten dann als praktisch gesund angesehen werden können. Nur dann, wenn sich bereits im Kindesalter zeigte, daß die Eiweißausscheidung durch Cortison nicht beherrschbar ist, wird die fortschreitende mesangio-proliferative Nephritis im Adoleszentenalter kritisch. – In der Adoleszenz entstehende nephrotische Nephritiden sind vom membranoproliferativen Typ und prognostisch wenig günstig.

Chronisch rezidivierende Harnwegsinfektionen

Bei jugendlichen Mädchen weisen sie gewöhnlich eine einschlägige, langjährige Anamnese auf. Lange Zeit kann es sich um eine klinisch stumme Bakteriurie handeln, die dann, u. U. nach dem Geschlechtsverkehr durch Erregerwechsel, zur akuten Zystopyelitis aktiviert wird. Diese Patientinnen bedürfen nicht nur einer (kurzzeitigen) antibiotischen Behandlung, sondern einer eingehenden Diagnostik auf vorliegende anatomische oder funktionelle Harnabflußstörungen. Viel zu oft aber wechseln diese Mädchen den Arzt, während in Wirklichkeit eine monate- oder gar jahrelange ärztliche Behandlung, zumindest regelmäßige Urinuntersuchungen notwendig sind. Die Nierenfunktion (tubuläre Insuffizienz?) muß genauestens überprüft werden. Ein Urologe ist hinzuzuziehen, um gegebenenfalls eine operative Korrektur im Bereich von Nierenbecken, Harnleiter oder Blase in Betracht zu ziehen.

Urethritis beim männlichen Geschlecht

Die unspezifische Urethritis ist bei männlichen wie weiblichen Jugendlichen ein außerordentlich häufiges therapeutisches Problem geworden. Beim männlichen Jugendlichen kommen als Erreger vor allem Chlamydia trachomatis, ferner Klebsiella ureolyticum, Mykoplasmen und Trichomonaden in Frage. So unterschiedlich die Erreger sind, so gemeinsam ist das klinische Bild: Es bestehen Juckreiz und Brennen in der Harnröhre, kaum Ausfluß oder gar Eiter, Neigung zu Relapsen. Die Infektion geschieht bei weitem am häufigsten durch Geschlechtsverkehr, aber auch intrafamiliäre Übertragung ohne direkten Geschlechtskontakt ist dem Verfasser besonders bei Kindern wohlbekannt. Bei hartnäckiger Therapie-refraktärer Urethritis gemeinsam mit Konjunktivitis muß man an Reitersche Erkrankung denken. – Auch Schaumbadezusätze und Shampoos können urethrale Reizungen nichtinfektiöser Natur hervorrufen.

Da Urethritis und Vulvovaginitis bzw. Kolpitis in KAPITEL 7, Seite 189f. abgehandelt sind, genügt hier der Hinweis auf die dort ausführlich dargestellten einschlägigen Erreger. In jedem Falle sollte der Erregernachweis möglichst beide Geschlechtspartner betreffen. Der Chlamydiennachweis beim Mann soll aus dem Erststrahl mit McCoy-Nährboden versucht werden. Eine negative Kultur schließt eine Chlamydieninfektion nicht aus. Es hat sich herausgestellt, daß sich die Gonorrhö häufig mit einer Chlamydieninfektion paart, so daß Kenner der Materie dazu raten, nach der gegen die Gonokokken gerichteten Penicillinkur obligat eine Erythromycin- oder Tetracyclinkur anzuschließen. Sind die bakteriologischen Möglichkeiten des Arztes gering, darf bei einer klinisch unspezifischen Urethritis wohl der probatorische Behandlungsversuch mit Erythromycin oder Tetracyclin über 8 bis 10 Tage, bei beiden Geschlechtspartnern angewandt, durchgeführt werden. Dosis: Täglich 2 g Erythromycin auf vier Einzelgaben für 24 Stunden verteilt, oder 100 mg Doxycyclin in einer Einzeldosis pro 24 Stunden.

Erkrankungen des Nervensystems

Perinatale Hirnschäden

Fetal oder perinatal entstandene Hirnschäden hinterlassen in der Regel mehr oder weniger deutliche zerebrale Symptome wie spastische Paresen, Athetosen oder Ataxien, oft gepaart mit epileptischen Anfällen und Intelligenzmängeln. Sie belasten einen Jugendlichen in seiner personalen, sozialen und beruflichen Entwicklung sehr. Der Förderung dieser Personengruppe widmen sich die KAPITEL 10 und 14 ausführlich.

Die Behandlung und Führung *jugendlicher Epileptiker* weist eine Fülle von Problemen auf, die wir hier nicht erörtern, sondern Spezialisten in neurologischen Behandlungszentren überlassen wollen. Denn erfahrungsgemäß bleiben nur die leichtesten Fälle in den Händen von niedergelassenen Nicht-Neurologen. Es ist allerdings ein allgemeines sozialmedizinisches Problem, Epilepsiekranke, deren Anfälle medikamentös weitgehend beherrscht sind und die keine oder nur geringe intellektuelle Rückstände aufweisen, in Schule und Lehre zu integrieren; besteht doch in der Bevölkerung auf keinem anderen Gebiet eine so geringe Krankheitstoleranz mit Vorurteilen gegenüber Menschen, von denen Anfälle bekannt werden. Den psychosozialen Anpassungsschwierigkeiten der Epileptiker und ihrer Bewältigung ist KAPITEL 14 gewidmet.

In der Adoleszenz entstehende oder fortschreitende Erkrankungen

Die meisten genetisch bedingten fortschreitenden Erkrankungen des ZNS sind Probleme des frühen Kindesalters. Nicht so die nicht seltene *Friedreichsche Ataxie* (1:30000). Die Vererbung ist autosomal rezessiv. Wirklich krank werden die Patienten aber erst in der Adoleszenz: ärztlich gut beobachtete Kinder lassen allerdings schon im Schulalter Gangunsicherheit, Atrophie der Unterschenkelmuskulatur und fehlende Achilles- und Patellarsehnenreflexe erkennen. Nystagmus, schwere Dysarthrie und ein konstant positiver Babinski, die krankheitsspezifischen Symptome des Friedreich, sind aber meist erst in der Adoleszenz feststellbar. Der Friedreich-Fuß ist hohl und spitz, die große Zehe steht nach Art eines „Dauer-Babinski" steil nach oben. Die Krankheit schreitet unaufhaltsam fort und endet in Herzinsuffizienz im späteren Erwachsenenalter. *Differentialdiagnostisch* kommt die Ataxia teleangiectatica, das sogenannte *Louis-Bar-Syndrom* in Frage: Gangunsicherheit und allgemeine Verlangsamung beginnen im Schulalter; ein Friedreich-Fuß entwickelt sich aber nicht. Die erweiterten Venen sind auf den Skleren und an den Lippenumschlagsfalten der Mundschleimhaut zu erkennen. Ig A ist stark vermindert, die T-Zellen sind in ihrer Funktion gestört; daher ist die Infektanfälligkeit groß und es besteht die Gefahr der Entwicklung von Leukämien und Malignomen. Die Mehrzahl der Befallenen stirbt in der Adoleszenz.

Die *Wilsonsche Krankheit*, beschrieben auf Seite 120, entwickelt neurologische Symptome der Linsenkerndegeneration regelmäßig erst in der späteren Adoleszenz: Tremor, hochgradige Muskelrigidität und psychotisch anmutende Zustände sind die Folge der ursächlich zugrundeliegenden Kupferstoffwechselstörung; sie ist einer Therapie zugänglich!

Subarachnoidalblutung

Als gefährliche Spezialkrankheit des Adoleszentenalters muß die Subarachnoidalblutung angesehen werden – der nächste Erkrankungsgipfel liegt erst jenseits des 55. Lebensjahres. Entweder nach vorhergehenden, meist halbseitigen Kopfschmerzperioden oder aus heiterem Himmel kommt es in der Art eines Apoplex zu rasenden Kopfschmerzen, Bewußtlosigkeit und Lähmungen sowie zu fokalen Krämpfen durch die Blutung aus einem vorbestehenden, in diesem Alter meist angeborenen arterio-venösen Aneurysma. Die erste Blutung kann tödlich sein, häufiger wiederholt sie sich in längeren Abständen, z. B. bei sportlicher Anstrengung oder beim Stuhlpressen, seltener bleibt sie ein einmaliges Ereignis. Am häufigsten befindet sich ein Aneurysma im Bereich der Arteria cerebri media, weniger häufig der A. cerebri anterior oder posterior; aber auch an der Hirnbasis kommen solche Aneurysmablutungen vor. Auch wenn das Aneurysma tief im Hirnparenchym sitzt, wühlt es sich besonders bei rezidivierenden Blutungen zur Hirnoberfläche hindurch. Bei jeder Subarachnoidalblutung findet sich daher ein blutig-xanthochromer Liquor. Man gewinnt ihn durch eine vorsichtige, nur 2 bis 3 ml gewinnende, lumbale Punktion. Im EEG findet sich bei einer Hemisphärenblutung ein Deltawellen- oder Krampffokus. Zwar erkennt man durch die Arteriographie Blutung und Aneurysma gut, damit aber sollte man sich Zeit lassen, zumal ein operativer Eingriff erst einmal kontraindiziert ist. Die Untersuchung durch Ultraschall läßt nur eine größere Blutung erkennen. Die Therapie besteht in Ruhigstellung, β-Blockern zur Absenkung des Blutdrucks, gegebenenfalls zusätzlich Valium, nicht nur gegen Krämpfe, sowie Epsilon-Aminocapronsäure.

Übrigens kommen solche Aneurysmablutungen auch im Rückenmark vor, wo sie partielle bis vollständige Querschnittslähmungen hervorrufen, die reversibel verlaufen können.

Differentialdiagnostisch kommen bei der Hirnblutung in Frage: intrazerebrale Blutungen bei vorliegender *hämorrhagischer Diathese*, also z. B. bei Thrombozytopenie, bei Hämophilie oder im Endzustand einer Leukämie. Ein zentrales Hämangiom beim *Sturge-Weber-Syndrom* mit dem bekannten einseitigen flächigen Feuermal im Bereich des ersten Astes des Trigeminus ist unverwechselbar. Dieses Syndrom kann leicht bereits *vor einem zentralen Insult* an seinem Feuermal erkannt werden. Folge einer solchen einseitigen Gefäßstörung können fokale Krämpfe und Paresen auf der gegenüberliegenden Seite des Feuermals sein.

Kopfschmerzen und Migräne

Wohl die am häufigsten geklagten Beschwerden in Pubertät und Adoleszenz sind Kopfschmerzen, ganz besonders beim weiblichen Geschlecht. Nach schwedischen Untersuchungen (zitiert nach Isler) leiden nahezu 10% der 16- bis 19jährigen Schülerinnen unter Migräne. Lehrbuchmäßig wird unterschieden zwischen organischen, vasomotorischen, psychosomatischen Kopfschmerzen und Migräneanfällen. Sieht man einmal von den organischen Kopfschmerzen (siehe unten) ab, so verwischen sich die Grenzen zwischen vasomotorisch und migränisch völlig, denn beide sind durch Füllungsveränderungen im Hirngefäßbereich hervorgerufen und beide sind wieder durchaus abhängig von seelisch-vegetativen Störungen.

Die *echte Migräne* ist in ihrem Anfallscharakter allerdings ein so eigenständiges und den Befallenen plagendes Syndrom, daß es hier an erster Stelle rangieren soll. Es handelt sich keineswegs, wie der Name es fordert, stets um eine Hemikrania, d. h. halbseitige Kopfschmerzen. Für Migräneattacken ist es charakteristisch, daß die Attacke immer wieder in gleicher Weise abläuft: schon beim morgendlichen Aufstehen oder im Verlaufe des Tages kommt es erst zu Spinnwebengefühl mit Jukken an der Stirn und bald zum Gefühl des eisernen Reifens um den Kopf und zur Blässe, zu Harnflut, immer rasender werdenden Kopfschmerzen, schließlich Nausea, während Flimmerskotom und Erbrechen nur fakultative Symptome sind. Nicht jede Attacke erreicht diese Höhepunkte. Bei einigen Jugendlichen vergehen die Schmerzen von selbst, die meisten verlangen „ihr" Kopfschmerzmittel.

Die Migraine accompagnée ist die ernste Steigerung der normalen Migräne mit zentralen Ausfallserscheinungen als Folge gedrosselter Hirndurchblutung, wie es schon das Flimmerskotom bei der normalen Migräne anzeigt. Symptome können sein

- *im sensorischen Bereich:* vorübergehende Hemianopsie, Amaurose, Parästhesien
- *im motorischen Bereich:* Aphasie, Dysarthrie, Fazialis- und Augenmuskelparesen und als schlimmste Manifestation eine Hemiparese der gesamten Körpermuskulatur
- *im EEG:* Deltawellenfokus, seltener Krampfhinweise.

30 Minuten nach Einsetzen der Therapie und Nachlassen der Kopfschmerzen sollten die zentralnervösen Erscheinungen verschwunden sein.

Rein vasomotorische Kopfschmerzen, z. B. nach psychischer Anstrengung, klingen gewöhnlich ohne Medikamente ab. Daß unlösbare Aufgaben und nicht getroffene Entscheidungen Kopfschmerzen verursachen, wie das der Volksmund so richtig ausdrückt, ist unbestritten. Jugendliche mit konstitutioneller oder postinfektiöser arterieller Hypotension neigen zu orthostatischen Kopfschmerzen (s. S. 110). Dem Verfasser will scheinen, daß diese Sorte von Kopfschmerzen die häufigsten sind.

Differentialdiagnose der Kopfschmerzen

Möge die psychische Genese von geklagten Kopfschmerzen noch so sehr auf der Hand liegen, bei allen rezidivierenden Kopfschmerzen ist neben der auf die psychische Situation des Patienten gerichtete Anamnese eine genaue Untersuchung erforderlich, ganz besonders bei morgendlichen Kopfschmerzen, wie sie für die häufigen *Kiefer- und Stirnhöhlenempyeme*, aber auch für *Hirndruck bei Tumor* so charakteristisch sind. Schon die Tonlage der Stimme bei einem Nebenhöhlenempyem läßt vermuten, daß die gedämpfte Resonanz des Schädels durch ausgefüllte Nebenhöhlen vermindert ist. Man beklopfe sanft und sorgfältig die Gegend der Kiefer- und Stirnhöhlen, beachte das Sekret in Nase und die Eiterstraße auf der Rachenrückwand. Die Austrittspunkte der Nerven sind sowohl bei Neuralgien wie bei Nebenhöhleneiterungen sehr empfindlich. Um einen intrakraniellen Prozeß auszuschließen, ist eine sorgfältige neurologische Untersuchung einschließlich Prüfung auf eine gewisse Nackensteife unerläßlich, wie sie nicht nur für eine meningeale Reizung, sondern auch für Tumoren in der hinteren Schädelgrube charakteristisch wäre. Der Augenhintergrund ist stets zu spiegeln, der Visus muß geprüft werden. Selbstverständlich ist der Blutdruck zu messen und der Harn zu untersuchen. Eine Röntgenaufnahme des Schädels in beiden Ebenen sollte wenigstens durchgeführt werden, das kostspielige Schädel-CT wird unnötigerweise oft herangezogen. Ein EEG kann nützlich sein. *Am wichtigsten aber ist die wiederholte Beobachtung und Untersuchung des Patienten.* Jede Nausea oder gar morgendliches Erbrechen ist äußerst verdächtig auf intrakranielle Drucksteigerung.

Therapie

Der Migräneanfall ist dann, wenn er sich noch nicht festgefressen hat, mit Coffein plus Dihydroergotamin als Cafergot® gut zu coupieren. Besteht etwa die morgendliche Migräne schon Stunden, ist damit nichts mehr zu erwirken; dann ist noch immer ein Pyrazolonderivat erfahrungsgemäß das beste Mittel, also Metamizol als Novalgin® oder Novaminsulfon-ratiopharm® oral, rektal oder, in besonders schweren Fällen, intravenös. Überempfindlichkeit mit Schockgefahr und Bronchialspasmus muß bedacht werden, daher darf die intravenöse Injektion nur sehr langsam erfolgen: 1 ml/min. Ausweichmöglichkeit: Paracetamol.

Eine Langzeitbehandlung bzw. Prophylaxe ist dann einzuleiten, wenn sich Migräneattacken häufen oder eine Migraine accompagnée vorgekommen ist. Die Suggestion durch den Arzt, daß die Kur auch wirklich helfe, verbessert den Erfolg, von der „kleinen Psychotherapie“ und etwa autogenem Training abgesehen. Die medikamentöse Behandlung kann mit Dihydergot® durchgeführt werden. Man beginnt mit 3 x 5 Tropfen und steigert bis 3 x 30 Tropfen pro Tag. Andere Ärzte hatten Erfolg mit Uzaril®, täglich 2 bis 4 Tabletten. Betarezeptorenblocker sind nur bei normalem Blutdruck zu befürworten: z. B. Dociton®, beginnend mit 3 x täglich 10 mg, steigernd bis 3 x 30 mg/Tag. Blutdruck und Pulsfrequenz dürfen nicht wesentlich absinken. Die erwähnten Kuren sollen 6 bis 12 Wochen lang durchgeführt werden.

Myopathien

Dystrophia musculorum progressiva

Knaben, die am *Typ Duchenne* der Muskeldystrophie erkrankt sind, geraten im Adoleszentenalter regelhaft in ein kritisches Stadium. Dieses Leiden wird X-chromosomal rezessiv vererbt, Spontanmutationen sind häufig. Mit einer Prävalenz (Morbidität) von 1 Fall auf 3000 Knaben gehört dieser Muskeldystrophietypus zu den häufigsten Erbkrankheiten überhaupt. Der Stoffwechselfehler ist noch immer nicht aufgeklärt.

Es handelt sich um den „malignen“ Oberschenkel-Beckengürteltyp der Muskeldystrophie. Betroffene Knaben lernen schon relativ spät, frei zu laufen. Schwierigkeiten, sich aus dem Liegen aufzustellen und rasch vorwärts zu schreiten, sind schon vor dem Schulalter erkennbar. Die bekannte hypertrophe Wadenmuskulatur entwickelt sich im frühen Schulalter. Der gestelzte Gang mit Hohlkreuz und den leichten Spitzfüßen ist so auffällig, daß der Kundige die Diagnose im Vorübergehen stellen kann. Trotz gymnastischer Behandlung schreitet die Krankheit in der Adoleszenz ungehindert fort, so daß die Befallenen nun nicht mehr gehen können. Auch den Erkrankten selbst ist klar, wohin sie ihr Leidensweg führt. Der Tod an Ateminsuffizienz droht gegen Ende der Adoleszenz. Die Diagnose wird durch die stets stark erhöhte Kreatinkinase (CK) und die erhöhte Aldolaseaktivität im Blut und durch die charakteristische Kurve im Elektromyogramm gesichert.

Therapeutisch wurde vieles versucht, zuletzt eine Behandlung mit Calcium-Antagonisten – keine interne Behandlung hat den Krankheitsverlauf verändern können. Die Ernährung muß so eingestellt werden, daß weder Übergewicht noch Untergewicht entstehen. Hohe Dosen von Vitamin-B-Komplex und das ATP- und Nukleosid/Nukleotidreiche Laevadosin® ist wenigstens theoretisch begründet.

Da die Muskulatur schnell ermüdet, sind auch einem vorsichtigen Training Grenzen gesetzt. Orthopädische Maßnahmen zur Verhinderung von Kontrakturen der Fuß- und Hüftgelenke sind erforderlich. Der Patient ist rechtzeitig mit einem Elektrofahrstuhl zu versorgen, er ist zunehmend auf fremde Hilfe angewiesen. Die psychische Einstellung zu ihrem Leiden und zu den unbehinderten Freunden ist bei Muskeldystrophikern meist vorbildlich.

Prophylaxe: Da Mädchen – wie bei Hämophilie – Überträger des pathogenen Gens auf einem ihrer X-Chromosomen sein können, sollten Schwestern und Cousinen eines Muskeldystrophikers genetisch beraten werden. Als Heterozygotentest können erhöhte Werte von CK und Aldolase angesehen werden.

Seltenere, für das Jugendalter relevante Typen

Der benigne, sehr viel seltenere, ebenfalls X-chromosomal vererbte *Beckengürteltyp Becker-Kiener* beginnt gewöhnlich zwischen Pubertät und dem Alter von 20 Jahren und schreitet sehr langsam fort: Zur Gehunfähigkeit kommt es erst etwa 25 Jahre nach dem Auftreten der ersten Symptome.

Der autosomal vererbte *Schultergürtel-Typ Erb* ergreift gewöhnlich auch die Gesichtsmuskulatur; er ist selten, manifestiert sich zwischen Präpubertät und Spätadoleszenz und schreitet sowohl kranial wie auch kaudal langsam fort, wobei scheinbare Stillstände vorkommen und sich der Patient lange Zeit wenig behindert fühlt.

Myotonien sind keine Spezialkrankheit der Adoleszenz.

Periodische Lähmungen

Sie treten, meist unter steilem Absinken des Kaliumspiegels und entsprechender EKG-Veränderungen, gerade beim männlichen Jugendlichen nicht selten auf. Ursächlich liegt eine paraoxysmale, im Grunde nicht ganz verstandene Verschiebung des Kaliums zwischen intrazellulärem und Interstitialraum vor, die meist mit schwerer Hypokaliämie einhergeht (nicht zu verwechseln mit dem Bartter-Syndrom bei tubulärer Insuffizienz). Auslösend wirkt oft eine kohlenhydratreiche Mahlzeit. Unter Schweißausbruch fühlt der Patient zuerst ein Ziehen im ganzen Körper, dann kann er die Beine nicht mehr bewegen und innerhalb von Stunden steigen die stets symmetrischen Paresen kranialwärts auf. Nach einem Tag, seltener nach Tagen ist alles wieder vorbei. Geschwistererkrankungen kommen vor.

Therapie: Gibt man den Patienten 2 bis 4 Kalinor-Tabletten zu je 40 mg, vergehen die Paresen schnell. – Die hyperkaliämische Form ist seltener. Bei beiden Formen besteht die Möglichkeit der Spontanheilung im Erwachsenenalter.

Maligne Hyperpyrexie

Jeder Hausarzt, sei er Allgemein-, Kinderarzt oder Internist, sollte mit dieser, das Leben eines Menschen bei jeder Operation oder bei Unfall bedrohenden, sonst aber latenten Muskelkrankheit vertraut sein, die die Anästhesisten fürchten, deren unglücklichen Ausgang sie aber nicht immer voraussehen können. Angeblich soll jedes 15 000. Kind bzw. Adoleszent dazu veranlagt sein. Es handelt sich offenbar um einen Membrandefekt in den Muskelzellen, so daß es unter bestimmten Umständen wie z. B. bei einer Muskelrelaxationseinleitung vor einer Narkose zum Efflux von Calcium-Ionen in das Myoplasma und zur Aktivierung der Myosin-ATP-Phosphorylase kommt. Die hierdurch erfolgte Spaltung von ATP löst die Kontraktion der Actin-Myosin-Filamente aus, durch deren Arbeit es zur allgemeinen Hyperthermie kommt.

Jede Familie, in der sich einmal ein Narkosezwischenfall mit u. U. tödlichem Ausgang ereignet hat, ist hinreichend verdächtig darauf, daß bei einem weiteren Mitglied eine solche Muskelstoffwechselstörung vorliegt. Gewisse äußere konstitutionelle Kennzeichen von Gefährdeten soll die Kombination von Minderwuchs, antimongoloiden Lidachsen und Mikrognathie sein. Ein solch verdächtiges Familienmitglied sollte grundsätzlich nur in Lokalanästhesie operiert werden. Hat dann der Anästhesist gar Schwierigkeiten mit der oralen Kehlkopf-Intubation (weil die Schlundmuskulatur verspannt ist), sollte höchste Alarmstufe ausgelöst werden. Denn schon nach Muskelrelaxation für die Allgemeinnarkose, ganz besonders aber unter Halothan zeigt sich der Patient wenig entspannt und nun steigt auch das Fieber schnell bis auf Temperaturen von mehr als 41° an, falls die Operation nicht sofort abgebrochen und der Patient einer Abkühlungsbehandlung zugeführt wird. Hyperkaliämie und Myoglobinämie, sowie Verbrauchskoagulopathie, Hirnödem und evtl. Kammerflimmern würden das Leben des Unglücklichen abrupt beenden. Liegt noch ein nasaler Tubus, kann der Patient künstlich hyperventiliert werden. Eine Infusionsbehandlung muß ohne Kalium und Calcium geschehen. Das Muskelrelaxans Dandrolen®, 1 mg/kg Kgw. streng i. v., hat die Prognose des Fieberanfalls jüngst sehr verbessert.

Die *Prophylaxe* eines unglücklichen Ausgangs würde darin bestehen, bei jeder Narkose laufend die rektale Temperatur während einer Operation zu überprüfen.

Myasthenia pseudoparalytica gravis

Von den unterscheidbaren Formen interessiert hier nur die juvenile Form. Pathogenetisch handelt es sich um eine durch Autoantikörper hervorgerufene Rezeptorhemmung für Acetylcholin. Es sind vor allem Mädchen, die in der Pubertät an den typischen Zeichen erkranken: Ptose, scheinbare Lähmung der äußeren Augenmuskeln mit Schielstellung und Doppelbildern sowie Schwäche der Halsmuskulatur. Während morgens nichts zu bemerken ist, treten vorübergehend nachmittags, weil sich der Acetylcholinrezeptor verbraucht, diese charakteristischen Symptome auf. Im Verlaufe von Wochen kommen andere Muskelschwächen zum Vorschein. Charakteristisch ist die sogenannte myasthenische Reaktion: Bei genauer Beobachtung wird der Lidschlag immer seltener; beklopft man das distale Radiusende, findet man zuerst die typische Muskelkontraktion der Unterarmbeuger, doch werden die Reaktionen bei Wiederholung immer schwächer und bleiben schließlich aus. Nach i. m. Injektion von 0,4 bis 0,5 mg Prostigmin kehrt die volle Kraft der Muskulatur alsbald wieder. Ein Thymustumor muß ausgeschlossen werden. Im Gegensatz zur neonatalen und zur später auftretenden Myasthenie hat die juvenile Form eine relativ gute Prognose. Der Cholesterinesterasehemmer Mestinon, oral alle 4 bis 6 Stunden gegeben, ist eine große Erleichterung für diese Jugendlichen. Ein Viertel der Befallenen wird später überhaupt frei von diesem Leiden. Da eine Überdosis von Cholinesterasehemmern wieder zu lähmungsartigen Zuständen führen kann, ist die Einstellung auf die richtige Dosis in richtigen Abständen nicht einfach und sollte erfahrenen klinischen Neurologen überlassen werden.

Juvenile rheumatoide Arthritis. Chronischer Gelenkrheumatismus

In Kindheit und Adoleszenz ist die juvenile rheumatoide Arthritis keine Seltenheit. Ihre Inzidenz darf heute höher eingeschätzt werden als die des akuten rheumatischen Fiebers, das noch bis in die Fünfziger Jahre dieses Jahrhunderts eine so große und wegen der begleitenden Karditis lebensgefährdende Rolle spielte. β-hämolysierende Streptokokken der Gruppe A waren die auslösende Ursache. Die juvenile rheumatoide Arthritis scheint wegen ihres chronischen Verlaufs und damit dauernd notwendiger ärztlicher Betreuung als eine häufige Krankheit (hohe Prävalenz). Auf einige speziell das Adoleszentenalter betreffende Formen müssen wir hier eingehen.

Kindheitsarthritis, die in der Adoleszenz Probleme aufgibt

Der Internist und praktische Arzt kennt vor allem die in der zweiten Lebenshälfte, speziell im Senium langsam beginnende, zuerst vor allem die Finger- und Zehengelenke, dann aber auch Hand-, Fuß- und schließlich auch andere große Gelenke betreffende primär chronische Polyarthritis, die ohne wesentliche systemische Allgemeinsymptome abläuft, aber langsam zur Gelenkdeformierung und Versteifung führt. Eine Polyarthritis kann aber auch bereits in früher Kindheit bis ins jugendliche Erwachsenenalter hinein auftreten; sie verläuft häufig in Schüben, systemische Allgemeinerscheinungen wie Fieber, Karditis in allen Schichten, Pleuritis und Iridozyklitis sind häufig. Die Prognose ist dann weniger gut, sie ähnelt bzw. gleicht derjenigen des *Still-Syndroms* (s. u.). Davon abzutrennen sind die in jeder Altersklasse vorkommenden, in ihrer Gesamtheit häufigen *Oligoarthritiden,* bei denen ein bis vier Gelenke isoliert und asymmetrisch erkranken, zum Beispiel als scheinbarer „sympathischer Kniegelenkserguß". Solche Formen werden heute vorwiegend als infektiös bedingt angesehen. Als Verursacher kommen in Frage: Yersinia enterocolica, Shigellen, Brucellen, Borrelien (Erreger des Erythema chron. migrans), humane Parvo-, Rubeolen- und das Hepatitisvirus. Die vorhergegangene Infektion muß serologisch bewiesen werden. Auf *Iridozyklitis* im Verlauf achten!

Es versteht sich von selbst, daß jede Arthritis differentialdiagnostisch sorgfältig gegen andersartige Ätiologien wie Osteomyelitis, Tumor, Leukämie, Tbc. und Allergie abgegrenzt werden muß. Gegebenenfalls muß arthroskopiert bzw. punktiert werden: Charakteristisch ist ein zellreiches Exsudat mit zahlreichen Phagozyten (Rhagozyten).

Charakteristisch für jede Form der rheumatoiden Arthritis ist die morgendliche Gelenksteife, daher soll man rheumatische Patienten stets morgens untersuchen und einen genauen Beschwerde- und Gelenkstatus erheben, wobei auch die gelenknahen Bezirke der Sehnen und Sehnenscheiden beurteilt werden sollen. Jugendliche mit einer schon lange vorbestehenden Polyarthritis leiden sehr unter ihren Schmerzen, sie nehmen am liebsten eine halbliegende Stellung ein und wollen in Ruhe gelassen sein. Dadurch entstehen kontrakte Fehlstellungen von Hüft-, Fuß- und Kniegelenken, so daß die Patienten nicht mehr stehen und gehen können. Sie sind schwerbehindert, benötigen fremde Hilfe und sind von einem Leben und Erleben, wie es unter Jugendlichen sonst stattfindet, ausgeschlossen.

Selbstverständlich wird man sich durch laufende Temperaturmessung, Senkung, Elektrophorese, Blutbild und entsprechende Röntgenaufnahmen der Gelenke ein Bild über die *Aktivität der Prozesse* machen und nach rheumatischen Knötchen an den Streckseiten der Gelenke und am Rücken fahnden. Feinsymptome einer beginnenden *Amyloidose* (quantitative Eiweißbestimmung im Urin) sollten erkannt werden. Serologische Laboratoriumsergebnisse, wie Rheumafaktoren, antinukleäre Antikörper (ANA) bringen für die Praxis der Rheumatologie des Jugendalters wenig.

Eine *allgemeine Wachstumsverlangsamung* mit auch retardiertem Knochenalter und verspätet einsetzender Pubertät (s. S. 81) ist die Regel. Das Körperwachstum wird nicht selten durch eine wiederholte und langdauernde Kortikoidbehandlung fast bis zum Zwergwuchs reduziert.

Therapie und Prognose

Nicht alle Kinder mit rheumatoider Arthritis sind bezüglich ihrer Gelenke so mobil, daß sie das Adoleszentenalter in befriedigendem Zustand erreichen. Viele sind, schon wegen ihrer Schmerzen, auf „antirheumatische" Medikamente eingestellt. Auch wenn Kinder eine fachgerechte stationäre oder ambulante Behandlung in einem Rheumazentrum oder einer Kinderklinik erhalten hatten, müssen sie gerade als Adoleszenten ärztlich weiter behandelt und geführt werden.

Am wichtigsten ist die *krankengymnastische Behandlung* des betroffenen Adoleszenten, die ihnen mehr Beweglichkeit und Selbstvertrauen schafft. Arthritische Gelenke müssen bewegt werden! Selbst während eines Schubes und erneuter Gelenksergüsse müssen sie wenigstens passiv bewegt werden. Sind die Gelenke sehr empfindlich, müssen zwei bis fünf Stunden vor der Gymnastik nichtsteroidale Antirheumatike, sog. NSAIDs, Spannung und Schmerzen erträglicher machen (s. u.). Es gilt, die Bereitschaft zur gymnastischen Behandlung zu erreichen und die Überzeugung einzupflanzen, daß sie sinnvoll ist. Manchmal kann ein Eisbeutel, gut eingepackt in ein Baumwolltuch, die Schmerzen vor der Behandlung erträglich machen. Fortgeschrittene Krankheitsfälle lassen sich manchmal besser in lauwarmem Wasser oder kombiniert mit einer Fangopackung behandeln. Es wäre gut, wenn die oder der Adoleszent *seine Gelenke den ganzen Tag über immer wieder* bis mindestens zur Schmerzgrenze *bewegte*. Einen frischen, erheblichen *Erguß* wird man auch einmal absolut steril punktieren, so besonders im Kniegelenk, und das Exsudat untersuchen. Die Instillation einer Kortikoid-Kristallsuspension, z. B. als Delphikort® 10 bis 20 mg (1 Amp. zu 25 mg) kann angezeigt sein. Eine solche Maßnahme darf aber nicht öfter wiederholt werden.

Sind bereits bedeutende Fehlstellungen von Gelenken eingetreten, so hat der kundige *Orthopäde* das Wort, der nicht sofort zum Messer greifen sollte, sondern die konservative Behandlung durch zeitweilige, oft nur nachts zu tragende Schienenverbände, Einlagen, angepaßte Schuhe und Sitzgelegenheiten unterstützen sollte. Daß die *operative Stellungskorrektur* angebracht sein kann, soll nicht bestritten werden. Die *Synovektomie* befallener Gelenke ist bei der langen Vorgeschichte der rheumatoiden Arthritis, wie sie dieser Abschnitt betrifft, nicht indiziert. Neben der Lockerung der Gelenke ist ein regelrechtes, mehrmals am Tage durchgeführtes *isometrisches Krafttraining* der atrophierten Muskulatur wichtig. Es kann auf der Liege durchgeführt werden. Hierzu eignet sich vor allem das warme Bewegungsbad mit Schwimmgelegenheit. Im Sommer ist Radfahren möglich, Wanderungen und Leistungssport aber sind nicht angezeigt.

Die medikamentöse Behandlung, die vor allem auf Abschwellung und gegen die Gelenkschmerzen zielt, wird heute wohl überall mit NSAIDs (Non-Steroid Anti-Inflammatory Drugs) behandelt, die systemische Cortisonbehandlung nur den schlimmsten Schüben der Stillschen Krankheit mit viszeraler Beteiligung vorbehalten sein; über die Nebenwirkungen dieser analgetisch wirkenden und entzündungshemmenden Prostaglandinhemmer muß man sich im klaren sein. Gewöhnungserscheinungen spielen eine geringe Rolle. Man soll bei der chronischen Arthritis mit einer mittleren, sicher nicht einer maximalen Dosis auszukommen trachten. Alle diese Medikamente sind wenig magenfreundlich; diese Unverträglichkeit mit entstehenden Magen-Darm-Geschwüren bei Langzeitbehandlung ist aber im jugendlichen Alter selten. Über Knochenmark-, Nierenschäden etc. wird, nach jahrelanger Behandlung, gemunkelt. Bei ASS ist die Blutungsbereitschaft in Betracht zu ziehen, die schon bei geringer Dosierung auftritt.

Dies sind die Alternativvorschläge für die Behandlung von Jugendlichen mit rheumatoider Arthritis:

ASS (Acetylsalicylsäure): 3mal täglich 2 Tabletten zu je 0,5 g
Indometacin, z. B. Amuno®: Kapseln zu 25 und 50 mg,
Dosierung: 3- bis 4mal 25 mg zur Mahlzeit
Diclofenac, z. B. Voltaren®: magenresistente Lacktabletten zu 25 bzw. 50 mg
Dosierung: morgens 1 Tablette zu 50 mg zum Frühstück, spätabends 1 Tablette zu 25 mg
Als sogenanntes Basistherapeutikum bewährt sich bei gleichmäßig chronischem Verlauf oft eine gut überwachte Goldtherapie mit Tauredon®- oder Auro-Detoxin®-Injektionen. Einschleichende Behandlung. Richtdosis: Tauredon® 5 bis 15 mg/m^2 Körperoberfläche, Auro-Detoxin® 1 Injektion mit 10 bis 40 mg/m^2 je einmal pro Woche als i. m.-Injektion; zu Beginn der Kur dosiert man geringer. Die Erfolge bei ausgewählten Fällen sind gut.

Die sozialmedizinische Betreuung ist überaus wichtig. Die Beeinträchtigung der Beweglichkeit muß festgestellt, ein entsprechender Grad der Erwerbsminderung damit festgelegt, ein Behindertenausweis dementsprechend beim Gesundheitsamt beantragt werden. Alles muß daran gesetzt werden, dem oder der Kranken den Schulbesuch und eine entsprechende Berufsausbildung zu ermöglichen. Der Transport zu Schul- bzw. Arbeitsplatz sollte möglichst durch Schulbus, eigenes Kfz. oder durch Nachbarschaftshilfe organisiert werden. Der Beruf richtet sich ganz individuell nach dem Zustand der verschiedenen Gelenke. Die depressive und passive Stimmung, die viele Rheumatiker aufweisen, ist verständlich. Um so dringender muß Umgang mit Gleichaltrigen organisiert werden, die sich übrigens oft rührend um ihre behinderten Freunde und Freundinnen bemühen.

Die Prognose ist unter Behandlung besser als der Ruf dieses chronischen Gelenkrheumatismus, wie aus Tabelle 6-7 aus der Rheuma-Kinderklinik in Garmisch-Partenkirchen hervorgeht.

Ankylosierende Spondylitis Bechterew

Sie betrifft fast ausschließlich Adoleszenten männlichen Geschlechts. Zu 95% gehören sie dem Histoantigen Typ HLA-B 27 an. Frühsymptome sind zuweilen bis auf die ersten Pubertätsjahre zurückzuverfolgen. Es sind dies Calcaneusschmerzen beim Auftreten, Achillessehnenschmerzen beim Gehen und Laufen, unbestimmte Becken- und Kreuzschmerzen. Auch andere Gelenke schmerzen, wie z. B. die Hüftgelenke, deren Bewegungseinschränkung bei passiver Bewegung ein bekanntes Frühzeichen ist. Schließlich lenken die typischen Kreuzschmerzen den Verdacht auf beginnende Bechterewsche Krankheit. Spätestens jetzt hat ein genauer Status aller Gelenke einzusetzen, der dann nicht selten auch weitere Gelenke bei extremer Beugung und Streckung als schmerzhaft erkennen läßt. Typisch für Morbus Bechterew ist die *Einschränkung der Beweglichkeit der Lendenwirbelsäule,* wie man sie bei seitlichem Betrachten des Patienten so gut erkennen kann. Die für gesunde Jugendliche gleichmäßige S-Form ist aufgehoben, die Fingerspitzen erreichen bei gestreckten Knien bei weitem nicht den Boden.

Im Anfangsstadium zeigt das Röntgenbild des Beckens so gut wie immer die bezeichnende fleckig-schummerige Ent- und Verkalkung entlang der Kreuzbein-Darmbeingelenke. Diese *Sakroiliitis* stören den Patienten auch beim Liegen, er ist ungeschickt beim Aufstehen. Insgesamt aber halten sich die Schmerzen im Vergleich etwa zum Morbus Still in Grenzen: Schmerzen und Versteifung gehen nicht parallel, Fieber fehlt, Leukozytose und Senkungserhöhung sowie Erhöhung der α_2-Fraktion in der Serumelektrophorese bleiben gering. Alle Lauf- und Sportbewegungen sind einem Bechterew-Kranken verwehrt, doch gibt es beachtliche Ausnahmen unter solchen Jugendlichen, die vor Beginn der Erkrankung Sportler gewesen und gewöhnt waren, sich alles abzuverlangen, ganz abgesehen davon, daß Schmerzen vom einzelnen Kranken sehr un-

Tabelle 6-7 Schul- bzw. Berufsfähigkeit bei juveniler rheumatoider Arthritis nach zehnjähriger Krankheitsdauer (G. Kölle, Rheumakinderklinik Garmisch-Partenkirchen, 1952 bis 1970)

	Still-Syndrom (system. juv. chron. Arthritis) (95 Patienten)	Seronegative juvenile chronische Poly-, Mono- u. Oligo-Arthritis (143 Patienten)
schulfähig, berufsfähig	43 Prozent	65 Prozent
beschränkte Schul- und Berufsfähigkeit	22 Prozent	25 Prozent
schwerbehindert, Spezialschule nötig	21 Prozent	9 Prozent
nicht schulfähig, voll pflegebedürftig	14 Prozent	1 Prozent

terschiedlich wahrgenommen werden. Die Bechterewsche Krankheit benötigt rund 15 Jahre, bis die Wirbelsäule versteift ist und die Schmerzen damit nachlassen. Sie kann allerdings auch in jedem Stadium bereits wesentlich früher stehenbleiben. Ein Glück für den Patienten, wenn dann die Rippengelenke, die regelmäßig mitbefallen werden, noch frei und die Atmung nicht behindert ist. Das Ausmaß der Fehlstellung der einzelnen Wirbel ist unterschiedlich, meist besteht eine erhebliche *Kyphose*. Der Verfasser kennt allerdings Kranke, die keinerlei Buckel erkennen lassen, obwohl die gesamte Wirbelsäule stocksteif war. Die Halswirbelsäule kann in Ausnahmefällen frei bleiben.

Entscheidend für den beruflichen Werdegang und den Endzustand eines Bechterew-Kranken ist die *frühe* und *ausdauernde Behandlung* im Sinne der Therapie S. 129.

Was für die oft depressive Stimmung der chronischen Rheumatiker oben gesagt wurde, gilt in nicht ganz so starkem Maße auch für den Spondylitiker.

Morbus Still und Subsepsis hyperergica

Unter dem Still-Syndrom versteht man jene, meist akut bereits im Kleinkindesalter einsetzende Verlaufsform, die sich eines schlechten Rufs erfreut. Ihre Kennzeichen sind: Langanhaltende Fieberschübe, vorerst ohne Gelenkerscheinungen, hohe Senkung, typische Elektrophorese, Leuko- und Lymphozytose im Blutbild, leichte bis mittelschwere Infektanämie, allgemein vergrößerte, wenig schmerzhafte Lymphknotenschwellung und Vergrößerung von Milz und Leber. Nach Wochen bis Monaten gesellen sich dazu arthritische Erscheinungen, die meist symmetrisch Knie-, Fuß-, Hand- und Armgelenke, schließlich beinahe alle Gelenke einschließlich Kiefergelenk betreffen. Fast regelmäßig sind schließlich mehr oder weniger vorübergehend Pleura und das Herz im Sinne einer Myo-Perikarditis beteiligt. Eine *Iridozyklitis* (rotes Auge, Vorderkammertrübung) darf nicht übersehen werden und bedarf augenärztlicher Betreuung. Die Entzündungsschübe in den Gelenken sind so schmerzhaft, daß sich die Patienten kaum zu rühren wagen – nur Cortison schafft Erleichterung – mit allen Nachteilen dieser Steroidbehandlung.

Man kann nicht voraussagen, wann schließlich die Aktivität und Entzündungsbereitschaft nachläßt. Die Behinderungen dauern jeweils bis in die Pubertät und länger an.

Zwar wird international die von dem Schweizer Pädiater Wissler erstmals beschriebene *Subsepsis hyperergica* dem Still-Syndrom zugeordnet, unterscheidet sich aber durch einen zum Schul- und Adoleszentenalter verschobenen Erkrankungsgipfel und durch eine wesentlich bessere Prognose.

Symptomatik: Gemeinsam mit dem Morbus Still sind die vorwiegend systemischen Krankheitszeichen. Der akute Beginn mit hohem kontinuierlichem oder remittierendem Fieber läßt durchaus an Sepsis denken. Leukozytose mit Linksverschiebung bestärkt womöglich diesen Verdacht. Höchst charakteristisch sind die blaß rosafarbenen, besonders um Hüft- und Kniegelenke lokalisierte, von einem Tag zum anderen wechselnde, makulösen Exantheme. Leichte bis mäßige Gelenkschmerzen ohne wesentliche Befunde können vorkommen. Das Fieber ist absolut resistent gegen die üblichen Antipyretika wie Acetylsalicylsäure (ASS) und Paracetamol und dauert oft wochenlang; schließlich klingt es ähnlich ab wie beim Typhus im Stadium decrementi. Die Suche nach Erregern im Blut fällt stets negativ aus. Bemerkenswert ist das im Vergleich zum hohen Fieber gute Allgemeinbefinden; es leidet erst nach wochenlanger Dauer und wenn, wie nicht ganz selten, Pleura- und Herzschmerzen hinzukommen.

Therapeutisch ist Prednison 2 mg/kg KG pro Tag prompt wirksam, ein weiteres Hinweiszeichen für die richtige Diagnose. Diese Dosierung wird für zwei bis vier Wochen beibehalten, dann schleicht man sich allmählich aus, zum Beispiel dadurch, daß 2 mg/kg KG jeden zweiten Tag verabfolgt werden. Damit ist die Sache erledigt. Denn auch die Leukozytose, hohe Senkung, Eiweißverschiebung reduzieren sich ebenfalls prompt. *Die Prognose* ist: Ein Drittel bleibt später erscheinungsfrei, ein Drittel bekommt Fieberrezidive, ein letztes Drittel rezidivierende Schübe von rheumatoider Arthritis besonders in den großen Gelenken, die zur Chronizität neigen.

Lupus erythematodes

Diese eigenständige Autoimmunkrankheit betrifft vorzugsweise Mädchen, seltener junge Männer im Adoleszentenalter. Subtile Erscheinungen mögen schon bei beginnender Pubertät erkennbar sein. Im Rahmen dieses Buches interessieren vor allem viszerale Allgemeinerscheinungen und die durchaus erfolgreiche Therapie. Der Lupus ist ein Mimikry; die Diagnose wird meist erst gestellt, wenn, oft erst nach ein bis drei Jahren, die charakteristischen Hauterscheinungen auftreten (s. u.). Er beginnt scheinbar harmlos mit erhöhter Körpertemperatur, unterbrochen durch Perioden höheren Fiebers ohne sonstige Symptome außer Bauchschmerzen ohne objektiven Befund, Gewichtsabnahme sowie Muskelschwäche mit gleichzeitigem, anfangs nicht sehr ausgeprägten asymmetrisch arthritischen Erscheinungen und Morgensteife. Eine Iridozyklitis kann frühzeitig auftreten. Pleuritis, Polyserositis und Myoendokarditis mit wärzchenförmigen Auflagerungen auf den Klappen kommen vor. Das wechselnde Fieber ist gegen Antirheumatika ähnlich resistent wie jenes bei der oben geschilderten Subsepsis. Das *typische Gesichtsexanthem* zeigt sich zuerst in einzelstehenden, blauroten, schilfernden Papelchen auf Wangen, Nase oder im Bereich der Augenbrauen; erst später nimmt das Exanthem die charakteristische Schmetterlingsform im Gesicht an. Unbehandelt schreitet die Krankheit chronisch fort.

Die Frühdiagnose durch Labortests ist wegen der gegebenen Behandlungsmöglichkeit wichtig: LE-Test ist positiv (Rosettenbildung), Coombs-Test meist positiv, Komplement C 3 erniedrigt. Auch andere Autoantikörper, wie antinukleäre Substanzen (ANA), sind stets nachweisbar.

Therapie

Prednison 2 mg/kg KG und Tag in 2 Dosen über mindestens 6 Wochen durchgeführt, ist das Mittel der Wahl. Zeichnet sich eine Remission an, wird die Dosis auf 1 mg/kg KG über mehrere Wochen hin reduziert. Treten aber erneute Erscheinungen auf: Übergang auf immunsuppressive Therapie mit Azathioprin (Imurek® 3 bis 4 mg/kg KG täglich oral, oder Methotrexat® 10 mg/m^2 Körperoberfläche 1 mal pro Woche i. v.). Strenge Kontrollen von Blutbild, Harn, C 3-Verminderung und Leberwerten sind erforderlich. Speziell bei Methotrexat-Behandlung sollte das Ejakulat auf Spermatozytenzahl untersucht werden. Keine Konzeption innerhalb der nächsten 6 Monate nach Beendigung der ca. drei Monate dauernden Kur!

Dauerremission bzw. Heilung ist die Regel. Eine bereits eingetretene Nephropathie trübt allerdings die Prognose.

Arthritis psoriatica

Die Psoriasis ist, obwohl eine häufige dominante Erbkrankheit, keine Kinderkrankheit. Erst vom Adoleszentenalter ab manifestiert sie sich. Sie gilt als harmlos (s. S. 250). In weniger als 3% der Fälle des Jugendalters entwickelt sich eine chronische Arthritis mehrerer kleiner und großer Gelenke. Im Gegensatz zur primär chronischen Polyarthritis, die sich horizontal, z. B. auf die Fingergelenke beider Hände oder beide oberen Sprunggelenke ausbreitet, pflegt sich die Arthritis psoriatica vertikal, z. B. an einem Fingerstrahl oder an Knie- und Fußgelenk einer Extremität zu entwickeln. Heftige Schmerzen und gar eine Versteifungsneigung sind hier seltener als bei juveniler rheumatoider Arthritis. Die Therapie richtet sich nach dermatologischen Prinzipien.

Maligne Tumoren

Tumoren und Leukämien sind bei Erwachsenen jenseits des 40. Lebensjahres bekanntlich neben Herz- und Gefäßerkrankungen die häufigsten Todesursachen. Auch im Kindesalter spielt der Krebs einschließlich Leukämie als zweithäufigste Todesursache eine wichtige Rolle, wie aus Abbildung 6-6 zu ersehen ist. Zu den häufigsten kindlichen Malignomen bis ins Jugendalter hinein zählen Leukämien, ZNS-Tumoren und Lymphome. Seit rund 15 Jahren ist die Sterblichkeit an Leukämie durch den Einsatz von Zytostatika im Kindesalter sehr zurückgegangen, doch sieht man dies den Todesfallstatistiken der Tabelle 6-8 von 1982/83 noch nicht an, vermutlich deswegen, weil Tumoren und Leukämien zusammen aufgeführt sind. Jeder Kinderkliniker aber weiß, daß man heute über 70% der Kinder mit akuter lymphatischer Leukämie definitiv heilen kann. Diese günstige Prognose aber setzt sich nicht mehr voll in die Adoleszentenzeit hinein fort. Zweifellos entstehen akute Leukämien zwischen dem ersten und sechsten Lebensjahr häufiger als zwischen dem siebten und 13. Lebensjahr. Über die Leukämie-Inzidenz zwischen dem 14. und 20. Lebensjahr ist nichts Sicheres bekannt, weil sich die Klientel zwischen den Kinder- und Medizinischen Kliniken aufteilt. In dieser Lebenszeit nehmen offenbar die Lymphome, voran die Hodgkinsche Krankheit, bereits zu. Chronische Leukämien sind bei Adoleszenten noch selten.

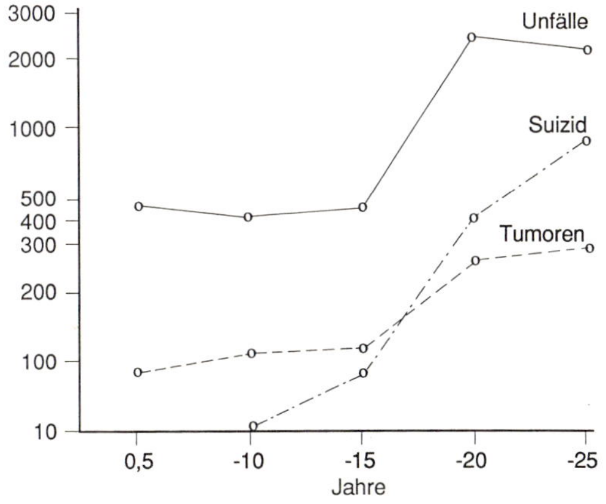

Abb. 6-6 Die drei wichtigsten Ursachengruppen kindlicher und jugendlicher Todesfälle mit ansteigendem Alter, aufgeteilt in Jahrfünfte: Tod durch Unfall, maligne Geschwülste einschließlich Leukämie, und Selbstmord. Die Zahlen berücksichtigen die vier Jahre 1980 bis 1983 in der Bundesrepublik Deutschland. Zeichnung in logarithmischer Progression nach Angaben des Bayerischen Landesamtes für Statistik und Datenverarbeitung, München

Insgesamt sind in diesem „gesündesten Lebensabschnitt" Jugendzeit die krebsartigen Erkrankungen nicht seltener als in der Kindheit, wenn man von den ersten vier Jahren absieht. Dieses Statement gilt auch für die Tumoren des ZNS. Das im späteren Lebensalter so häufige Mammakarzinom gibt es bei heranwachsenden Mädchen praktisch noch nicht.

Spezialtumoren der Adoleszenten sind:
- das Osteosarkom
- das Ewing-Sarkom
- das Weichteilsarkom
- Hodentumoren
- einige Tumoren des weiblichen Genitale (s. KAPITEL 7)

Diesen unterschiedlichen Tumoren ist klinisch eines gemeinsam: Sie werden kaum jemals unter einer Größe von 1,5 cm im Durchmesser auffällig, wenn also das eigentliche Frühstadium des Tumors schon abgelaufen ist und Metastasen unterwegs, wenn auch noch nicht erkennbar sind.

Tabelle 6-8 Altersverteilung der Todesfälle an Malignomen einschließlich Leukämie in der Bundesrepublik Deutschland pro Jahr (gemittelt 1982/1983)

bis 5 Jahre	bis 10 Jahre	bis 15 Jahre	bis 20 Jahre	bis 25 Jahre	bis 30 Jahre
82	122	143	307	346	462

Extremitäten-Tumoren

Das osteogene Sarkom

Häufigkeitsmaximum ist das 17. Lebensjahr (Remagen) mit Streuung nach oben und unten. Der Tumor entsteht in der Metaphyse vor allem im distalen Ende des Femurs, im proximalen Ende der Tibia, also rund ums Knie, in geringerer Häufigkeit im Oberarm und in der Skapula und wühlt sich bald gegen Epiphysenfuge und Periost hin und durchbricht sie. Auch im Becken kann der Tumor auftreten.

Anfangs bestehen wohl meist nur geringe „rheumatische“ Schmerzen, besonders nachts. Wenn sich der Patient stößt, ist er in der Tumorgegend sehr empfindlich und schiebt die Beschwerden gewöhnlich auf das Trauma. Noch bevor man eine Schwellung des Knochens sieht oder tastet, sollte dringend eine Röntgenaufnahme in zwei Ebenen veranlaßt werden: Man erkennt dann mottenfraßähnliche Aufhellungen, untermischt mit Verdichtungen als Zeichen der Osteolyse und Osteosklerose. Nur bei oberflächlicher Betrachtung kommt differentialdiagnostisch eine Osteomyelitis (blande Form) in Frage, die doch stets von verstärkten Verkalkungszonen umgeben ist. Eher könnte es sich bei glatter Begrenzung um eine benigne Knochenzyste handeln.

Weitere Untersuchungsmaßnahmen sind: Senkung, Blutbild, eventuell Xeroradiographie und CTG. Die so wichtig erscheinende Probeexzision oder Punktion hat vorerst zu unterbleiben (s. u.). Routinemäßig ist eine Thoraxaufnahme anzufertigen, um eventuelle größere Metastasen zu erkennen. – Die TNM-Klassifikation ist anzustreben.

Das Ewing-Sarkom

Das Häufigkeitsmaximum ist hier zu jüngeren Jahren verschoben: Der Gipfel dürfte in der Nähe des 14. Lebensjahres liegen. Dieser Tumor geht vom Knochenmark der Diaphyse aus und wächst durchschnittlich noch schneller als das osteogene Sarkom. Der manchmal multipel auftretende Tumor wühlt sich schnell durch die Kortikalis, zwiebelschalenartige Kalkblätter vor sich herschiebend. Sehr bald sieht und tastet man die Schwellung über dem Knochen unter nicht selten geröteter Haut, so daß hier der Verdacht auf Entzündung besonders naheliegt. Es sind die gleichen Zusatzuntersuchungen erforderlich wie beim osteogenen Sarkom.

Da beide Tumoren äußerst metastasegierig sind, kommt eine Knochen-, Leber- und Lungenszintigraphie durchaus in Frage.

Der histologische Befund, gewonnen mittels Probeexzision oder -bohrung, würde alsbald die richtige Diagnose bestätigen, zumal die meisten Ewing-Tumorzellen Glykogen enthalten. Wegen der hohen Metastasegefahr darf eine solche Probeexzision nach heutiger Ansicht nur entweder in zeitlichem Zusammenhang mit der Operation, d. h. gewöhnlich Amputation, oder aber unter massivem Begleiteinsatz von Zytostatika mit anschließender Citrovorum-Rescue erfolgen. Zum Konsil finden sich Onkologe, Röntgenologe und Pathologe zusammen.

Therapie

Wenn irgend möglich, sollte heute bei einem Sarkom der Extremitäten eine primäre Amputation weit im Gesunden vermieden werden, weil zusammen mit intensiver zytostatischer Behandlung vor und nach Operation (en-bloc-Resektion) die Heilungsaussichten bei Jugendlichen sehr verbessert wurden. Da eine einzelne Kinderklinik oder onkologische Station heute nicht in der Lage ist, genügend gesammelte Erfahrungen für den Patienten nutzbar zu machen, ist die schnellste Überweisung in ein entsprechendes Tumorzentrum, z. B. in Essen, Frankfurt oder Heidelberg, vorzunehmen, wo zuerst entschieden wird, ob eine hochdosierte, sehr kostspielige zytostatische Behandlung oder zuerst die Operation durchgeführt werden soll. Wiederherstellungschirurgen exzidieren weiträumig den Tumor, wann immer das möglich ist, und setzen Prothesen ein und bauen auch neuen Knochen auf. Letztlich kommt es aber nicht nur auf die Lebenserhaltung des Patienten an, sondern darauf, daß die operierte Extremität brauchbar und nicht durch dauernde Frakturen gefährdet ist, so daß manchmal eine Amputation mit Kunstglied doch die bessere Lösung ist.

Weichteilsarkome

Obgleich oberflächlicher gelegen, sind Weichteilsarkome im Anfangsstadium nicht leichter zu diagnostizieren als Knochensarkome. Sie sind ebenfalls eine Spezialität des Adoleszentenalters, wenn man vom ersten Lebensjahr absieht. Es kommen in Frage: Rhabdomyosarkome, Fibrosarkome und, selten, Liposarkome. Lieblingssitze sind Oberschenkelmuskulatur, Stamm- und Genitourethralgegend. Sie wachsen tückischerweise ohne Kapsel: Tumornatur und Grenzen ihres Wachstums sind daher weder durch Tastbefund noch mittels Ultraschall oder Röntgenverfahren und selbst nicht durch den Chirurgen bei der Operation makroskopisch zu sichern.

In den Anfangsstadien werden solche Weichteilsarkome fast regelmäßig als traumatische Schwellungen oder Blutungen verkannt. Auch der Verfasser hat ein beginnendes Rhabdomyosarkom im M. glutaeus maximus als Spritzeninfiltrat verkannt. Solche Fehler müssen die alte ärztliche Regel ins Gedächtnis zurückrufen, daß unklare Weichteilbefunde und Extremitätenbeschwerden mit Hinken zwar nicht gleich das Schlimmste befürchten lassen müssen, daß der Arzt aber alle unbestimmten Symptome in engen Abständen wachsam kontrollieren und die Beziehungen des „Tumors" zur Umgebung feststellen soll. Weichteilsarkome wachsen nach der bekannten Tumorregel crescendo, wenn sie erst einmal tastbar geworden sind. Der Untersuchungsgang ist der gleiche wie bei Knochensarkomen, s. o. Die prinzipielle Bösartigkeit des Tumors verlangt die Überweisung ins Tumorzentrum, zumal das therapeutische Vorgehen sehr vom histologischen Befund abhängt und eine „beste" Chemotherapie noch auf sich warten läßt. Nationale und internationale therapeutische Studien sind derzeit im Gange.

Die gutartigen Knochenzysten und Tumoren des Skeletts wie Osteome und Exostosen werden hier nicht behandelt, da sie gewöhnlich vor dem Adoleszentenalter entstehen.

Hodentumoren

Zu jeder genauen Untersuchung eines Jünglings gehört die Betastung der Hoden schon allein deswegen, weil eine sich ausbildende *Varikozele* schon im Jugendalter keineswegs selten ist: Betroffen ist vorwiegend der linke Hoden; früh entdeckt und der Operation zugeführt, kann eine Fertilitätsstörung vermieden werden.

Ein einseitig vergrößerter Hoden kann physiologisch sein, muß aber stets den Verdacht auf Hodentumor erwecken. In Frage kommen ein malignes Teratom oder ein Dottersack-Tumor. Daß die akute lymphoblastische Leukämie besonders häufig mit malignen Hodeninfiltraten einhergeht, ist allgemein bekannt. Das Leydigzellsarkom ist recht selten, Seminome kommen praktisch erst jenseits des Alters von 30 Jahren vor. – Therapie: die möglichst frühzeitige Entfernung des erkrankten Hodens mit nachfolgender kurzer zytostatischer Behandlung oder Bestrahlung rettet in der Mehrzahl der Fälle das Leben des Patienten.

Gonadoblastome entwickeln sich mit Vorliebe beim Klinefelter-Syndrom; sie können lange Zeit in einem nur mikroskopisch zu erkennenden Frühstadium im Hoden verweilen.

Bei Mädchen werden Ovarialtumoren wie Dysgerminome, die zum Teil hormonaktiv sind, vom Gynäkologen entdeckt und behandelt werden (siehe KAPITEL 7).

Hirntumoren

Im eigentlichen Kindesalter sind sie häufig, sie kommen auch bei Jugendlichen vor, vor allem das Spongioblastom, heute meist als piloides Astrozytom bezeichnet (Noetzel), es entwickelt sich unter entsprechenden neurologischen Symptomen vor allem im Hypothalamusbereich, in der Brücke, im Kleinhirn und Rückenmark. Nur aus dem Kleinhirn ist es neurochirurgisch erfolgreich zu entfernen.

Unfälle

Die Zahl der Unfälle, die junge und alte Menschen erleiden, läßt sich statistisch nicht ermitteln. Wohl aber ist die Zahl der Unfalltoten ein wichtiger Parameter für die negative Seite unseres Lebens. Die Abbildung 6-6, S. 133 zeigt die drei häufigsten Todesursachen der „so gesunden“ Jugendjahre: Tod durch maligne Geschwülste, durch Unfall und Selbstmord, aufgeteilt in Jahrfünfte. In der Tabelle 6-9 ist die Zahl der Unfalltoten der letzten 12 Jahre in absoluten Ziffern aufgeführt. Die Zahl der Unfallopfer ist in den letzten 12 Jahren in der Bundesrepublik Deutschland merklich zurückgegangen. Die Opfer des Verkehrs betragen nunmehr ein Drittel der allgemeinen Unfallstoten, kaum ein Rückgang aber ist unter den Jugendlichen festzustellen, bei denen die Verkehrsunfälle bei weitem überwiegen. Hier sind die Todesfallzahlen durch Unfälle nur wenig gesunken, ja, sie steigen seit 1985 erneut an. Das Verhältnis männlich zu weiblich beträgt in der Altersgruppe 15 bis 20 Jahre rund 3:1, in der Altersklasse 20 bis 25 Jahre aber 5:1. D. h.: es sterben ungleich mehr männliche als weibliche Jugendliche durch Unfall, und das sowohl unter den Autofahrern wie besonders bei den Motorradfahrern. Die Zahl der jungen Mädchen wäre geringer, wenn es nicht gerade die jungen Männer wären, die ihre Begleiterinnen so oft mit in den Tod reißen. Die Zahl der durch Unfall dauernd Geschädigten übersteigt diejenige der Toten bei weitem.

Nichts könnte die unterschiedlichen Verhaltensweisen von Frauen und Männern deutlicher unter Beweis stellen als diese geschlechtsspezifischen Unfallsraten, zumindestens in jungen Jahren. Die unterschiedlichen Unfallsraten betreffen nicht nur Auto und Motorrad – es fahren mehr Männer als Frauen. Die Geschlechtsunterschiede an Todesfällen sind aber weit größer als der Unterschied unter den Fahrern. Auch bei allen anderen Unfallsarten ist das männliche Geschlecht weit überrepräsentiert. Kein Zweifel: Junge Männer verhalten sich ungleich aggressiver und risikofreudiger, ja leichtsinniger als junge Frauen. Jeder von uns kann das täglich im Verkehr beobachten. Der risikofreudige junge Mann am Steuer vermeint, jeder Situation durch schnelle Reaktion und Technik des Fahrens gewachsen zu sein – Beobachtung und Statistik sprechen dagegen. Der junge Mann gefährdet Leben und Gesundheit anderer noch dazu.

Die unten zitierten Zahlen tödlicher Unfälle weisen auf die unterschiedliche psychische Veranlagung der beiden Geschlechter hin, wenigstens in jungen Jahren. Junge Männer wagen alles und überzeugen sich aus dem Augenwinkel, daß die jungen Frauen sie „toll“ finden. Daß dieser Geschlechtsunterschied nicht allein dem Hormon Testosteron zuzuschreiben ist, das anerkanntermaßen antriebsfördernd wirkt, kann statistisch widerlegt werden: Bereits in früher Kindheit sind die Unfallzahlen bei Knaben größer als bei Mädchen. Übrigens wird man den Frauen kaum weniger Antrieb nachsagen können als den Männern, aber sie

Tabelle 6-9 Entwicklung der Todesfälle nach Unfall pro Jahr 1972 bis 1985 nach Geschlechtern getrennt. Auf einen Todesfall bei Mädchen treffen in der Altersgruppe 15 bis 20 Jahre 3,4 Jungen, in der Altersgruppe 20 bis 25 aber 5,0 junge Männer (nach Angaben des Bayer. Landesamtes für Statistik und Dokumentation für das Gebiet der Bundesrepublik Deutschland). Nach vorläufigen Zählungen nehmen die Vorfälle seit 1986 wieder zu

	Insgesamt		Jugendliche 15 bis 20		20 bis 25 Jahre	
	männl.	weibl.	männl.	weibl.	männl.	weibl.
1972	22805	14868	2147	616	2386	445
1977	17782	12782	2180	657	1860	381
1982	15180	11531	1830	519	1782	373
1983	14980	11203	1785	548	1887	386
1984	13320	10330	1465	437	1640	355
1985	11693	9275	1218	359	1336	291

sind vorsichtiger und ängstlicher und bedenken die Folgen. Ich will nicht so weit gehen, ihnen mehr Verantwortungsbewußtsein zuzuschreiben. Nach den Erfahrungen des Autors sind sie in medizinischen und technischen Betrieben aber vielfach zuverlässiger und genauer (solange sie als junge Mütter nicht von der Arbeit abgelenkt sind, weil sie dann praktisch zwei Berufe auszufüllen haben).

Ohne Zweifel spielen *nicht-tödliche Unfälle in Beruf und Sport* unter Jugendlichen beiderlei Geschlechts eine große Rolle, darauf wies bereits Düntzer 1963 hin, die als Berufsschulärztin in Köln die berufsspezifischen Unfallsarten beschrieb, z. B. Durchnähen von Fingern an der Maschine, Elektrounfälle und chemische Sprühschäden im Friseur-Beruf, Sehnenscheidenentzündungen bei Maschinenschreiberinnen und Verkäuferinnen an der Kasse u. a. m. Als beinahe unvermeidlich muß man Sportverletzungen bei Fußball und Abfahrtsläufern ansehen. Die immer höher geschraubte Abfahrtsgeschwindigkeit läßt nur wenige Rennläufer unverletzt die Wintersaison überstehen.

Die Prophylaxe der Unfälle ist nicht aussichtslos. Belehrungen im Fernsehen über typische unfallsträchtige Manöver beim Autofahren, Anfängerführerschein auf Zeit, Aufklärungsmaßnahmen und Unterricht für den jungen Bergsteiger durch die Alpenvereine sind Schritte in der richtigen Richtung. Stets aber muß man der besonderen Einstellung junger Menschen Rechnung tragen, Erfahrungen anderer nicht übernehmen zu wollen. In der Tat gilt für den Verkehr wie auch sonst fürs Leben, daß Sicherheit er-fahren werden muß und daß man dabei lernt, kritische Situationen vorherzusehen. Das gilt auch für alle Sportarten, Bergsteigen, Klettern und Skifahren eingeschlossen.

Die Berufsschulen sollten die berufsspezifischen Gefahren lehren. Vor allem aber müssen die Meister und Meisterinnen der Betriebe es als eine ihrer wichtigsten Aufgaben sehen, die spezifischen Gefahren ihrer Berufe aufzuzeigen.

Allgemeine Prophylaxe

Ist es schon schwierig genug, einen kranken Erwachsenen zu veranlassen, seine therapeutisch nötigen Medikamente exakt und regelmäßig einzunehmen, so gilt das in noch viel höherem Maße für die Prophylaxe von voraussehbaren Schäden. Handelt es sich bei Prophylaxe doch meistens um eingefahrene fehlerhafte Lebensgewohnheiten, die zu ändern wären. Für die Prophylaxe von Krankheiten im Kindesalter wie Rachitis, Karies und Fehlernährung sind es die Eltern, die vom Arzt in die Verantwortung genommen werden – fast immer mit Erfolg, denn die Maßnahmen sind einsehbar.

Anders bei Jugendlichen, die beanspruchen, über sich selbst zu verfügen. Sie fühlen sich voller Kraft, und Gesundheit ist ihnen selbstverständlich, ein Leidensdruck fehlt.

Ängste vor drohenden Krankheiten sind bei ihnen zwar nicht ganz selten, meist aber passager. Was kümmert es sie, ob vielleicht in ferner, ferner Zukunft einmal der Herztod droht, wenn sie weiterhin täglich ein Päckchen Zigaretten rauchen! „An irgend etwas werden wir schon sterben, oder?“ sagen sie. Eher kann man Jugendliche mit dem Argument für gesunde Lebensführung fangen: „Was gesund für Dich ist, macht Dich auch schön.“

Die Bemerkungen zu einer allgemeinen Krankheitsprophylaxe können hier nur sehr lückenhaft ausfallen.

Gesunde Ernährung

Die Ernährungsgewohnheiten einer Familie sind heute allmählich nicht mehr so traditionsgebunden wie vor einer Generation. Trotzdem können sie nicht ohne weiteres als „gesund“ angesehen werden. Denn die Jugend ernährt sich häufig zu kalorienreich und vor allem zu reich an Fett und Zucker, zu arm aber an Ballaststoffen. Bratwürste, fetter Schweinebraten, Hamburger und Schokolade schmekken zwar vielen Jugendlichen, aber gerade diese Lieblingsnahrungen enthalten zu viel Fette aus gesättigten Fettsäuren. Kalorienreiche Getränke spielen eine große Rolle als Bier, Milch und Limonaden (die gewöhnlich mehr als 11% Zucker, also 113 Kalorien pro Viertelliter enthalten).

Ohne irgendwelchen Naturköstlern das Wort zu reden, die eine oft allzu einseitige Kost vorschreiben, muß man Front machen gegen die Verführungen der Lebensmittel- und Süßwarenindustrie. Die *Prinzipien einer gesunden Kost* sind: Fünf kleinere Mahlzeiten statt zwei bis drei Hauptmahlzeiten, wie es Beruf und Studium oft erfordern; abwechslungsreiche gemischte Kost mit pflanzlichem und tierischem Eiweiß, zum Beispiel als Joghurt, Käse, Fisch oder mageres Fleisch; rein pflanzliches Eiweiß allein ist insuffizient; als Kohlenhydrate mit Ballastbegleitung Kartoffeln, Gemüse, Salate, Obst und dunkles Brot, Zucker reduziert; Kochen und Braten mit Öl, um genügend ungesättigte Fettsäuren zuzuführen. Mit Eiern soll man sparsam umgehen (siehe unten).

Über publikumsbeliebte Abmagerungsdiäten bei Übergewicht, wie sie laufend und in wechselnder Qualität von allen illustrierten Zeitungen beschrieben sind, finden sich Angaben auf Seite 114; sie kommen eigentlich schon zu spät und werden gewöhnlich von Rückfällen in die deftige Kost abgelöst. Die Kalorienaufnahme muß mit der Kalorienabgabe durch ernsthaft betriebene körperliche Betätigung im Gleichgewicht stehen. Nur beide vereint: Vernünftige Kost plus Sport lösen das Problem Übergewicht, das zugegebenermaßen auch ein familiäres ist: Für das Übergewicht junger Menschen spielt die ererbte körperliche Konstitution eine gleich große Rolle wie die als Familien„erbstück" weiter tradierte deftige Kost. Gute Ratgeber für gesunde Ernährung im Jugendalter verfaßte Holtmeier 1, 2.

Sportliche Betätigung

Körperliches Training (Fitness) sieht der Jugendarzt als psychophysisches, gesundheitsförderndes Prophylaktikum an. Kinder, die früh, d.h. spätestens in der Pubertät, angeleitet werden, sich sportlich zu betätigen, erreichen ein besonderes Glücks- und Selbstwertgefühl, wenn sie den eigenen Körper beherrschen, Ausdauer gewinnen und lernen, sportlichen Ehrgeiz zu erwerben. Sie verlieren ihre Zimperlichkeit und werden dann vermutlich auch als Erwachsene weiter Sport betreiben. Heranwachsende Mädchen stellen leider ihre sportliche Betätigung im Adoleszentenalter allzu oft ein (Rutenfranz), nicht allerdings Schwimmen und Skifahren. Sportliche Betätigung ist für sich kein Garant für langes Leben – die Antwort Winston Churchills auf die Frage, worauf er sein hohes Alter zurückführe, ist bekannt: „... no sport...", seine dicken Zigarren haben ihm offenbar nicht geschadet. Aber Durchschnittswerte über arteriosklerotische Kranzarterien und die durchschnittliche Verteilung der Lipoproteine im Serum sprechen sehr wohl für die gesundheitsfördernde Wirkung des Sports: Erhöhung des Schutzfaktors HDL und Verminderung von LDL nach mindestens 3 Monaten Sport bei Jungen und Mädchen sind die Regel (Übersicht bei Campaigne und Glueck). Kräftige sportliche Betätigung sollte allerdings regelmäßig, mindestens viermal pro Woche betrieben werden: sie beginnt mit einer 5 Minuten dauernden leichten Bewegung als sogenannter Aufwärmphase. Dann aber muß man durch Schwimmen, Laufen, Turnen eine erhebliche Pulsbeschleunigung und einen hohen Sauerstoffbedarf anstreben (s. KAPITEL 3 und 4). Die Wirkung auf ein normales Körpergewicht, sowie auf Muskelkraft und Geschicklichkeit ist evident. *Spitzensport* vermag bekanntlich auf einem anderen Gebiet *schädigend* zu wirken, je nach der Art des Sports: Überbeanspruchung von Sehnen und Traumen der Muskeln und Gelenke müssen bedacht werden.

Vermeidung von körperlichen Schäden

Bei Sektionen von tödlich verunglückten Kindern und Jugendlichen stellt der Obduzent in vielen Fällen subendothelial gelegene Cholesterinstreifen in den großen Gefäßen fest, die von Kennern als Vorstufen der Atheromatose und *Arteriosklerose* angesehen werden. Bei den Toten des Vietnamkrieges sowie bei Kampffliegern, beide Gruppen unter hohem Streß und Nikotinabusus lebend, sind solche Vorstufen einer allgemeinen Atheromatose, aber auch schwerere Kranzgefäßarteriosklerosen besonders häufig gefunden worden.

Die großen Gefahren für die Gesundheit des mittleren und späten Lebensalters sind, wie jedermann weiß, die Gefäßerkrankungen, zuoberst die *Arteriosklerose der Kranzarterien und der Hirngefäße*. Die vier hauptsächlichen Risikofaktoren sind – neben der familiären Veranlagung zur Arteriosklerose – hoher Blutdruck, Übergewicht, Lipidämie und Zigarettenkonsum, wenn wir einmal die Zuckerkrankheit als fünften Risikofaktor unberücksichtigt lassen wollen. Jeder dieser Faktoren begünstigt frühe und starke Ausprägung der Gefäßveränderungen, das Vorliegen mehrerer Faktoren potenziert das Risiko. Bei der eminenten Chronizität dieses Volksleidens hat eine Prophylaxe so früh wie möglich einzusetzen.

Hoher Blutdruck

Bei jeder Erstuntersuchung eines Jugendlichen bzw. einer Wiederuntersuchung nach Monaten ist der Blutdruck zu messen. Als Grenzwert muß bei Jugendlichen > 115/85 mm Hg angesehen werden, wenn er im Liegen bei völliger Entspannung gemessen und bei mehrmaliger Untersuchung an zwei verschiedenen Tagen bestätigt wurde. Bei diesem und höherem Blutdruck sind die bekannten weiteren Untersuchungen an Herz/Kreislauf, Nierensystem, Stoffwechselkrankheiten und endokrinem System vorzunehmen und der Blutdruck weiterhin zu kontrollieren und eine Änderung der Lebensweise ist ernsthaft in Betracht zu ziehen.

Hyperlipoproteinämie

Seitdem die Framinghamstudie und weitere amerikanische, deutsche und skandinavische Feldstudien bestimmte Risiken für Arteriosklerose ins allgemeine ärztliche Bewußtsein gerückt haben, und darunter auch die Hypercholesterinämie als Ursachenfaktor für Arteriosklerose beschuldigten, ist es modern geworden, eine Antiatheromatosekost frühzeitig, am besten schon ab Säuglingsalter bis ins Erwachsenenalter hinein zu fordern: Eine pädiatrische Gerontologie sozusagen. Als Argumentation dafür, daß die Ernährung für eine spätere Arteriosklerose von Bedeutung sei, wird stets die Beobachtung zitiert, daß Eskimos, die ganz vom Fischfang leben, kaum je koronarkrank werden, daß aber auch die Japaner in Japan eine wesentlich reduzierte Zahl von Koronartodesfällen im Vergleich zu den europäischen und amerikanischen Statistiken zu beklagen haben. Japaner, die in die USA ausgewandert sind, haben genau so viele Atheromatosen wie die übrigen Einwohner von USA. Ob eine lipidreduzierte, an ungesättigten Fettsäuren reiche Kost bereits im Kindesalter prophylaktisch zweckmäßig, ja erforderlich sei, ist, wie der Verfasser es hier betonen möchte, nicht entschieden.

Die Normalwerte des Cholesterinblutspiegels für das Jugendalter sind in der Tabelle 6-10 aufgeführt. Man erkennt, daß die Grenzen für die Normalwerte von Gesamtcholeste-

Tabelle 6-10 Durchschnittswerte von Gesamtcholesterin, LDL- und HDL-Cholesterin sowie Triglyzeriden bei Jugendlichen mit Normal-Abweichungen: Aus Collaborative Lipid Research Clinics Population Group (White, nach Campaigne und Glueck, 1985)

Alter:	10 bis 14	15 bis 19	Jahre
	Gesamtcholesterin		
♂♂	161 ± 42	152 ± 35	mg/100 ml
♀♀	159 ± 42	157 ± 35	mg/100 ml
	LDL-Cholesterin		
♂ und ♀	94 ± 32	92 ± 38	mg/100 ml
	HDL-Cholesterin		
♂♂	55 ± 19	52 ± 18	mg/100 ml
♀♀	52 ± 18	51 ± 14	mg/100 ml
	Triglyzeride		
♂♂	58^{+52}_{-25}	86^{+75}_{-30}	mg/100 ml
♀♀	68^{+58}_{-29}	64^{+62}_{-29}	mg/100 ml

rin und einzelnen Lipiden in weiten Grenzen schwanken, was bei der Beurteilung festgestellter Werte bei Probanden zu beachten ist. Die wichtigen, Atheromatose verhütenden High Density Lipoproteins (HDL) enthalten gewöhnlich ein Drittel des gesamten Blutcholesterins. Bekanntlich steigen die Cholesterinwerte im Erwachsenenalter weiter an, aber nur im mittleren Alter zeigt sich eine gewisse Korrelation zwischen ischämischer Herzkrankheit und hohen Lipidwerten. Man darf nicht übersehen, daß nicht nur in den USA, sondern auch in Deutschland die Todesfälle durch ischämische Herzerkrankungen in der Altersgruppe 20 bis 65 Jahre seit 1968 im Abnehmen begriffen sind, nicht aber im Alter über 65 Jahre.

Die Genese der *Arteriosklerose* ist eine *polyätiologische.* Neben den Rauchgewohnheiten sind es vor allem zwei ätiologische Wurzeln, die die Arteriosklerose bedingen: die Altersprogression und die genetische Veranlagung. Letztere ist für die Formen IIA und IIB mit Hypercholesterinämie bzw. Hypertriglyzeridämie als dominante Erbleiden nachgewiesen. Man rechnet mit einer Homozygotenfrequenz von 1:500 000 ± 300 000, einer Heterozygotenfrequenz aber von 1:400 bis 1:600. Letztere sind also nicht selten und können an ihrer frühzeitigen Hypercholesterinämie und bei IIB an der Hypertriglyzeridämie sowie an Xanthelasmen erkannt werden. Der Verdacht, zu dieser Gruppe von Jugendlichen zu gehören, wird durch die Familienanamnese genährt: In solchen Familien kommen Koronarerkrankungen vor allem im frühen bis mittleren Mannesalter vor. Die Tatsache, daß Frauen solche Koronarerkrankungen im frühen Lebensalter trotz des autosomalen Erbmodus viel seltener klinische Erscheinungen einschließlich Frühtod aufweisen, spricht einmal mehr für die Polyätiologie der Koronarkrankheit selbst bei diesem dominant vererblichen Modus. Der Typus IV und V der Hyperlipoproteinämie weist ebenfalls Hypertriglyzeridämie auf.

Wenn der Verfasser auch eine speziell cholesterinarme Ernährung der Kinder und Jugendlichen ablehnt, so gilt das doch nicht für diese Gruppe der Hyperlipoproteinämiegefährdeten. Sie durch Familienanamnese und Blutfettbestimmung herauszufinden und sie prophylaktisch zu behandeln, ist wichtig. Über die Grenze vom normalen zum anomalen Cholesterinblutspiegel bei Jugendlichen besteht keine Einigkeit: Manche Autoren sehen die Grenzwerte bei 185 mg/dl = 4,8 mmol/l als Grenzen zum Anomalen, andere sehen die Grenzen des Gesamtcholesterins von Jugendlichen bei 230 mg/dl = 6 mmol/l.

Eine fett- und cholesterinarme Kost bei gleichzeitiger Begünstigung von HDL zur Arterioskleroseprophylaxe sollte unter 30 Gewichtsprozent Fett enthalten, wobei die verborgenen Fette in Fleisch- und Wurstwaren besonders zu beachten sind. Erwünscht sind also Eiweiß (20%) und KH (55%) als Reis, Brot, Obst, mageres Fleisch und Fisch, Magerjoghurt, fettarmer Käse und zum Kochen Benutzung von Maiskeimöl (Mazola), Pflanzenmargarine, Olivenöl; Butter aber keineswegs ausgeschlossen. Unerwünscht sind Eier, Leber- und Blutwürste, Pressack, Salami- und Teewurst, Schweinefleisch. Nahrungsmitteltabellen finden sich bei Holtmeier 1 und 2.

Nikotin und Alkohol

Bisher ist in Deutschland im Gegensatz zu anderen Ländern ein Rückgang des Zigarettenkonsums kaum festzustellen. Zigaretten sind, wie es viele Untersuchungen beweisen, der stärkste Risikofaktor für Koronarsklerose. Einem gewissen Rückgang der Rauchgewohnheiten bei Männern steht ein starker Anstieg beim weiblichen Geschlecht gegenüber. Solange Rauchen als Epitheton des fortschrittlichen Erwachsenwerdens und der Emanzipation gilt, nutzt der Gesundheitsunterricht, an dem es an den Schulen und Berufsschulen ohnehin mangelt, nichts. Eher wirkt heute das Argument, daß Sportler nicht rauchen, weil die körperliche Leistungsfähigkeit unter Nikotin leidet, und daß beinahe jeder einmal das Rauchen aufgibt bzw. aufgeben muß, leider oft erst dann, wenn der Raucher selbst die Schäden verspürt. Dann ist es allerdings für eine Prophylaxe zu spät.

Mit Bier und anderen Alkoholika ist es nicht anders. Ohne Zweifel vermittelt Alkohol Geselligkeit und – zeitweise! – gehobene Stimmung bis zum Rausch. Sie beeinflussen bekanntermaßen die Fahrtüchtigkeit. Alkohol ist heute mehr denn je eine wesentliche Gefahrenkomponente im Straßenverkehr. Über die Prophylaxe von Alkoholabhängigkeit siehe KAPITEL 12.

Daß gesundheitserzieherische Aufklärungsarbeit im Stil der vorhergehenden Seiten gefordert werden muß und auch sinn- und erfolgreich sein kann, wurde mehrfach bewiesen. Sie muß auf allen Ebenen ansetzen: In der Grundschule wie in der Berufsschule durch Arzt oder Biologielehrer, im Sportverein, durch den Betriebs- wie durch den Hausarzt. In seiner Rüti-Studie bewies z. B. Bieler (1976) an mehr als 2600 nordschweizerischen Jugendlichen aller Schichten, die regelmäßig Gesundheitsunterricht erhielten, eine Zunahme, jedenfalls nicht Abnahme der sportlichen Betätigung mit Älterwerden und eine Abnahme der Zahl der Raucher und Alkoholkonsumenten unter den Probanden gegenüber nichterzogenen Kontrollen.

Spezielle Krankheitsprophylaxe

Die Häufigkeit der angeborenen *Röteln-Embryopathie* ist im Gegensatz zu den Nachbarländern in der Bundesrepublik Deutschland noch immer hoch. Ein entscheidender Rückgang der Embryopathien wäre nur zu erreichen, wenn alle Kinder frühzeitig im zweiten Lebensjahr möglichst gleichzeitig mit der Impfung gegen Masern und Mumps auch gegen Röteln geimpft würden. Solange dies nicht geschieht, kann das Rubeolenimpfvirus nicht ausgerottet werden. In dieser Situation muß man wenigstens *jedes junge Mädchen im Alter zwischen 12 und 14 Jahren gegen Röteln impfen,* ungeachtet dessen, ob schon früher eine Rötelnimpfung stattgefunden hat. Der Erfolg dieser Schutzimpfung sollte nach 8 Wochen oder später serologisch kontrolliert werden. Noch nicht ganz geklärt ist die Frage, wie häufig das Rubeolenimpfvirus in der Pubertät zu Oligoarthritis führt (vergl. S. 128).

Die *Impfung gegen Hepatitis B* ist allen Auszubildenden im Gesundheitsdienst anzuraten, also den Schwesternschülerinnen, den Schülerinnen der medizinisch-technischen Laboratorien, überhaupt allen jungen Leuten, auch vor allem Medizinstudierenden, die in Krankenhäusern arbeiten.

Man kann in der Bundesrepublik Deutschland zur Zeit bei fast 20% der Jugendlichen mit einer *vergrößerten Schilddrüse* rechnen (siehe S. 98), bei Mädchen häufiger als bei Jungen. Daher sollte schon in der frühen Kindheit nicht nur in den ausgesprochenen Kropfgegenden Deutschlands mit *Jodprophylaxe* begonnen werden, wie das z. B. in der Schweiz und in Österreich mittels Jodierung allen Speisesalzes mit großem Erfolg geschieht. Eine solche gesetzliche Regelung ist in der Bundesrepublik nicht in Sicht. Daher sollen alle Jugendlichen dahin beraten werden, zu Hause als Speisesalz jodiertes Salz für die ganze Familie benutzen zu lassen. Das bedeutet, daß der tägliche zusätzliche Bedarf an Jod mit 5 g Salz = 100 µg gedeckt ist. Es ist erwiesen, daß mit einer solchen Prophylaxe die Häufigkeit der Strumen auf 3% zurückgeht. Jugendliche, die bereits einen deutlich sichtbaren Kropf aufweisen, benötigen aber viel größere Mengen Jod, besser aber Thyroxin (siehe S. 99).

Die Sexualaufklärung ist heute ein ganz wichtiger Zweig der speziellen Prophylaxe, um *Übertragungen von AIDS* zu reduzieren.

AIDS-Prophylaxe

Seit etwa 1984 ist AIDS (acquired immunodeficiency syndrome) von den Vereinigten Staaten, einigen Südseeinseln und Afrika kommend, zum aufregendsten Seuchenproblem Europas geworden. Jugendliche und Erwachsene stehen gleichermaßen ratlos vor der sich ausbreitenden Geschlechtskrankheit.

Es ist festzustellen, daß die Übertragung des HIV Typ 1 und, neuerdings, Typ 2, des Human immunodeficiency Virus nur geschieht

- bei natürlichem Geschlechtsverkehr mit einem Infizierten
- bei analem, selten oralem Verkehr mit einem Infizierten (Sperma kann Virus enthalten)
- bei direkter Einbringung des Virus in die Blutbahn, ähnlich der Hepatitis B durch Verletzung mit Nadeln, Spritzen, Zahnbohrern, welche vorher bei einem HIV-Infizierten benutzt worden waren, oder durch Blutderivate, z. B. Faktor VIII, aus Blutsammelstellen in verschiedenen Ländern (heute nicht mehr aktuell)
- durch vertikale Übertragung des Virus von der Mutter auf den Fetus bzw. das Neugeborene

Der normale alltägliche Kontakt von AIDS-Positiven und/oder AIDS-Erkrankten mit nichtinfizierten Schulkameraden, Lehrern, Krankenschwestern etc. führt nicht zu einer Infektion, daher dürfen AIDS-Positive und Erkrankte unter keinen Umständen aus ihrer Schul- und Arbeitswelt entfernt werden. Sie bedürfen vielmehr unserer besonderen Zuwendung.

Folgende Gruppen von Jugendlichen müssen zur Zeit (1987) als besonders gefährdet angesehen werden:

- Strichjungen
- Fixer
- Jugendliche im Strafvollzug
- Prostituierte
- Opfer von sexueller Gewalt
- Jugendliche, die häufigen Geschlechtsverkehr mit wechselnden Partnern haben.

Die derzeitig üblichen Nachweismethoden einer stattgehabten Infektion mit HIV geschehen auf der Basis des Antikörpernachweises. Man findet Antikörper (HIV-positiv) meist 20 bis 28 Tage nach einer stattgehabten Infektion, seltener erst nach sechs bis acht Wochen, in Ausnahmefällen auch erst nach sechs Monaten. (Ein positiver HIV-Test bei Neugeborenen von HIV-positiven Müttern kann sowohl ein passiv übertragener sein als auch Folge der kindlichen Infektion. Im ersteren Falle vermindert sich der Titer nach wenigen Wochen beträchtlich.)

Nicht jede Infektion mit Antikörperreaktion muß – nach heutigem Kenntnisstand – zum Ausbruch der Krankheitssymptome führen: allgemeine Lymphadenopathie, Entzündungserscheinungen und Ulcera an Haut und Schleimhäuten durch opportunistische, normalerweise apathogene Keime, Zytomegalie, Durchfälle, Gewichtsverlust, Pneumopathie durch Pneumocystis carinii, Malignome vom Typus Kaposi-Syndrom. AIDS-Infektion darf nicht gleichgesetzt werden mit AIDS als Krankheit. Sie entwickelt sich frühestens nach einem Jahr, häufiger nach Jahren. In dieser Inkubationszeit können aber alle Infizierten andere Menschen anstecken. Wie groß der Prozentsatz derer ist, die überhaupt von der zum Tode führenden Krankheit freibleiben, ist vorerst unbekannt. Am meisten gefährdet, zu erkranken, sind Kinder der ersten Lebensjahre, Menschen mit einem angeborenen Immunschwäche-Syndrom anderer Art, männliche Homosexuelle.

Die Möglichkeit der Infektion mit AIDS ist unter Jugendlichen die zur Zeit bedrängendste Frage überhaupt. Aufklärungsaktionen durch Medien ersetzen die menschliche und fachlich richtige Aufklärung über die realen Gefahren und über die (vielleicht unberechtigte tödliche Angst, infiziert worden zu sein) durch den Arzt nicht. Angesichts der vorauszusehenden Explosion dieser Seuche wird von seiten der Kultusministerien der Länder und Pädagogen – ähnlich wie für die Sexualaufklärung und -erziehung insgesamt – ein *Unterricht* über Sexualverkehr und AIDS propagiert. Aber der Mißerfolg ist vorprogrammiert; denn, wie in unserem Buch immer wieder angesprochen, klafft der individuelle Reifungszustand der Mädchen und Jungen in einer Klasse zwei bis drei Jahre auseinander, so daß der richtige Tenor und damit Erfolg der Gesundheitserziehung beim Frontalunterricht in einer gemischten Klasse äußerst problematisch ist.

Da Verschwiegenheit in der ärztlichen Praxis garantiert ist und heute jeder Arzt über Infektionswege und Gefahren der Seuche bestens Bescheid weiß, ist er die gegebene Anlaufstelle für Auskunft und Beratung. In allererster Linie ist der Jugendarzt aufgerufen, sich den herandrängenden Problemen zu stellen.

In der heutigen und zukünftigen Situation halten wir es für richtig, wenn der Arzt von sich aus bei jedem seiner jugendlichen Klienten die Frage nach möglichen Ängsten vor AIDS stellt.

Da, wie wir bereits früher aus dem Shell-Bericht Jugend '81 zitierten, 70% der jungen Männer und 60% der jungen Mädchen mit 16 Jahren bereits ihre ersten (und wiederholten) Erfahrungen im Geschlechtsverkehr hinter sich haben, ist die reale Gefahr für alle Jugendlichen als relevant zu betrachten.

Mit dem Rat allein „schaut Euch Eueren Freund genau an und geht nicht sofort mit jedem, der Euch verführen möchte, ins Bett“ ist es nicht getan. Die Nöte und Ängste von jungen Mädchen und Jungen muß man sich ernsthaft und verständnisvoll anhören. Das eigentlich Tragische der AIDS-Drohung ist das mögliche, ja wahrscheinlich sich einschleichende Mißtrauen gegen einen prospektiven Partner, das die natürlichen Liebesbeziehungen von jungen Menschen empfindlich stört. Der Ruf nach sexueller Enthaltsamkeit ist plötzlich überall nicht nur von den Kanzeln zu vernehmen. Echte Liebe und sexuelle Triebe und damit die Sehnsucht nach Zärtlichkeit und Ergänzung gehören nun einmal zu den entscheidenden Lebensmotiven junger Menschen. Daher sind Ermahnungen zu Enthaltsamkeit in bestimmten Situationen nur in geringster Dosierung am Platze.

Die erste Aufgabe ist es, klar die Infektionsmöglichkeiten und Infektionswege der Erreger aufzuzeigen. Durch Kuß und Tränen oder den bloßen Hautkontakt infiziert man sich in der Regel nicht! Bei realem Verdacht einer Infektion wird man zum AIDS-Test raten, der nach heutiger Meinung nur im Einverständnis mit den Jugendlichen, bei Kindern mit dem der Eltern abgenommen werden darf. Ein negatives Ergebnis wirkt erleichternd, doch muß der Test nach sechs bis acht Wochen wiederholt werden (siehe oben). Noch sind ja AIDS-Erkrankungen bei Jugendlichen seltener als bei Erwachsenen.

Der Arzt wird den jungen Leuten auch Mut zur erotischen Zweierbeziehung machen, nur sollte sich zuerst eine feste Liebesbeziehung entwickeln, die auch geistig tragfähig ist. Nur dann, wenn jeder auch die Verantwortung für den anderen zu übernehmen entschlossen ist, sollte die sexuelle Vereinigung folgen.

Als zur Zeit einziger, einigermaßen sicherer Schutz vor Infektion gilt die Benutzung des Kondoms für den männlichen Partner. „Safer sex“ heißt übersetzt nicht sicherer, sondern „sichererer“ Infektionsschutz beim Geschlechtsverkehr, was weniger bedeutet als „sicher“. Aber das Kondom ist bei aller Unsicherheit auf diesem Gebiet der relativ sicherste Schutz vor Ansteckung.

Wie sehr Planung und Technizismen die Harmonie der ersten sexuellen Kontakte in jugendlichen Jahren stören, ist einsehbar. Bisher scheint ein großer Teil des ersten Sexualkontaktes von Mädchen wohl unvorhergesehen zustandezukommen. Dies kann man aus den zahlreichen Schwangerschaften bei Jugendlichen schließen (vergl. Kapitel 7, S. 214). Männliche Liebhaber planen dagegen meist aktiv den Geschlechtsverkehr, so daß man *sie* in erster Linie auf ihre Verantwortung und den Kondomschutz hinweisen muß.

Alkohol- und Drogenverbrauchern ist, wie man weiß, schlecht beizukommen, denn gerade Drogenabhängige scheuen das ärztliche Gespräch und den Test.

Alle Fragen, die Jugendliche sich und dem Arzt stellen, sollten von ihnen eingehend und bis ins Detail beantwortet werden, ohne das Gespräch mit Fachausdrücken zu belasten. Mädchen und Jungen brauchen Hilfe und Argumente, wenn ihre erste geschlechtliche Vereinigung offensichtlich vor der Tür steht oder sie nach einer solchen von Skrupeln über ihren Geliebten befallen werden.

Psychoprophylaxe

Diese Prophylaxe ist eines der schwierigsten Kapitel in der Jugendmedizin überhaupt. Entscheidendes darüber findet sich in Kapitel 10 von Remschmidt.

Zum Schluß darf aber doch ein kurzes Wort zum *ärztlichen Gespräch* mit Jugendlichen *als prophylaktischer Maßnahme* angeführt werden: Es mag sich während des Gespräches ergeben, daß sich die Hauptsorge eines Jugendlichen, nicht „normal“ zu sein, verstärkt, weil Jugendliche etwas falsch verstanden haben. Beispiele solchen angstbelegten Mißverständnisses mit nachhaltigen Folgen finden sich in dem lesenswerten Aufsatz des Jugendpsychiaters Wulf Aschoff. Er rät, zum Schluß einer Konsultation die Jugendlichen zu fragen, ob die Sorge, vom besprochenen Befund abgesehen, nun ausgeräumt sei, daß mit ihrem Körper etwas nicht in Ordnung sei, oder ob dieses oder jenes nicht ihren Idealvorstellungen entspräche. Trotz der bekannten Schamhaftigkeit vieler Jugendlicher, die es bei den Untersuchungen zu beachten gilt, darf keine Körperregion ausgespart bleiben und sollte auch danach gefragt werden, ob es denn noch Unklarheiten z. B. bezüglich des Umgangs der Geschlechter miteinander gebe, die zu beantworten seien. Haltung und Mimik der Befragten verraten dann manchmal mehr als eine gesprochene Antwort und machen oft ein weiterführendes Gespräch nötig. – Übertriebene Ängstlichkeit im Umgang mit dem eigenen Körper nennt Remschmidt Pubertätshypochondrie (S. 255).

Die *Technik der Gesprächsführung* mit einem oder einer Jugendlichen und deren Familien soll nicht Thema dieses Kapitels sein. Sie wird sich sehr nach der Individualität des Arztes und des Klienten und auch der vorzunehmenden Untersuchungsmethoden richten. Es wird unterschiedlich sein, ob das erste Gespräch im Beisein der Mutter oder einer anderen Person, oder aber – wie es der Verfasser anstrebt – mit dem jugendlichen Klienten allein geführt wird. Bei fortschreitendem Alter wird das letztere Verfahren zur Regel werden.

Die Frage, in wie weit die Eltern über den Patienten durch den Arzt zu unterrichten sind, darf wie folgt beantwortet werden: *Prinzipiell besteht Schweigepflicht auch gegenüber den Eltern*, wenn das der Jugendliche wünscht. Im Regelfall wird man mit dem bzw. der Jugendlichen ausmachen, was wem zu berichten sachlich zweckmäßig und moralisch zu verantworten ist. In keinem Fall darf sich der Arzt als Instrument einer Partei mißbrauchen lassen.

Literatur

Amiel, St. A., R. S. Sherwin, D. C. Simonson, A. A. Lauritanot and W. V. Tamerlane: Impaired Insulin Action in Puberty. New Engl. J. Med. 351 (1986), 215.

Aschoff, Wulf: Gedankenlosigkeiten bei der körperlichen Untersuchung von Kindern. paediatr. prax. 24 (1980/81), 183.

Bauermann, A.: Warum greifen schon Schüler so häufig zur Zigarette? Dtsch. Ärztebl. 43 (1985), 3159.

Bayley, N., S. R. Pinneau: Tables for predicting adult height from skeletal age. J. Pediat. 40 (1952), 432.

Biener, K.: Prospektivstudie über die Wirksamkeit der Gesundheitserziehung. Öfftl. Ges.wesen 38 (1976), 63.

Börner, S.: Inaug. Dissertation 1970, zitiert nach Gutezeit.

Boos, R., K. Engelhardt: Persönliche, familiäre und berufliche Probleme beim Diabetiker. Die Rehabilitation 9 (1970), 8.

Brandt, I.: In: Falkner, F., J. M. Tanner (eds.): Human Growth, Vol. 2. Plenum Press, New York 1982.

Brandt, I.: Wachstumstabellen in Milupa Medical Service Program 1980. D-6382 Friedrichsdorf.

Campaigne, N. B., Ch. J. Glueck: Der Einfluß körperlicher Bewegung auf die Blutfette bei Kindern. pädiat. prax. 31 (1985), 597.

Deutsche Gesellschaft für Endokrinologie: Menschliches Wachstumshormon. Dtsch. med. Wschr. 110 (1985), 1181.

Düntzer, E.: Erfahrungen aus der Tätigkeit einer Berufsschulärztin. Thieme, Stuttgart 1964.

Friedrich, G.: Brittle Diabetes. paediatr. prax. 33 (1986), 37.

Gupta, D. (Hrsg.): Endokrinologie der Kindheit und Adoleszenz. Thieme, Stuttgart – New York 1986, S. 289.

Gutezeit, G.: Zur Frage der beruflichen Integration

diabetischer Jugendlicher. Sozialpädiatrie 4 (1982), 486.
Hellbrügge, Th. (Hrsg.): Die Entwicklung der kindlichen Sexualität, Fortschr. Sozialpäd. 6, München - Wien - Baltimore 1982.
Holschneider, A. M.: Elektromanometrie des Enddarms, 2. Aufl. Urban & Schwarzenberg, München - Wien - Baltimore 1983.
Isler, W.: Akute Hemiplegien und Hemisyndrome im Kindesalter. Thieme, Stuttgart - New York 1969.
Jochmus, I.: Die psychische Entwicklung diabetischer Kinder und Jugendlicher. 66. Beih. Arch. Kinderheilk., Enke, Stuttgart 1971.
Jugend '81. Jugendwerk der Deutschen Shell. Leske + Budrich, Leverkusen 1982.
Kallmann, F. J., W. A. Schoenfeld, S. E. Barrera: The genetic aspects of primary euchnuchoidism. Amer. J. ment. Defic. 48 (1944), 203.
Maier, W. A.: Die sexuelle Funktion nach einer Harnröhrenplastik im Kindesalter nach dem Verfahren von Ombrédanne. Akt. Urol. 17 (1986), 295.
Males, J. L., G. L. Townsend, R. A. Schneider: Hypogonadotropic hypogonadism with anosmia - Kallmann's Syndrome. Arch. Int. med. 131 (1973), 501.
McKusick, V. A.: Mendelian Inheritance in Man, 6. ed. Hopkins University Press, Baltimore 1983.
Meier, H., G. H. Willital: Sigma elongatum als Ursache einer chronischen Obstipation bei Kindern. Med. Klin. 80 (1985), 616.
Menz, W.: Verhältnis der Jugendlichen zum Arzt (eine Studie). Vortrag Österr. Ges. Kinderheilk. Sekt. West Feldkirch 12. 4. 86.
Moore, R. H., L. Buschboom: Work absentism in diabetics. Diabetes 23 (1974), 957.
Müller, H.: Die Sonderstellung des Jugendlichen aus ärztlicher Sicht. Dtsch. Ärztebl. 72 (1975), 3313.
Ders.: Die gesundheitliche Situation unserer Jugend. In: Jugend '85. Bundesvereinigung der Gesundheitserziehung, Bonn 1985.
Ders.: In: Lust/Pfaundler, Hrsg.: Müller, H.: Pädiatrische Diagnostik und Therapie, 27. Aufl., Urban & Schwarzenberg, München - Wien - Baltimore 1985.
Noetzel, H., F. Gulotta: In: Grundmann, E. (Hrsg.): Spezielle Pathologie des Nervensystems, 7. Aufl., Urban & Schwarzenberg, München - Wien - Baltimore 1986.
Prader, A.: Wachstum und Entwicklung. In: Labhart, A. (Hrsg.): Klinik der inneren Sekretion, 3. Aufl., S. 992. Springer, Berlin - Heidelberg - New York 1978.
Ders.: Physiologisches, pathologisches und manipuliertes Körperwachstum. 81. Tagung der Dtsch. Ges. Kinderheilk., Frankfurt 1985.
Ranke, M. A.: Spontanes Wachstum beim Turner-Syndrom. Normalwerte und Somatogramme nach dem 2. Lebensjahr. Kinderarzt 16 (1985), 1205.
Remagen, W., in E. Grundmann: Spezielle Pathologie, Kapitel Skelettsystem, Urban & Schwarzenberg, München - Wien - Baltimore, 7. Aufl., 1986.
Rickham, P. P., Hecker, Prévot (Hrsg.): Ulcerative Colitis and Crohn's Disease. Progress in Pediatric Surgery Vol. 11, Urban & Schwarzenberg, München - Wien - Baltimore 1978.
Rieckert, H.: Hypotonie. Springer, Berlin - Heidelberg - New York 1979.
Riegling, B.: Langzeittherapie diabetischer Kinder und Jugendlicher heute (nebst Kommentar). pädiat. prax. 32 (1985), 189.
Schoberger, Ch., E. Schober, H. Frisch: Die Situation diabetischer Jugendlicher bei der Lehrstellensuche. Pädiat. Pädol. 19 (1984), 15 (dort Literatur).
Tanner, J. M.: Körperliche Veränderungen in der kindlichen Sexualentwicklung, in Hellbrügge (Hrsg.), Fortschr. Sozialpäd. 6 (1982), 19–37.
Ders.: in Gupta (s. dort) S. 421–463.
Thulesius, O.: Hypotension. In: Krück, F., W. Kaufmann, H. Bünte, E. Gladtke, R. Tölle (Hrsg.): Therapie-Handbuch, 2. Aufl., Urban & Schwarzenberg, München - Wien - Baltimore 1986.
WHO Expert Commitee on Diabetes mellitus. WHO Technical Reports, Geneva 1980.

KAPITEL 7

Gynäkologie der Adoleszentinnen

von Anton Robert Schurz

Inhalt

Die Entwicklung der Disziplin Kinder- und Jugendgynäkologie

Die Zeit der Adoleszenz – vom Beginn der Pubertät bis zum physischen und psychosexuellen Erwachsen sein – ist eine Phase rascher und tiefgreifender Veränderungen für das Mädchen. So können, abgesehen davon, daß nosologische Entitäten beim Jugendlichen teilweise anders als beim Erwachsenen erscheinen, manche Störungen einfach darin bestehen, daß Veränderungsschritte nicht oder nicht zeitgerecht einsetzen, ohne daß dadurch zunächst ein echtes Krankheitsgefühl hervorgerufen würde. Es gilt also für den Gynäkologen, dem Fach Pädiatrie das entwicklungsdynamische Denken abzuschauen, wenn er sich mit Problemen der Adoleszenten auseinandersetzen will.

Daß solches immer häufiger notwendig wird, beleuchtet die Tatsache, daß allenthalben kindergynäkologische Sprechstunden und Ambulanzen errichtet wurden und werden, nachdem in den 40er Jahren zögernd die ersten Schritte, vor allen Dingen in den Oststaaten, in diese Richtung getan worden waren; Laszlo Dobszay, ein Pädiater, brachte 1939 die erste kindergynäkologische Monographie heraus; 1940 eröffnete Peter an der Universitätsklinik in Prag eine kindergynäkologische Abteilung; 1942 publizierte der Amerikaner Schauffler das Werk „Pediatric Gynecology“ und 1966 erschien das erste deutschsprachige Lehrbuch der Kindergynäkologie durch die Autoren Peter und Vesely.

Eine steigende Bereitschaft bei Eltern, auch das Kind schon als Sexualwesen zu begreifen und zu akzeptieren, führt dem Frauenarzt häufiger als früher jugendliche Patientinnen zu. Trotzdem soll man nicht übersehen, daß nach wie vor die Konsultation eines Gynäkologen, ja allein die Vorstellung seiner Manipulation am Genitale der Tochter, bei vielen Eltern heftige Abwehr erzeugt. Da sich daher nicht wenige Eltern mit ihrer Tochter an den Haus- oder Kinderarzt wenden, müssen diese sich die entsprechenden jugendgynäkologischen Kenntnisse aneignen. Die gynäkologische Untersuchung an sich und die Zeit davor, die bis zur Reifung des Entschlusses und zur Einwilligung in den Vorgang verstreicht, gehört bei vielen Mädchen zu den schweren psychischen Belastungen der Reifezeit, fast zu vergleichen mit der Menarche und den ersten heterosexuellen Kontakten.

Vorbedingungen, Voraussetzungen und Besonderheiten einer jugendgynäkologischen Sprechstunde

Heute meint man, daß man Kinder- und Jugendlichensprechstunden aus dem allgemeinen Ambulanzbetrieb herausnehmen soll, in den sie nicht hineinpassen. Während Kinder in Abteilungen, in denen tonsillektomiert und appendektomiert wird, ohne Probleme einfügbar sind, ist die Vorstellung dessen, was beim Frauenarzt geschieht, kontrovers zur Assoziation „Kind“. Ältere Adoleszente hingegen passen wiederum nicht mehr in die kindergynäkologische Sprechstunde und können wie Erwachsene behandelt werden.

Sehr häufig wird die junge Patientin von einer aufgeregten Mutter gebracht, die die Beschwerden der Tochter besser selber beschreiben zu können glaubt und die bestrebt ist, Gedanken des Arztes in die aus ihrer Sicht geeignete Richtung zu lenken. Beide, Mutter und Tochter, haben zu diesem Zeitpunkt bereits aus Pragmatismus ihren Widerwillen vor der bevorstehenden Untersuchung auf dem gynäkologischen Stuhl mit ihrer rasch vorangetriebenen Penetration sämtlicher Intimschranken unter Kontrolle gebracht. Ihrer beider Vertrauen, das der Mutter, insbesondere aber auch das der Jugendlichen, gilt es zu gewinnen, wenn es gelingen soll, die nötige Klarheit der Auskunft, vor allen Dingen bei heikleren Themen, wie sexuelle Betätigungen, masturbatorische Aktivitäten, Kontrazeption, etc., zu bekommen oder schwierige Gespräche über Probleme des psychosexuellen Themenkreises zu führen. Solche Themen kommen für beide oft zum ersten Mal ins Gespräch und bedeuteten nicht selten bis dahin ein Tabu. Der Arzt soll Mutter und Tochter im Gespräch halten und nicht über den Kopf des Kindes hinweg quasi über dieses verhandeln. Weiters gilt es, einfach zu formulieren und den Mut zu haben, geläufige Ausdrücke zu verwenden und nicht in Fachausdrücke zu flüchten, wenn man Dinge besprechen muß, die, der Natur des Problems entsprechend, als peinlich empfunden werden können. Oft ist es günstig angesichts eines Mädchens, fast starr vor Angst und Scham in Erwartung des bevorstehenden Untersuchungsvorgangs, die Anamnese zunächst nicht allzu akribisch buchhalterisch zu erheben, vielmehr eher rasch informell durch das Wichtigste zu eilen.

Auf die Untersuchung bereitet man vor durch einige kurze Erklärungen über Art und Weise, Umfang, den Sinn und die voraussichtliche Dauer. Man spricht ernsthaft und seriös, und hüte sich vor auflockernden Späßchen. Durch zügiges Vorwärtskommen soll man die sich rasch steigernde Erwartungsangst zu vermeiden suchen. Erst während der Untersuchung wird man dem Mädchen ziemlich genau die technischen Details, die konkretisierte diagnostische Fragestellung und die Möglichkeiten, durch geeignete Befunde das Problem zu erkennen, erklären. Man versäume nicht Hinweise auf die Anatomie, die man vorzufinden hofft, von der man gewisse Grundkenntnisse erwarten darf und die man als Gegenstand der schulischen Ausbildung des Mädchens in Erinnerung rufen kann. Von Jahr zu Jahr läßt sich allerdings beobachten, wie die Zahl derjenigen Mädchen, die den Untersuchungsvorgang beherrscht und kühl wie Erwachsene als zwar unangenehme aber offensichtliche Notwendigkeit akzeptieren, größer wird. Es ist die allgemeine größere Freizügigkeit gegenüber dem Sex in der Bevölkerung, die sich hier positiv auswirkt. Ein absolutes Scheitern der Untersuchung mit erfolglosem Abbruch erlebt ein Frauenarzt heute selbst bei jüngeren Mädchen kaum mehr.

In vielen Fällen ist, spätestens nach der – unbedingt schmerzlosen! – und taktvollen Untersuchung das Vertrauen der Patientin schon halb gewonnen und der Teil der Konsultation, der weitaus am meisten Erwartungsangst gemacht hatte, erledigt, sodaß das Mädchen erleichtert und vielfach mitteilsamer wird. Um als fairer Gesprächspartner fungieren zu können, ist es nötig, sich ein wenig selbst zu deklarieren und in groben Zügen seinen eigenen Standpunkt, z. B. auch in Fragen der Sittlichkeit, erkennen zu geben. Der soll im übrigen ein großzügiger sein, den Moralvorstellungen der Zeit angepaßt und ohne erhebliche ideologische Schranken.

Bei schwierigen, vor allem sexuellen Problemen, muß man der Adoleszentin die Gelegenheit verschaffen, auch alleine, ohne die Anwesenheit der Mutter, sprechen zu können und ihr Sicherheit über Vertraulichkeit und Verschwiegenheit signalisieren, vergl. KAPITEL 6, S. 144. Während man bei kleinen Mädchen die Mutter immer dabei haben sollte, ist es daher ab der Pubertät eher zu empfehlen, zumindestens während der Untersuchung die Mutter wegzuschicken, wobei man diese Absicht natürlich vorher mit Mutter und Patientin zu erörtern hatte. Dann, mit der Jugendlichen allein, kann man Ergänzungen des Gesprächs vornehmen und solche Fragen behandeln, die von dem Mädchen nicht vor der Mutter besprochen werden wollten und konnten, so es solche geben sollte. Auch müßte man in dieser Zeit, bis zum Wiedereintreten der Mutter in den Behandlungsraum, mit der Jugendlichen die Art und den Umfang der Erläuterung über Untersuchungsergebnisse und gefaßte Konklusionen gegenüber den Eltern bereits vorbesprechen und skizzieren.

Die Anamnese im Speziellen

Das Gespräch wurde vom Arzt mit der Frage nach dem Anliegen und dem Grund des Kommens eröffnet. Die *Familienanamnese* kann bereits konkreter das voraussichtliche Problem der Patientin berücksichtigen, auch wenn sie besser in der Reihenfolge der Erhebungen nicht stur, den bürotechnischen Notwendigkeiten zuliebe, auch tatsächlich an erster Stelle kommen wird. Vor allem werden familiäre, konstitutionelle Besonderheiten und Erbkrankheiten im Einzelfall bis hin zur Erstellung eines Stammbaumes solcher Störungen zu erheben sein.

Danach wird der Status des Kindes in der Familie auszuloten versucht: das wievielte Kind, unter welchen Geschwistern es ist, wie es sich in die Familie fügt, etc. Man muß sich ferner einen kurzen Einblick in die schulische oder berufliche Situation der Patientin, ob sie z. B. Schülerin oder Lehrling ist, welche Berufsziele sie hat, etc., verschaffen.

Weitere wichtige Fragenkomplexe sind dann aus der *Geburtsanamnese* zu erörtern. z. B. Geburtsschwierigkeiten, das Geburtsgewicht, eine ev. Frühgeburtlichkeit, der „fetal outcome", insbesondere bei Verdacht auf endokrinologische Probleme.

Die weitere Evaluierung erbringt dann Hinweise auf die bisherige *geistig-körperliche Entwicklung, Interessen, wichtige Hobbys, schulische und außerschulische Aktivitäten in Jugendclubs, etc.*

Vor der ausführlichen *Erhebung des aktuellen Beschwerdebildes,* das zur gegenwärtigen Konsultation geführt hat, wären noch die bisher aufgetretenen Landmarken der *Pubertätsentwicklung* zu registrieren (Pubarche, Thelarche, Menarche, Menstruation, deren Rhythmus, Dauer, Stärke und Beschwerden, etc.).

Der Allgemeinstatus

Der Arzt läßt Erscheinung und Habitus der Patientin auf sich einwirken und bestimmt Gewicht und Größe. Bei Auffälligkeiten vergleicht man mit den üblichen Standards (siehe Abb. 6-1, 6-2 und 6-3, S. 77 f.) und ordnet den Befund einer Perzentile zu. Die adoleszenten Mädchen befinden sich in einer Phase rapiden Längen- und Gewichtswachstums. Erheblichere Abweichungen zu beobachten, ist wichtig. So unterbleibt erfahrungsgemäß die Menstruation bei Mädchen, die mehr als 15% unter dem Idealgewicht, bezogen auf die Körperlänge, liegen. Die einfache Beobachtung der Größen- und Gewichtsverhältnisse läßt in einem solchen Fall einerseits bereits Therapieansätze erkennen und andererseits eine inadäquate Hormonbehandlung von vornherein überflüssig erscheinen.

Im Rahmen der Beobachtung sollen einige *Proportionsdetails* beachtet werden, insbesondere wenn man ein endokrinologisches Problem wittert: So zum Beispiel die Armspanne oder die Breite des Beckens. Weniger bekannt ist, daß man wichtige Hinweise aus der Verhältniszahl von Oberkörper- zu Unterkörperlänge erhält (vom Ramus pubicus zum Scheitel und zu den Füßen gemessen). Beim normal Heranwachsenden ist die Proportionszahl ca. 0,92 +/− 0,4, während sie bei hypogonadalen und eunuchoiden Typen deutlich kleiner ist (Coupey und Saunders, 1985).

Es werden im weiteren Untersuchungsgang Dysmorphiemerkmale registriert, die Haut beurteilt, die Haarverteilung, die Fettverteilung und die Stimme. Man beobachtet die Art, wie sich das Mädchen bewegt und kleidet, ev. schminkt und wie es mit seiner Mutter spricht. Die Beurteilung der sexuellen Entwicklung geht nach den beiden Tanner-Schemata für das äußere Genitale und die Mammae und sollte möglichst exakt dokumentiert werden, um später bei Verlaufskontrollen darauf zurückgreifen zu können (siehe diesbezüglich Kapitel 2, Tabelle 2-1 und 2-2, S. 9 und 10), Kapitel 6, Abb. 6-3 (S. 77). Für die grobe Beurteilung kann folgende Faustregel gelten:

Thelarche (Auftreten der Mammae)	10 ± 2 Lebensjahre
Pubarche (Schambehaarung)	11 ± 2 Lebensjahre
Adrenarche (vergl. S. 75) (Axillarbehaarung)	12 ± 2 Lebensjahre
Menarche	13 ± 2 Lebensjahre

Der spezifisch-gynäkologische Status

Bei den Adoleszenten unterscheidet sich die

Untersuchungstechnik nur mehr wenig von der bei den Erwachsenen üblichen. Die *Lagerung* geschieht in Steinschnittlage auf dem Untersuchungsstuhl mit möglichst vorher entleerter Blase. Ab nun soll, wie schon erwähnt, jeder Untersuchungsschritt erklärt und angekündigt werden und, wenn möglich, auch die Untersuchungshilfsmittel und Instrumente demonstriert. Das Ergebnis soll fortlaufend besprochen werden, so daß der Untersuchungsgang für das Mädchen logisch und nachvollziehbar wird. Das ist hier besonders wichtig, weil ohne eine kooperative Relaxation der Patientin, insbesondere im Bereich der Bauchdecken, eine exakte Befunderhebung erschwert, wenn nicht sogar unmöglich ist.

Im Rahmen der *Inspektion* des äußeren Genitales sollte man mit Berührungen, vor allen Dingen der Klitoris, sparsam sein. Das Schamgefühl ist gerade in Bezug auf das äußere Genitale besonders sensibel, während vor der inneren Untersuchung eher die Verletzungs- oder Schmerzangst als Hemmnis steht. Bei Verdacht auf Virilisation ist allerdings die Klitorisgröße, sowie die Größe und Breite der Glans zu messen. Bei Mädchen bis 15 Jahren soll diese nicht größer als 3 × 3 mm und bei Mädchen bis zu 19 Jahren nicht größer als 5 × 5 mm sein; 10 mm sprechen für eine Virilisation. Weiters beobachtet man die Labien, die Damm- und Analregion und registriert auffällige Entzündungserscheinungen, Effloreszenzen, Sekretreste, Verunreinigungen, Oxyuren und Filzläuse. Wenn nötig, bewaffnet der Gynäkologe sein Auge mit dem Kolposkop auch bereits im Bereich des äußeren Genitales. Im weiteren Untersuchungsgang wird das Orificium urethrae externum inspiziert; meist lassen sich die Mündungen der Bartholinschen und der Skeneschen Drüsen unschwer erkennen und ein wenig Sekret bei Entzündungsverdacht ausdrücken und zur Kultivierung gewinnen. Der Hymen wird gut sichtbar durch das Spreizen der Labien mit 2 Fingern. Man beachtet seine Anatomie (septierte oder cribriforme Hymina können Dysmenorrhöen verursachen) und achtet auf Anhaltspunkte für Perforation bzw. Kohabitationen. Im positiven Fall wird die Frage nach der Kohabitarche gestellt. Vor allen Dingen ist nun auch die Weite der Öffnung festzustellen. um abschätzen zu können, ob und wenn ja, welche Scheidenspecula verwendet werden können (sofern eine Einstellung der Scheide und der Portio überhaupt für notwendig erachtet wird).

Zur Technik

Viele Mädchen, auch Virgines, benützen schon Tampons, was bei den meisten Hymenalöffnungen problemlos geht; in solchen Fällen kann man zur weiteren Untersuchung ohne weiteres vorgewärmte schmale („juvenile") Breisky-, oder Selbsthaltespekula einführen, die lubrifiziert (am besten mit warmem Was-

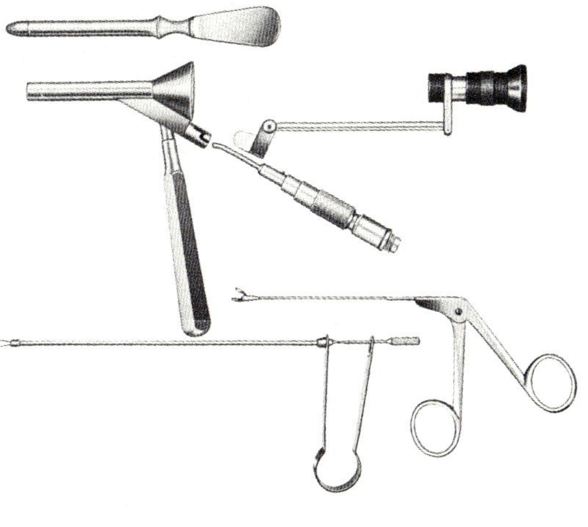

Abb. 7-1 Vaginoskop nach Huffman-Huber. Das Instrument – ein Rohr mit Obturator, Kaltlichtquelle und Lupe – ermöglicht die Inspektion von Scheide und Portio (auch der Ampulla recti) bei Kindern. Bei Adoleszentinnen mit engen rigiden Foramina des Hymens ist es den sonst üblichen „juvenilen" schmalen Spekula vorzuziehen. Mittels PE-Zange und Greifern (Tupferzangen) lassen sich Probeexzisionen vornehmen oder Fremdkörper entfernen.

ser), sein sollen. Ansonsten verwendet man bei intakten Hymina besser noch das größte Vaginoskop nach Huffmann-Huber, ein, bei kleinen Mädchen grundsätzlich verwendetes, Röhrenspekulum von 9 cm Länge und 9 mm Durchmesser. Zu dem Gerät gehören noch ein Obturator, eine Kalt-Lichtquelle und eine Lupe, ähnlich einem Rektoskop (Abb. 7-1). Das Lumen des Röhrchens ist weit genug, um diagnostische Abstriche, Sekretentnahmen, Probeexzisionen und therapeutische Eingriffe, wie z. B. Fremdkörperextraktionen oder Polypenentfernungen, vornehmen zu können. Die bei Kleinkindern als Behelf gut brauchbaren Otoskope sind bei Adoleszenten bereits zu klein. Die Sekretabnahme ist aber durchaus auch mit einem zarten Watteträger allein ohne instrumentelle Entfaltung der Scheide möglich, was besonders gut geht, wenn man das Mädchen wie zum Stuhlgang pressen läßt.

Die Spekulumeinstellung von Scheide und Portio wird man bei älteren Juvenilen immer, vor allen Dingen, wenn sie schon menstruieren und Tampons verwenden, vornehmen. Bei jüngeren wird man abwägen und sie nur im Fall von Indikationen, z. B. bei prämenarchen Blutungsstörungen, Fremdkörper- oder Tumorverdacht, bei Mißbildungsverdacht sowie bei therapieresistentem entzündlichem Fluor ausführen. Zu beachten ist, daß mit dem Instrument kein Druck gegen die Urethra ausgeübt werden soll, da er schmerzhaft empfunden wird und dazu führt, daß vor allem jüngere Mädchen weitere Untersuchungsbemühungen abwehren. Alle nötigen Manipulationen sollten rasch und sicher geschehen, was einesteils Erfahrung voraussetzt, aber auch erforderlich macht, daß das nötige Instrumentarium vorbereitet wird (Objektträger, Watteträger, Spekula, Vaginoskop, etc.). Während des gesamten Untersuchungsvorgangs kann man immer wieder demonstrable Phänomene, wie z. B. die Spinnbarkeit des Zervixsekretes, etc., den Jugendlichen zeigen und erläutern.

Bei der Inspektion der Scheide wird neben der Beschaffenheit des Sekrets und der Schleimhäute vor allen Dingen auf Septen, Stenosen oder andere Abnormitäten geachtet. An der Zervix findet man nicht selten schon bei jungen Mädchen kongenitale Ektopien, die nicht pathologisch sind.

Um wiederholte Untersuchungen zu vermeiden, sollte bei Ausflußbeschwerden *die Sekretentnahme nach einem vernünftigen Schema* gleich von Anfang an möglichst vollständig sein. Am besten beginnt man mit einem Tropfen *Nativsekret* aus dem hinteren Scheidenfornix, möglichst auch aus der Zervix, das im Phasenkontrastmikroskop untersucht wird. Die Qualität der Phasenkontrastmikroskopie erübrigt nahezu in allen Fällen eine zusätzliche Methylenblaufärbung. Als weiterer Schritt kommt die *Prüfung des pH* mit einem Indikatorpapierteststreifen und bei pH-Werten über 5 eine *Geruchsprobe des Sekrets* auf ev. Fischgeruch nach Versetzen mit 1%iger Kalilauge. Werden mit diesen Methoden weder Trichomonaden noch Pilze oder Gardnerella vaginalis als vermutliche Erreger einer bestehenden Vulvovaginitis identifiziert, oder hat die Prüfung des Zervixsekretes im Phasenkontrastmikroskop signifikant viele Leukozyten und Bakterien ergeben, so hat man bis dato üblicherweise aerobe Bakterienkulturen mit Antibiogramm angelegt.

Entsprechend der derzeitigen Aktualität empfiehlt es sich jedoch, in Zukunft gezielt in 3 Richtungen, nämlich nach Chlamydien, Gonorrhö und Pilzen weiterzusuchen. Für die Fahndung nach *Chlamydien* kann man einen Sekrettropfen aus der Cervix für eine monoklonale Antikörperfluoreszensprobe präparieren, die derzeit bereits im Handel erhältlich sind. Zum *Gonokokkennachweis* beimpft man entweder einen vorgewärmten Blut-Agarnährboden, der zur Bebrütung im Kohlendioxydmilieu rasch zum Labor gebracht werden muß oder, bei räumlicher Dissoziierung zu einem solchen Institut, ein Transportmedium (z. B. Transpocult®). Für den *Pilznachweis* stehen entweder Pilznährböden (Sabouraud-Agar Bierhefe-Agar) oder Pilzselektivagarplatten bzw. Selektivagarteststreifen (Mikrostix candida®) zur Verfügung.

Ein *Papanicolaou-Präparat* zur *Karzinomfrühdiagnostik* aus Endo- und Ektozervix sollte bei älteren Mädchen nach der Kohabitarche angefertigt werden, sowie ein Tropfen Sekret aus dem seitlichen Fornix ebenfalls zur Papanicolaou-Färbung für *funktionszytologische Untersuchungen,* sofern eine entsprechende Fragestellung besteht.

Zuletzt erfolgt die *bimanuelle Untersuchung*. Zu diesem Zweck wird ein gut lubrifizierter Finger ins Rektum bzw. nach der Kohabitarche in die Scheide eingeführt, der bei jüngeren Mädchen immer der kleine Finger sein wird. Die zweite Hand drängt von den Bauchdecken her die Beckenorgane dem inneren Finger entgegen, der in zarten Stößen ein Ballottement der Organe zu ertasten versucht. Diese Art der Untersuchung ist schonender, als der Versuch die Beckeneingeweide zu umgreifen, wie es überwiegend bei Erwachsenen geschieht. Eine schonende rekto-vaginale Untersuchung läßt sich auch in der Form ausführen, daß man ein Instrument (Hegarstift oder Knopfsonde) vaginal einführt und seine Spitze von rektal her identifiziert. Auf diese Weise gelingt es, auch sehr enge Scheiden zu sondieren.

Üblicherweise tastet man bei der bimanuellen Untersuchung am eindrücklichsten die relativ derbe Cervix uteri. Erst ab der Pubertät wird meist auch das Korpus gut von der Zervix abgrenzbar, das deutlich weicher ist und zunächst in den meisten Fällen in der Zervixachse, also gestreckt liegt. Die Anteflexio des Uterus kommt, mit fortschreitender sexueller Reife, oft kombiniert mit einer Hyperanteversio, häufiger vor. Das Längenverhältnis zwischen Zervix und Korpus ist ein wichtiger Hinweis auf den Grad der Entwicklung eines Mädchens. Ab den Tanner-Stadien III und IV beginnt der Korpus erkennbar länger zu werden als die Zervix. Bei jungen Adoleszenten sind die Adnexe meist nur dann tastbar, wenn sie pathologisch vergrößert sind.

Schon an dieser Stelle sei auf die zunehmende praktische Bedeutung der *Ultrasonographie* als Sofort- bzw. „bedside"-Untersuchungsmethode hingewiesen, die langwierige Tastmanöver häufig mehr als nur zu ersetzen erlaubt. Insbesondere die modernen Vaginalsonden werden in Zukunft in der Adoleszentengynäkologie teilweise die traditionellen Untersuchungsmethoden zu substituieren imstande sein.

Das Gespräch nach der Untersuchung

Im schon eingangs geschilderten Gesprächsstil werden nun, gegebenenfalls im Beisein von Eltern oder Elternteilen, Befunde und Schlußfolgerungen daraus besprochen; Fragen werden direkt beantwortet. Das Gespräch, darauf wurde schon hingewiesen, führt man unter aktiver Einbeziehung des Adoleszenten und nicht über ihn hinweg.

Zusammenfassend soll auf die Wichtigkeit des Eindrucks, den die Adoleszentin bei dieser (oft ersten) intimen Untersuchung vom Arzt gewinnt, hingewiesen werden; ihre Einstellung zu Ärzten ganz allgemein und ihre Bereitschaft, sich ihnen gegenüber zu eröffnen und anzuvertrauen wird dadurch entscheidend geprägt werden. Ungeschickte Untersuchungen können als schreckliches Erlebnis sogar die weitere psychosexuelle Entwicklung negativ beeinflussen (vergl. Seite 104 in KAPITEL 6).

Laboruntersuchungen und andere Diagnostische Maßnahmen

Genetische Untersuchungsmethoden

Bei Verdacht auf Störungen der Geschlechtsdifferenzierung, insbesondere bei intersexuellem Genitale kommen folgende Untersuchungen der Geschlechtschromosomen in Frage:

Bestimmungen des Kerngeschlechts

Beim *Barr-Test* (Barr 1949) werden die „Barr-Chromatinkörperchen" an der Kernmembran von Epithelzellen der Wangenschleimhaut nach geeigneter Färbung und Fixierung gezählt. Diese basophilen Kernstrukturen entsprechen einem X-Chromosom, sofern auch ein zweites vorhanden ist. Mehr als 5% Barr-positive Zellen sprechen für einen XX-Karyotyp, weniger für XO- oder XY-Konfigurationen. Die Untersuchung auf *„Drumsticks"* in den Kernen segmentkerniger neutrophiler Granulozyten hat eine ähnliche Aussagefähigkeit; 2-3% drumstick-positive Granulozyten sprechen für einen weiblichen Karyotyp. Diese beiden Untersuchungen werden heute nur mehr selten gemacht.

Chromosomenanalyse

Die Bestimmung des gesamten Karyogramms wird heute auch dann bevorzugt, wenn eigentlich nur das Kerngeschlecht bestimmt werden müßte. Die Methodik ist wesentlich leistungsfähiger, wenn auch aufwendiger. Zu diesem Zweck wird heparinisiertes Vollblut in Absprache mit dem jeweiligen genetischen Labor zum Versand gebracht.

Endokrinologische Untersuchungsmethoden*

Basaltemperaturmessungen

Diese Methode setzt zwar einige Verläßlichkeit und Exaktheit bei der Durchführenden voraus, trotzdem bekommt man bei Jugendlichen in etwas fortgeschrittenerem Alter häufig brauchbare Kurven. Es wird dabei 5 Minuten lang morgens vor dem Aufstehen in Vagina oder Rektum die Temperatur bestimmt. Man unterscheidet mono- von biphasischen Kurvenverläufen, bei denen der ersten hypothermen Phase eine hypertherme folgt, sofern ein Eisprung stattgefunden hat. Damit kann die Basaltemperaturmessung nicht nur über einen stattgehabten Follikelsprung, sondern auch über die Länge bei den Zyklusphasen Auskunft geben (Abb. 7-2 a bis d).

Vaginalzytologie, Zervixscore

Wichtige Ergänzungen der Basaltemperaturkurve können durch zusätzliche zytologische Untersuchungen des Vaginalsekrets mit Bestimmung des Karyopyknose- oder des Eosinophilieindex nach Papanicolaou- oder Shorr-Färbung erhalten werden. Das gleiche gilt, mit Einschränkungen, für die Bestimmung der Menge des Zervixschleims, den Grad seiner Spinnbarkeit und der Farnkrautbildung nach dem Eintrocknen auf einem Objektträger bei mikroskopischer Beurteilung. In der Praxis werden solche Befunde meist in Form von Score-Gewichtungen (z. B. nach Insler) angewandt (Tabelle 7-1).

Funktionstests

Gestagen-Test

Progestagene werden bei Amenorrhö durch 10-14 Tage in adäquater Dosierung verabreicht (z. B. Duphaston oder Medroxyprogesteronacetat 5-10 mg durch 10 Tage). Nach Absetzen des Medikaments kommt es zu einer Abbruchblutung, sofern Endometrium vorhanden war und dasselbe durch (endogene) Östrogene ausreichend proliferiert worden ist und keine Schwangerschaft, Gynatresie oder persistierende endogene Lutealphase vorgelegen hat. Günstigerweise läßt man bei der Durchführung des Gestagentests die Basaltemperatur mitmessen, um festzustellen, ob die Jugendliche auf Progestagene mit einem Temperaturanstieg reagiert. Dieser Temperaturanstieg fehlt manchmal bei schweren hypothalamischen Störungen. Der Abstand zwischen der Einnahme der letzten Gestagentablette und dem Auftreten der Abbruchsblutung steht in Zusammenhang mit dem Grad der Reaktionsfähigkeit des Endometriums und damit der endogenen Östrogenproduktion. Längere Intervalle sprechen für schwächer proliferiertes und vaskularisiertes Endometrium.

Ein positiver Gestagentest, was heißt, daß eine Abbruchsblutung innerhalb von 5-10 Tagen eingetreten ist, bedeutet, daß ein ausreichend hoher endogener Östrogenspiegel vorhanden war, womit sich schwere Störungen der ovariellen Hormonsynthese, aber auch in Hypothalamus und Hypophysenvorderlappen ausschließen lassen. Man sprach dann früher von einer „Ovarialinsuffizienz I. Grades“. In diesen Fällen liegen die im Serum bestimmten Östrogene, sowie auch FSH, LH und Prolactin in niedrigem Normbereich. Daraus läßt sich ableiten, daß bei positivem Gestagen-Test zusätzliche Hormonbestimmungen unterbleiben können, da sie meist keine entscheidenden neuen Gesichtspunkte erbringen.

* Abkürzungen: HVL = Hypophysenvorderlappen. FSH = follikelstimulierendes Hormon des HVL. GnRH = LHRH = Gonadotropinstimulierendes Hormon. LH = Luteinisierendes Hormon des HVL.

Abb. 7-2 a) Basaltemperatur bei biphasischem normalem Zyklus: Dargestellt ist ein 27tgg. Zyklus mit Temperaturanstieg am 13. Zyklustag.
b) Basaltemperatur bei Anovulation: Als Folge einer ausbleibenden corpus luteum-Bildung verläuft dieser 29tgg. Zyklus ohne Temperaturanstieg „monophasisch". Allerdings reagieren rund 10% der Frauen auch bei regelrechter Gelbkörperfunktion ebenfalls nicht mit einem Temperaturanstieg. Um diese Anomalie zu testen, verabreicht man probeweise Progestine durch 10 Tage und läßt die Temperatur messen.
c) Basaltemperatur bei biphysischem Zyklus mit verkürzter Proliferationsphase: Hier erfolgte der Temperaturanstieg verfrüht am 10. Zyklustag. Die hypertherme Phase ist mit 11 Tagen Dauer knapp ausreichend lang.
d) Basaltemperatur bei biphasischem Zyklus mit Lutealinsuffizienz: Durch einen treppenförmigen allmählichen Anstieg der Temperatur läßt sich kaum ein Ovulationszeitpunkt festlegen. Ein ausreichend hohes Temperaturniveau wird in der 2. Zyklushälfte nur für ca. 8 Tage erreicht.

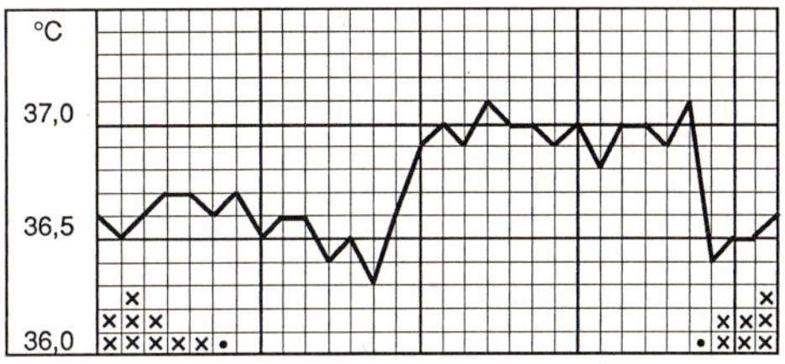

a) Basaltemperatur bei biphasischem normalem Zyklus

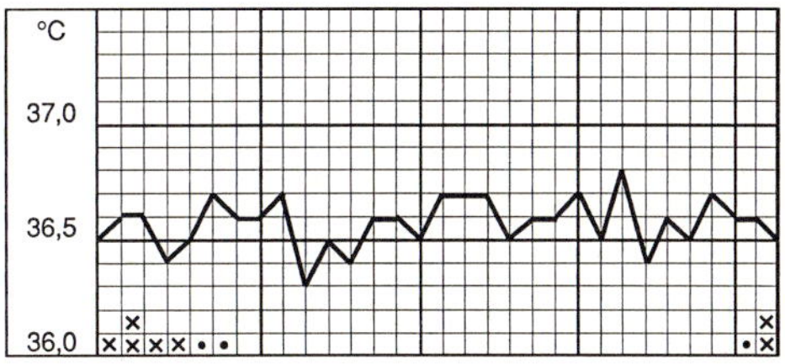

b) Basaltemperatur bei Anovulation

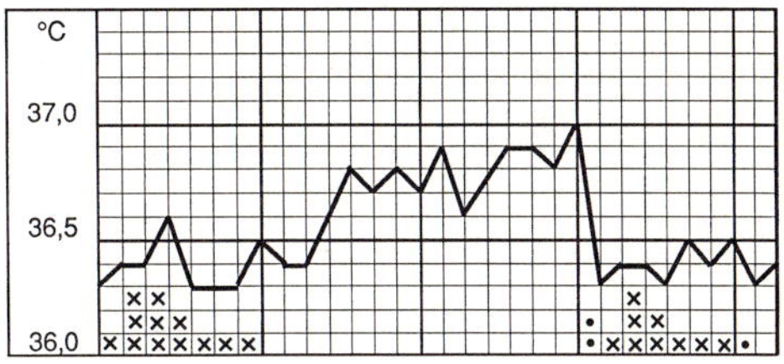

c) Basaltemperatur bei biphasischem Zyklus mit verkürzter Proliferationsphase

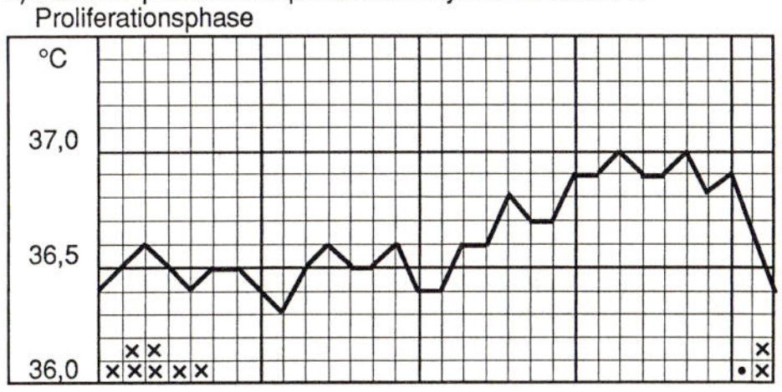

d) Basaltemperatur bei biphasischem Zyklus mit Lutealinsuffizienz

Tabelle 7-1 Zervixscore nach Insler: Der, vom Zyklusstadium abhängige, Funktionszustand der Zervix wird in fortlaufender (täglicher) Beobachtung am besten mit Hilfe eines Zervixscores bewertet. Hohe Punktewerte, z. B. über 8, beschreiben eine gute Proliferation, wie sie präovulatorisch gesehen wird. Niedrige Scores sieht man bei fehlender Proliferation oder in der Sekretionsphase

Score	0	1	2	3
Schleimmenge	kein Sekret	wenig	vermehrt	reichlich
Spinnbarkeit	keine	leicht ¼ Scheidenlänge	gut ½ Scheidenlänge	sehr gut ganze Scheide
Farnkraut	kein bzw. amorph	linear keine Seitenäste	partiell teilw. Seitenäste	komplett überall Seitenäste
Muttermund	geschlossen	geschlossen	teilweise offen leicht für eine Sonde durchgängig	weit offen

Östrogen- bzw. Östrogen-Gestagen-Test
Bei negativem Gestagen-Test, und nur dann wird besagter Test angewandt, läßt sich manchmal durch eine Kombination von Östrogenen und Gestagen, bzw. auch durch Östrogene allein, eine Abbruchblutung bei amenorrhoischen Jugendlichen erzielen. Verabreicht werden z. B. 0,06 mg Ethinylestradiol (3 Tabl. Progynon C®) oder 1 Tabl. Östro Primolut® durch 10 Tage.

Ein positiver Test, d. h. das Auftreten einer Abbruchblutung, beweist, daß reaktionsfähiges Endometrium zur Verfügung stand, sofern eine Schwangerschaft ausgeschlossen war. In solchen Fällen sprach man früher von einer „Ovarialinsuffizienz II. Grades", da hier die endogene Östrogenproduktion auch nicht mehr für eine nennenswerte Proliferation des Endometriums ausreicht. Das bedeutet, daß der Serum-Östradiolspiegel unter 50 bis 100 µg/ml erwartet werden muß. Durch den Test wurde eine Endometriumatresie (Asherman-Syndrom), eine Zervixatresie oder Stenose bzw. schwere Uterusanomalien ausgeschlossen.

Clomiphen-Test
Verabfolgt man nach spontaner oder iatrogener Abbruchblutung 100 mg des Antiöstrogens Clomiphen durch 5 Tage und kommt es zu einer positiven Reaktion, so beweist das, daß einerseits im Ovar der Antiöstrogenbehandlung folgend ein Östrogenrebound auftreten konnte und andererseits, daß dieser Östrogenanstieg einen funktionell reaktionsfähigen Hypothalamus bzw. Hypophysenvorderlappen vorgefunden und zur Hormonproduktion angeregt hat.

3 verschiedene Reaktionsformen werden beschrieben: *Zum ersten* kann jede *Reaktion ausbleiben*, d. h., daß kein FSH- oder LH-Anstieg zu verzeichnen war und dementsprechend auch *keine Basaltemperaturerhöhung und keine Blutung. Zum zweiten* besteht eine mäßige Reaktion darin, daß die Patientin *zwar blutet, aber keinen Anstieg der Basaltemperatur* und nur einen mäßigen des FSH zeigt. Der funktionelle LH-Peak bleibt aus und es kommt zu keiner Ovulation. Das prognostisch günstigste Ergebnis liegt *zum dritten* dann vor, wenn unter dem Test die *Basaltemperatur biphasisch* wird und FSH und LH deutlich ansteigen.

Hormonanalysen

Bei negativem Gestagen-, positivem Östrogen-Test und keiner oder nur mäßiger Reaktion auf Clomiphen ist es erforderlich, weitere Hormonuntersuchungen anzuschließen. Damit versucht man, zwischen einer primär ovariellen oder einer zentralen Ursache einer Amenorrhö zu unterscheiden.

Bei *schwerer ovarieller Insuffizienz* mit fehlender Gestagen- und stark erniedrigter Östrogenproduktion kommt es durch den fehlenden negativen Ovarialsteroid-Rückkoppelungseffekt zu einer *vermehrten Freisetzung von FSH und LH* und dementsprechend auch zu abnorm hohen Plasmaspiegeln dieser Hormone. Dabei ist die Beobachtung des FSH aussagefähiger, als die des LH. FSH-Werte über 700 ng/ml sprechen für eine primäre Ovarialinsuffizienz.

Bei *primär zentralen, also hypothalamisch-hypophysären Störungen liegen die Gonadotropinwerte* meist in *niedrig normalen bis leicht* erniedrigten Bereichen.

GnRH-Test
Die Gonadotropine LH und FSH werden auch im Rahmen des nicht selten durchgeführten GnRH-Tests zunächst als Leerwert erhoben und anschließend in bestimmten Abständen nach Verabreichung eines intravenösen Bolus von 50-100 µg GnRH wiederum bestimmt. Das Verhalten der Gonadotropine nach der Injektion gibt Auskunft über die Ansprechbarkeit der Hypophyse auf das Releasing-Hormon. Aufgrund dieser Untersuchungen und der basalen Hormonspiegelbestimmungen lassen sich hypo-, hyper- und normogonadotrope Ovarialinsuffizienzen unterscheiden.

Die Bestimmung des HVL-Hormons *Prolaktin* ist dadurch von Bedeutung, daß die Höhe dieses Hormonspiegels die Ovarialfunktion wesentlich beeinflußt. Werte über 25 pg/ml sprechen für eine Hyperprolaktinämie, die Amenorrhö, Anovulation und Sterilität hervorrufen kann. Wegen der zentralen Bedeutung des Prolaktins besonders bei erwachsenen Frauen stellt man seine Bestimmung häufig an den Anfang einer endokrinologischen Abklärung. Je nach Befund unterscheidet man zwischen hyperprolaktinämischen oder normoprolaktinämischen Patientinnen. Weiters interessant ist die Bestimmung von *Östradiol* bei Amenorrhöen sowie die von *Testosteron, Dihydrotestosteron* und *Dehydroepiandrosteronsulfat* (DHEA) bei Virilierungserscheinungen bzw. bei Verdacht auf androgenbedingte Störungen des Zyklus.

Bei allen Hormonanalysen sind die jeweiligen diurnalen Schwankungen zu berücksichtigen, sowie die Tatsache, daß oft ein einziger Wert nicht ausreichend sicher ist und im Zweifelsfall Doppelbestimmungen erforderlich sind.

Pelviskopie

Die Methode erlaubt die Inspektion der Bekken- und Baucheingeweide. Mit geeignetem Instrumentarium lassen sich darüber hinaus Probeexzisionen, z. B. von den Ovarien, entnehmen, ferner zytologische sowie bakterielle Abstriche und Zystenpunktionen. In geeigneten Fällen kann man auch Venen zur Entnahme von Organvenenblut punktieren (z. B. die Vena ovarica bei Verdacht auf ovariell bedingten Virilismus). Die Pelviskopie hat die Probelaparotomie weitgehend verdrängt.

Röntgenuntersuchungen

Intravenöses Pyelogramm
Diese Untersuchung wird bei genitalen Mißbildungen praktisch immer gebraucht, da diese sehr häufig mit Fehlbildungen der Harnwege vergeschwistert sind.

Genitographien
Diese werden z. B. als Vaginographien, Rekto-Vaginographien oder Zysto-Rekto-Vaginographien zur Klärung der Anatomie bei Störungen der Geschlechtsdifferenzierung, insbesondere bei Atresien und Fistelbildungen herangezogen.

Sella-Röntgen
Die Untersuchung läßt sich entweder in Form der konventionellen Sella-Tomographie oder als Computertomographie bei Verdacht auf Hypophysentumore durchführen.

Ultrasonographie

Diese Untersuchungsmethode, die in einem beispiellosen Aufschwung in den letzten Jahren geradezu zu einer „Bedside-Methode" geworden ist, wird vor allen Dingen für die Tumordiagnostik im kleinen Becken benutzt. Sie erlaubt sehr gut die Unterscheidung zwischen zystischen und soliden Tumoren, sowie exakte Größenmessungen der einzelnen Organe.

Über die Tumordiagnostik hinaus ist sie sehr gut geeignet zur Funktionsdiagnostik am Ovar (z. B. durch Follikulometrie) bzw. am Endometrium geeignet. Außer der Darstellung der Genitalorgane erlaubt sie auch die der Nieren und Nebennieren und verdrängt immer mehr andere Untersuchungsmethoden dieser Organe, z. B. das Pneumoretroperitoneum oder Szintigraphien.

Bioptische Untersuchungen

Biopsien aus den Genitalorganen sind nicht nur bei Verdacht auf Neoplasien, sondern auch zur Abklärung endokrinologischer Probleme erforderlich.

Die häufigst geübte Biopsie in der Gynäkologie ist die *Curettage* des Endometriums. Ein solcher Eingriff ist bei juvenilen Patientinnen mit ihren dysfunktionellen Blutungen *nur in Ausnahmefällen* angezeigt. Er wird immer noch viel zu häufig durchgeführt. Die Behandlung solcher Störungen bei Adoleszenten ist eine Domäne der Hormontherapie. Man kann sich so gut wie sicher darauf verlassen, daß das Substrat, das erwartungsgemäß dann meistens gefunden wird, die glandulär-zystische Hyperplasie, in diesem Alter noch nicht zur Entartung tendiert.

Gonaden-Biopsien werden heute häufig über einen pelviskopischen Zugang vorgenommen.

Die Geschlechtsentwicklung

Eine normale Geschlechtsentwicklung setzt eine schrittweise exakte und diffizil geordnete Entwicklung der Gonaden, des Gangsystems und der äußeren Genitalien voraus. Diese beginnt schon mit der Gametogenese und der ersten Teilung des befruchteten Ei's.

Jede *Gamete* muß nach der Reifungsteilung ein (einziges) Sexchromosom (Gonosom) enthalten und haploid sein. Nach der Konjugation ist das *genetische (chromosomale) Geschlecht* und das chromosomale Muster festgelegt.

Sehr wichtig ist, daß die frühe mitotische Aktivität der Zygote ungestört verläuft, da sie allen frühen Embryonalzellen inklusive den Keimzellen ihren normalen Chromosomensatz erhalten muß. Die Keimzellen selbst entstehen als große Urgeschlechtszellen im Entoderm des Dottersacks und wandern entlang der Keimbahn zu den *Keimsträngen*. Zunächst ist die entstehende embryonale Gonadenanlage noch undifferenziert.

Der Anstoß zur Entwicklung eines Hodens wird in der 4.–6. Woche durch hodendeterminierende Gene am kurzen Arm des Y-Chromosoms bei chromosomal männlichen Embryonen gegeben. Diese scheinen entweder für die HY-Antigenproduktion zu kodieren oder X- bzw. HY-Antigenstrukturgene zu regulieren. Diese HY-Antigene regen die Produktion ihres eigenen Rezeptors in den Keimzellen an und die so entstehende Antigenrezeptorkombination dürfte letztlich die Testikelentwicklung auslösen (Müller 1981, Wachtel 1983, Wolf 1981)!

Im Gegensatz zu diesen aktiven Impulsen geschieht der Anstoß zur *Ovarentwicklung* etwas später in der 6.-8. SSW in passiver Form dadurch, daß die eben geschilderten aktiven Impulse zur Testikelentwicklung ausfallen, weil die hodendeterminierenden Gene an den X-Chromosomen fehlen. Im weiteren Gegensatz zur primitiven Hodenanlage, die schon während der Embryonalentwicklung eine wichtige endokrine Aktivität entfalten muß, verhält sich das *primitive Ovar* während dieser Zeit *endokrin inaktiv* bzw. ist seine Östradiolproduktion für die weitere sexuelle Differenzierung unerheblich. Wohl aber ist es exokrin, im Sinne der Follikelentwicklung aktiv.

Es läßt sich für das Verständnis mehrerer Krankheitsbilder nicht vermeiden, auf die weitere *Hodenentwicklung* kurz einzugehen: Die Spermatogonien werden im sich entwickelnden Hoden von Tubuli seminiferi umhüllt, während die Sertoli-Zellen weitere Mitosen verhindern. Die *erste endokrine Aktivität des Hodens* besteht in der Bildung eines nonsteroidalen Hormons, des sogenannten Müller inhibiting factors (MIF) durch die Sertoli-Zellen. Kurz darauf entstehen auch die Leydig-Zellen, deren Steroidhormonproduktion gegen Ende des ersten Trimenons durch den Choriongonadotropin (hCG)-Anstieg in dieser Schwangerschaftsphase ausgelöst wird. Dabei wird Cholesterol synthetisiert und in Dehydroepiandrostendion und Delta-4-Androstendion umgewandet. Als nächster Schritt wird das Delta-4-Androstendion durch die 17-Hydroxysteroiddehydrogenase in Testosteron und das Testosteron in Dihydrotestosteron (DHT) umgewandelt.

Auch das *innere Gangsystem* ist zunächst bipotential. In der vierten Embryonalwoche verlaufen die Müller-Gänge seitlich von den Wolff-Gängen am freien Rand zur Urogenitalfalte abwärts, kreuzen den Wolff-Gang, kommen dadurch medial von ihm zu liegen und verschmelzen schließlich. So liegen im unteren Teil des Genitalstrangs die verschmolzenen Müller-Gänge und lateral davon die Wolff-Gänge. Während sich im undifferenzierten Stadium diese Strukturen zunächst noch parallel entwickeln, wird bei vorhandenem MIF bei chromosomal männlichen Individuen die Müller-Gang-Entwicklung unterdrückt und unter dem Einfluß von Testosteron die Ausbildung des Wolffschen Gangsystems gefördert.

Auch die *externen Genitalien,* so wie die inneren zunächst bipotential angelegt, entwickeln sich in weibliche Richtung, es sei denn, das um die 9. SSW durch die Leydigschen Zwischenzellen produzierte Testosteron und Dihydrotestosteron bewirkt die Entwicklung der männlichen Form. In diesem Fall kommt es durch Fusion der Labien zu einem Skrotum, zur Verlängerung der Urethra bis in den Genitalhöcker und zu einer Verlängerung des Genitalhöckers selbst. Etwa um die 15. SSW ist diese Entwicklung weitgehend abgeschlossen.

Der Hodendescensus in das Skrotum hat üblicherweise bis zur 32. Woche stattgefunden. Dafür scheinen neben den Androgenen auch die Gonadotropine von Bedeutung zu sein.

Wie schon erwähnt, hat das *primitive Ovar*, anders als der frühe Hoden, überwiegend *exokrine Funktionen: die Keimzellmitose und -meiose.* Unter dem Einfluß der steigenden Gonadotropinspiegel in der Schwangerschaft erreicht die Zahl der Keimzellen 6-7 Millionen um die 20. SSW (Reindollar und McDonough). Durch die erste Reifeteilung werden die *Oogonien zu Oozyten.* Der Großteil verharrt in der frühen meiotischen Phase bis zur Atresie. Nur 500 000 Oogonien werden in *der Prophase der ersten Meiose arretiert* und bilden das Fortpflanzungspotential des neugeborenen Mädchens zum Zeitpunkt seiner Geburt. Die Arretierung geschieht dadurch, daß Oogonien durch Follikelzellen und Stroma ummantelt werden, ein Vorgang, der durch die eierstockdeterminierenden Gene, die an den beiden Armen der X-Chromosomen lokalisiert sind, gesteuert wird (Jirasek 1976). Atretisch werdende Keimzellen sind nur unvollständig ummantelt. 45,XO-Turner-Feten, denen eierstockdeterminierende Gene fehlen, sind z. B. nicht in der Lage, ihren Keimzellen den Schutz durch ummantelnde Zellagen zu bieten.

Die Folge ist eine vorzeitige Follikelatresie und ein weitgehender Verlust der generativen Ausstattung solcher Mädchen. Der Granulosazellmantel selbst scheint die Arretierung der Oozyten in der ersten Reifeteilung durch protektive Substanzen zu sichern (Oocyte Maturation Inhibitor, OMI) (Channing et al. 1982). In diesem Zustand verbleiben die Keimzellen nun bis kurz vor die Ovulation des reifen weiblichen Individuums.

So wie das Fehlen der endokrinen Aktivität bzw. der Androgenproduktion des fetalen Ovars dafür verantwortlich ist, daß sich durch passive Auslösung das Müllersche Gangsystem und das externe weibliche Genitale entwickelt, so bildet dieses Fehlen der endokrinen Aktivität zu Gunsten der exokrinen den Grundstein für das spätere Reproduktionspotential der werdenden Frau.

Störungen der Geschlechtsdifferenzierung

Störungen der Gonadenentwicklung

Diese Fehltentwicklungen der gonadalen Differenzierung können verursacht werden durch *chromosomale Fehler* und zwar in Form von *numerischen Abweichungen durch Nondisjunktion* bei der Meiose. Bei einer solchen ausbleibenden Trennung der Chromosomen im Rahmen der Mitosen, können auch sogenannte Mosaike entstehen. Dabei findet man unterschiedliche Chromosomenmuster bei ein und demselben Individuum. Weiter können auch strukturelle Fehler an Chromosomen, wie Translokation, Crossing over, Inversion und Deletion, ähnlich wie die numerischen Aberrationen der Geschlechtschromosomen (Gonosomen), zu Gonadendysgenesien führen.

Üblicherweise benutzt man bei der Unterscheidung der Störungen der Gonadendifferenzierung eine Einteilung in männliche bzw. weibliche Pseudohermaphroditen und echte Hermaphroditen. Der männliche Pseudohermaphrodit besitzt einen 46,XY Karyotyp, aber ein äußerlich weiblich erscheinendes Genitale. Umgekehrt findet man bei Pseudohermaphroditismus femininus einen 46,XX-Chromosomensatz, während das Genitale männlich wirkt, z. B. bei adrenogenitalem Syndrom. Echte Hermaphroditen besitzen sowohl funktionsfähiges Ovarialgewebe (Follikel), als auch Hodengewebe und haben unterschiedlich ausgeprägte intersexuelle Genitalien. Eine neuere Einteilung, wie sie Reindollar und McDonough empfehlen, geht von den Variationen des Karyotyps aus, eine Einteilungsform, die übersichtlicher ist.

Demnach unterscheidet man gonosomale Aberrationen als

1) Monosomien ohne Y-Chromosom
2) Gonosomale Aberrationen mit Y-Chromosom
3) Fehlentwicklungen bei 46,XY-Konstellation
4) 46,XX/46,XY: Echte Hermaphroditen
5) Abnorme Sexualentwicklungen bei 46,XX

Die Erscheinungen 1), 2) und 3) entsprechen den männlichen Pseudohermaphroditen der alten Einteilung und die Formen 4) und 5) dem Pseudohermaphroditismus femininus.

Ad 1) Monosomien bei fehlendem Y-Chromosom: 45,X

Ullrich-Turner-Syndrom mit Gonadendysgenesie

Durch Verlust (des X-) oder Y-Chromosoms bei der väterlichen Reifeteilung bzw. in der Anaphase der ersten zygotischen Zellteilung kann eine vollständige X-Monosomie auftreten: 45,X-Konstellation. Daneben gibt es aber auch Mosaikformen, siehe unten. Das Ullrich-Turner-Syndrom ist in Kapitel 6, Seite 93 f. ausführlich abgehandelt.

Am häufigsten führt das Symptom der primären Amenorrhö zum Arzt. Etwa jedes 10. bis 20. Mädchen mit primärer Amenorrhö einer Jugendsprechstunde ist ein Ullrich-Turner-Syndrom. Das Fehlen der Östrogene läßt sich funktionszytologisch und auch hormonanalytisch nachweisen. Die Gonadotropine sind mäßig erhöht und durch GnRH-Stimulation weiter zu erhöhen.

Therapie

Ab dem 10. bis 12. Lebensjahr soll mit niedrigen Östrogendosen substituiert werden, um die Entwicklung der sekundären Geschlechtsmerkmale zu fördern und die bekannte Osteoporoseneigung zu vermindern. Es gibt Ärzte, die diese Östrogentherapie mit 8- bis 16wöchentlicher Vorgabe von oralem Testosteron einleiten (Dosierung Andriol® 1- bis 2mal täglich eine Kapsel zu 40 mg). Die Östradiolbehandlung wird zunächst mit 0,025 mg Ethinylestradiol, jeden zweiten Tag einzunehmen, verabreicht. Später, ab dem 15. Lebensjahr oder dem – äußerst seltenen – Auftreten einer Menarche, steigert man auf 0,025 mg Ethinylestradiol täglich. Dann muß man aber auch, um nicht die Entstehung eines Endometriumkarzinoms zu begünstigen, Gestagene hinzufügen. Aus diesem Grunde behandelt man dann am besten in Form eines „Kaufmann-Schemas" z. B. mit 0,025 mg Ethinylestradiol vom 5.–25. und 1 mg Norethisteronacetat vom 15.–25. Zyklustag. Durch die Östrogensubstituierung läßt sich die Körpergröße zwar nicht steigern, aber bei der empfohlenen niedrigen Dosierung besteht auch nicht die Gefahr einer Verringerung derselben durch vorzeitigen Verschluß der Epiphysenfugen. Die Mädchen weisen meist vom Beginn der Behandlung an eine menstruelle Abbruchblutung auf.

Ad 2) Gonosomale Aberrationen mit Y-Chromosom

Dabei handelt es sich in erster Linie um Mosaike mit 45,X/46,XY. Wird bei diesen Karyotypen die gonadale Differenzierung weiblich initiiert, so können bilateral Streakovarien vorkommen. Der Phänotyp entspricht dem eines Ullrich-Turner-Syndroms; es kommen aber auch unilaterale Streakovarien mit gleichzeitigen unilateralen dysgenetischen Testes vor. Solche Individuen wirken Turner-typisch mit einer Klitorishypertrophie. Läuft die Gonadenentwicklung vorwiegend in männliche Richtung (deszendierte dysgenetische Hoden), so ist das Erscheinungsbild vorwiegend männlich intersexuell.

Ad 3) Fehlentwicklungen bei 46,XY-Konstellation

Auch bei normaler Sexchromatinausstattung können im Laufe der Genitalentwicklung Störungen wirksam werden, die zu einem intersexuellen Erscheinungsbild führen.

Sogenannte „reine" Gonadendysgenesie

Es handelt sich um äußerlich fast normale Mädchen mit 46,XY-Konstellation, gelegentlich auch Mosaik 46,XX/46,XY-Konstellation mit Streakovarien. Diese reine Gonadendysgenesie wurde früher auch „Swyer-Syndrom" genannt. Solche Individuen erscheinen als mindestens durchschnittlich große knabenhafte Mädchen mit unterentwickelten sekundären Geschlechtsmerkmalen und häufig einer Klitorishypertrophie; allgemeine körperliche Dysmorphie-Symptome wie beim Turner-Syndrom fehlen.

Es gibt verschiedene Ursachen für dieses Phänomen. Einmal kann es eine Störung der Keimzellmigration in die Keimleiste sein; ist das der Fall, so fehlen die Gonaden. Bei teratogenetisch bedingten Unterbrechungen der frühen Testesentwicklung entstehen primitive Streak-Testes ohne Funktion. War das Fehlen der HY-Antigenproduktion oder ein Fehlen der HY-Antigenrezeptoren die Ursache, so entwickeln sich Streak-Ovarien und es wird weder MIF noch Testosteron gebildet. Solche „Mädchen" haben ein intaktes Müller-Gang-System; zum Arzt führt sie vorwiegend das Ausbleiben der Pubertät.

Wie bei allen Gonadendysgenesien mit Y-Chromosom besteht ein hohes, nämlich 25%iges Risiko einer malignen Entartung der rudimentären Gonaden (Dysgerminom), weshalb diese möglichst noch in der Kindheit entfernt werden sollen. Anschließend wird wie beim Turner-Syndrom mit Östrogenen substituiert.

46.XY-Individuen mit verschiedenen Enzymdefekten

Auch eine reguläre Hodenentwicklung ist keine Garantie für eine normale endokrine Funktion derselben. Enzymdefekte können Fehler und Ausfälle in der Androgen-Synthese bewirken: Zum Beispiel der 17-Alpha-Hydroxylase-Mangel, der überwiegend männliche Phänotypen bewirkt, während der 17-Keto-Reduktase-Mangel mit einem eher feminin wirkenden intersexuellen Genitale einhergeht.

Das „Empty Pelvis" bei 46,XY geht einher mit völligem Fehlen oder weitestgehend rudimentären Testes. Diese Individuen erscheinen eher unterentwickelt männlich.

Testikuläre Feminisierung (Androgen Insensitivity Syndrome)

Diese Erkrankung ist das klassische Beispiel eines Pseudohermaphroditismus masculinus: Chromosomal und gonadal männliche Individuen, die entweder rein weiblich oder intersexuell weiblich erscheinen. Es garantiert also weder die ordnungsgemäße Hodenentwicklung, noch deren ungestörte Produktion von Androgenen eine normale männliche Geschlechtsentwicklung, wenn, wie bei dieser Störung, eine Resistenz und Unempfindlichkeit der Zielgewebe gegenüber Adrogenen besteht.

Dieses Krankheitsbild ist in KAPITEL 6, Seite 94 ausführlich besprochen.

Neben kompletten Formen der testikulären Feminisierung gibt es auch inkomplette, dann nämlich, wenn nur eine partielle Androgenresistenz vorliegt. In diesem Fall ist das äußere Genitale mehr oder weniger zwittrig. Wenn es operativ korrigiert werden soll, wird man sich überwiegend für die feminine Richtung entscheiden (z. B. durch Bildung einer Neovagina).

46,XY echte Hermaphroditen

Siehe 46,XX echte Hermaphroditen

Ad 4) 46,XX/46XY echte Hermaphroditen

Siehe unter 5

Ad 5) Abnorme Sexualentwicklung bei 46,XX

46,XX echte Hermaphroditen

Echte Hermaphroditen besitzen, wie schon erwähnt, Ovar- und Hodengewebe (Ovotestis bzw. getrennt Hoden und Ovar). Zirka die Hälfte haben den 46,XX-Karyotyp und werden vermutlich autosomal vererbt. Die einteilungsbedingt vorher erwähnten XY-Karyotypen und Mosaike sind seltener. Die Ätiologie des Hermaphroditismus ist derzeit noch ungeklärt. Das äußere Genitale von Hermaphroditen ist intersexuell. Die Anomalie fällt häufig schon im Neugeborenenstadium auf und soll aus diesem Grund hier nicht näher besprochen werden.

Nicht näher eingegangen werden soll auf das 46,XX-reversed male-Syndrom, eine bisher ungeklärte Störung mit maskulinem Erscheinungsbild.

Jede operative Umwandlung soll, je nach dem vorliegenden äußeren Genitale, gegebenenfalls auch danach, ob ein normaler Hoden oder ein normaler Eierstock vorliegt, nach eingehender Beratung mit dem Humangenetiker bereits in der Kindheit vorgenommen werden.

Pseudohermaphroditismus femininus beim angeborenen adrenogenitalen Syndrom (AGS)

Diese Stoffwechselstörung mit Fehlleistungen der Cortisonbildung zu Androgenen mit äußerer Vermännlichung der sekundären Geschlechtsmerkmale ist das klassische Beispiel eines *Pseudohermaphroditismus femininus* mit maskulinem Genitale bei weiblichen Gonaden und normalem weiblichen Karyotyp. Die Störung ist mit 1:7000 nicht selten und ausführlich in KAPITEL 6, Seite 95 f. besprochen.

Wir gehen hier nur auf das äußere Genitale ein. Es kann in verschiedenem Ausmaß virilisiert sein, zur Erfassung des Virilisierungsgrades verwendet man am besten die Einteilung von Prader, der fünf verschiedene Typen unterscheidet:

1. nur Klitorishypertrophie
2. Klitorishypertrophie mit weitem Sinus urogenitalis mit Vaginal- und Urethralmündung in der Tiefe
3. Klitorishypertrophie mit engem trichterförmigem Sinus urogenitalis
4. kleine Urogenitalöffnung an der Basis des Phallus
5. Urogenitalöffnung an der Spitze des Phallus.

Auf den ersten Blick wird das Genitale am häufigsten weiblich intersexuell empfunden, da Hoden in den skrotumähnlichen Schamlippen nicht nachzuweisen sind, wobei von Anfang an eine vermehrte Pigmentierung auffällt. Mit zunehmendem Lebensalter nehmen die Virilisierungserscheinungen zu und um die Zeit der Pubertät tritt das Symptom einer primären Amenorrhö in Folge Hemmung der Gonadotropin-Ausschüttung hinzu. Das im ersten Lebensjahrzehnt beschleunigte Wachstum wird vorzeitig durch Epiphysenfugenschluß beendet, so daß überwiegend eine unternormale Körpergröße resultiert.

Die *operative Korrektur* des äußeren Genitales gehört in die Hände Erfahrener. Wenn man, was überwiegend geschieht, den Phallus im frühen Kindesalter beseitigen will, so darf er nicht einfach reseziert werden. Das Schwellkörpergewebe soll vielmehr beidseits seitlich an den Introitus verlagert werden, um für eine endgültige plastisch-kosmetische Korrektur in der späteren Pubertät zur Verfügung zu stehen. Im Rahmen der frühen Operation ist ein eventuell vorhandener Sinus urogenitalis zu eröffnen und die Urethra und Vagina freizulegen.

Über die *hormonale Behandlung* des kongenitalen AGS, die so früh wie möglich begonnen und in der Dosierung so gewählt werden muß, daß das Wachstum der Patientin nicht vorzeitig gehemmt wird, siehe Seite 96.

Ein kongenitales adrenogenitales Syndrom kann außer durch Enzymdefekte auch durch eine *Androgenexposition der Mutter in der Frühschwangerschaft* ausgelöst werden. Diese Ursache dürfte an Bedeutung zunehmen. Die Plazenta kann natürliche endogen gebildete Androgene zu Östrogenen aromatisieren und schützt dadurch weitgehend vor einer Maskulinisierung weiblicher Feten. Nur bei exzessiven endogenen Androgenspiegeln, wie sie zum Beispiel bei androgenbildenden Ovarial- oder Nebennierentumoren in der Schwangerschaft vorkommen, sind Virilisierungen an Feten beobachtet worden. Anders ist es bei exogen zugeführten synthetischen Androgenen oder Progestagenen mit androgener Restwirkung, wie die 19-Nortestosteronderivate (z. B. Norgestrel). Diese synthetischen Androgene kann die Plazenta offensichtlich nicht in gleichem Maße aromatisieren, so daß die Einnahme entsprechender Medikamente in der Frühschwangerschaft, vor allem bis zur 12. SSW, zu Virilisierungen führen kann. Sehr wichtig ist hier das Faktum, daß zahlreiche „Antibaby-Pillen" 19-Nortestosteronderivate enthalten, die eine geringfügige androgene Restwirkung besitzen. Immer wieder kommt es vor, daß irrtümlicherweise solche Pillen in der Frühschwangerschaft eingenommen werden. Nach Jones (1981) ist das die häufigste Ursache einer Maskulinisierung weiblicher Feten. Ähnliche Fälle wurden beschrieben, bei denen der Gonadotropinantagonist Danazol verdächtigt wurde, solche Erscheinungen hervorgerufen zu haben. Wenn auch hinsichtlich virilisierender Potenz die eigentlichen androgenen Pharmaka und Anabolika wie Ethinylnortestosteron, Methyltestosteron, 17-Alpha-Ethinyltestosteron und Noräthynodrel im Vordergrund stehen, spielen die durch sie hervorgerufenen Vermännlichungen zahlenmäßig eine geringe Rolle.

Entwicklungsstörungen des genitalen Gangsystems

Unterschiedliche störende Einflüsse können bei normalem weiblichen Karyotyp und funktionstüchtigen Ovarien zu bestimmten Zeiten der Embryonalentwicklung zu ähnlichen Anomalien führen. Sie sind alle auf eine nicht ordnungsgemäße Differenzierung der Müllerschen Gänge zurückzuführen. Solche Einflüsse bewirken zwischen der 6. und 9. SSW ein Ausbleiben der Uterus- bzw. Scheidenentwicklung, während spätere Noxen Rekanalisierungsdefekte und damit Atresien hervorrufen. Infolge der engen Nachbarschaft der Ur- und Vornierengänge sind solche Befunde häufig mit Abnormitäten der Harnwege vergesellschaftet.

Gynatresien: Atresia hymenalis

Die Ursache ist ein Fehlen des Durchbruches des Müllerschen Ganges am Müllerschen Hügel in den Sinus urogenitalis. Die Mißbildung fällt häufig schon im Neugeborenenalter wegen eines Mukokolpos auf. Häufiger jedoch wird die Erkrankung erst später evident, wenn sich bei pubertierenden Mädchen das Menstrualblut nicht entleeren kann. Die Folge sind

Unterbauchschmerzen bis zu schweren Koliken, Übelkeit, Kopfschmerzen und allgemeines Krankheitsgefühl meist in etwa monatlichen Intervallen.

Man sieht dann den bläulich schimmernden Hymen, der sich prall vorwölbt und kann den Hämatokolpos als großen Tumor von rektal tasten. Bei längerem Bestand bilden sich auch manchmal grotesk große Hämatometren und Hämatosalpingen, die dann als riesige derbe Tumore das gesamte Abdomen bis unter den Rippenbogen ausfüllen. Durch Ultrasonographie läßt sich die Diagnose weitgehend absichern.

Die *Therapie* besteht in einer Diszision des Hymens und im Auslaufenlassen des Blutes ohne Forcierung. Die Organe entleeren sich innerhalb von 1-2 Wochen. Antibiotikaprophylaxe ist zu empfehlen. Sehr häufig und überraschenderweise werden auch extrem überdehnte Eileiter wieder funktionsfähig, deshalb wäre eine Exstirpation der Hämatosalpingen bei unkompliziertem Verlauf ein Fehler. Die Erkrankung ist manchmal schwer von einer unteren partiellen Vaginalatresie zu unterscheiden. Sehr wichtig ist, daß distale Gynatresien so gut wie immer mit vaginalen Adenosen einhergehen, die obligat überwacht werden müssen, um der seltenen Entwicklung des hellzelligen Scheidenkarzinoms zuvorzukommen.

Vaginalatresien

Distale Atresien sind schwer von Hymenalatresien zu unterscheiden und machen sehr ähnliche Symptome. Die Symptomatik bei ausgedehnteren Atresien hängt davon ab, ob ein Uterus vorhanden ist oder nicht. Sehr selten sind auch isolierte Zervixatresien beschrieben.

Aplasien

Am häufigsten ist die *Kombination einer Vaginalaplasie mit einer solchen auch des Uterus* oder mit Uterusrudimenten (Uterus bicornis rudimentarius solidus). Diese Erkrankung wird als *Maier-Rokitansky-Küster-Syndrom* bezeichnet und ist nicht selten (in Mitteleuropa 1:5000, in Finnland und in der Levante bis zu 5 × häufiger).

Die Erscheinung wird von Schmid-Tannwald und Hauser auf ein kurzzeitiges Einwirken des, normalerweise bei XX-Individuen nicht wirksamen, Müller inhibiting factors (MIF) zurückgeführt, der bei männlichem Karyotyp die Regression der Müller-Gänge initiiert. Das Syndrom wäre dann als eine sehr leichte Form der Intersexualität anzusehen. Auf gleichzeitige extragenitale, insbesondere urologische Mißbildungen ist zu achten; familiäre Häufung wird beobachtet.

Symptomatik: Eine primäre Amenorrhö führt die Patientin zum Arzt. Bei der gynäkologischen Untersuchung findet sich meist ein normales äußeres Genitale, die Scheide ist partiell oder vollständig aplastisch und in der Gegend des Uterus fehlt der typische Tasteindruck oder man fühlt bestenfalls einen medianen Strang. Die Pelviskopie zeigt, wie weit ein rudimentärer Uterus vorhanden ist, seine Anlage kann aber völlig fehlen. Die Ovarien liegen sehr hoch in der Gegend der Linea terminalis, die Tuben sind normal bis hypoplastisch. Manche Formen der testikulären Feminisierung unterscheiden sich klinisch und laparoskopisch nicht von diesem Syndrom und müssen deshalb durch differentialdiagnostische Untersuchungen (Karyotyp, Hormonbefunde) ausgeschlossen werden.

Therapie: Mit einer Korrektur, die in der Bildung einer Neovagina besteht, ist am besten so lange zu warten, bis die Mädchen einen Sexualpartner haben, da die frisch gebildeten Scheiden, gleich welcher Operationstechnik, zur Schrumpfung neigen und benützt werden sollen. Unter den vielen Operationsmethoden überzeugen zur Zeit die Operation nach Vecchietti (1979) bzw. für kurze Scheiden und nach erfolglosen Voroperationen die vulvovaginale Plastik nach Williams (1964); weiters müssen noch die Darmtransplantationen (Dünndarm- oder Sigmascheiden) erwähnt werden, bei denen die Schrumpfungstendenz geringer, dafür der operative Eingriff aber größer ist. Bei Sigmascheiden ist außerdem die Sekretion aus der Neovagina störend.

Septierungen im weiblichen Gangsystem

Verantwortlich für diese Erscheinung ist die fehlende Kanalisation und das Ausbleiben des Abbaus der Trennwand zwischen den verschmolzenen Müller'schen Gängen in der 13.-17. Schwangerschaftswoche. Der *Hymen septus* bildet den geringsten Ausbildungsgrad einer Doppelbildung und ist selten behandlungsbedürftig. Die Scheide kann teilweise septiert (*Vagina subsepta*) oder völlig geteilt (*Vagina septa sive duplex)* sein.

Die Durchtrennung der Scheidewand durch einen einfachen Scherenschlag ist häufig erst sub partu erforderlich. *Septen des Uterus* reichen von der isolierten Septierung der Zervix (Uterus biforis) über den *Uterus subseptus* bis zur ausgeprägtesten Form, dem *Uterus septus* (duplex, bilocularis). Diese Erscheinung ist zudem häufig kombiniert mit einer Vagina septa. Der Uterus hat bei all diesen Mißbildungen äußerlich eine normale Form.

Doppelbildungen

Verursacht wird diese Fehlbildung durch das Ausbleiben der Verschmelzung der Müllerschen Gänge in der 10.-12. Schwangerschaftswoche. Das geringste Ausmaß einer symmetrischen *Doppelbildung* ist der *Uterus arcuatus* mit einer Eindellung am Fundus uteri und ohne nennenwerte klinische Bedeutung. Erheblichere Ausbildungen sind der *Uterus bicornis unicollis,* der dem Uterus vieler Säugetiere entspricht, bzw. der *Uterus bicornis und bicollis,* der sehr oft auch mit einer Vagina septa gesehen wird. Wenn die Vereinigung der Müller'schen Gänge vollkommen ausbleibt und jede Uterushälfte bzw. Scheidenhälfte voll ausgebildet wird, spricht man von einem *Uterus duplex oder didelphys cum vagina duplica.*

Neben solchen symmetrischen gibt es auch *asymmetrische Doppelbildungen* des Uterus dann, wenn das Derivat eines Müllerschen Ganges rudimentär bleibt. Beispiele sind der Uterus unicornis bzw. der Uterus bicornis rudimentarius partim excavatus. Bei dieser Mißbildung kann sich in dem rudimentären Horn eine Hämatometra bilden, wenn Menstrualblut, von allenthalben vorhandenem funktionsfähigem Endometrium stammend, keinen Abfluß findet.

Zusammenfassend ist zu sagen, daß Doppelbildungen und Septierungen in Bereich von Hymen und Vagina ohne Probleme zu erkennen sind. Solche des Uterus lassen sich am besten durch Hysterosalpingographie oder Hysteroskopie nachweisen. Sie spielen in der Adoleszenz eine geringe Rolle, da sie erst Bedeutung als Infertilitätsursache bekommen bzw. weil sie manchmal zu geburtshilflichen Komplikationen (Lageanomalien, Geburtshindernissen) führen können. Anders, wenn funktionstüchtiges Endometrium keine Verbindung zur Außenwelt hat: die dann entstehende Hämatometra macht Beschwerden ähnlich der Hymenalatresie. Immer ist bei diesen Fällen ein Ausschluß gleichzeitiger urologischer Mißbildungen erforderlich.

Die *Therapie* richtet sich nach dem Umfang der Störung und zielt auf die Behebung der Doppelbildung ab, z. B. durch Septumresektion oder Strassmannsche Metroplastik. Letztere ist nach wiederholter Fehlgeburt zu indizieren. Selten muß ablativ vorgegangen werden, wie bei einem rudimentären Uterushorn mit Hämatometra.

Entwicklungsstörungen des äußeren Genitales

Hypospadie und Epispadie

Sie sind vor allem Probleme der Kindergynäkologie. Unter Hypospadie versteht man das Einmünden der Urethra nicht im Vestibulum, sondern proximal davon in der vorderen Scheidenwand. Der distal der Mündung gelegene Urethraabschnitt verläuft als Rinne in der vorderen Scheidenwand. Das Vestibulum bildet einen weiten Trichter, der sich zum proximalen Scheidenrohr hin verjüngt. Die Urinkontinenz ist nicht immer gestört.

Ursache ist eine Hemmungsmißbildung in der Form, daß das Septum urethro-vaginale, das Urethra und Vagina trennt, unvollständig oder gar nicht ausgebildet ist.

Die Epispadie ist häufiger und kommt in verschiedenen Graden vor: Als geringste Ausprägung in

Form einer *gespaltenen Klitoris* mit mäßiger Verlagerung der Urethramündung. Gravierendere Formen sind die *Spaltung der vorderen Harnröhrenwand* ev. bis an die Harnblase heran, und die ausgeprägteste Form ist die sogenannte *Spaltblase bzw. das Spaltbecken,* das fälschlicherweise als „Blasenekstrophie" bezeichnet wird. Zur Erstdiagnose kommen in der Adoleszentengynäkologie nur die geringsten Ausprägungsformen, da ausgeprägtere Formen schon sehr früh diffiziler operativer Korrekturen bedürfen. Nach solchen plastischen Korrekturen entstehen allerdings in der Pubertät und Adoleszenz schwierige Probleme, wie z. B. Narbenstenosen mit Hämatometren, ferner Probleme mit der Bildung einer kohabitationsfähigen Vagina, ganz abgesehen von Fragen der Fertilität bzw. der Fähigkeit, eine Schwangerschaft auszutragen.

Der menstruelle Zyklus

Die Adoleszenz ist die Phase der rasch fortschreitenden Installation ovulatorischer Zyklen. Diese bilden die Voraussetzung für die geschlechtsspezifische Fähigkeit der jungen geschlechtsreifen Frau, Kinder zu bekommen. Der intakte Zyklus beginnt mit der Vorbereitung eines Eies für den Eisprung und seine Befruchtung und endet bei Ausbleiben der Implantation eines befruchteten Eies mit dem Abgang der für die Eiaufnahme vorbereiteten Gebärmutterschleimhaut in Form der Menstruationsblutung. Ein 4wöchentlicher Rhythmus dieser Vorgänge unterwirft die gesamte Persönlichkeit der Adoleszentin dem Prinzip eines ständigen Wechsels, im Unterschied zum Mann, dessen endokrines Prinzip die Kontinuität ist. Auch wenn der ideale 28tägige Zyklus der Dauer einer Mondphase entspricht, gibt es keinen Hinweis, daß meteorologische Einflüsse diesen Rhythmus bestimmen. Früher meinte man, daß es sich um den Takt eines biologischen Metronoms handle, der extrahypothalamisch in höher gelegenen Strukturen des zentralen Nervensystems lokalisiert, im Hypothalamus rhythmische Hormonsekretionen auslöst.

Heute kann als erwiesen gelten, daß nicht ein solches „zyklisches Sexualzentrum" im Gehirn, sondern das Ovar selbst die biologische Uhr des Menstruationszyklus ist. Dabei ist die Zeit, welche die Follikelreifung und Gelbkörperbildung, gekoppelt mit der jeweiligen Steroid-Produktion, beanspruchen, der Taktgeber der im folgenden geschilderten Regulationsmechanismen (Leyendecker und Wildt 1983): Der Hypothalamus sezerniert in 1- bis 2stündigen Sekretionsschüben pulsatorisch GnRH. Unter seinem Einfluß synthetisiert der Hypophysenvorderlappen LH und FSH (vergl. die schematische Darstellung in KAPITEL 6, S. 73 f.). Diese Gonadotropine bewirken das Follikelwachstum in den Ovarien, zunächst von mehreren, später eines einzelnen dominanten. Die Östradiolproduktion der wachsenden Follikel steigt steil an und hemmt in einem Rückkoppelungsverfahren vornehmlich die FSH-Sekretion der gonadotropen Zellen des Hypophysenvorderlappens, während LH bei eher gesteigerter Produktion akkumuliert wird. Wenn Östradiol im Serum über mehr als 24 Stunden eine Schwelle von 150 pg/ml überschreitet, wird das akkumulierte LH plötzlich, und zwar nach einer Latenz von 36-48 Stunden, in Form des LH-Peaks freigesetzt (Knobil 1974). In dem in der Zwischenzeit auf 22-24 mm Durchmesser angewachsenen Follikel kommt es daraufhin zur Ovulation. Das schon präovulatorisch sezernierte Progesteron bildet einen zusätzlichen ovulatorischen Stimulus, sobald sein Serumspiegel 1 ng/ml überschreitet (Leyendecker et al. 1972). Progesteron steigt nach der Ovulation weiter an und führt zu einer Frequenzabnahme der GnRH und damit auch der LH-Pulse (Wildt et al. 1982). Nach etwa 14 Tagen kommt es nach Regression des Corpus luteum zu einem neuerlichen Start der geschilderten zyklischen Erscheinungen in Hypothalamus, Hypophyse und Ovar mit Wachstum und Selektion eines dominanten Follikels.

Das kybernetische Regelsystem mit seinen selbstregulierenden Funktionskreisen ist in Abbildung 7-3 vereinfacht dargestellt.

Die Menstruationsblutung ist das markanteste Zyklusereignis, von deren erstem Tag weg der Zyklus gezählt wird, obwohl er eigentlich

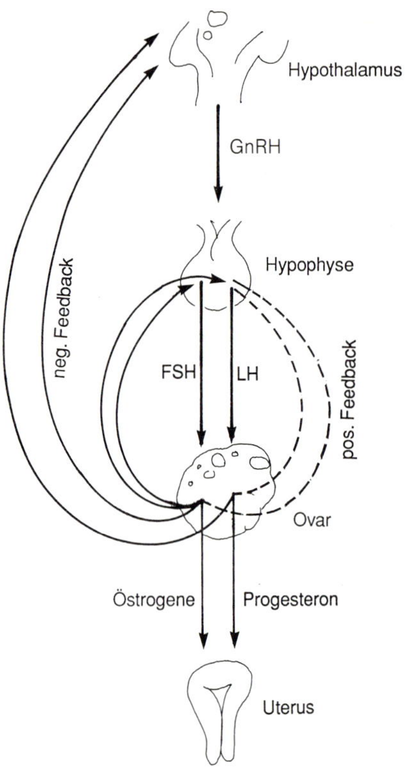

Abb. 7-3 Die funktionelle Achse Hypothalamus-Hypophyse-Erfolgsorgane und ihre positiven und negativen Feedbackmechanismen: GnRH aus dem Hypothalamus führt zur Synthese und Sekretion von FSH und LH in der Hypophyse; die dadurch angeregte Follikelreifung im Ovar läßt den Östrogenspiegel rasch ansteigen. Ein negativer Östradiolfeedback zum Hypothalamus ist fraglich, sicher aber ist einer zu den gonadotropen Zellen der Hypophyse: Östradiol hemmt die Sekretion von FSH so wie auch die von LH, welches im HVL akkumuliert und gespeichert wird. Sobald ein (präovulatorischer) Östradiolschwellenwert im Serum überschritten wird, kommt es innerhalb von 1–2 Tagen zu einer plötzlichen Freisetzung des akkumulierten LH („LH-Peak"). Mittels positiven Feedbacks unterstützt diesen Vorgang auch das schon präovulatorisch in geringem Ausmaß vom Ovar produzierte Progesteron. Ein negativer Progesteronfeedback zum Hypothalamus führt im Gefolge seines postovulatorischen Anstiegs zu einer Dämpfung des Hypothalamus im Sinne einer Frequenzverminderung der GnRH- und dementsprechend auch der LH-Pulse.

streng genommen das Ende einer Periode kennzeichnet. Unter „Zykluslänge" versteht man die Dauer zwischen zwei ersten Zyklustagen, unter „Regeltempo" im gynäkologischen Klinkjargon den Blutungsrhythmus. Die Zyklusintervalle sind um so länger und schwanken um so mehr, je jünger eine Adoleszentin ist. So wurde bei 13- bis 17jährigen ein Zyklusintervall von 34,67 ± 9,43 Tagen und bei 17- bis 35jährigen einer von 28,9 ± 3,35 Tagen gemessen (Matsumoto et al., King). In den ersten Jahren nach der Menstruation ist der Zyklus instabil. Es kommen überwiegend monophasische (anovulatorische) Zyklen vor, wobei Oligomenorrhöen häufiger als Polymenorrhöen beobachtet werden.

Symptomatologie der Zyklusstörungen

Die Beschreibung von Zyklusstörungen wird üblicherweise von den Symptomen her vorgenommen, wie z. B. Oligomenorrhö, primäre und sekundäre Amenorrhö, etc. Das hat einige Vorteile, denn der Kliniker geht naturgemäß für Diagnose und Therapie von Symptomen aus. Andererseits besteht jedoch der Nachteil, daß sich diese Symptome keinesfalls einheitlichen pathogenetischen Vorgängen und therapeutischen Maßnahmen zuordnen lassen. Amenorrhö, Oligomenorrhö, dysfunktionelle Blutungen, anovulatorische Zyklen und Corpus luteum-Insuffizienz können Symptome innerhalb einer pathogenetisch einheitlichen Gruppe sein und die Symptomatik ist in diesem Fall lediglich vom Ausmaß der Störung her bedingt.

Andererseits hat eine alleinige Darstellung von Zyklusstörungen innerhalb pathogenetisch einheitlicher Gruppen den Nachteil, daß die klinische Symptomatik innerhalb einer solchen Gruppe vielgestaltig sein kann und vielfältige Überschneidungen möglich sind. Aus diesem Grund soll hier versucht werden, zunächst eine Einteilung anhand der Symptomatologie vorzunehmen und in der Folge aber auch eine nach pathogenetischen Gesichtspunkten.

Zyklusanomalien bilden neben dem Symptom Fluor den häufigsten Anlaß für Adoleszentinnen, einen Frauenarzt aufzusuchen. Der kleinere Teil davon ist behandlungsbedürftig, denn es kann als Regel gelten, daß die Regel gleich nach der Menarche nicht regelmäßig verläuft.

Regeltempoanomalien

Ausgehend von einem Idealzyklus von 28 ± 7 Tagen (Abb. 7-4a), der bei 95% der fertilen Frauen vorkommt, spricht man bei Abweichung über diese Schwankung hinaus von einer Tempoanomalie.

Amenorrhö

Man unterscheidet *primäre Amenorrhöen,* bei denen keine spontane Menstruation bis zum 18. Lebensjahr einsetzt von *sekundären Amenorrhöen*, bei denen eine bis dahin 3malige Menstruation über mehr als 3 Monate aussetzt. Amenorrhöen sind als das schwerste Symptom der zahlreichen Funktionsstörungen, die dafür in Frage kommen, grundsätzlich abklärungsbedürftig. Bei der primären Amenorrhö wäre es falsch, bis zum Ende des 18. Lebensjahres mit der entsprechenden Diagnostik zuzuwarten, da dieser Definitions-Zeitpunkt lediglich aufgrund der Tatsache gewählt wurde, daß nachher nur noch bei 0,3% der Mädchen spontan eine Menstruation eintritt. Aus praktischen Gründen muß in Abhängigkeit von Normal- oder Kleinwüchsigkeit das fehlende Einsetzen der Menarche schon im 14. bis 16. Lebensjahr untersucht werden.

Oligomenorrhö

Von einer Oligomenorrhö spricht man dann, wenn ein Zyklus länger als 35 Tage dauert (Abb. 7-4b). In der frühen Postmenarche kann man sie praktisch als normal ansehen. Meistens handelt es sich um *anovulatorische Zyklen,* wobei es auch ovulatorische Oligomenorrhöen gibt, bei denen vor allem die erste Zyklushälfte verlängert ist.

Ab dem 18. Lebensjahr sind schwerere Oligomenorrhöen insbesondere mit Intervallen von mehr als 8-10 Wochen in ähnlich sorgfältiger Weise abzuklären, wie sekundäre Amenorrhöen. Es liegen ihnen zumeist hypothalamische Störungen zugrunde, die sehr oft auf emotionalen Belastungen beruhen. Die Verlängerung der Zyklusintervalle wird aber auch bei anderen endokrinen Syndromen, z. B. bei polyzystischen Ovarien, bei Adipositas, Anorexie, bei Störung der Nebennierenrinde und der Thyroidea angetroffen. Bei sonst unauffälligen Adoleszentinnen bis zum 18. Lebensjahr kann man in den meisten Fällen lediglich ein Durchgangssymptom vermuten. Solche Oligomenorrhöen sind kaum therapiebedürftig, wenn nicht die Blutungen gleichzeitig verlängert und verstärkt sind.

Therapie: Ab dem 16.-17. Lebensjahr empfiehlt sich bei anovulatorischen Oligomenorrhöen eine Behandlung mit Gestagenen in der 2. Zyklushälfte durch 10 Tage (z. B. Retroprogesteron 5 bis 10 mg täglich). Es handelt sich dabei nicht allein um eine „Zykluskosmetik“, da neben dem psychisch-stabilisierenden Effekt, den ein voraussehbarer Regelterminkalender für ein Mädchen bedeutet, auch hohe Proliferationseffekte am Endometrium und an der Mamma vermieden werden. In Frage kommen bei hartnäckigen Störungen auch sequentiale Östrogen-Gestagen-Mischungen (z. B. in Form von Cyclacur® oder Cycloprogynova®). Zunehmend häufiger sieht sich der Arzt auch bei Adoleszenten mit der Notwendigkeit einer verläßlichen Kontrazeption konfrontiert. Entschließt man sich dazu, und man wird es nur mit Vorbehalt tun, sollte ein moderner, niedrig dosierter Ovulationshemmer (z. B. Trigynon®, Trinovum®) verwendet werden, der gleichzeitig die Blutungsstörung behebt.

Polymenorrhö

Darunter versteht man Menstruationsblutungen, deren Intervall weniger als 21 Tage beträgt (Abb. 7, 4c). Auch solche kommen sowohl bei anovulatorischen als auch ovulatorischen Zyklen vor.

Auch hier liegt die Ursache überwiegend in den noch instabilen Wechselbeziehungen im Gonadostaten, worunter man die Funktionsachse Hypothalamus-Hypophyse-Ovar versteht. Sie sind ebenso wie die Oligomenorrhö-

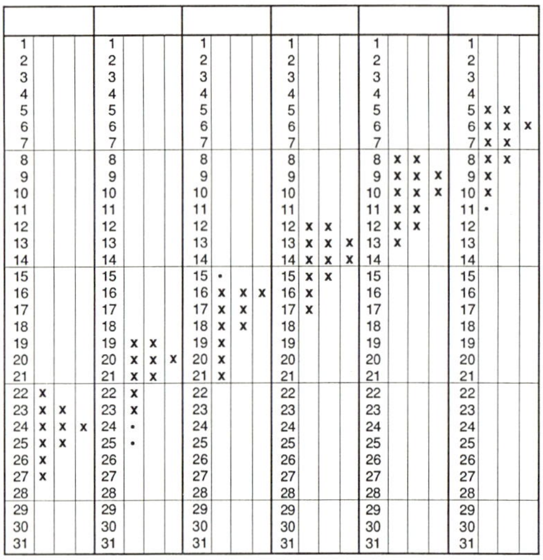

Abb. 7–4a

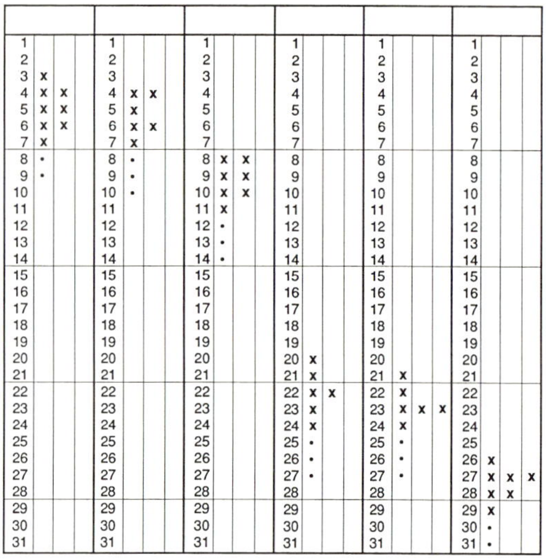

Abb. 7–4b

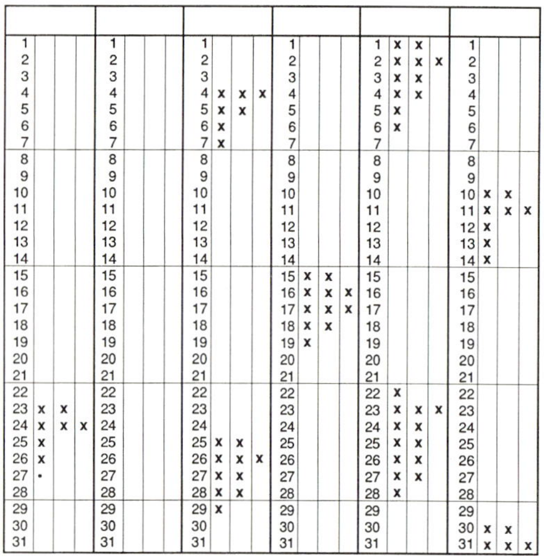

Abb. 7–4c

Abb. 7-4 Regeltempoanomalien:
Abb. 7-5 Regeltypusanomalien:
Abb. 7-6 Azyklische Blutungen:
Die jeweils verwendeten Beispiele eines 6monatigen (normierten) Regelkalenders ermöglichen oft schon auf einen Blick den Charakter einer Störung zu erkennen. Es empfiehlt sich, diese Art der „Buchhaltung" den Adoleszentinnen möglichst früh beizubringen.
Die verwendeten Symbole:
- ● Schmierblutung (Spotting)
- × leichte
- ×× mittlere
- ××× starke Blutung

en typisch für die endokrinen Übergangsstadien Pubertät und Klimakterium. Bei Polymenorrhöen erheblichen Ausmaßes ist eine Therapie viel häufiger erforderlich als bei Oligomenorrhöen. Sie können nicht nur zur Anämie führen, sondern auch eine erhebliche Beeinträchtigung der Lebensqualität für die jungen Mädchen bedeuten. Vielfach werden sie durch diese Störungen gehindert, ihren Verpflichtungen in Schule und Ausbildungsstelle voll nachzukommen.

Ovulatorische Polymenorrhöen können durch eine Verkürzung der ersten Zyklushälfte (siehe Abb. 7-2c), aber auch der Corpus luteum-Phase hervorgerufen sein. In diesem Fall muß mit einer Corpus luteum-Insuffizienz und einer funktionellen Sterilität gerechnet werden.

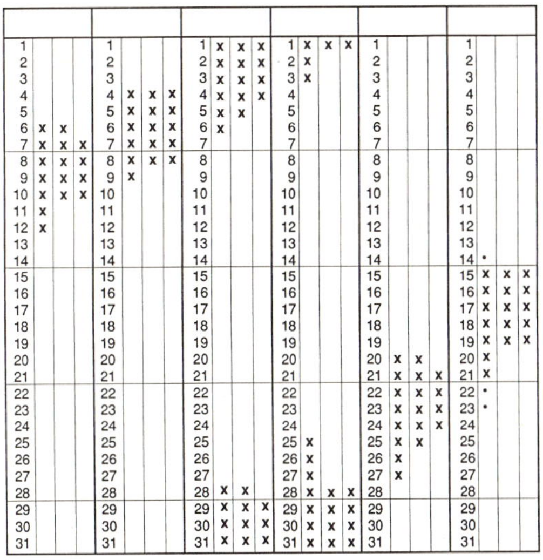

Abb. 7–5a

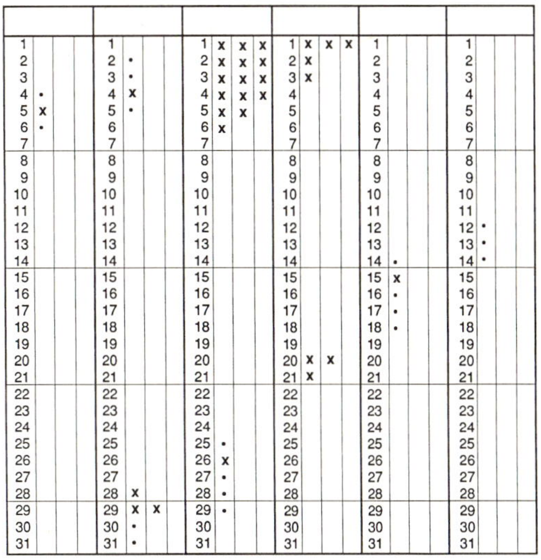

Abb. 7–5b

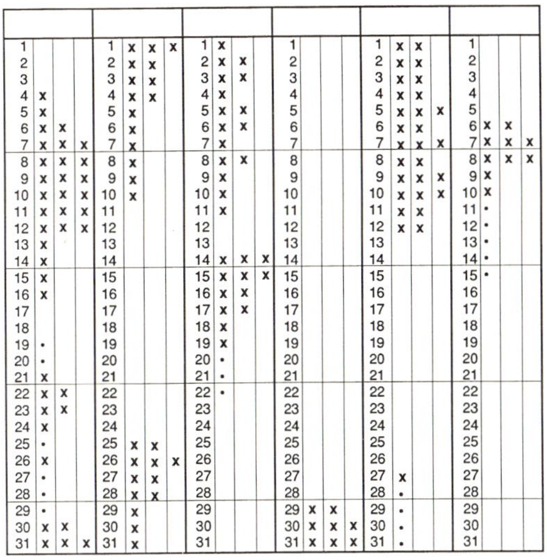

Abb. 7–6a

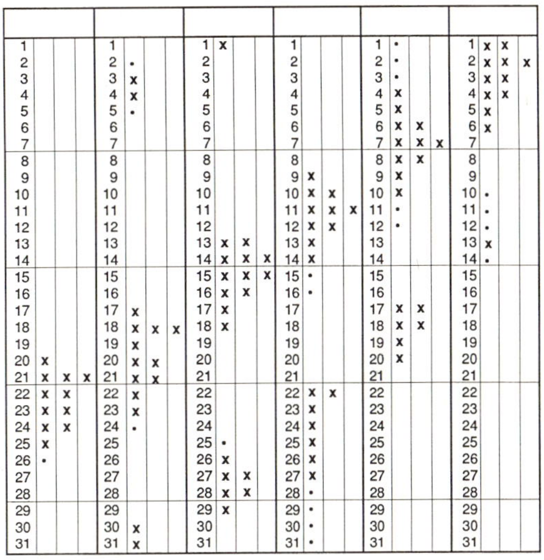

Abb. 7–6b

Die Behandlungsprinzipien der Polymenorrhö bei sonst endokrinologisch unauffälligen Adoleszenten sind die gleichen wie bei der Oligomenorrhö; während bei ersterem Symptom die Blutung in Form einer iatrogenen gestagenen Abbruchsblutung vorverlegt wird, wird sie bei der Polymenorrhö durch eine 10tägige Gestagen-Gabe hinausgeschoben. Darüber hinaus sind auch hier sequentiale Östrogen-Gestagen-Präparate wie Cyclacur® oder Cyclo-Progynova® möglich bzw. im Falle der entsprechenden Erfordernis niedrig dosierte sequentiale Ovulationshemmer.

Regeltypusanomalien

Im Gegensatz zur Geschlechtsreife sind im Stadium der Adoleszenz auch Typusanomalien überwiegend funktioneller Ursache. Trotzdem müssen organische Blutungsursachen (Polyposis, Endometritis, Endometriosis) auch im jugendlichen Alter bei Therapieresistenz ausgeschlossen werden. Wichtig ist, dabei auch an die Möglichkeit von Blutgerinnungsstörungen zu denken, unter denen essentielle Thrombozytopenien die bedeutendste Rolle spielen.

Hypermenorrhö

Darunter versteht man eine verstärkte Blutung mit Koagula (Abb. 7-5a). Oft ist es schwierig, eine solche Störung eindeutig zu objektivieren. Es bestehen sehr unterschiedliche Vorstellungen von dem Ausmaß einer normalen Menstruationsblutung. Kommt es zum Auftreten größerer Blutkoagel während der Menstruation, so ist auf jeden Fall eine abnorm starke Blutung anzunehmen, da die fibrinolytischen Enzyme des Endometriums normalerweise das Menstruationsblut ungerinnbar halten. Ein weiterer ungefährer Anhaltspunkt ist die Zahl und die Durchfeuchtung der Vorlagen. So sollen untertags nicht mehr als 10 Vorlagen erforderlich sein und dabei jeweils nur eine und nicht Kombinationen von 2 Vorlagen oder Vorlage und Tampon. Zu starke Regelblutungen können zu Eisenmangel bzw. Eisenmangelanämien führen. Die hormonelle Behandlung ist im wesentlichen die gleiche wie bei der Polymenorrhö. Zuerst ist jedoch eine hämorrhagische Diathese durch einen Gerinnungsstatus auszuschließen. Bei Therapieresistenz ist daran zu denken, daß organische Blutungsursachen auch im Adoleszentenalter vorkommen können, die man durch eine Curettage nachweisen kann.

Hypomenorrhö

Die Hypomenorrhö ist eine schwache und bis zu 2 Tage dauernde Menstruationsblutung (Abb. 7-5b). Hypomenorrhöen bei biphasischen Zyklen sind eine eher angenehme Normvariante und nicht behandlungsbedürftig. Häufig jedoch sind Hypomenorrhöen kombiniert mit Oligomenorrhöen und können dann die gleichen endokrinen Ursachen aufweisen. Oligomenorrhöen bei Verwendung von Ovulationshemmern sind normal.

Menorrhagie

Unter Menorrhagien versteht man verlängerte Menstruationsblutungen von über 7 bis 14 Tagen Dauer. Blutungen, die darüber hinaus anhalten, nennt man Menometrorrhagien. Die Ursachen sind ähnlich wie bei der Hypermenorrhö, in der Adoleszenz überwiegend funktioneller Art und die Behandlung ist dementsprechend die gleiche.

Eisenmangelanämie jugendlicher Mädchen und Frauen (H. Müller)

Die bei einer Menstruation verlorene Blutmenge ist sehr unterschiedlich, sie beträgt durchschnittlich knapp 100 ml, was einem Eisenverlust von 60 mg entspricht. Bei einer gesunden normalen Ernährung wird dieser Verlust innerhalb von 4 Wochen leicht ersetzt, nicht aber, wenn es sich um Polymenorrhöen und/oder Menorrhagien handelt, die über längere Zeit anhalten oder wenn – wie heute recht häufig! – ideologisch begründete Sonderernährung, z. B. frei von Fleisch, befolgt wird. *Anämien sind bei Jugendlichen nicht selten!* Sie können nur laboratoriumsmäßig richtig eingeschätzt werden. Charakteristisch für eine solche Eisenmangelanämie sind: Hb unter 12 g%, Erythrozyten = Hb E um 4 oder weniger Millionen/μl^3, MCH (Mean corpuscular Hemoglobin) unter 28 pg. Dazu kann noch der Serumeisenspiegel bestimmt werden: wesentlich unter 18 µmol/l, Eisenbindungskapazität erhöht. Die Anämie kann dadurch verstärkt sein, daß eine Magen-Achlorhydrie vorliegt. Meist bemerken die jungen Frauen die Anämie überhaupt nicht, aber sie sind verringert leistungsfähig. Über die Menge verlorenen Menstruationsblutes bekommt der Arzt oft unzureichend Auskunft (s. o., S. 172); daher sollte man lieber zu oft als zu selten das Blutbild kontrollieren. Bei vorgefundener Anämie sind stets alle differentialdiagnostisch sonst relevanten Erkrankungen in Betracht zu ziehen.

Die Behandlung der Eisenmangelanämie junger Frauen muß vor allem die Ernährung richtigstellen; Eisensubstitution über viele Wochen ist erforderlich, z. B. zweiwertiges Eisen (Eryfer®, Ferro 66®, Ferroduodenal® o. ä.) 2mal tgl. 50 mg möglichst jeweils nüchtern (Stuhl wird schwarz, oft durchfällig), Dauer der Behandlung mindestens 10 Wochen, Retikulozytenkontrolle! Bei guten Eisenpräparaten und Einnahme mindestens 1 Stunde vor der Mahlzeit kann man mit etwa 20%iger Resorption rechnen.

Azyklische Blutungen

Metrorrhagien

Dabei handelt es sich um Blutungen, die offensichtlich kein zeitliches Menstruationsmuster mehr bilden (Abb. 7-6a). Sie sind azyklisch und können sowohl dysfunktionell wie organisch verursacht sein. Sie sind besonders häufig während der Adoleszenz, aber auch im Klimakterium. In vielen Darstellungen wird die *juvenile dysfunktionelle- oder Dauerblutung* als Sonderform behandelt, obwohl es sich auch hier um kein einheitlich pathogenetisches Krankheitsbild handelt. Diese unregelmäßigen, sehr langen und oft auch starken Blutungen sind meist anovulatorisch und durch *Follikelpersistenz* bei noch nicht eingespieltem Zyklus hervorgerufen und häufig nur ein Durchgangssymptom. Kommt es im Verhältnis zum vergrößerten Endometriumvolumen zu einem relativen Östrogenmangel während des andauernden Östrogen-Einflusses, so resultiert früher oder später eine Durchbruchsblutung. Das pathologisch-anatomische Substrat ist dann das hochproliferierte Endometrium bis hin zur glandulär-zystischen Hyperplasie. Auch *Vor und Nachblutungen* sind bei Adoleszentinnen überwiegend dysfunktionell verursacht. Dabei bemerken die Mädchen vor oder (und) nach einer mehr oder weniger deutlich abgrenzbaren Menstruationsblutung mehrtägige schwache Schmierblutungen. Die Vorblutungen sind häufig durch eine Corpus luteum-Insuffizienz hervorgerufen, wobei hier eine zu kurze Blühdauer des Gelbkörpers die Ursache ist. Umgekehrt kann bei Nachblutungen eine verzögerte Regression des Gelbkörpers diese Schmierblutungen auslösen. Histologisch wird dadurch das Bild der sogenannten verzögerten Abstoßung am Endometrium hervorgerufen. Solche Diagnosen könnte man am histologischen Präparat des Endometriums, das etwa am 5. Zyklustag gewonnen wird, sichern. Ganz allgemein jedoch ist vor einer großzügigen Handhabung der diagnostischen Curettage bei Adoleszenten auch bei Metrorrhagien zu warnen.

Ovulationsblutungen

Die Ovulations- oder Mittelblutungen sind überwiegend leichte Blutungen, die um den Zeitpunkt der Ovulation herum auftreten, die durch die Basaltemperaturkurve identifiziert werden kann (Abb. 7-6b). Sie treten meist zusammen mit dem sogenannten Mittelschmerz auf, was dieser Erscheinung den Ausdruck „kleine Regel" (fausses regles) eingetragen hat. Übrigens lassen sich mikroskopische Blutungen bei fast 90% aller Frauen um die Ovulationszeiten mit der Benzidin-Probe nachweisen; ovulatorische Blutungen sind im Tierreich sogar die Norm.

Solche Mittelblutungen sind kaum einmal behandlungsbedürftig. Sollte es dennoch erforderlich werden, so beginnt man 1-2 Tage vor der zu erwartenden Blutung mit einer kleinen Östrogen-Dosis (z. B. 0,01-0,02 mg Ethinylestradiol) und setzt die Behandlung durch 4-5 Tage fort. Auch Östrogen-Gestagen-Kombinationen (z. B. Ethinylestradiol 0,01 mg + Norethisteronacetat 2 mg) kann man versuchen.

Ist die Ursache eine Störung der Corpus-luteum-Funktion, so besteht die Behandlung, wie für die Hypermenorrhö geschildert, in der Verabreichung von Gestagenen ab dem 15. Zyklustag bzw. in Form einer Sequentialbehandlung mit Östrogenen und Gestagenen nach der Art eines „Kaufmann-Schemas". Bei Notwendigkeit einer Kontrazeption ist der Vorzug den modernen, niedrig dosierten sequentialen Ovulationshemmern zu geben.

Auch nach lang andauernden Metrorrhagien sollte man, wenn möglich, die instrumentelle therapeutische Abrasio vermeiden und für ca. 12 Tage mit einem Östrogen-Gestagen-Kombinationspräparat (Primosiston®, Ostro-Primolut® die Blutung stoppen oder wenigstens erträglich machen und nach Absetzen der Therapie den Progesteronentzug und die Abstoßung des Endometriums als Therapieeffekt nutzen („hormonelle Abrasio"). Interessanterweise kann bei Metrorrhagien, die bereits zu Eisenmangelanämien geführt haben, die Verabreichung von Eisen und die Normalisierung des Eisenspiegels in Einzelfällen zu einer Besserung der Blutungsstörung führen. Gelegentlich kommt es dadurch aber auch zu einer Verstärkung der Symptome. Die Ursache sowohl für die eine als auch die andere Reaktion sind unbekannt.

Bei Vor- und Nachblutungen sowie den juvenilen dysfunktionellen Blutungen ist es selbstverständlich, trotz der Seltenheit einer solchen Ursache auch an organische Erkrankungen zu denken. Solche sind vor allen Dingen Endometritiden, hormonbildende Ovarialgeschwülste, gestörte Schwangerschaften, ektopische Schwangerschaften, etc.

Dysmenorrhö

In der Adoleszenz sind Schmerzen um die Zeit der Regelblutung besonders häufig. Sie sind überwiegend primär dysfunktionell und ohne organische Ursache. Meist treten sie erst 2-3 Jahre nach der Menarche auf und zwar dann, wenn die Zyklen biphasisch werden. Diese Beschwerden sind kolikartig, teilweise aber auch Dauerschmerzen im Unterbauch und Kreuz und gehen oft mit erheblichen Störungen des Allgemeinbefindens einher. Übelkeit, Erbrechen, Durchfälle, Obstipation, migräneartige Kopfschmerzen, Kollapsneigung und ähnliche dysfunktionelle Symptome können gleichzeitig vorkommen. Die Beschwerden setzen schon bis zu einer Woche vor oder erst mit dem Blutungsbeginn ein und können zwischen wenigen Stunden oder die ganze Menstruation hindurch andauern. Etwa *die Hälfte aller Adoleszentinnen klagt* darüber und wiederum die Hälfte von diesen bedarf einer Therapie.

Obwohl *organische Ursachen* in diesem Alter äußerst selten sind, müssen sie ausgeschlossen werden.

Während die *Endometriose* wohl noch kaum eine Rolle spielen wird, diskutiert man immer wieder den Einfluß und die Bedeutung von *Lageveränderungen* bzw. *Hypoplasien* der Gebärmutter oder eines rigiden *Zervikalkanals.* Dabei wird als pathognomonisch ein kleines Corpus und eine verhältnismäßig lange rüsselförmige Cervix uteri angeführt. Diese eher mechanistischen Vorstellungen lassen sich durch statistische Argumente im großen und ganzen widerlegen. Was tatsächlich vereinzelt als Dysmenorrhöursache Bedeutung haben kann, sind *Stenosen im Bereich des Uterovaginaltraktes,* die den Abfluß des Menstrualblutes nach außen erschweren oder verhindern.

Fast alle Untersucher dieses Problems sind sich darüber einig, daß *emotionale Faktoren* für die Entstehung die weitaus überragende Rolle spielen oder zumindest Mitauslöser sind. Dabei wird angenommen, daß Mädchen, die eine entsprechende Organdisposition haben, durch Noxen aus dem Bereich der Psyche die normalen Schmerzreize der menstruellen Uteruskontraktionen übermäßig schmerzhaft empfinden und verarbeiten. Für sie ist die Reizschwelle, ab der eine Uteruskontraktion als Schmerz gespürt wird, herabgesetzt. Allein das Faktum, daß sich die Menstruation als Blutung manifestiert, die ja sonst in der Erfahrungswelt des Kindes nur mit einer Verletzung einhergeht, kann an sich schon Auslöser für Fehlverarbeitungen dieses Symptoms sein. Die Vorstellung einer blutenden Wunde kann Symbol einer Bestrafung der Sündhaftigkeit des Weiblichen an sich werden: „Es muß doch etwas Unanständiges sein, wenn auch die Mutter oder ältere Schwester so geheimnisvoll dabei tun." Oder es mag als die exemplarische Strafe für eigene „Sündhaftigkeit in Gedanken" oder durch sündhaftes Tun (Masturbation) erscheinen. Triebfeindliche Tendenzen und Erziehungsfehler könnten eine Rolle spielen; oder auch nur die Nachahmung dessen, was die älteren weiblichen Mitglieder der Verwandtschaft vorgelebt haben. Auf diese Weise erklärt sich auch so manche familiäre Dysmenorrhö und menstruelle Migräne, die eben nicht allein als vererbte Organminderwertigkeit verstanden werden kann. Ein anderes Mal wiederum mag es das Bestreben sein, sich das fürsorgliche Mitleid und die Zuneigung der Mutter zu sichern, oder sich den schulischen oder häuslichen Pflichten zu entziehen, was als Motivation in Frage kommt; weiters sind es auch Demonstration, Protest, gekränkter Narzißmus, Enttäuschungen nach frühen sexuellen Abenteuern, die eine Rolle spielen können. Prädisponiert sind leptosome, scheue, kontaktarme schizothyme Mädchen.

Dementsprechend beginnt auch die *Diagnostik* der Dysmenorrhö praktisch immer *mit einem Gespräch*, in dem nach solchen Motivationen gefahndet wird, das übrigens oft bereits Teil der Therapie sein kann. Obwohl eine neurotische Fehlhaltung die Ursache von Dysmenorrhöen sein kann, wird man eine Fach-Psychotherapie für die meisten und üblichen Formen der schmerzhaften Menstruation nicht brauchen. Zum Sprechen bringen, zuhören können und dann wieder darüber sprechen können und verstehen, etwa im Sinne Balints, wird ausreichen. Leider sind jedoch die Ergebnisse der reinen Gesprächstherapie in der Praxis enttäuschend und die Erfolge mager. Sehr häufig wird deshalb bei schwereren Fällen trotzdem zum *Medikament* gegriffen. Dabei haben sich in letzter Zeit die *Prostaglandinsynthetasehemmer* in den Vordergrund vor Spasmolytika und zentral wirksamen Analgetika geschoben. Man sollte jedoch nicht versäumen, gerade bei dieser überwiegend psychosomatischen Erkrankung auch einen Versuch mit *Placebos, Phytotherapeutika* oder *Homöopathika* zu machen, die nicht selten ausreichend wirken. Auch *Akupunktur, autogenes Training* oder einfach die Anwendung von *lokaler Wärme* bringen oft erstaunliche Erfolge. Eine Literaturrecherche im Jahr 1971 ergab mehr als 60 Therapieempfehlungen, die von Weizenbier bis zur Hysterektomie reichten. Gemeinsam war all diesen Untersuchungen der signifikante Erfolg jeder Methode. Lassen sich manchmal auch schwere Fälle mit Prostaglandinsynthetasehemmern (z. B. 3 × 1 Tablette Aspirin oder 3 × 25 mg Indometacin oder 3 × 250-500 mg Etilephrin) nicht beherrschen, so sind *Ovulationshemmer* fast immer erfolgreich. Diese Beobachtung paßt gut zu der Erfahrung, daß Dysmenorrhöen meist bei ovulatorischen Zyklen auftreten. Warum die Ovulationshemmer wirken, ist trotzdem nicht vollständig geklärt. Ein Gesichtspunkt ist jedoch der, daß das unter Ovulationshemmern atrophierende Endometrium weniger Prostaglandine produziert. Prostaglandin-F 2 α bewirkt Kontraktionen und Tonuserhöhungen der glatten Muskulatur der Gebärmutter.

Das Prämenstruelle Syndrom

Dieses „Leiden" spielt bei Jugendlichen eine wesentlich geringere Rolle als die Dysmenorrhö und wird später, in der Phase der Geschlechtsreife wesentlich häufiger gefunden. Man versteht darunter Beschwerden, weitgehend der Dysmenorrhö ähnlich, in der zweiten Zyklushälfte unmittelbar vor der Menstruation, die das übliche physiologische prämenstruelle Unbehagen überschreiten. Im Vordergrund stehen hier weniger die Unterbauch- und Kreuzschmerzen, als vielmehr Kongestionen, teils auch richtige Schwellungen der Brüste und im Bereich des Beckens mit schmerzhaftem Völlegefühl und Berührungsempfindlichkeit. Dazu kommen wieder migräneartige Kopfschmerzen, allgemeine Nervosität und Verdauungsstörungen. Manchmal treten erhebliche Wasserretentionen bis zu 7 und 9 kg mit entsprechender Gewichtszunahme auf. Die psychische Symptomatik umfaßt vor allen Dingen Reizbarkeit, Stimmungslabilität, Nervosität, Aggressivität, depressive und ängstliche Verstimmungen, sowie Leistungsverlust und Müdigkeit. Fallweise wird berichtet über abnormen Hunger oder Durst, Schlaflosigkeit und Veränderungen der Libido. Gelegentlich kommt es auch zu Asthma, Rhinitis vasomotorica, Dermatosen und Vulvaödemen.

Im Gegensatz zu den Dysmenorrhöen findet man beim prämenstruellen Syndrom kaum echte aktuelle Konfliktsituationen als Auslöser, hingegen viel häufiger echte *Neurosen*. Es spricht einiges dafür, daß auch das Endokrinium eine wichtige Rolle spielt. So tritt dieses Syndrom – ähnlich der Dysmenorrhö – praktisch nur bei ovulatorischen Zyklen auf. Indessen weichen die Serum-Östrogen- und -Progesteronspiegel solcher Patientinnen kaum von der Norm ab und wurden in der Literatur sowohl Mangelzustände als auch Überschüsse beider Hormone als Auslöser diskutiert. In Frage könnten auch Störungen der Prolaktinsekretion bzw. Störungen, insbesondere Vermehrungen der Ausschüttung von Adiuretin, Vasopressin bzw. Aldosteron kommen.

Infolge der Unsicherheit der Pathogenese dieses Zustands sind auch die *Therapieempfehlungen* dementsprechend variabel. Sie reichen von *diätetischen* Empfehlungen, wie salzarme Kost, über Diuretika und Gestagene in der zweiten Zyklushälfte (z. B. 10 mg Primolut-Nor® vom 16.-26. Zyklustag) bis zu Ovulationshemmern. Wie bei der Dysmenorrhö ist auch beim prämenstruellen Syndrom mit diesen Medikamenten am sichersten ein Erfolg zu erzielen. Hingegen enttäuschen die Ergebnisse der Therapieversuche mit Prolaktinhemmern. Wenig wirksam sich auch Antihistaminika, Analgetika, Tranquilizer und Spasmolytika. In manchen Fällen führt tatsächlich ein *therapeutisches Gespräch* und bei eindeutig neurotischer Determinierung auch die *Psychotherapie* zum Erfolg. Auf jeden Fall wäre es falsch, vor dem Griff zum Rezeptblock auf ein ausgiebiges Gespräch mit der Patientin zu verzichten.

Pathogenetische Entitäten, die zu Störungen des menstruellen Zyklus führen

Je nach dem Ausmaß einer solchen Störung sind innerhalb ein und derselben pathogenetischen Einheit verschiedene Symptome möglich, die lediglich Abstufungen des Schweregrades bedeuten:

Amenorrhö, Oligomenorrhö, dysfunktionelle Blutung, Anovulation und *Corpus luteum-Insuffizienz*.

In Tabelle 7-2 sind die wichtigsten Störungen und ihre Symptome bezüglich der Blutungsanamnese zusammengefaßt:

Idiopathische Pubertas tarda

Diese häufigste Form einer Pubertas tarda ist als Normvariante aufzufassen. Man versteht darunter eine einfache Verzögerung der Reifeentwicklung, die sich später wieder ausgleicht und aufgeholt wird. Das Phänomen wird ausführlich in den Kapiteln 2 und 6 Seiten 12 und 85 beschrieben.

Hinsichtlich *Behandlung* der idiopatischen Pubertas tarda rät der Jugendgynäkologe zur zyklischen Verabfolgung nicht ovulationshemmender Östrogen-Gestagen-Kombinationen (z. B. Cycloprogynova®), bei höheren Proliferationsgraden auch zur 4wöchentlich rhythmischen 10tägigen Verabreichung hypothalamisch schwach stimulierender Steroide wie Retroid® oder Duphaston®. Ab dem 18. Lebensjahr ist eine Gonadotropin-Behandlung z. B. mit hGH angezeigt (vergleiche aber Kapitel 6, Seite 86).

Anatomische Anomalien des Ovidukts

Für diese Störungen wird auch der Ausdruck Pseudoamenorrhö gewählt. Sie werden verursacht durch Fehlbildungen des Müllerschen Kanalsystems und der äußeren Genitalien, wie z. B. das Mayer-Küster-Rokitansky-Syndrom, die Cervixatresie, die Hymenalatresie, etc. (siehe Seite 164)

Störungen der Sexualdifferenzierung

Hier sind sämtliche Formen von gonosomalen Aberrationen mit oder ohne Y-Zell-Linien, reine Gonadendysgenesien bei normalem Karyo-Typ, testikuläre Feminisierungen, Hermaphroditismus, kongenitale adrenale Hyperplasien, usw. aufzuzählen (siehe Seiten 163, 177 und Kapitel 6, Seite 95).

Tabelle 7-2 Pathogenetische Entitäten und deren Symptome: Begriffe wie primäre Amenorrhö, sekundäre Amenorrhö, Oligomenorrhö sind keine Diagnosen, sondern lediglich Symptome, die bei unterschiedlichen pathogenetischen Entitäten vorkommen können

	Primäre Amenorrhö	Sekundäre Amenorrhö	Oligo-menorrhö	Anovulation	Dysfunktions-blutung
1. idiopath. Pubertas tarda	+	–	–	–	–
2. Anomalien des Ovidukts (Aplasie, Atresie)	+	–	?	–	?
3. Störungen der Sexualdifferenzierung, z. B. Turner-Syndrom	+	(+)	(+)	(+)	(+)
Testikuläre Feminisierung	+	–	–	–	–
AGS	+	+	+	+	+
4. prim. Ovarialinsuffizienz	+	+	+	+	+
5. hypothalamische Störungen	+	+	+	+	+
6. hypophysäre Störungen	+	+	+	+	+
7. Hyperprolaktinäm. Ovarialinsuffizienz	+	+	+	+	+
8. extragenitale endokrine Störungen	+	+	+	+	+
9. erworbene uterine Erkrankungen	(+)	+	+	–	–

Grundsätzlich können diese Erkrankungen anatomisch-histologisch in folgende Stufen eingeteilt werden:

1. Die **Gonadenagenesie:** das völlige Fehlen der Gonaden.
2. Die **Gonadendysgenesien,** bei denen zwar kein Keimepthel, aber geringfügig Stroma vorhanden ist – „Streak-Ovarien".
3. Die **Ovarialhypoplasien,** bei denen das Keimepithel und das Stroma gegenüber der Norm vermindert ist.

Bei *Gonadenagenesien* (z. B. „Empty Pelvis"-Syndrom, vergl. S. 162), ist das äußere Genitale auf einer primitiven embryonalen Entwicklungsstufe stehen geblieben. Bei *Gonadendysgenesien* hängt das Aussehen des Genitales davon ab, welche Sexualhormone zu welcher Zeit der Embryonalentwicklung wirksam waren. Überwiegend wirkt das Genitale intersexuell feminin, vereinzelt aber auch intersexuell maskulin. Bei einer *Ovarialhypoplasie* wirkt das äußere Genitale weiblich. Je nach den Formen der verschiedenen Differenzierungsstörungen sind verschiedene Sexualhormonbefunde zu erwarten. Überwiegend sind die Gonadotropine erhöht. Das häufigste Symptom hinsichtlich der Blutungsanamnese ist vor allem die *primäre Amenorrhö.* Sekundäre Amenorrhöen, Oligomenorrhöen, wie sie beim Turner-Syndrom vorkommen können, sind vergleichsweise seltener.

Die primäre Ovarialinsuffizienz

Die primär hypoplastischen Ovarien sind durch eine verminderte Menge an Keimparenchym mit Primordialfollikeln, Follikelzysten und vereinzelt reifenden Follikeln gekennzeichnet. Der Übergang zur Gonadendysgenesie ist fließend. Es ist auch heute noch keinesfalls immer möglich, diese Form eindeutig von den zytogenetisch verursachten Formen der Ovarialanlagestörung zu unterscheiden. Je nach Ausprägung der Hypoplasie können die Symptome einer primären Amenorrhö, die man in diesem Fall „präpuberale Menopause" nennen könnte, einer sekundären Amenorrhö, Oligomenorrhö, Anovulation oder dysfunktionelle Blutungen erscheinen. Die sekundäre Amenorrhö wird vielfach als Klimakterium praecox oder vorzeitige Menopause nach stark verkürzter Phase der Fruchtbarkeit bezeichnet.

Das *klinische Bild* ist dementsprechend vielgestaltig. Man sieht alle Übergänge von ausgeprägtem Infantilismus bis zu weitgehend normal entwickelten Adoleszenten. Neben einer Verminderung der Sexualhormone ist die Vermehrung der Gonadotropine und hier insbesondere wiederum des FSH charakteristisch.

Die *Therapie* dieser Erkrankungen besteht, je nach Ausprägungsgrad, entweder in einer zyklischen Substitution mit Progestagenen oder einer sequentialen Verabreichung von Gestagenen und Östrogenen.

Eine Sonderform der Ovarialinsuffizienz ist das, vermutlich durch Autoimmunreaktion hervorgerufene, Refraktärwerden des Follikelapparates gegenüber Gonadotropinen, das *„Resistant ovary Syndrome"*. Die Erkrankung läßt sich durch die, bei der Ovarialbiopsie im histologischen Bild nachweislich ausreichend vorhandenen Follikeln, von den anderen Formen abgrenzen. Während hier vereinzelt auf überhohe Gonadotropin-Gaben Fertilität erreicht werden kann, sind die anderen Formen hinsichtlich Fruchtbarkeit infaust.

Hypothalamische Störungen

Diese Erkrankungen kann man auch als neuroendokrine Störung der hypothalamo-hypophysär-ovariellen Achse bezeichnen. Sie sind hervorgerufen durch einen Fehler der pulsatilen Sekretionsschübe von GnRH durch den Hypothalamus (vergl. KAPITEL 6, Seite 94 f.).

Das *normale Sekretionsmuster* schwankt zwischen ca. 1stündigen Pulsen in der Follikel- und frühen Lutealphase und ca. 6stündigen in der späten Lutealphase. Man weiß, daß schon beim Neugeborenen eine zirkhoral-pulsatorische Aktivität des Hypothalamus besteht. In der folgenden Kindheit kommt es zu einer funktionellen Dämpfung dieser Fähigkeit, die erst wieder mit fortschreitender Geschlechtsentwicklung in der Pubertät aufgehoben wird. Zuerst beobachtet man eine zunehmende pulsatorische Aktivität vorwiegend während des Schlafs und erst mit fortschreitendem Alter auch am Tag (Weitzman et al. 1983). Die Menarche ist nichts anderes als der Moment, an welchem die vom Hypothalamus via Hypophyse zunehmend ausgelöste ovarielle Steroidsekretion einen ausreichend hohen Gipfel erreicht hat, um bei ihrem Abfall eine Entzugsblutung zu induzieren. Es ist derzeit unbekannt, welche Mechanismen in der frühen Kindheit zu einer Dämpfung der GnRH-Sekretion führen und diese später wiederum aufheben.

Im Sinne dieses physiologischen Modells können hypothalamische Störungen dann eine primäre Amenorrhö auslösen, wenn die GnRH-Sekretion nie das Ausmaß erreicht hat, welches eine Menarche während der normalen Entwicklung induziert.

Folgende Formen der hypothalamischen Regelstörungen lassen sich unterscheiden:

Primär idiopathische hypothalamische Amenorrhö

Ihre Ursache wird so lange unbekannt bleiben, als auch die zentralen endokrinen Mechanismen, die zur normalen hypothalamischen GnRH-Sekretion führen, unbekannt sind. Beim Kallmann-Syndrom, das vorwiegend Knaben betrifft, handelt es sich um hereditäre kongenitale Defekte an den Kernen des Hypothalamus, die neben der primären Amenorrhö mit einer Hyposmie einhergehen (vergl. KAPITEL 6, S. 87 f.). Weiters ist die seltene Ursache von einer *Destruktion des Hypothalamus durch Tumore zu erwähnen.*

Sekundäre hypothalamische Störungen

Diese kann man im Sinne der Entwicklung

einer reifen Funktion des Hypothalamus entweder als ein Stehenbleiben derselben auf einer pubertären Stufe oder einen sekundären Rückfall, von einer schon weiter fortgeschrittenen Entwicklungsstufe auf ein niedrigeres Funktionsniveau, interpretieren. Je nach dem Ausmaß der Einschränkung der hypothalamischen Funktion finden sich die *Symptome* Amenorrhö, Oligomenorrhö, dysfunktionelle Blutung, anovulatorischer Zyklus oder Corpus luteum-Insuffizienz. In erster Linie treffen die sekundären hypothalamischen Störungen solche Adoleszentinnen, die von Haus aus nie ihre volle funktionelle hypothalamische Reife und Stabilität erreicht hatten, bei außergewöhnlichen Belastungen. Ein häufiges Begleitsymptom sind größere Gewichtsverschiebungen, insbesondere ein starker Gewichtsverlust. Als Auslöser werden in erster Linie *psychische Noxen* genannt: Milieuwechsel, Furcht, Angst, Internierung, Depressionen und Psychosen. Solcherart ausgelöste Amenorrhöen werden auch als „Notstandsamenorrhö" bezeichnet, bei denen die generativen Leistungen zugunsten lebenswichtigerer Funktionen zurückgestellt werden.

Die *Anorexia mentalis (nervosa)* ist eine Sonderform einer solchen hypothalamischen Störung, die sich durch Nahrungsverweigerung und Abmagerung bis zum abstoßend wirkenden Marasmus äußert. Zugrunde liegen vor allem juvenile Identitätskrisen und Milieuprobleme, vor allen Dingen in der Beziehung zu Eltern, Geschwistern und Schule. Die Erkrankung kann lebensbedrohlich sein, siehe Kapitel 10 S. 278 und Kapitel 6 S. 113. Eine weitere Sonderform ist die *Grossesse nerveuse,* die Scheinschwangerschaft, die entweder durch einen übersteigerten Kinderwunsch oder eine extreme Angst vor einer Schwangerschaft ausgelöst wird. Dabei treten typische und eingebildete Schwangerschaftszeichen auf, die bis zum Verspüren von Kindsbewegungen und zur Zunahme des Bauchumfanges reichen.

Die *Post-Pill-Amenorrhö,* die auch unter dem Namen Oversupression-Syndrom bekannt ist, bildet ebenfalls eine Sonderform der hypothalamischen Amenorrhö, die nicht allzu häufig (2-3%) nach der Einnahme von Ovulationshemmern infolge einer überstarken zentralen Hemmung auftreten kann. Bevorzugt erkranken auch hier primär zykluslabile Mädchen und solche mit starken Gewichtsschwankungen. Die Post-Pill-Amenorrhö ist im Adoleszentenalter nicht häufiger als bei erwachsenen Frauen und kann nicht durch die sog. Pilleneinnahmepausen verhindert werden, wohl aber scheinen niedrig dosierte Ovulationshemmer (die sog. Mikropillen) weniger häufig diese Amenorrhöform hervorzurufen.

Die *Sportlerinnen-Amenorrhö* ist nichts anderes als eine Sonderform der Notstandsamenorrhö, die eben nicht nur bei psychischer, sondern auch bei physischer Belastung auftreten kann. Mädchen unter der extremen Belastung des modernen Leistungssports entwikkeln sehr häufig diese Störung der hypothalamischen Neurohormonsekretion und eine Amenorrhö. Begünstigend wirkt, daß sich Spitzensportlerinnen durch Zyklusereignisse wie Menstruation oder Ovulation gestört fühlen. Ein besonderes Problem ist aus dieser Sicht das immer weiter in Pubertät und Kindheit vorgezogene Hochleistungstraining von jungen Mädchen bei vielen Sportarten. Primäre Amenorrhöen sind als Folge davon zu erwarten.

Die sekundären hypothalamischen Störungen können *spontan ausheilen,* besonders dann, wenn vor dem Auftreten der Erkrankung ein stabiler Zyklus vorgelegen hat. Schwere Formen und solche, die lange bestanden haben, sind jedoch überwiegend infaust.

Die diagnostische Abklärung der hypothalamischen Störung erfordert neben Hormonbestimmungen zur Erfassung des Schweregrades (Gonadotropine und Östrogene) auch Funktionstests: Ein für die Praxis sehr praktikables Einteilungssystem hat Leyendecker 1981 publiziert: Er unterscheidet 3 Schweregrade, die durch Gestagen- bzw. durch Clomiphentests festgelegt werden: Der Gestagentest und seine Interpretation wurde schon auf Seite 156 besprochen; beim Clomiphentest wird das Antiöstrogen Clomiphen beginnend am 5. Tag nach einer spontanen oder iatrogen ausgelösten Blutung in der Dosierung von 100 mg/Tag

Tabelle 7-3 Schweregrade der hypothalamischen Amenorrhö auf Grund funktionsdynamischer Tests (nach Leyendecker): Die Einteilung in Schweregrade basiert auf gebräuchlichen, einfachen Funktionstests, erlaubt Rückschlüsse auf die Prognose und gibt Hinweise auf die mögliche Therapie. So kann bei Grad 1 Clomiphen zur Ovulationsauslösung eingesetzt werden, während Grad 3 der pulsatilen GnRH-Therapie bedarf

GRAD	
1a	Clomiphen-positiv nach biphasischem Zyklus
b	Clomiphen-positiv nach Lutealinsuffizienz
c	Clomiphen-positiv nach anovulatorischem Zyklus
2	Clomiphen-negativ Gestagen-positiv
3a	Gestagen-negativ, GnRH-Test: „adulte Reaktion“
b	Gestagen-negativ, GnRH-Test: „präpuberale Reaktion“
c	Gestagen-negativ, GnRH-Test: fehlende Reaktion

durch 5 Tage oral verabreicht. Durch einen Rebound-Anstieg der Östrogene nach Absetzen des Päparates sollen Hypothalamus und Hypophyse nach Art eines Hohlweg-Effekts zur vermehrten Ausschüttung von FSH und LH, sowie zu zeitgerechten Peaks im Serum stimuliert werden. Der Test ist positiv, wenn es zu einer Blutung kommt. Durch die Führung einer Basaltemperaturkurve oder durch Longitudinal-Studien von LH und FSH könnte man zwar den Schweregrad der Störungen noch genauer differenzieren, jedoch sieht das die Einteilung von Leyendecker nicht vor. Auf der Basis dieses Tests und des Gestagentests wird nun die hypothalamische Störung folgend eingeteilt: Siehe Tabelle 7-3.

Bei *Grad I,* der leichtesten Störung, findet man demnach eine Gestagentest positive normogonadotrope Amenorrhö ohne Östrogenmangel; bei *Grad II und III* sind die Gonadotropine unter die Norm gefallen und auch die Östrogene liegen unter den Normgrenzen. Der *Grad III* wird von Leyendecker für prognostisch und praktisch therapeutische Belange noch weiter differenziert. Dazu dient der *GnRH-Test*, der bei Grad I und II deswegen, weil er überwiegend normal ausfällt, nicht indiziert ist. Dazu werden nach der Blutentnahme für die Bestimmung der prätherapeutischen Werte 100 µg GnRH = LHRH i. v. als Bolus injiziert und anschließend nach 30, 60 und 120 min LH und FSH bestimmt. Je nach Ausfall des Tests werden drei Reaktionsformen unterschieden:

a) Die *adulte Reaktion,* bei der der LH-Wert nach 30 und 60 min mindestens das 30fache des Ausgangswertes betragen soll und höher als FSH sein muß.
b) Die *präpuberale Reaktion:* Hier bleiben LH und FSH unter den Grenzwerten der adulten Reaktion, steigen aber an.
c) *Fehlende Reaktion* der Gonadotropine auf LHRH = GnRH.

Je nach Ausgang dieses Testes, bei dem die Stimulierbarkeit der Hypophyse geprüft wird, erhält man Hinweise auf eine Behandelbarkeit der Erkrankung.

Therapie: Am Beginn jeder therapeutischen Überlegung steht der Versuch, eine als solche *erkannte Noxe zu beseitigen* oder sie zumindestens der Patientin bewußt zu machen. Das bedeutet z. B. in vielen Fällen zu versuchen, das Körpergewicht zu normalisieren. Im weiteren wird therapeutisch bei einer Adoleszentin ohne Kinderwunsch bei Grad I, wenn überhaupt, lediglich eine Menstruationskosmetik mit zyklisch verabreichten Gestagenen (z. B. Orgametril® oder Duphaston® vom 15.-26. Zyklustag) sinnvoll sein. Bei zunehmendem Östrogenmangel (Grad II, insbesondere aber Grad III) gibt man Östrogen- und Gestagenkombinationen (z. B. Cyclacur®, Cycloprogynova®); bei Kontrazeptionswunsch ist ein niedrig dosierter Ovulationshemmer erlaubt.

Auf die *Behandlung bei Kinderwunsch* soll hier nur flüchtig eingegangen werden, weil er in der Adoleszenz nur selten eine Rolle spielt.

Entsprechend der Einstufung in Schweregrade kann man in den niedrigen Graden I und II bzw. bei normogonadotropen hypothalamischen Amenorrhöen zunächst *Clomifen* einsetzen. Die Dosierung entspricht der des Clomifen-Tests. Ab Tag 9 wird das Follikelwachstum im Ultraschall verfolgt und bei zu geringer Stimulation ev. zusätzlich humanes Menopause Gonadotropin (hMG) und zur Ovulationsauslösung humanes Choriongonadotropin (hCG) zugegeben. Die Erfolgsrate der reinen Clomifen-Behandlung zusammen mit Ergänzungen durch Gonadotropine liegt bei geeigneten ausgewählten Patientenkollektiven in der Größenordnung von 30%. Bei hypogonadotropen Störungen der Grade II und III versuchen wir entweder die Ovulationsauslösung mit hMG-hCG, bzw. bei Versagen mit der pulsatilen GnRH-Therapie.

Ovulationsauslösung mittels hMG-hCG: Wir bevorzugen eine individuelle Dosierung mit durchschnittlich 2 Ampullen (150 IE) humanes Menopausengonadotropin pro Tag ab dem 2. bis 4. Zyklustag unter täglicher Ultraschallfollikelometrie und Östradiol-Bestimmung ab dem 6. Tag; bei Follikelgrößen von 18-20 mm und Östradiol-Werten von 400-600 pg/ml pro Follikel mit Durchmesser ab 18 mm lösen wir die Ovulation mit 5-10000 IE hCG intramuskulär aus. Bei geeigneten Fällen liegt die Schwangerschaftsrate dieser Behandlung ebenfalls in der Größenordnung von 30%. Als Nebenwirkungen sind Überstimulierungen, Ovarialzysten und Mehrlingsgraviditäten zu bedenken.

Bei Adoleszentinnen mit hohen LH-Werten sollten statt HMG gereinigte („reine") FSH-Präparate verwendet werden, da damit die Überstimulierungskomplikationen seltener sind.

Pulsatile GnRH-Therapie

Entsprechend den Empfehlungen von Leyendecker geben wir mittels eines vom gleichen Autor entwikkelten Venen-Pumpen-Kathetersets (Zyclomat®) alle 90 min einen 5 µg-Impuls von GnRH intravenös in Nachahmung des permissiven Emissionsmusters des Hypothalamus. Von technischen Pannen bei dem ständig umgeschnallten System abgesehen, konnten wir in nahezu 100% Ovulationen auslösen und in ca. 30% Schwangerschaften erzielen. Zur Unterstützung des Gelbkörpers wird die Pumpe mehrere Tage über die Ovulation hinaus getragen oder 5000 IE hCG alle 3 Tage verabreicht. Bei Versagen wäre eine Dosissteigerung auf 15 µg pro Impuls möglich.

Vorausgegangen ist in allen Fällen der Versuch, eine evtl. erkannte Noxe abzustellen und das Gewicht zu normalisieren.

Hypophysäre Störungen

Sie sind in Kapitel 6 abgehandelt; hier interessierten vor allem der hypophysäre Minderwuchs und gutartige wie bösartige Hypophysentumore z. B. das Craniopharyngeom.

Die hyperprolaktinämische Ovarialinsuffizienz

Sie ist eine Sonderform der hypophysären Störungen und bildet mit ca. 20% die zweithäufigste Ursache für eine sekundäre Amenorrhö bei der Erwachsenen. Leichtere Störungen sind jedoch häufiger, deren Symptome Oligomenorrhö, Corpus-luteum-Insuffizienz und chronische Anovulation sind; was wieder Querverbindungen zu den androgenetischen Störungen herstellt.

In ihrer Bedeutung für die Adoleszentin wird die Hyperprolaktinämie vermutlich derzeit noch unterschätzt.

Bei der Adulten stehen die **organischen,** v.a. durch chromophobe Mikroadenome hervorgerufenen Formen im Vordergrund. Bei Adoleszenten kommen sie selten und wenn, dann eher als Makroadenome mit exzessiven Prolaktinwerten vor; im Jugendalter sind die **funktionellen Formen** wichtiger, die auf einem Prolactin inhibiting factor (PIF) Mangel beruhen, was zu ungebremster Prolaktinsekretion führt. PIF-Mangel kann hervorgerufen werden durch

a) Blockade der Dopaminrezeptoren bzw., Hemmung der Dopaminsekretion (bekannt als wichtige Nebenwirkung zahlreicher Medikamente wie z. B. Metoclopramid, Reserpin, Alpha-Methyl-Dopa, hochdosierte Östrogene und viele andere).
b) Unterbrechung des Dopamintransports in den Portalgefäßen der Hypophyse, z. B. durch einen bis dahin klinisch stummen Hydrocephalus internus, aber auch durch supraselläre Tumore etc. etc. (Rjosk 1985).

Beide Ursachen spielen bei Adoleszenten eine Rolle und sind durch geringe Prolaktinerhöhungen gekennzeichnet. In Kenntnis dieser Ursachen erzwingt deshalb aber auch eine leichte Prolaktinerhöhung bei Adoleszenten eine sorgfältige Abklärung mit ophthalmologischen und neurologischen Untersuchungen,

Sella-Röntgen bzw. Sella-Tomographie, Computertomographie und Hormonbestimmungen aller Hypophysenvorderlappenhormone, wenn eine Medikamenten-Nebenwirkung ausgeschlossen wurde. Erhöhte hPRL-Spiegel vermindern die Empfindlichkeit der Ovarien gegenüber Gonadotropinen (Besser et al.). Die erhöhte hypothalamische Dopamin-Konzentration führt über eine Suppression von GnRH zu einer Verminderung der FSH- und LH-Sekretion. Im Endstadium der Erkrankung liegt dann ein hypogonadotroper Hypogonadismus vor.

Therapeutisch sind bei den an Adoleszentinnen beobachteten Formen am ehesten neurochirurgische Eingriffe erforderlich. Zusätzlich oder zur Nachbehandlung werden Dopaminergika verwendet (Bromocriptin, Lisurid), die bei Erwachsenen mit Mikroadenomen häufig die alleinige Therapie bilden.

Extragenitale endokrine Störungen

Fehlfunktionen anderer endokriner Organe sind nicht selten Ursache von Zyklusstörungen. Am wichtigsten ist der breite Formenkreis der *androgenetischen Störungen.* Aber auch *Hyper- und Hypothyreosen* sind nicht selten die Ursachen von Corpus luteum-Insuffizienz, Anovulation, Oligomenorrhö, Amenorrhö und dysfunktionellen Blutungen. Beim seltenen *Morbus Addison* findet man Amenorrhöen in etwa der Hälfte der Fälle und auch der *Diabetes mellitus* kann schon bei jungen Patienten mit schweren Zyklusstörungen einhergehen.

Androgenetische Störungen

Bei solcherart erkrankten Mädchen fällt eine übermäßige Androgenwirkung auf: verstärkte und pigmentierte Terminalbehaarung an Stellen, wo normalerweise bei Frauen Lanugobehaarung vorkommt (Kinn, Oberlippe, Wangen, Extremitäten, und – was vor allem den Eindruck eines männlichen Schemas auslöst – von den Pubes aufwärts entlang der Linea alba bis zum Nabel), Akne, Seborrhö, Klitorishypertrophie, Heiserkeit und tiefere Stimme. Aber auch bei äußerlich symptomlosen Mädchen kommt diese Erkrankung in Frage, sie werden durch die Funktionsstörungen der Ovarien auffällig. Man unterscheidet mehr oder weniger ausgeprägte Hirsutismusformen. Den höchsten Grad der Vermännlichung bezeichnet man als *Virilismus,* der zu einer schweren psychischen Belastung der Adoleszentinnen führt. Während leichtere Hirsutismen überwiegend ovarieller Genese sind (z. B. Stein-Leventhal-Syndrom), wird der Virilismus vor allem durch Tumore oder Hyperplasien der Nebennierenrinde verursacht (AGS). Oft ist das Organ, das die vermehrten Androgene produziert, nicht eindeutig zu identifizieren, zudem kommen häufig gemischt adrenal-ovarielle Störungen vor. Oft liegen die Serumhormonwerte in einem „grauen" oberen Normbereich und man meint, eine erhöhte Empfindlichkeit der Peripherie, der Adrogenrezeptoren verursache die Problematik. In Weiterverfolgung des Gedankens ist die Grenzlinie zum idiopathischen Hirsutismus und weiter zu konstitutionell-familiär-ethnischen Eigenheiten, ohne den mindesten Krankheitswert, fließend und verschwommen. Hinsichtlich der Auswirkungen auf den Zyklus findet man insgesamt seltener Amenorrhöen als die leichteren Anomalien wie Anovulation und Oligomenorrhö.

Ovarielle oder von der Nebennierenrinde stammende Adrogene sind nur in ihrer freien Form wirksam und biologisch aktiv. Der Anteil nicht an sexualhormonbindendes Globulin (SHBG) oder Albumin gebundener Androgene beträgt bei gesunden Frauen lediglich 1-2%. Tatsächlich findet man bei dem größeren Teil der Adoleszentinnen mit androgenen Störungen nicht einmal eine Erhöhung des Gesamttestosterons, sondern nur einen Anstieg des ungebundenen Anteiles. So ist es klar, daß Noxen, die die SHBG-Konzentration erniedrigen, eine androgenetische Zyklusstörung bewirken können. Solche sind vor allen Dingen *Hypothyreosen, chronisch niedrige Östrogenspiegel* bzw. auch *künstlich zugeführte Androgene.*

Die biologisch besonders aktiven Androgene sind *Testosteron* und noch stärker das *Dihydrotestosteron,* die aus Präkursoren, dem schwach wirksamen *Androstendion* und dem noch schwächeren *Dehydroepiandrosteron* hervorgehen. Die Androgenpotenz eines Hormons ist relativ und variiert von Zielorgan zu Zielorgan; so gibt es Gewebe, die nur auf Dihydrotestosteron ansprechen, so daß dort Testosteron erst vermittels der 5α-Reduktase in Dihydrotestosteron umgewandelt wirksam werden kann. Es gibt Hinweise dafür, daß die chronische Anovulation, wie sie z. B. typisch für das polyzystische Ovar-Syndrom ist, von sich aus zu hyperandrogenetischen Störungen führen kann. Das gleiche gilt auch für andere Faktoren, die die Anovulation begünstigen, wie z. B. Übergewicht, Untergewicht, starke Gewichtsschwankungen, Hypothyreosen und Hyperprolaktinämie.

Der Mechanismus dürfte dabei folgender sein: Eine durch überschießende Androgenproduktion nach der Adrenarche bedingte Anovulation während der Adoleszenz und Pubertät führt zu einem chronischen relativen Hyperöstrogenismus, durch den vermehrt LH freigesetzt wird. Ein solcher, daraus resultierender – für das Polycystische Ovar (PCO)-Syndrom charakteristischer – hoher LH-FSH-Quotient führt zur chronischen Stimulation des Ovars und seiner Androgenproduktion in Hilus- und Thekazellen und zur Thekazellhyperplasie.

Diese funktionellen Störungen sind wesentlich häufiger die Ursache hyperandrogenetischer Störungen als *Tumore der Nebennierenrinde und Ovarien;* sie machen in unserem Adoleszentenkrankengut fast 20% aller Hormonpatienten aus. Gleich welcher Herkunft die erhöhten Androgene sind, am Ovar bewirken sie eine Follikelatresie, einerseits durch direkte lokale Wirkung, andererseits über Rezeptorbildungsstörungen für Östradiol, FSH und LH. Die Labordiagnostik umfaßt die Bestimmung von Dehydroepiandrosteron-Sulfat (DHEA-S), Testosteron und wenn möglich auch von SHBG. Der „freie Androgen Index“, der Quotient aus T und SHBG kann die aufwendige Bestimmung des freien Testosteron ersetzen (Carter et al. 1983). Das DHEA-S hat die Bestimmung der 17-Ketosteroide abgelöst. Es stammt fast zur Gänze aus der Nebennierenrinde. Bei Erhöhung von Testosteron und DHEA-S werden *Supressionstests* gemacht, um zu versuchen, zwischen ovariellen und adrenalen Störungen zu unterscheiden. So gibt man bei DHEA-S-Erhöhungen durch einige Tage *Dexamethason* 2,5 mg/ 24 Std. bzw. bei Testosteron-Erhöhungen durch 1-3 Monate *Ovulationshemmer.* Lassen sich die primär erhöhten Werte durch Dexamethason bzw. Ovulationshemmer supprimieren, so spricht das für eine funktionelle Störung der Nebennierenrinde bzw. des Ovars oder für Hyperplasien. Fehlende Supprimierbarkeit spricht für Tumorbildung. Bei Testosteronwerten über 1,5 ng/ml und DHEA-S über 5-7 µg/ml, allen Dingen, wenn sie mit Virilisierung vorkommen und bei kurzer Anamnese, besteht Tumorverdacht. In solchen Fällen wird mit Sonographie, Pelviskopie, Computertomographie, Angiographie und ev. Organvenenkatheterismus der Tumor zu lokalisieren versucht. Die Auffindung des erkrankten Organs ist, wie schon erwähnt, nicht immer leicht. Außer Ovarial- und Nebennierentumoren kommen noch *Hypophysenadenome* (Morbus Cushing, Prolaktinom, Akromegalie) und paraneoplastische Syndrome mit ektoper hCG- und hGH-Sekretion als Ursachen in Frage. Aus diesem Grund werden Prolaktinbestimmungen und Schilddrüsenfunktionstestungen gebraucht, muß weiters ein Morbus Cushing durch Cortison-Tagesprofile ausgeschlossen und die Gonadotropinspiegel bestimmt werden. Zuletzt sei noch auf die Möglichkeit *exogen verursachter Androgenisierungen* durch Anabolika bei jungen Sportlerinnen hingewiesen.

Das Polyzystische Ovar-Syndrom (Stein-Leventhal-Syndrom)

Es ist historisch, als Krankheitsbild sui generis beschrieben worden. Aus heutiger Sicht ist es nichts anderes als die Folge einer chronischen Anovulation, die zur Vergrößerung der Ovarien – große, weiße (graue), polyzystische Ovarien – geführt hat. (Vergrößerte Ovarien müssen aber nicht notwendigerweise mit Anovulation und vermehrten Androgenen, Androgenüberschuß und Anovulation nicht mit Vergrößerung der Ovarien einhergehen.) Der Symptomenkomplex umfaßt noch eine Reihe inkonstanter Symptome, wie Amenorrhö, Oligomenorrhö, Adipositas und Hirsutismus. Auch die meist nachweisbare Erhöhung der LH-Serumwerte und die dadurch bewirkte Vergrößerung des LH/FSH-Quotienten sind kein Anlaß, das Syndrom besonders abzugrenzen, vielmehr Ausdruck der Anovulation und zumindestens Mitursache der Androgenvermehrung. DHEA-S und Testosteron sind mehr oder weniger erhöht und lassen sich meist durch Ovulationshemmer im Suppressionstest senken. Im Gegensatz zu älteren Empfehlungen sollte man auch das PCO-Syndrom konservativ und nur in Ausnahmefällen durch die berühmt gewordene Keilresektion aus den Ovarien behandeln. Diese Operation wirkt nur einmal und nur über wenige Monate. Die Pelviskopie und Probeexzisionen zur Diagnosesicherung werden heute weitgehend durch die Ultrasonographie ersetzt.

Die *Therapie* der androgenetischen Störungen ist entsprechend der Vielfalt der Ursachen vielgestaltig. So umfaßt sie z. B. ablative Behandlungen von Tumoren, Korrekturen von Endokrinopathien v. a. der Schilddrüse oder der Hypophyse (Hyperprolaktinämien) oder Absetzen einer exogenen Exposition. Hier soll – wegen ihrer zahlenmäßig weit überwiegenden Bedeutung – auf die Behandlung der funktionellen Ursachen genauer eingegangen werden: die chronische Anovulation oder wenigstens ihre Folgeerscheinungen gilt es demnach in erster Linie zu beheben. Die Ovulationsinduktion spielt bei Adoleszentinnen keine nennenswerte Rolle, weil sie kaum Kinderwunsch haben. In diesem Alter soll das chronische Gestagenmangelmilieu – als Folge der Anovulation – durch entsprechende Substitution behoben werden. Ovulationshemmer sind mit ihrem Gestagenanteil vor allem imstande, die LH-Überproduktion zu unterdrücken, die in erster Linie die übermäßige Androgenproduktion der Ovarien unterhält. Ihr Östrogenanteil bewirkt zudem vermehrte Bindung des freien Testosterons durch Erhöhung des sex hormone binding globulin. Diese Effekte sind nicht unter einer Behandlungsdauer von 6-12 Monaten zu erwarten. Besonders bewähren sich Pillenkombinationen mit Gestagenen, die zusätzlich antiandrogen wirken wie Chlormadinonacetat und Cyproteronacetat. Bei Patientinnen, die nach 12 Monaten keinen Behandlungseffekt auch hinsichtlich der Serumhormonwerte zeigen, sollte ein Enzymdefekt der NNR diskutiert werden. Adoleszentinnen, die vorwiegend DHEA-S erhöht hatten, das sich im Suppressionsversuch gut mit Glukokortikoiden senken hatte lassen, werden mit z. B. 0,5 mg Dexamethason tgl. abends behandelt. In letzter Zeit ergaben sich Therapiemöglichkeiten mit Spironolacton, das die Biosynthese ovarieller Androgene und daneben auch die Androgen-Rezeptoren in den Haarfollikeln zu hemmen imstande ist. In einer Dosierung von 2 × 50 mg pro die unterdrückt es auch nicht die Ovulation, ja es scheint sie vereinzelt sogar zu fördern. Leider kann man das nicht voll ausnützen, weil Spironolacton als Antiandrogen eventuell männliche Embryonen schädigen könnte – es muß also mit einer wirksamen Kontrazeption kombiniert werden.

Verlust des Endometriums

Solche erworbenen Amenorrhö- oder Oligomenorrhö-Ursachen sind bei Jugendlichen extrem selten. Am ehesten ist noch das *„Asherman-Syndrom“* mit Zerstörung des Endometriums nach schweren Endomyometritiden vorstellbar. Auch forcierte Abrasiones während solcher Erkrankungen spielen eine ursächliche Rolle.

Typisch wäre hier ein negativer Östrogentest. Diese Erkrankung ist nach Literaturangaben durch Dilatation und hochdosierte Östrogene evtl. zu bessern.

Zusammenfassung zur Diagnostik und Abklärung ovarieller Funktionsstörungen bei Adoleszenten

Bei *primären Amenorrhöen* sollte man mit der Abklärung nicht über das 14. bis spätestens 15. Lebensjahr hinaus zuwarten. Insbesondere primäre Amenorrhöen mit Kleinwuchs, Androgenisierungserscheinungen oder Fehlbildungen müssen früh der geeigneten Diagnostik zugeführt werden.

Eine Zusammenarbeit mit Endokrinologen,

Pädiatern und Genetikern ist manchmal erforderlich.

Bei *sekundären Amenorrhöen* muß man auch bei Jugendlichen an die Möglichkeit einer Frühgravidität denken und sie ausschließen.

Die Abklärung einer ovariellen Funktionsstörung kann entsprechend den von der WHO

Tabelle 7-4 Das „WHO-Schema“: Mit diesem standardisierten Untersuchungsgang läßt sich rationell, teilweise sogar hinreichend genau, die Genese einer ovariellen Funktionsstörung feststellen

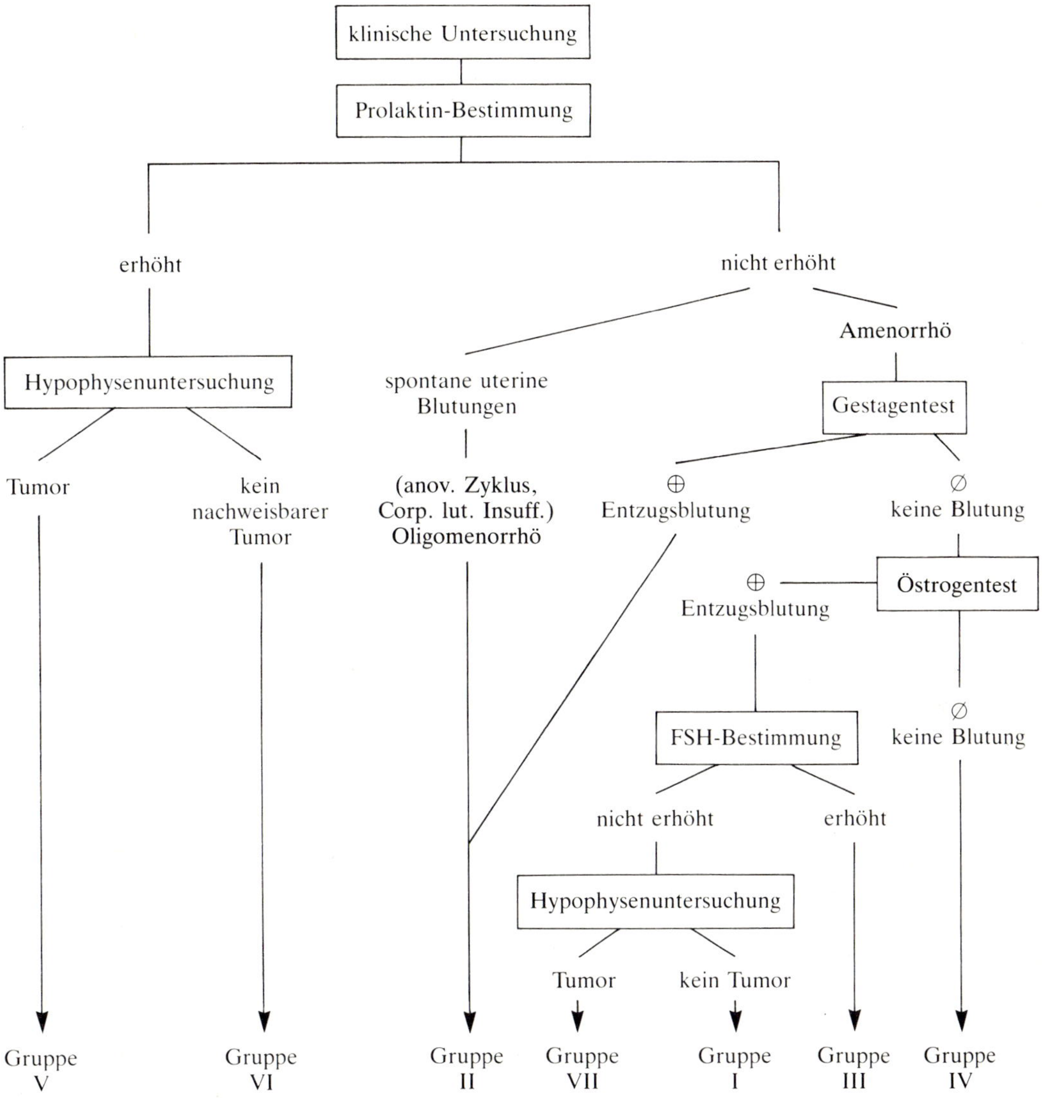

Gruppe I	Hypothalamisch-hypophysäre Unterfunktion
Gruppe II	Hypothalamisch-hypophysäre Dysfunktion
Gruppe III	Ovarielle Insuffizienz
Gruppe IV	Angeborene oder erworbene Anomalien des Genitaltraktes
Gruppe V	Hyperprolaktinämie bei Raumforderung im Hypothalamus-Hypophysen-Bereich
Gruppe VI	Hyperprolaktinämie ohne Raumforderung im Hypothalamus-Hypophysen-Bereich
Gruppe VII	Amenorrhö ohne Hyperprolaktinämie bei Raumforderung im Hypothalamus-Hypophysen-Bereich

gegebenen Richtlinien und Empfehlungen ablaufen. Dadurch lassen sich die diagnostischen Schritte systematisch und schrittweise rationell vornehmen (Tabelle 7-4).

Bei diesem Schema veranlaßt man nach der Erhebung der Anamnese und der klinischen Untersuchung zunächst eine Prolaktinbestimmung im Serum. Bei erhöhtem Prolaktinwert folgt die Hypophysenuntersuchung mit den bei der Hyperprolaktinämie geschilderten Methoden, wie z. B. der Neuro-Radiologie, um einen Tumor auszuschließen oder nachzuweisen. Je nach Ergebnis resultieren daraus die WHO-Gruppen V und VI. Bei nicht erhöhtem Prolaktinspiegel wird als nächstes ein Gestagentest angesetzt. Bei Auftreten einer Entzugsblutung würde man die Amenorrhö der Gruppe II zuordnen. Tritt keine Blutung auf, ist ein Östrogentest zu planen, woraus bei fehlender Entzugsblutung eine uterine Ursache abzuleiten ist. Bei Auftreten einer Entzugsblutung auf Östrogene folgt die FSH-Bestimmung. Ist FSH erhöht, würde eine primäre ovarielle Störung (WHO-Gruppe III) vorliegen. Wenn es nicht erhöht ist, gilt es, die Hypophyse zu untersuchen, ob ein Tumor vorliegt oder nicht.

Dieser geschilderte Untersuchungsgang hat sich zwar durchgesetzt, weniger aber die WHO-Gruppeneinteilung.

Über dieses Schema hinaus ist bei primärer Amenorrhö mit erhöhten FSH-Werten eine Chromosomenanalyse erforderlich und bei Androgenisierungserscheinungen zusätzliche Untersuchungen der Androgene bzw. Suppressionstests und Untersuchungsmethoden zur Unterscheidung zwischen Hyperplasie, Regulationsstörung und Tumor.

Bei allen unklaren Formen der Gonadendysgenesie ist schließlich eine Pelvisskopie ins Auge zu fassen, denn „Streaks" und fehlende Ovarien lassen sich im Ultraschall nicht beweisen, eher schon das polyzystische Ovar. Das Ullrich-Turner-Syndrom, der häufigste Fall einer Gonadendysgenesie, ist allerdings durch die äußeren körperlichen Anomalien auf Anhieb zu diagnostizieren (S. 93) und durch die Chromosomenanalyse zu bestätigen.

Entzündliche und infektiöse Erkrankungen im Genitalbereich

Während bis zur Menarche Entzündungen kaum den äußeren Muttermund nach proximal überschreiten, also Vulva und Vagina bevorzugen, gewinnen aufsteigende Entzündungen im Adoleszentenalter, insbesondere nach der Kohabitarche, an Bedeutung. In diesem Lebensabschnitt muß deshalb die Adnexitis bei Unterbauchbeschwerden differentialdiagnostisch bereits immer berücksichtigt werden. Die Vagina ist wie alle anderen Körperöffnungen mit Bakterien besiedelt. Unter dem Einfluß einer steigenden Östrogenproduktion in der Pubertät vermehren sich die Schichten des Plattenepithels. Glykogeneinlagerungen bieten den Laktobazillen günstige Wachstumsbedingungen. Sie stellen für die folgenden Jahre bis zum Einsetzen des Seniums die ideale und normale Flora dar und sind ein integrierender Bestandteil des sog. *„Selbstreinigungsmechanismus der Scheide"*, der einen gewissen Schutz vor aufsteigenden Infektionen mit anderen Keimen bildet. Dieser Selbstreinigungsmechanismus besteht in der durch die Laktobazillen forcierten Autolyse der Scheidenepithelzellen, in denen unter dem Einfluß der Östrogene Glykogen gespeichert ist. Die gleichen Bazillen bewirken, daß aus Glykogen Milchsäure entsteht, was das pH der Scheide auf 3,8–4,4 absenkt, so daß das Milieu für zahllose andere Bakterien und sonstigen Mikroorganismen ungünstig wird.

Die Lage des Organs begünstigt die ständige Kontamination mit verschiedensten Keimen aus dem Genital- und Perianalbereich, sowohl dem eigenen, als auch dem eines Geschlechtspartners. Ob es zu einer entzündlichen Reaktion bei Verdrängung der physiologischen Flora durch Fremdkeime kommt, hängt von der Virulenz des Erregers und der lokalen und allgemeinen Resistenz des Wirtes ab.

Entzündungen der Vulva und der Scheide

Bei der isolierten Kolpitis sind Beschwerden oft verblüffend gering. Das widerstandsfähige Plattenepithel und eine geringe Ausstattung mit sensiblen Endorganen und Neuronen, vor allen Dingen im proximalen Drittel, ist dafür verantwortlich. Aber auch die Infektionssymptome Schwellung und Rötung sind oft so geringfügig, daß sich der Ausdruck „Vaginose“ verbreiten konnte, unter dem man einen massiven Befall der Scheide mit pathogenen Keimen ohne nennenswerte entzündliche Beteiligung des Organs selbst versteht. Es ist fraglich, ob eine solche Unterscheidung zur Kolpitis klinisch gerechtfertigt ist. Setzt sich bei einer solchen Vaginose nicht wieder die physiologische Scheidenflora durch, kommt es früher oder später auch zu Entzündungssymptomen. Aus diesem Grund sollten auch diese Vaginosen als therapienotwendig eingestuft werden.

Umgekehrt findet man aber auch manchmal bei starken Entzündungszeichen (z. B. insbesondere beim Herpes) trotz heftiger Beschwerden eine unauffällige Scheidenflora.

Vulvitiden machen im Gegensatz zu Kolpitiden so gut wie immer heftige subjektive Symptome.

Untersuchungsmethoden

Nach der Inspektion wird von 2 getrennten Tropfen Sekret, die auf einen Objektträger aufgebracht wurden, einer mit einem Tropfen physiologischer Kochsalzlösung und einer mit einem Tropfen 10%iger Kalilauge versetzt. Der Geruch wird geprüft und beide Tropfen *nativ im Phasenkontrastmikroskop* untersucht. Die Kalilauge verstärkt einen möglicherweise vorhandenen *Fischgeruch,* hervorgerufen durch eine Aminkolpitis. Außerdem zerstört sie die im Präparat vorhandenen Epithelzellen, Leukozyten und Bakterien, so daß die widerstandsfähigeren Pilze, so sie vorhanden sind, besonders leicht entdeckt werden können. Ein Färbeausstrich ist selten erforderlich, denn man kann im Phasenkontrastpräparat ausgezeichnet Scheidenzellen, Leukozyten und die Bakterienflora morphologisch und semiquantitativ beurteilen. Besonders gut sind lebhafte *Trichomonaden* zu erkennen. Werden im Kalilaugepräparat keine Pilzzellen gefunden und besteht trotzdem ein entsprechender Verdacht, so werden *Pilzkulturen* (Sabouraud-Agar) oder Pilzselektivnährböden (Microstix candida® bzw. Nickerson-Agar) beimpft, da dem direkten mikroskopischen Nachweis bis zu 30% der Pilzbefälle entgehen (Schurz et al., 1979). *Bakterienkulturen und Antibiogramme* sind bei Entzündungen, die auf Vulva und Vagina beschränkt sind, nicht unbedingt erforderlich. Die Keime, die dadurch nachgewiesen werden können, sind in der Regel auf polyvalente Scheidenantiseptika bzw. Tetracycline empfindlich. Reicht die Entzündung über die Vagina hinaus oder besteht Therapieresistenz oder von vornherein ein Verdacht auf eine Sonderform der Entzündung, sollte man jedoch nicht darauf verzichten. Eventuelle andere weiterführende Untersuchungen werden bei den einzelnen Sonderformen der Vulvovaginitis besprochen.

Die Aminkolpitis

Diese durch *Gardnerella vaginalis* hervorgerufene Entzündung, die bei erwachsenen Frauen zahlenmäßig weit im Vordergrund steht, gewinnt auch bei älteren Adoleszenten immer mehr an Bedeutung. Sie wird zu den sexual transmitted diseases gezählt und wird praktisch nicht vor der Kohabitarche gefunden. Der Erreger lebt in Symbiose mit Anaerobiern, die einen charakteristischen Fischgeruch hervorrufen, der den Adoleszentinnen manchmal besonders nach Verkehr auffällt, weil das alkalische Prostatasekret den Geruch verstärkt. Die typischen Fluorsymptome, wie Brennen und Feuchtigkeitsgefühl, sind oft sehr gering.

Die Diagnostik der Aminkolpitis ist durch Inspektion allein nicht möglich, der Fluor ist serös dünnflüssig, eher grau, aber nicht charakteristisch genug. Das pH – geprüft durch Indikatorpapierstreifen – liegt zw. 5,0 und 5,5. Der Amintest – durch Zugabe eines Tropfens 10%iger KOH zu einem Sekrettropfen am Objektträger – verstärkt den Fischgeruch. Im Nativpräparat bzw. im methylenblaugefärbten Ausstrich sind die Plattenepithelzellen bedeckt von einem Rasen kleiner Stäbchenbakterien. Dieser Befund ist so typisch, daß solche Zellen im Angelsächsischen als „Clue cells“ bezeichnet werden. Daneben findet man zwischen den Zellen zahlreiche im Klinikjargon „Comma variabile“ oder „Vibrionen“, neuerdings „Mobiluncus“ genannte (gram-negative) Bakterien, dazu Kokken und Fusobakterien. Ein nach Papanicolaou gefärbtes Präparat wirkt außerordentlich bunt.

Die *Therapie* geschieht vornehmlich mit Metronidazol 2 × 500 mg oral für 5–7 Tage oder Metronidazol-Vaginaltabletten. Nach unseren eigenen Erfahrungen sind die Heilungsraten nicht so hoch wie in der Literatur, wo sie mit ca. 90% angegeben werden. Große Schwierigkeiten macht auch eine enorm hohe Rezidivrate. Da eine Reinfektion durch den Partner die Ursache sein könnte, soll man ihn mitbehandeln. Mit bakteriziden Breitbandantibiotika bzw. Antiseptika lassen sich zwar auch gute Erfolge erzielen, jedoch vernichten diese im Gegensatz zum Metronidazol auch die Laktobazillen, weshalb die Rezidivrate höher sein soll.

Die unspezifische Vulvovaginitis und das toxische Schocksyndrom menstruierender Mädchen und Frauen

Hier sind vor allem Staphylokokken zu nennen, die am ehesten in der frühen Postmenarche bei geringer Östrogenisierung des Epithels vereinzelt heftige Entzündungen verursachen können. Die Beschwerden sind viel stärker, aber das Auftreten im Vergleich zur Aminkolpitis seltener. Das ebenfalls durch Staphylokokken hervorgerufene *toxic-shock-syndrome* dagegen macht wenig Lokalerscheinungen (s. u.).

Diese hochakute, lebensbedrohende Erkrankung wurde durch Todd und Mitarbeiter 1978 in den USA beschrieben, wo sie beinahe epidemische Formen angenommen hatte. Alsbald erkannte man, daß in den meisten Fällen eine besonders saugfähige, die Vagina fest verschließende Tamponsorte während der Periode benutzt wurde; als diese Sorte aus dem Handel gezogen worden war, reduzierte sich die Frequenz in den USA auf normale, nämlich selten vorkommende Inzidenzraten, wie sie in Europa üblich sind. Als akute Staphylokokkensepsis der jungen Mädchen war sie aber z. B. dem Herausgeber dieses Buches schon seit 1936 bekannt. Gynäkologen sehen sie primär offenbar seltener als Pädiater, Praktische Ärzte und Internisten; vielen ist der Zusammenhang mit der Menstruation offenbar nicht bekannt.

Das eigentliche Krankheitsagens ist das in der Scheide gebildete Staphylokokken-Endotoxin F. Plötzlich kommt es, meist während der Periode, zu hohem Fieber mit Continua, Tachykardie, Durchfall, heftigen Muskelschmerzen und zu einem generalisierten Erythem und zu Hyperleukozytose. Die Mädchen verlieren nach ein- bis zweitägiger Krankheitsdauer allmählich das Bewußtsein. Regungslos oder unter einzelnen Myoklonien liegen sie mit bläulich-roter Haut- und Schleimhautverfärbung im Bett und täuschen einen guten Kreislauf vor. Als Zeichen der Allgemeinvergiftung finden sich Kreatinin, CPK, Bilirubin und Transaminasen im Serum erhöht. In der Blutkultur kann der schuldige Staphylokokkus nicht immer nachgewiesen werden, fast immer aber vom Tampon bzw. bei der Kolposkopie. Wenn jetzt nicht richtig behandelt wird, erfolgt der Tod. Das Krankheitsbild ist unverwechselbar.

Therapie: Man unterlasse nach Entfernung des Tampons jegliche lokale Behandlung, vielmehr ist *klinische Einweisung dringend:* Nicht so sehr die antibiotische Behandlung, sondern die Schocktherapie mit intravenöser Flüssigkeitszufuhr und hohen intravenösen Cortison-Dosen sowie Sauerstoffbehandlung sind vordringlich. Als Antibiotikum wähle man ein penizillinasefestes Penizillin: Dicloxacillin (Dichlorstapenor®) oder Flucloxacillin (Staphylex®) 1 g intravenös als Kurzinfusion alle 4 bis 6 Stunden.

Prophylaxe: Wenn die Patientin überlebt, kann sich nach Wochen oder Monaten ein solches Schocksyndrom wiederholen! Bakteriologische Kontrollen der Vagina sind daher angezeigt. Jegliche Tamponbenutzung muß vermieden werden. Ein besonderer Immundefekt ist bei den Patientinnen bisher nicht nachgewiesen worden.

Weitere Erreger unspezifischer Entzündungen sind *Streptokokken der Gruppe A* sowie die, wenn Selektivnährböden benutzt werden, häufiger nachgewiesenen *Streptokokken der B-Gruppe.* Diese können für Neugeborene sehr gefährlich werden, bei denen sie Pneumonien hervorrufen, wenn sie sub partu im Geburtskanal infiziert werden; weniger wichtig sind nach neueren Untersuchungen (Petersen 1984) die Streptokokken der D-Gruppe (= Enterokokken) und die Enterobakterien (Coli, Proteus und Klebsiellen), bei deren Vorkommen auch gleichzeitige *Harnwegsinfekte* bewiesen oder ausgeschlossen werden sollen.

Die *Therapie* geschieht mit polyvalenten Scheidenantiseptika (z. B. Betaisodona®-Vaginalovula) oder Breitbandchemotherapeutika (z. B. Tetracyclin-Ovula), sofern nicht eine vorliegende Bakterienkultur mit Antibiogramm Resistenz bescheinigt. In der Adoleszenz können diese industriell gefertigten Vaginalia meist ohne Schwierigkeiten auch schon vor der Kohabitarche bei intaktem Hymen eingeführt werden.

Spezifische Vulvovaginitiden

Die in diesem Kapitel besprochenen Entzündungen von Vulva und Scheide werden sexuell übertragen und könnten genauso gut unter dem Titel „sexual transmitted diseases" aufgelistet werden. Auch die Aminkolpitis könnte unter diesem Titel beschrieben werden. Bei diesem Infektionsmodus steigt die Wahrscheinlichkeit der Erkrankung mit dem Alter der Adoleszenten, der Zeit, die seit der Kohabitarche vergangen ist und der sexuellen Aktivität.

Die Gonorrhö

Während bei jüngeren Mädchen Schmierinfektionen bei unzureichender Hygiene auf Toiletten und Bädern oder Schlafen in Betten mit erkrankten Familienmitgliedern eine Rolle spielen, ist in Pubertät und Adoleszenz der Übertragungsmodus weitgehend der sexuelle Kontakt. Während sich weiters in der Kindheit die Gonokokkeninfektion auf Vulva und Scheide beschränkt, sind die Symptome in Pubertät und Adoleszenz vorwiegend durch den aszendierenden Infekt dominiert. So stehen die *Zervizitis* mit gelbem, rahmigem, zervikalem Eiter, die Endometritis und insbesondere die *Adnexitis* im Vordergrund. Wichtig ist auch noch der Befall der Bartholinschen Drüsen und der Skeneschen paraurethralen Gänge. Obwohl die *Neisseria gonorrhoeae* als Erreger höchste Pathogenität im Genitalbereich besitzt, kann man sie auch bei völlig uncharakteristischen Befunden und beschwerdefreien Adoleszenten finden.

Eine verläßliche Diagnose ist praktisch ausschließlich durch Kultivierung der Keime möglich. Eine mikroskopische Diagnose allein im Gram- oder Methylenblaupräparat ist nicht ausreichend sicher. Wenn man nicht in unmittelbarer Nachbarschaft zu einem bakteriologischen Labor arbeitet, ist man auf Transportnährböden (z. B. Transpocult®) angewiesen. Die Anwachsrate ist dort befriedigend. Ideal ist allerdings die direkte unmittelbare Transferierung von beimpften gewärmten Blutagarplatten ans Labor, wo sie im CO_2-Milieu bebrütet werden.

Die *Therapie* ist bei Neisseria gonorrhoeae wegen ihrer hohen Empfindlichkeit gegenüber den meisten bekannten Antibiotika sehr einfach. Verwendet werden vor allen Dingen hohe Penicillin-Dosen (z. B. 3 × 1,5 Mio. Megacillin® pro Tag oral durch 1–3 Tage; bzw. Aminopenicilline, z. B. 3 × 1 g Clamoxyl® durch 1–3 Tage): man kann aber genauso mit Tetracyclinen oder Trimethoprim + Sulfamethoxazol behandeln.

Es soll nicht übersehen werden, daß die Erkrankung *meldepflichtig* ist, falls sich die Patientin der Behandlung entzieht; für den ansteckenden Partner gelten die gleichen Vorschriften. Zu empfehlen sind ein, besser aber zwei bis drei posttherapeutische Abstriche, jeweils im Abklingen der Menstruation sowie Abstriche auch aus Urethra und Rectum.

Mykosen von Vulva und Vagina

Von der Pubertät an, insbesondere nach der Kohabitarche, nimmt die Häufigkeit von Pilzerkrankungen zu. Die Beschwerden sind meist erheblich. Charakteristisch ist das Vollbild mit heftigem Juckreiz und Brennen, einer Schwellung und düsterroten Verfärbung der Schleimhaut mit weißen, abwischbaren Belägen. Der Fluor wird überwiegend als bröcklig-weiß, ähnlich geronnener Milch beschrieben. Es werden aber auch dünnflüssige und salbenartige Sekrete beobachtet. Im latenten Stadium der Entzündung verschwinden die Symptome, die Patienten werden beschwerdefrei.

Die *Diagnose* kann im *Phasenkontrastmikroskop* besonders leicht nach Zugabe von *Kalilauge* zum Nativpräparat durch den Nachweis von Pilzfäden gesichert werden. Bei negativem Befund ist eine Pilzkultur erforderlich. Die Erreger sind vorwiegend Sproßpilze, Hefen, und zwar Candida albicans, seltener Torulopsis glabrata. Im *Stadium der Latenz,* wo sich der pflanzliche Erreger in einer saprophytären Phase befindet, sieht man weniger Pilzfäden als Sproßzellen. Die Pilzkeime können mit einer bakteriellen Mischflora von pathogenen Keimen vergesellschaftet sein, aber auch bei normaler Flora mit Laktobazillen auftreten. Aus dem Stadium der Latenz kann der Keim in ein *parasitäres Stadium* übergehen, wenn das Scheidenbiotop gestört wird. Das kann z. B. durch eine Allgemeinerkrankung oder topisch durch die Zerstörung der normalen Laktobazillenflora durch Antibiotika, insbesondere Penicilline der Fall sein. In diese Richtung begünstigend wirken weiters auch hormonale Kontrazeptiva, Kortikoide, Hypothyreosen und Schwangerschaften.

Endogene Infektionen aus dem Verdauungstrakt, insbesondere dem anorektalen Bereich, sind die häufigste Ursache von Reinfektionen und Rezidiven. Bei einer Infektion, die vermutlich durch den *Sexualpartner* übertragen wurde, sollte dieser unbedingt *mitbehandelt* werden.

Die *Therapie* besteht in der Behandlung mit antimykotischen Cremen und Scheidenovula. In den letzten Jahrzehnten sind Tausende Substanzen in vitro als wirksam gegen humanpathogene Pilze erkannt worden. Mehr als 100 Einzelsubstanzen sind im Handel, von denen sich für die Lokalbehandlung im Bereich der äußeren Genitalien, insbesondere die Benzimidazol- bzw. Imidazolderivate, Miconazolnitrat, Econazolnitrat und Isoconazolnitrat und Clotrimazol durchgesetzt haben. Die Behandlungsdauer mit Vaginalovula wird heute durch hohe Einzeldosen auf 1–3 Tage reduziert, wobei Heilungsraten von 90% erreicht werden. Ist der Erreger Torulopsis glabrata, sollte die Behandlungszeit verdoppelt werden. Bei wiederholten Rezidiven ist eine generelle Sanierung durch systemische Verabreichung von Ketoconazol (Nizoral 2 × 200 mg durch 5 Tage), das das Amphotericin B weitgehend abgelöst hat, angezeigt. Partnerbehandlung ist besonders in diesen Fällen erforderlich. Manchmal ist die hartnäckige Neigung zu Rezidiven eine therapeutische Crux und erfordert eine mykologische Spurensuche mit kriminalistischer Akribie, um den Reinfektionsherd in Familie und Haushalt zu entdecken. Führt auch das nicht zum Erfolg, können intermittierende prophylaktische Kurzzeitbehandlungen, z. B. mit Nizoral® monatlich, versucht werden.

Trichomonadenkolpitis

Die Erreger, einzellige Flagellaten, werden durch Schmierinfektionen, in erster Linie auf sexuellem Weg, übertragen. Die Trichomonaden sind allerdings so widerstandsfähig, daß sie auch auf nassen Schwämmen und Handtüchern, selbst in chlorierten Schwimmbecken überleben können, die dann ebenfalls zur Infektionsquelle werden können. Interessanterweise nimmt insgesamt die Erkrankungshäufigkeit in den letzten Jahren ab. Das klinische Bild ist im akuten Stadium durch eine heftige fleckige Rötung („Kolpitis granularis“) der Scheidenschleimhaut gekennzeichnet, wobei der meist dünnflüssige und schaumige Fluor leicht süßlich riecht.

Der Erregernachweis im warmen Nativpräparat mittels Phasenkontrastmikroskop oder abgedunkeltem Hellfeld gelingt meist ohne Schwierigkeiten. Häufig findet man gleichzeitig Gardnerella oder Vibrionen bzw. eine bunte Mischflora mit reichlich Leukozyten. Das pH liegt wie bei der Aminkolpitis über 5. Bei längerem Bestand kann auch die Trichomonadenkolpitis in ein klinisch unauffälliges und beschwerdearmes Stadium übergehen. Zur Therapie hat sich die orale Eindosisbehandlung mit 1 g Metronidazol bewährt. Man sollte aber wegen der häufigen Vergesellschaftung mit einer Aminkolpitis eine längere Behandlung, z. B. mit 3 × 500 mg Metronidazol pro Tag durch 5–7 Tage vorziehen. Neben Metronidazol haben sich in letzter Zeit auch Nitroimidazole, wie z. B. Ornidazol, durchgesetzt.

Mykoplasmen-Vulvovaginitis

Mykoplasmen sind so wie Candida albicans relativ häufig in einem saphropytären Stadium in der Scheide vorhanden und werden wie diese nur fakultativ pathogen. Sie sind Bakterien ohne feste Zellwände und labortechnisch äußerst schwierig nachzuweisen und anzuzüchten.

Neben dem Befall der Scheide ist vor allen Dingen der des *Harntraktes* wichtig geworden. Die Mykoplasmen sind meistens an Mischinfektionen mit anderen hier erwähnten Erregern beteiligt. Selbst gelungener Erregernachweis ist noch kein Beweis dafür, daß diese Erreger im untersuchten Fall tatsächlich pathogen geworden sind. Erst Keimzahlen über 10^5 per ml werden als krankheitsauslösend angesehen. Am häufigsten findet man Mycoplasma urealyticum, das im anaeroben Milieu am besten gedeiht.

Therapeutisch muß man Antibiotika auswählen, die in die Proteinsynthese der Bakterien eingreifen, da die Zellwand fehlt. Aus diesem Grund sind Tetrazykline oder Erythromycin die Mittel der Wahl.

Chlamydien-Vulvovaginitis

Diese Erkrankung gewinnt in letzter Zeit zunehmend an Interesse und Bedeutung. Die Erreger sind kleine Bakterien, die sich ausschließlich intrazellulär vermehren. Sie können Infektionen in sämtlichen Urogenitalorganen hervorrufen, wobei das *Keimreservoir der Frau* in erster Linie die *Zervix* ist. Die Scheide selbst wird eigentlich nicht befallen. Die Kolpitiserscheinung entsteht einerseits durch den eitrigen, zervikalen Fluor und eine sekundäre Störung der Scheidenflora. *Bei allen Jugendlichen mit mukopurulentem Fluor soll nach Chlamydien gefahndet werden.*

Der Nachweis der Erreger ist nach wie vor relativ schwierig. Seit einiger Zeit gibt es außer den Kulturmethoden einen Immunfluoreszenztest auf der Basis monoklonaler Antikörper sowie einen indirekten Immun-Peroxidase-Assay zum Nachweis von IgG- und IgA-Antikörpern im Serum, deren Treffsicherheit ausreichend zu sein scheint.

Die Übertragung geschieht überwiegend auf sexuellem Weg, dementsprechend finden sich die Erreger vor allem bei Adoleszenten mit häufigem Partnerwechsel.

Therapeutisch werden wie bei der Mykoplasmen-Vulvovaginitis Tetrazykline oder Erythromycin eingesetzt, wobei eine Partnermitbehandlung erforderlich ist.

Lues

Syphylitische Infektionen sind seit den späten 50er Jahren wieder im Ansteigen. Die Ursachen dürften neben der Zunahme der Infektionsmöglichkeiten (Ferntourismus) ungenügende Kontroll- und Fürsorgemaßnahmen sein.

Etwa 3 Wochen nach der Infektion kommt es zum Auftreten des typischen harten Schankers, einer im Niveau der gesunden Haut liegenden, roten, lackartig glänzenden, derben, schmerzlosen Erosion verschiedener Größe mit scharfer Demarkation gegenüber der Umgebung ohne entzündliche Reaktion. Die Prädilektionsstellen sind die Gegend der kleinen oder großen Labien und das Vestibulum vulvae. Das Geschwür kann nach 4–6 Wochen spontan abgeheilt sein. Etwa in der 5. Woche post infectionem schwellen die regionären Lymphknoten an, sie sind derb und schmerzlos. Ab der 8. Woche kommt es zu einer allgemeinen Lymphknotenschwellung. Die serologischen Reaktionen sind ab der 6. Woche positiv. Nur der Immunfloreszenztest wird schon ab der 3. Woche positiv.

Neben dem Primärkomplex kann auch im Sekundärstadium etwa nach der 9. Woche eine Lues-Effloreszenz in Erscheinung treten: die Condylomata lata. Sie entstehen häufig am After und an den äußeren Genitalien, insbesondere an der Vulva, wobei an den vis-a-vis liegenden Flächen der Schamlippen und am Damm sich konfluierende, hoch infektiöse Papel-Beete entwickeln.

Virusinfektionen

Hier kommen im wesentlichen 2 Gruppen in Frage, die Herpes- und die Condyloma-Viren.

Herpes genitalis

Der Herpes ist primär eine Allgemeinerkrankung, in deren Rahmen die Sakralganglien befallen werden, die auch das Erregerreservoir darstellen. Der Genital-Herpes wird, im Gegensatz zum Herpes im Kopfbereich, stets durch das Herpesvirus Typ 2 (HSV-2) hervorgerufen. Eine Infektion mit diesem Typ 2 gibt es praktisch nur beim Neugeborenen und ab dem Adoleszentenalter. Lokal befallen werden nicht nur Scheide, Vulva und das Gebiet um den Anus, sondern auch die Zervix (endo- wie ektozervikal). Schwere Verlaufsformen können zu einer nekrotischen Zervizitis führen.

Die Effloreszenzen im akuten Infekt sind Bläschen mit einem heftig geröteten Hof, die später eintrocknen. In der Folge zeigt sich eine Erosion, schließlich eine Ulzeration mit einem roten Halo. Die Patientinnen klagen über heftig brennende Schmerzen im befallenen Gebiet. Die Krankheit rezidiviert häufig, wobei die Effloreszenzen und die Ulcera so diskret sein können, daß man sie erst im Kolposkop erkennt.

Bei Herpes genitalis in der Spätschwangerschaft kann das Neugeborene bei der Passage des erkrankten Geburtskanals infiziert werden; eine generalisierte Erkrankung mit bleibenden zerebralen Schäden bzw. tödlichem Verlauf in 30% ist zu befürchten, sofern nicht die Geburtswege durch Sectio umgangen werden.

Die Therapie des Herpes genitalis besteht in erster Linie in der lokalen Applikation von Salben, die Aciclovir enthalten. Bei schwererem Verlauf kann Aciclovir auch systemisch oral verabreicht werden. Das Präparat hemmt die virale DNA-Polymerase. Doch gibt es bereits resistente Stämme. Die Mittel der Wahl zur lokalen Behandlung sind daher (1987) Trifluorthymidin und Joddesoxyuridin.

Genitale Papilloma-Virusinfektionen

Weltweit wird eine Zunahme der genitalen Warzenbildungen bemerkt, die von besonderer Bedeutung wegen ihres wahrscheinlichen Zusammenhangs zum Zervixkarzinom sind. So vermehrt sich nach Berichten aus Großbritannien dort die Zahl alle Jahre um 10%. Von diesen kleinen Viren gibt es zahlreiche Typen, wobei die Gruppen HPV 6 und HPV 11 vor allen Dingen die *Condylomata acuminata* hervorrufen, die nur ein geringes Entartungsrisiko haben. Die Virustypen HPV 16 bzw. HPV 18 werden oft beim Zervixkarzinom gefunden, dürften onkogen sein und ein hohes Risiko bedeuten. Diese Viren werden beim Geschlechtsverkehr übertragen mit einer Häufung im 20.–30. Lebensjahr. Sie stehen heute bezüglich ihrer Häufigkeit an dritter Stelle der sexual transmitted diseases. Neben den Condylomata acuminata machen sie auch noch andere Krankheitsbilder wie *Riesenkondylome,* flache Kondylome *(Condylomata plana),* die den zervikalen, intraepithelialen Neoplasien der Schweregrade I–II entsprechen. Diese Läsionen bedürfen einer exakten zytologischen und kolposkopischen Verlaufskontrolle und gegebenenfalls Probeexzisionen.

Die *Therapie* der Condylomata besteht in der Entfernung entweder durch Thermokauterisierung, durch Kryochirurgie oder durch Laserchirurgie. Weniger bewährt sich die Behandlung durch Pinselung mit 20%igem Podophyllin (vergl. S. 200).

Bei jeder Art der Behandlung kommt es sehr häufig zu Rezidiven, da die Viren durch diese oberflächliche Behandlung selten völlig eliminiert werden.

Der Hypersekretionsfluor

Trotz der zunehmenden Häufigkeit von entzündlichen Erkrankungen und sexual transmitted diseases bei Adoleszenten findet man bei Klagen über Fluor in dieser Altersgruppe überwiegend ein normales, lediglich vermehrtes Scheidensekret in einer gesunden Scheide. Man nennt diese Erscheinung Hypersekretionsfluor, auch wenn sie besser *Hypertranssudationsfluor* heißen sollte. Vegetative Dysregulationen, emotionale Belastungen, vor allen Dingen aber das relative Überwiegen der Östrogene bei Jugendlichen mit anovulatorischen Zyklen führt zu einer vermehrten Transsudation durch das Scheidenepithel und einer gesteigerten Abschilferung der oberflächlichen Epithelzellen. Eine Hypersekretion der Zervixdrüsen kommt meist noch hinzu.

Die Mädchen berichten darüber, daß sie die verstärkte Sekretion vor allem bei schulischem Streß und unter psychischen Belastungen bemerken. Das Symptom Fluor als Ausdruck einer psychosomatischen Erkrankung wurde schon an anderer Stelle erwähnt (S. 206). Bei nicht vorbehandelten Fällen findet man eine ungestörte Döderlein-Flora, wenig Leukozyten und große polygonale Superfizialzellen.

Die *Therapie* besteht in der Aufklärung des Mädchens bzw. seiner Mutter über die Genese der Störung und das Fehlen einer organischen Erkrankung. Die Gefahr besteht in einer *ungerechtfertigten Behandlung mit Scheidenantiseptika* oder Breitband-Antibiotika ohne Untersuchung des Scheidensekrets, wie dies leider immer wieder geschieht. Führt diese „Therapie" zur Vernichtung der Laktobazillen-Flora, so können unter Umständen pathogene Keime überwuchern, die erst sekundär eine Vulvovaginitis hervorrufen.

Manchmal sind auch *Fremdkörper* Auslöser eines chronischen Fluors, wobei im Adoleszentenalter am ehesten vergessene Tampons gefunden werden.

Scheidenentzündungen, die durch *Darmparasiten,* vor allem Oxyuren, hervorgerufen werden, kommen in dieser Altersstufe bereits seltener als in der Kindheit vor.

Nicht selten sieht man *Vulvitiden auf allergischer,* vereinzelt auch auf *toxischer Basis* nach Verwendung von Intim-Sprays, Seifen, Parfums und Desinfektionsmitteln. Das Tragen von zu enger Synthetikunterwäsche unter engen Hosen kann zu Kombinationsschäden der Vulvahaut und am Damm führen.

Entzündliche Erkrankungen des inneren Genitales

Entzündungen von Uterus und Adnexen, hervorgerufen durch vorwiegend aufsteigende Entzündungen, werden praktisch erst jenseits der Menarche gesehen. Das wirft ein Licht auf die Bedeutung der uterinen Blutung als wichtige Anbahnungsursache einer Keimaszension, weil während dieses Ereignisses die bakterielle „Zervixschranke" für Erreger leichter überwindbar wird.

Die Endometritis cervicis uteri

Die Cervix uteri ist nicht keimfrei, vielmehr hat sie eine qualitativ weitgehend ähnliche Flora wie die Scheide. Die Unterschiede sind lediglich quantitativer Natur. Das ist insofern überraschend, als das Zervixsekret alkalisch und das Scheidensekret physiologischerweise sauer ist.

Die primäre akute Zervizitis ist immer verdächtig auf eine Gonorrhö, insbesondere bei rahmigem Eiter. Die sekundären und chronischen Zervizitiden können ebenfalls gonorrhoischer Natur sein.

Auch Chlamydien befallen bevorzugt die Endocervix. Als weitere Erreger kommen solche in Frage, die auch Kolpitiden hervorrufen. Auf diese sekundären und chronischen Formen der Zervizitis wird man vor allen Dingen dann aufmerksam, wenn nach Behandlung einer Kolpitis die Beschwerden persistieren und im Kolposkop mehr oder weniger trübes Zervixsekret sowie eine Rötung und Schwellung der Zervixschleimhaut gefunden wird. In diesen Fällen ist dann eine mikrobiologische Untersuchung des Zervixsekrets unter Berücksichtigung von gonorrhoischer und der Chlamydien-Infektion obligat. Nicht vergessen werden soll, daß auch ein Herpes genitalis als Zervizitis imponieren kann.

Manchmal ist es nötig, neben der gezielten antibiotischen Therapie auch eine Milieusanierung, z. B. in Form einer Elektrokoagulation großer Ektropionierungen des Zervixepithels, vorzunehmen. Dieses Drüsenfeld, das dann außerhalb des Zervikanals in einem sauren

Milieu liegt, ist besonders anfällig und reagiert mit einer starken Sekretion.

Häufig findet man chronische Zervizitiden und Gardnerella vaginalis bei Intrauterinpessarträgerinnen; da diese Kontrazeptionsmethode jedoch bei Adoleszenten möglichst vermieden werden sollte, spielt diese Ursache hier eine geringe Rolle.

Die Endometritis corporis uteri

Bakterien und Krankheitserreger, die kanalikulär aszendierend (z. B. Gonorrhö) oder solche, die deszendierend (z. B. Tuberkelbakterien) auf die Oberfläche des Uteruscavum gelangen, können durch die Desquamation der Funktionalis im Rahmen der Menstruation eliminiert werden. Bei Störungen dieses Vorgangs wird das Eindringen der Erreger in die Basalis und schließlich in das Myometrium erleichtert. Hier spielen besonders die juvenilen Blutungsstörungen eine Rolle. Aber auch Blutungen post abortum und post partum sowie die normale Menstruation erleichtern neben der Aszension auch das Eindringen der Keime. Daneben spielen ärztliche Maßnahmen, wie sie in der Adoleszenz allerdings noch wenig zur Anwendung kommen, eine Rolle, z. B. die Abrasio oder die Einlage eines Intrauterinpessars. Isolierte Entzündungen des Endometriums sind in der Adoleszenz selten, überwiegend ist die Endometritis Teil einer schweren Entzündung des gesamten inneren Genitales, die sich auf die Zervix, das Endometrium und die Adnexe erstreckt. Da in diesen Fällen meist auch das Peritoneum mehr oder weniger beteiligt ist, hat sich im angelsächsischen Sprachgebrauch der Ausdruck PID (Pelvic Inflammatory Disease) eingebürgert. Besteht der Verdacht, daß zum Zeitpunkt der Untersuchung eine Entzündung nur das Endometrium befallen hat, sollte nach Gewinnung von Material für die bakteriologische Untersuchung sofort mit Breitbandantibiotika behandelt werden, um die weitere Aszension in die Adnexe zu verhüten. Es wäre ungünstig, die Ergebnisse des Antibiogramms abzuwarten.

Neben der heute äußerst seltenen tuberkulösen Endometritis kommen als Erreger für die Endometritis alle die Keime in Frage, die auch Zervizitiden und Scheidenentzündungen verursachen können. Neben den Gonokokken spielen Coli-Bakterien, Enterokokken, Staphylokokken, anaerobe Streptokokken usw. eine Rolle. Der Vollständigkeit halber soll die Endometritis toxoplasmotica erwähnt sein, die zwar praktisch symptomlos verläuft, aber eine große Rolle für die Entwicklung von Fetopathien spielt.

Die Adnexitis

Wie schon bei der Endometritis sind auch hier zwei Infektionswege zu unterscheiden:

Die aszendierende Infektion: Für sie ist das Vorhandensein von Genitalblutungen und Geschlechtsverkehr begünstigend, wenn nicht Voraussetzung. Es kommen spezifische Infektionen, vor allem die Gonorrhö, und unspezifische in Frage.

Die deszendierende Infektion erfolgt in erster Linie durch Übergreifen der Entzündung von einer *Appendizitis* auf die Eileiter. Chronische Appendizitiden sind häufig von einseitigen, rechtsseitigen chron. Salpingitiden bzw. Adnexitiden begleitet.

Im Gegensatz dazu erkranken bei *aszendierender Infektion* fast immer beide Seiten. So wie schon bei der Endometritis beschrieben, sind die häufigsten Gelegenheiten für das Aufsteigen pathogener Keime die Menstruation bzw. allgemein die uterinen Blutungen und intrauterine Eingriffe. Bei der Aszension kommt es über eine initiale Entzündung der Tubenschleimhaut *(Endosalpingitis)* zum Befall der anderen Wandschichten der Tube. Leichtere Erkrankungen können ad integrum ausheilen aber auch zu Defektheilungen der Tubenschleimhaut mit Verschmelzungen des Reliefs und Eifallen, die später Tubargraviditäten begünstigen, führen. Bei schwerer Verlaufsform kommt es zu *Pyosalpingen* durch Verschluß des abdominalen Tubenostiums und Empyembildung.

Pyosalpingen führen auf jeden Fall zu schweren Destruktionen der Tube. Bei längerem Bestehen einer Pyosalpinx kann der Eiter seinen Keimgehalt verlieren und zu einem mehr oder weniger trüben Exsudat werden. Dieser Zustand wird als *Hydrosalpinx* bezeichnet und ist ein wichtiger anatomischer Befund bei der chronischen Adnexitis. Schreitet die Entzündung über die Tubenserosa in die Umgebung fort, kann es zur *Perioophoritis, Oophoritis* und zu *Ovarialabszessen* kommen. Verschmelzen Ovarialabszesse und Pyosalpingen, so spricht man vom *Tuboovarialabszeß*. Ein solcher Abszeß, aber auch eine Pyosalpinx kann perforieren, dann tritt Eiter in die Bauchhöhle aus und es kommt zur *Pelvioperitonitis*. Diese kann bei schlechter Abwehrlage zur diffusen Peritonitis und bei länger dauerndem Verlauf zum Douglasabszeß fortschreiten. Beim Abheilen in diesem Stadium bleiben meist schwere Destruktionen der Organe und Verwachsungen, Verklebungen, Taschen und Seromzystenbildungen übrig. Die *Fertilität* ist entsprechend eingeschränkt bis aufgehoben.

Die Symptome hängen vom Stadium und der Schwere der Erkrankung ab. Überwiegend kommen heftige Beschwerden vor, wenngleich auch schwerste Adnexitiden manchmal wegen verblüffender Geringfügigkeit der Schmerzen und Befunde übersehen werden können. *Symptome* der akuten Salpingitis sind Unterbauchschmerz, Zwischenblutungen, Fluor, Urethritissymptome, Dyspareunien und Fieber. In der Anamnese wird überwiegend eine Dauer der Beschwerden um 3 Wochen angegeben.

Wichtig ist, festzustellen, ob ein pathologischer Tastbefund vorliegt oder nicht. Ein entscheidender Hinweis auf eine Adnexitis ist das Vorhandensein einer mukopurulenten Zervizitis mit mehr als 20 Leuko pro Gesichtsfeld.

Bei der Laborabklärung findet sich nur in 75% der Fälle die Blutsenkung wirklich erhöht und nur in 60% eine Leukozytose. Somit erfährt man oft wenig diagnostische Hilfe von den Laborbefunden. Infolge der Unsicherheit der Beschwerden und der Laborbefunde ist deshalb die Diagnose akute Salpingitis oder Adnexitis immer nur eine Vermutungsdiagnose.

Im Zweifelsfall ist, unter anderem auch für den *Erregernachweis*, rasch die Pelviskopie einzusetzen, es kommt allerdings auch eine Douglaspunktion in Frage.

Die zwei *wichtigsten Erreger* sind die Gonokokken und die Chlamydien. Im Vergleich zur Gonorrhö verläuft die Chlamydien-Salpingitis eher harmlos; sie kommt später nach der Menstruation, macht weniger oft Fieber, weniger oft einen eindeutigen Tastbefund, geht aber dafür öfter mit einer erhöhten Senkung, Blutungsstörungen, insbesondere Zwischenblutungen einher.

Bezüglich des *Erregerverhaltens* kann man verschiedene Phasen unterscheiden: In der monomikrobiellen Phase vermehrt sich der eingedrungene exogene Erreger, der, je älter die Jugendliche ist, um so eher aus der Gruppe der Erreger von sexual transmitted diseases stammt. In einer darauffolgenden polymikrobiellen Phase kommen endogene Aerobier und Anaerobier dazu. Erst in der letzten, der anaeroben Phase, in der die Anaerobier die Hauptrolle übernehmen, fühlt sich die Patientin richtig krank. Endogene Keime aus dem Keimreservoir der Zervix spielen bei Jugendlichen und Adoleszentinnen eine geringere Rolle für die Auslösung der Salpingitis.

Die *Therapie* kann bei leichten Fällen ohne Fieber zunächst in der Verabreichung von Tetracyclinen (Doxycyclin) bestehen. Man erreicht damit die wichtigsten pathogenen Keime. Bei leichten Fällen mit Fieber kann man Doxycylin mit Metronidazol kombinieren. Bei allen schweren Fällen wird man versuchen, mittels Pelviskopie zu Bakterienkulturen und Antibiogrammen zu gelangen. Bis zu deren Vorliegen muß man mit bakteriziden Breitbandantibiotika behandeln. Zu berücksichtigen ist, daß Chlamydien von den meisten Breitbandantibiotika nicht erfaßt werden (siehe S. 190).

Wichtig ist bei allen durch sexual transmitted diseases hervorgerufenen Adnexitiden die Partnertherapie. Wenn sie unterbleibt, senden wir die Patientin quasi zu ihrem Erreger zurück.

Wie schon erwähnt, kommt es bei der Salpingitis in bis zu 50% zu Fertilitätsstörungen.

Ein wichtiger Gesichtspunkt ist die Erfahrung, daß je nach Kontrazeptionsmethode das Salpingitisrisiko variiert. Wenn man bei fehlender Kontrazeption das Risiko mit 1,0 ansetzt, so ist das Risiko bei Pilleneinnehmerinnen 0,3, also wesentlich vermindert, bei Intrauterinpessarträgerinnen liegt es mit 1,5 deutlich höher und bei Diaphragmaträgerinnen mit 0,5 wiederum geringer (Weström 1986).

Wegen der Bedeutung für die Fertilität dieser jungen Mädchen ist ein aggressives Management des Unterbauchschmerzes bzw. des Adnexitisverdachts in der Adoleszenz zu fordern.

Im Zweifelsfall bei schwierigen Differentialdiagnosen ist die Pelviskopie einzusetzen. Aggressiv diagnostisch und therapeutisch soll auch die Appendizitis bzw. der Appendizitisverdacht junger Mädchen angegangen werden. Im Rahmen der Appendektomie ist es wichtig, die Adnexe zu inspizieren und antibiotisch abzudecken, sofern der Verdacht auf Fortleitung einer Infektion besteht. Bei einem berechtigten Verdacht ist wegen der großen Bedeutung der Adnexitis bei Jugendlichen eine Hospitalisation unbedingt zu fordern.

Genitaltumore im jugendlichen Alter

Wie Geschwülste und Neubildungen allgemein, so sind auch Genitaltumore im besonderen bei Heranwachsenden nicht sehr häufig. Dennoch muß man diese Erkrankungen auch im jugendlichen Alter bei differentialdiagnostischen Überlegungen berücksichtigen. In der Tat kommen sämtliche gutartigen und bösartigen Geschwülste, die im Erwachsenenalter bekannt sind, auch schon bei Adoleszenten vor. Ein wesentliches Problem macht es aus, daß bei Jugendlichen die Nebenwirkungen der Krebstherapie, sowohl der chirurgischen als auch der radioonkologischen und der Chemotherapie noch schwerer wiegen als bei Erwachsenen. Man denke hier an die Gefährdung des Körperwachstums, der Gonadenfunktion, der Fortpflanzungsfähigkeit sowie die Auswirkungen von Zytostatika auf das Erbgut und daran, daß eine ev. Kanzerogenität um so mehr zu berücksichtigen ist, je größer die Lebenserwartung angesetzt werden kann.

In dieser Zusammenstellung werden nur solche Tumore aufgeführt, die entweder das Jugendalter bevorzugen oder dort einen besonderen Gesichtspunkt ergeben oder in diesem Alter relativ häufig gesehen werden. So fällt zum Beispiel auf, daß, im Gegensatz zu späteren Lebensphasen der Frau, Ovarialkarzinome bei Jugendlichen häufiger sind als solche der Gebärmutter.

Ovarialtumore

Funktionelle Zysten

Diese Geschwülste sind keine echten Neoplasien. Schon die im Ovar vorhandenen Follikel und Gelbkörper könnte man eigentlich als physiologische Minizysten bezeichnen. Durch pathologische Vermehrung der Sekrete in diesen Strukturen entstehen entweder *Follikel- oder Corpus luteum-Zysten.* Zum Arzt führen diese Patientinnen Schmerzen, die manchmal am Ort des Tumors empfunden werden; seltener klagen sie auch über Beschwerden der Nachbarorgane, Darm und Blase.

Manchmal treten dann Zeichen eines akuten Abdomens auf, wenn es zu Komplikationen wie Zystenruptur mit oder ohne Blutung oder Stieldrehung gekommen ist.

Der Palpationsbefund ergibt einen meist einseitigen Tumor, der vereinzelt unter den Händen noch während der Palpation rupturiert. In diesem Fall pflegen wir in Operationsbereitschaft abzuwarten bzw. bei starken Beschwerden zu pelviskopieren. Genauso wichtig wie die Palpation und häufig noch viel aussagefähiger ist die Ultrasonographie. Zystische Tumore sind geradezu eine Domäne dieser Untersuchungstechnik.

Das *Therapiemanagement* besteht, falls keine Schmerzsymptomatik zum Eingreifen zwingt, im Beobachten und Abwarten. Es gilt dabei, differentialdiagnostisch echte zystische Neubildungen auszuschließen. Kann man eine Verkleinerung der Geschwülste und eine Resorption des flüssigen Inhaltes beobachten, so spricht das für funktionelle Tumoren. Dann ist 2- bis 3monatiges Zuwarten nicht nur erlaubt, sondern zu empfehlen, insbesondere, wenn aus der Anamnese der Jugendlichen schon gleichartige Erkrankungen bekannt sind. Bestehen Zysten länger oder werden sie größer, so sollte zunächst pelviskopisch untersucht werden und bei guter Transparenz und absoluter Glattwandigkeit die Zystenpunktion unter Sicht mit nachfolgender zytologischer Untersuchung des Punktats angeschlossen werden. Die Innenseite des Zystenbalgs ist mit dem Pelviskop zu inspizieren, bzw. kann er durch geschickte Chirurgen ligiert und durch das Pelviskop entfernt werden. Bei allen von außen und makroskopisch nicht eindeutig gutartigen Befunden und bei Verdacht auf Teratom ist die Punktion des Tumors kontraindiziert, da die Gefahr besteht, daß sich Krebsmaterial bzw. der Inhalt des Teratoms in die Bauchhöhle entleert. Der Großteil der funktionellen Zysten dürfte, ohne von Arzt oder Patientin bemerkt zu werden, entstehen und wieder resorbiert werden. Die damit verbundenen allfälligen Regeltempostörungen werden im jugendlichen Alter nicht als ungewöhnlich empfunden.

Epitheliale Tumore

Kystoma serosum

Die Matrix dieser Zyste ist entweder das Keimepithel des Ovars oder es sind Residuen der Müllerschen Gänge.

Die Beschwerden sind ähnlich denen bei funktionellen Zysten. Funktionelle Blutungsstörungen sind eher selten. Manchmal können jedoch solche Zysten bei fast völliger Indolenz ein groteskes Ausmaß erreichen, das bei funktionellen Zysten nicht gesehen wird. In einem Viertel der Fälle, insbesondere bei kleineren Tumoren, führen Komplikationen, insbesondere die Torsion mit peritonealer Reizung bis zum peritonealen Schock zur Behandlung. Auch Rupturen und Blutungen können akute Komplikationen darstellen.

Zur Sicherung der Diagnose dient die Ultrasonographie, gegebenenfalls die Pelviskopie und letztendlich die Laparotomie. Ist die Gutartigkeit der Zyste gesichert, wird man ovarerhaltend vorgehen und die Zyste ausschälen. Auch wenn nur mehr flach ausgezogene, kaum als solche erkennbare papierdünne Ovarialreste vorhanden sind, sollte man versuchen, ein Organ zu rekonstruieren. Selbst in solchen transparenten und häutigen Resten finden sich manchmal noch reichlich Primordialfollikel.

Muzinöse Kystadenome

Ihre Symptomatik ist die gleiche wie die der anderen glatten Zysten. Diagnose und Therapie unterscheiden sich nicht von der des serösen Kystoms. Intraoperativ ist die Eröffnung der Zyste mit Austritt des Inhalts wegen der Gefahr der Entwicklung eines Pseudomyxoma peritonei gefährlich.

Fakultativ bösartige epitheliale Tumore

Zunehmende Erfahrung mit den epithelialen zystischen Geschwülsten in den letzten 10 Jahren hat gezeigt, daß es Tumore gibt, deren histologische und biologische Eigenschaften weder eine klare Zuordnung zu den bösartigen, noch zu den gutartigen Tumoren erlaubt. Es haben sich Bezeichnungen wie „Geschwülste vom Borderlinetyp“ bzw. in letzter Zeit vor allen Dingen „gutartige Tumoren mit geringer maligner Entartungstendenz“ durchgesetzt. Es handelt sich dabei um *proliferierende Kystadenome.* Nur selten kommt es, und dann oft erst nach 20 Jahren, zu Rezidiven mit maligner Entartung. 95% überleben tumorfrei. Bei Jugendlichen ist eine konservierende Behandlung mit Rücksicht auf einen bevorstehenden Kinderwunsch angezeigt.

Ovarialkarzinome, die vom Zölomepithel ausgehen

Die meisten (80–85%) der bösartigen Ovarialtumore stammen vom Zölomepithel. Ihre epitheliale Typisierung ist entweder serös, muzinös, aber auch endometroid, mesonephroid oder gemischt epithelial. Ein kleinerer Teil ist so sehr entdifferenziert, daß er nicht mehr zugeordnet werden kann. Die Malignität korreliert sehr eng mit dem Grad der histologischen Differenzierung. Aus diesem Grund haben auch die entdifferenzierten Tumoren die schlechteste Prognose.

Im Vordergrund der *Therapie* der Ovarialkarzinome steht zunächst die Operation. Dabei wird heute die gesamte Bauchhöhle sorgfältig nach eventuellen Metastasen abgesucht, vorhandene Peritonealflüssigkeiten aspiriert und zytologisch untersucht. Findet man keine Flüssigkeiten, erfolgen drei Lavagen der Peritonealhöhle. Schon bei geringstem Verdacht werden Probeexzisionen insbesondere aus dem großen Netz entnommen. Der Tumor muß sorgfältig ohne Rupturierung entfernt werden. Das entfernte Präparat wird meist im Gefrierschnitt sofort untersucht und außerdem für die Hormon-Rezeptorbestimmung Material bereitgestellt. In Abhängigkeit vom Stadium und vom Tumortyp kann man entweder konservierend operieren oder man wird radikal bis ultraradikal vorgehen. Konservativ bedeutet, daß man im niedrigsten Stadium, wenn keine Tumorzellen an der Oberfläche des Ovars und im Aszites nachgewiesen sind und der Tumor nicht eröffnet ist, bei Jugendlichen lediglich das Adnex entfernt und das restliche Genitale nach ev. operativer Revision zurückbeläßt. Bei allen weiter fortgeschrittenen Fällen ist die Entfernung des gesamten inneren Genitales, die pelvine und in Zukunft eventuell auch die paraortale Lymphonodektomie anzuschließen. Auch eine Netzresektion ist erforderlich. In der Nachbehandlung steht die Chemotherapie (derzeit [1987] vor allem Cisplatin) vor der Radioonkotherapie im Vordergrund. Nach 3–4 Behandlungszyklen ist eine Second-look-Operation üblich. Sie entscheidet darüber, ob die Chemotherapie weiter fortzusetzen ist.

Die 5-Jahres-Überlebensraten betragen bestenfalls 50% über alle Stadien.

Geschwülste der Keimzellen

Teratome:

Man unterscheidet unreife, reife sowie solide und zystische Teratome. Sie enthalten Gewebsanteile von einem bis zu allen drei Keimblättern. Das gutartige zystische Teratom ist unter dem Namen Dermoidzyste eine der häufigsten Ovarialgeschwülste im Kindes- und Jugendalter. Es besteht überwiegend aus ektodermalen Derivaten, d. h. vorwiegend aus Hautanteilen mit Talg und Haaren. Es kommt aber auch vor, daß ausschließlich Schilddrüsengewebe gefunden wird. Ein solcher Tumor heißt dann Struma ovarii und kann zu einer Hyperthyreose führen. Manchmal wird eine Dermoidzyste durch schattendichte Knochen oder Zahnstrukturen zufällig im Röntgen entdeckt.

Die Behandlung der gutartigen, juvenilen Formen besteht möglichst in der alleinigen Ausschälung des Tumors. Etwa 1% der Teratome besteht aus undifferenzierten embryonalen Geweben. Ein Teil davon kann später maligne entarten.

Diese malignen Formen der Teratome sind neben dem Dysgerminom die häufigsten Malignome des Ovars bei Jugendlichen. Sie führen etwa in einem Drittel der Fälle zum Tod. Obwohl es schwer fällt, sollte man mit Rücksicht auf die schlechte Prognose im Adoleszentenalter radikal vorgehen und eine postoperative Chemotherapie veranlassen, wenngleich das Risiko der konservierenden Behandlung nicht genügend bekannt ist.

Das Dysgerminom

Wie schon erwähnt, ist es nach dem Teratoblastom der zweithäufigste bösartige Ovarialtumor bei Adoleszenten. 80% der Tumore finden sich im Alter zwischen 10 und 25 Jahren. Nicht selten kommt es bei intersexuellem Habitus vor (testikuläre Feminisierung). Das Dysgerminom ist überwiegend einseitig lokalisiert und ähnelt histologisch dem Seminom des Hodens. Vereinzelt sind die Tumore hormonaktiv und können Gonadotropine bilden. In solchen Fällen ist das Symptom einer Makromastie beschrieben worden.

Therapeutisch entschließt man sich hier eher als bei einem Ovarialkarzinom zur konservierenden Operation, vor allem solange der Tumor einseitig und eingekapselt ist. Dann entfernt man das befallene Adnex und macht Biopsien aus dem anderen Ovar und sorgfältige Lavagen der Bauchhöhle. Kurzfristige Verlaufskontrollen evtl. mit Second-look-Operationen sind erforderlich. Sehr häufig ist der Tumor strahlensensibel. Die 5-Jahres-Überlebensraten sind günstig und liegen bei 90%.

Teilum-Tumor („embryonales Karzinom“)

Dieser bösartigste unter allen Ovarialtumoren tritt vorwiegend im Alter um das 20. Lebensjahr auf. Er wird auch als entodermaler Sinustumor bezeichnet und kann α-Fetoprotein produzieren und bei Vorhandensein von Chorionkarzinomstrukturen auch hCG.

Die Therapie entspricht der des Dysgerminoms. Der Tumor ist allerdings wenig strahlensensibel, er spricht hingegen relativ gut auf Chemotherapie an.

Gonadoblastom

Dieser seltene Tumor enthält Keimzellen wie das Dysgerminom und Stromazellen wie die Granulosazelltumore. Er entwickelt sich aus der bisexuellen Keimzellanlage, insbesondere bei Frauen mit eher virilem, intersexuellem Habitus. In den Tumorzellen finden sich entweder die Karyotypen 46, XY oder Mosaikbildungen XO/XY. Wegen der hohen Entartungstendenz ist die Entfernung der Gonaden erforderlich.

Geschwülste des sexuell differenzierten Gonadenmesenchyms

Granulosa- und Thekazelltumore

Beide Formen kommen entweder rein oder als Mischtumore vor. Der Verlauf kann gutartig, grenzwertig oder äußerst bösartig sein. Die Prognose ist dennoch überwiegend günstig und die Überlebensrate bei adäquater Therapie zwischen 80 und 90%. Die Tumore kommen meist einseitig vor. Der Granulosazelltumor kann durch seine Eigenschaft, Östrogene zu bilden, verschiedene Symptome bei Jugendlichen hervorrufen, wie z. B. eine Makromastie, eine Uterushypertrophie und Menometrorrhagien. Entwickelt er sich schon in der Kindheit, so kann er zur Pubertas praecox führen. Die Therapie besteht zunächst in der Exstirpation der befallenen Adnexe. Nach totaler Aufarbeitung des Tumors, die einen in die Lage versetzt, seine Dignität abzuschätzen, wird die endgültige Therapie danach ausgerichtet.

Der Sertoli-Leydig-Zelltumor

Der Tumor wurde früher als Arrhenoblastom bezeichnet, ein Name, der deshalb nicht gerechtfertigt ist, weil nicht alle diese Tumore zu einer Virilisierung führen. Die Geschwülste spielen eine Rolle als *Auslöser des erworbenen adrenogenitalen Syndroms.* Die Malignität ist gering, die Therapie besteht in der Adnexektomie bzw. bei Malignität in einer Radikaloperation im Rahmen einer zweiten Sitzung. Bei guter Prognose ist eine evtl. vorhandene Klitorishypertrophie später plastisch korrigierbar.

Das Gynandroblastom, das sich aus der bisexuellen Keimzellanlage in der Gonade entwickelt, enthält Strukturen des Granulosazelltumors und des Sertoli-Leydig-Zelltumors. Der Mischtumor kann Östrogene und Androgene produzieren und ist, ähnlich seinen Teilkomponenten, potentiell maligne.

Unter *Lipoid-Zelltumoren* versteht man eine Gruppe von Tumoren, in deren auffallend großen Zellen Lipide gespeichert sind. Es sind dies die Hilus-Zelltumore, die Leydig-Zelltumore, die Adrenalresttumore und das Luteoma gravidarum. Sie sind überwiegend gutartig.

Geschwülste des sexuell nicht differenzierten Gonadenmesenchyms

Diese Tumore stammen wie die Fibrome und Lymphome oder die selteneren Hämangiome, Myome und Sarkome aus dem Bindegewebe des Ovars.

Metastatische Ovarialgeschwülste

Die Ovarien sind Prädilektionsstellen für Metastasierungen von Malignomen der Mammae, des Uterus und des Gastrointestinaltraktes. Naturgemäß sind solche im Adoleszentenalter sehr selten.

Tumoren der Tube kommen bei Adoleszentinnen praktisch nicht vor.

Tumore der Gebärmutter

Tumore der Cervix uteri

Gestielte Polypen führen zu schleimigem oder blutigem Fluor, können nekrotisch bzw. superinfiziert werden und sich auch spontan abstoßen. Sie sind bei Adoleszentinnen noch sehr selten. Die Therapie besteht im einfachen Abdrehen der Polypen und der histologischen Untersuchung. Ein zusätzliches Curettement ist nur bei Metrorrhagien erforderlich. Polypen sind in den seltensten Fällen maligne.

Unter dem Begriff *Cervikale intraepitheliale Neoplasien* (CIN) werden das Carcinoma in situ und die Dysplasien dreier verschiedener Schweregrade subsummiert. Während sich die Dysplasien noch zurückbilden können, kann das Carcinoma in situ bestenfalls persistieren, sich aber auch, überwiegend nach einer Latenz von ca. 10 Jahren, zu einem invasiven Karzinom entwickeln.

Da die frühe Aufnahme der Sexualität für die Entstehung eine entscheidende Rolle spielt, ist es erforderlich, unabhängig von allfälligen nationalen Vorsorgeprogrammen, die meist erst ab dem 20. Lebensjahr beginnen, bei Jugendlichen an die Möglichkeit dieser Erkrankung zu denken und großzügig von der Diagnostik mit Kolposkopie und zytologischem Abstrich mit Papanicolaou-Färbung Gebrauch zu machen.

Die *invasive Form des Cervixkarzinoms* ist bei Adoleszenten selten und kommt so gut wie ausschließlich bei solchen jungen Frauen vor, die schon eine längere Vita sexualis hinter sich haben. Sie hat viele Charakteristika einer venerischen Erkrankung.

Symptomatik, Diagnostik und Therapie unterscheidet sich nicht von der der erwachsenen Frau. Es ist jedoch zu bemerken, daß im Jugendalter Adenokarzinome überwiegen, die vom embryonalen Gangsystem ausgehen.

Neubildungen des Corpus uteri

Es sind dies z. B. *Endometriumpolypen* (bei Jugendlichen äußerst selten), und auch das Adenokarzinoma des Endometrium kommt bei Adoleszenten so gut wie nicht vor. Eine gewisse Bedeutung haben die *mesodermalen Mischtumore* (auch „Müller-Karzinom" genannt), die aus dem endometrialen Stroma stammen und die *mesonephrogenen Adenokarzinome.*

Die Therapie entspricht der der erwachsenen Frauen, wobei man sich sowie beim äußerst selten invasiven Zervixkarzinom auch hier bemüht, bioptisch überprüfte und tumorfreie Ovarien möglichst zurückzubelassen.

Tumore von Vulva und Vagina

Gutartige Geschwülste

Als Zysten kommen vor allen Dingen *Retentionszysten* von Schweiß- und Talgdrüsen, der Bartholinschen Drüsen und dysontogenetische Zysten aus dem embryonalen Gangsystem vor.

Als Neubildungen sind zu erwähnen die *Condylomata acuminata,* die, von verschiedenen Typen des Condylomavirus ausgelöst, eine als geringfügig zu veranschlagende Malignisierungstendenz aufweisen, s. S. 192. Sie machen ein Fremdkörper- und Schmerzgefühl und nässen stark. Bei der Inspektion fallen die teils vereinzelt stehenden, teils beetartig ausgebreiteten und blumenkohlartigen Epithelproliferationen auf. Sie finden sich nicht nur an der Vulva, sondern auch an der Scheide bis zur Portio, sowie am Damm und Anus.

Die Therapie besteht vorwiegend in der elektrochirurgischen oder kryochirurgischen oder auch lasertechnischen Abtragung der Effloreszenzen, auch Betupfen mit Podophyllin- oder Endoxan-Lösungen wird genannt (siehe auch S. 192).

Zu beachten sind *Pigmentnaevi* der Vulva. Die Beobachtung muß um so häufiger und exakter erfolgen, je dunkler und graphitfarbener eine solche Läsion ist. Bei Zunahme der Ausdehnung bzw. Auftreten von Erhabenheiten ist der Naevus weit im Gesunden auszuschneiden und eine exakte histologische Untersuchung vorzunehmen. Bei Nachweis von Malignität erfolgt die Behandlung wie beim Vulva-Karzinom der erwachsenen Frau.

Bösartige Neubildungen der Vulva

Sowohl die Präkanzerosen *Carcinoma in situ* und *Morbus Paget,* als auch die *invasiven Plattenepithelkarzinome* kommen im Adoleszentenalter praktisch nicht vor. Auch Melanome sind in den ersten Jahren nach der Pubertät noch selten und wurden schon erwähnt. Vereinzelt wurden *Adenokarzinome,* die wie an der Cervix und am Corpus uteri metamesonephrogenen Ursprungs sind, beschrieben. Auch Sarkome, so das im Kindesalter noch häufiger gesehene Traubensarkom, spielen im Adoleszentenalter praktisch keine Rolle.

Die vaginale Adenose und das hellzellige Adenokarzinom

Die vaginale Adenose ist eine in Europa sehr seltene und auch in Amerika vor 1965 kaum bekannt gewesene Präkanzerose des hellzelligen Adenokarzinoms („clearcell" carcinoma). Die Läsion ist durch dunkle, samtartige, verletzliche Bezirke in der Scheide gekennzeichnet, die im Kolposkop insbesondere nach Essigsäurefällung der Oberfläche gegenüber dem normalen Plattenepithel der Umgebung auffällt.

Als Symptom macht das Hellzellkarzinom Metrorrhagien. Auf die Erkrankung wurde man aufmerksam, als in den 60er Jahren immer häufiger bei jugendlichen Frauen solche Veränderungen beobachtet wurden. Der anamnestische Zusammenhang mit Stilböstrol-Behandlungen gefährdeter Schwangerschaften, vor allen Dingen von Abortus imminens, bei den Müttern dieser Jugendlichen ist eindrücklich. Nur in 25% der Fälle ließ sich keine entsprechende medikamentöse Exposition der Mutter feststellen. In all den Ländern, in denen die Stilböstroltherapie in den 40er Jahren nicht eingeführt wurde, sind solche Erkrankungen nach wie vor eine ausgesprochene Seltenheit. Dazu gehören vor allen Dingen die Staaten Mitteleuropas. Hier kommt die Hymenalatresie mit Haematokolpos als seltene auslösende Ursache einer vaginalen Adenose in Frage.

Die Veränderung kann überall im Bereich der Zervix und der Vagina entstehen, befällt jedoch in erster Linie deren oberes Drittel. Die Diagnose „vaginale Adenose" sollte ausschließlich auf Veränderungen angewandt werden, bei denen Zylinderepithel nachgewiesen werden kann. Da das maligne Potential nur sehr gering ist, kann man sich bei der Adenose meist mit der Beobachtung und gegebenenfalls mit Probeexzisionen begnügen. Für das Hellzellkarzinom gelten therapeutisch die gleichen Prinzipien wie für andere Karzinome von Vagina und Zervix.

Mammaerkrankungen bei Jugendlichen

Fehlbildungen

Fehlbildungen werden meist schon in der Kindheit der Patientin diagnostiziert. Da sind die *Athelie* (das Fehlen der Brustwarze), die *Amastie* (das Fehlen der Brust) sowie die häufiger vorkommende *Polythelie* und die *Polymastie.* Störungen in der Anlage der Milchleiste, die aus der mittleren Axilla bis an die Innenseite der Oberschenkel reicht, sind die Ursache. Genetische Faktoren sowie Intersexformen sind zu berücksichtigen. Unter *Anisomastie* versteht man die bei einem Viertel der Adoleszenten vorhandene Größendifferenz zwischen beiden Organen.

Mikromastie – Makromastie

Über beide abnormen Größenverhältnisse können Klagen von Jugendlichen an den Jugendarzt herangetragen werden. Die Vorstellung der normalen und ästhetischen Brustmaße ist landsmannischen und modischen Schwankungen unterworfen, wobei extreme Ausmaße insbesondere der Makromastie als Krankheit bezeichnet werden müssen, die sowohl psychisch, als auch physisch als belastend empfunden wird. Als Ursache der *Mikromastie* wird neben konstitutionell genetischen Faktoren ein Rezeptormangel für Östrogene und Prolaktin diskutiert. Eine Vergrößerung durch Sexualsteroide bringt nur vorübergehenden Erfolg für die Dauer der Einnahme.

Augmentationsplastiken sollte man möglichst spät, ev. erst nach Geburten, planen.

Konstitutionelle Ursachen und eine besondere Östrogensensibilität werden als Ursache für die *Makromastie* angenommen. Bei nur mäßiger Vergrößerung sollten plastische Korrekturen in der Pubertät unterlassen werden, da eine gewisse Rückbildung am Ende der Reifungsperiode möglich ist. Es empfiehlt sich bei solchen „Pubertätsmakromastien" evtl. Gestagene oder auch Bromocriptin therapeutisch zu versuchen.

Entzündungen

Die *Mastitis nonpuerperalis* ist auch bei Jugendlichen selten. Eine Prädisposition soll die Hyperprolaktinämie bzw. die prämenstruelle Mastodynie darstellen (Breckwoldt und Peters 1983). Therapeutisch werden bei der überwiegend durch Staphylokokken hervorgerufenen Erkrankung Bromocriptin, Antiphlogistika und Antibiotika eingesetzt.

Funktionelle Erkrankungen (Mastodynie und Galaktorrhö)

Darunter versteht man einen schmerzhaften Spannungszustand mit Sekretion, meist im Stadium des Prämenstruum ohne tastbare Tumorbildungen. Die Therapie besteht in zyklischen Gestagengaben evtl. in der Einreibung einer gestagenhaltigen Salbe (Progestogel®) oder in der Verabreichung von Bromocriptin.

Mastopathia chronica cystica fibrosa

Diese häufige Geschwulst der Brust ist nach wie vor ätiologisch ungeklärt. Es handelt sich dabei um benigne Parenchymdysplasien mit oder ohne intraduktale Epithelproliferation mit oder ohne zyto- und histomorphologische Atypie. Das klinische Symptom ist eine schmerzhafte Schwellung, teilweise körnig und grobknotig. Die Erkrankung bevorzugt die Geschlechtsreife und ist im Adoleszentenalter noch äußerst selten.

Tumore

Fibroadenome sind die häufigsten gutartigen Geschwülste der Brust ganz allgemein und auch im Adoleszentenalter. Die meist soliden Tumoren, gut abgrenzbar und gummiartig, fallen den Mädchen meist selbst auf. Sie können erhebliches Ausmaß erreichen. Die Behandlung besteht in der Exstirpation. Der Tumor läßt sich gut gegen das gesunde Parenchym der Brust durch Ultrasonographie oder Mammographie abgrenzen.

Galaktozelen und Milchgangsektasien spielen im jugendlichen Alter genauso wie die intraduktalen Papillome so gut wie keine Rolle.

Zwar sind *Mamma-Karzinome als bösartige Tumore der Brust* im jugendlichen Alter selten, jedoch muß man im späten Adoleszentenalter vereinzelt mit solchen Erkrankungen rechnen. Diagnostik und Therapie entsprechen den Kriterien der erwachsenen Frau.

Traumen im gynäkologischen Bereich bei Jugendlichen

Verletzungen infolge von Sexualdelikten

Schon bei 14jährigen und früher kommt es zu einer Häufung von Vergewaltigungen. Nicht selten werden Sexualdelikte von den betroffenen Mädchen verschwiegen. Nach Trube-Bekker werden in England 19% der Frauen als Minderjährige sexuell mißbraucht. Anders als bei Kindern finden sich Sexualverbrecher an Adoleszenten häufiger auch außerhalb des Familienkreises und außerhalb der Verwandtschaft.

Durch diese Verbrechen werden die Mädchen psychisch schwerer verletzt als körperlich. Angstzustände und angstbetonte Depressionen sowie Störungen der psychosexuellen Entwicklung stehen im Vordergrund. Darüber berichtet Remschmidt in Kapitel 10, Seite 295f.

Was die körperlichen Verwundungen anlangt, kann es im Rahmen dieser Gewaltanwendungen zu Schürfungen, Hämatomen, Riß-Quetschwunden, Stich- und Schnittverletzungen sowie Bißtraumen an Vulva, Hymen und Scheidenwänden kommen. In schweren Fällen kann man auch Einrisse des Perineums und Verletzungen der Nachbarorgane Damm und Blase sehen. *Venerische Infektionen,* einschließlich AIDS, sind ebenfalls mögliche körperliche Folgen von Sittlichkeitsvergehen.

Für den erstuntersuchenden Arzt ist es wichtig, die Angaben zum Tathergang und den Befund sehr exakt zu erheben und zu dokumentieren, wenn möglich durch Fotoaufnahmen. Entsteht erst während der Befragung der Verdacht auf das Vorliegen eines Sexualdelikts, sollte die Anamnese unter Ausschluß der Begleitpersonen und Angehörigen erhoben werden. Man soll sich als Arzt jedoch vor Augen halten, daß eine allzu detaillierte und rücksichtslose Befragung vor allen Dingen jüngerer Adoleszentinnen die psychische Traumatisierung verstärken kann. Die Spurensicherung soll lediglich eine – wenn auch noch so wichtige – Nebenaufgabe neben der ärztlich-therapeutischen sein. Bei offensichtlich schwerer psychischer Traumatisierung empfiehlt es sich, auch die Hilfe von geschulten Psychologen oder Psychotherapeuten in Anspruch zu nehmen.

Die Untersuchungstechniken sind die der üblichen gynäkologischen Untersuchung mit den Hilfsmitteln Kolposkopie, Spekula-Untersuchung und gegebenenfalls Vaginoskopie. Großes Gewicht kommt der *Gewinnung von Sekreten* für mikroskopische und bakteriologische Untersuchungen zu. Sowohl Vaginal- als auch Zervixsekret wird am besten zunächst nativ im Phasenkontrastmikroskop auf bewegliche oder unbewegliche Spermien untersucht und, sofern solche vorhanden sind, Vaginalabstriche auf Objektträgern fixiert. Wenn irgendwie möglich, soll Vaginalsekret in sterilen Röhrchen aufbewahrt werden, das später dem Gerichtsmediziner zur Spermadifferenzierung dienen kann. Die üblichen *Abstriche* zur Fahndung nach Gonorrhö aus Urethra, Zervix und Rektum werden angefertigt. Eingetrocknete Sekrete an Vulva und Haut sollen nach Möglichkeit abgenommen und in Kochsalzlösung aufgeschwemmt und ebenfalls in sterilen Gefäßen aufbewahrt werden. Bei Verdacht auf Mitbeteiligung und Verletzung von Nachbarorganen sind diese mit den für diese Organe typischen Techniken wie Zystoskopie und Rektoskopie zu untersuchen. Die Untersuchung soll sich jedoch nicht nur auf das Genitale und seine unmittelbare Umgebung beschränken, sondern den gesamten Körper umfassen. Sehr häufig finden sich Prellungen und Verletzungen auch an anderen Körperteilen. Stich- und Rißverletzungen müssen sorgfältig, wenn nötig in Narkose, sondiert und ausgetastet werden.

Die nachfolgende Wundversorgung folgt den üblichen Kriterien der Unfallmedizin. Besteht die Möglichkeit einer Schwängerung, sollte sofort mit einer der modernen *postkoitalen „Interzeptionsmethoden"* eingeschritten werden: z. B. die Morning after-pill bis zur spätestens 72. Stunde nach der Kohabitation bzw. die Einlage eines Intrauterinpessars bis zum 6. Tag. In allen Fällen empfiehlt es sich, eine Kontrolluntersuchung auf Gonorrhö in 1–2 Wochen zu wiederholen und nach 6 Wochen serologisch nach Lues und AIDS zu fahnden. Bei diesen Kontrollen sollte neuerlich, wenn bis dahin noch nicht geschehen, überlegt werden, ob eine fachpsychologische oder psychiatrische Behandlung erforderlich ist.

Kohabitationsverletzungen

Die *Defloration* im Rahmen der ersten Kohabitation besteht in einem Einreißen des Hymens bis an die Basis, was im allgemeinen unter geringer Blutung mit wenigen Schmerzen einhergeht. Gelegentlich, bei derben Hymines und Gewaltanwendung können Einrisse bis tief in die Scheide reichen, was dann zu bedrohlicher Blutung aus dem Plexus vaginalis führen kann.

Scheidenrisse treten weiters besonders im proximalen Drittel, bevorzugt in den seitlichen Bezirken und im hinteren Fornix auf. Die Verletzungen reichen bei entsprechender Brutalität bis in die parametranen und pararektalen Räume, ja es kann zu Verletzungen von Rektum und Blase und sogar zur Eröffnung des Douglas kommen. Diese Verletzungen entstehen durch ein Mißverhältnis zwischen männlichem und weiblichem Kopulationsorgan, besonders bei mangelnder sexueller Bereitschaft der Frau. Dadurch fehlt nicht nur die Lubrifikation und Auflockerung, sondern es kommt sogar zu einer spastischen Verengung des Introitus durch die Abwehr. Je ausgedehnter und unnatürlicher solche Verletzungen sind, um so größer ist die Wahrscheinlichkeit der gewaltsamen Kohabitation bzw. der verbrecherischen Vergewaltigung.

Unfallverletzungen

Durch Sturz oder Stoß auf oder gegen stumpfe Gegenstände kann es zu Sugillationen, Quetschungen, Platzwunden oder zum traumatischen Vulvaödem kommen, das rasch bis auf Faustgröße anschwellen kann. Die Behandlung desselben sollte eher konservativ erfolgen, vor allen Dingen bei kleineren und geschlossenen Hämatomen. Die Resorptionsfähigkeit dieser Körperregion ist günstig. Bei sehr großen, komplizierten Hämatomen mit Exkoriationen muß chirurgisch vorgegangen werden, und zwar durch Stichinzisionen an der Vulvainnenfläche und Entleerung, Blutstillung und Drainage. Selbst bei bloßen Stürzen ohne nennenswerte äußere Verletzungen kann es zu Rissen, die bis in die Scheide reichen können, kommen.

Besonders gefährlich sind *Pfählungsverletzungen* durch spitze Gegenstände wie Stangen, Äste, Heugabeln, vor allen Dingen auch durch Gartenzäune, etc. Dabei kann es zu teilweise schrecklichen Zerstörungen von Vulva, Klitoris, Urethra, Scheide, Blase, Rektum und Damm kommen. Der Pfahl kann die Bauchhöhle eröffnen und auch dort größere Verletzungen hervorrufen. Um das Ausmaß der Traumatisierungen genau feststellen zu können, braucht es neben der operativen Revision auch den Einsatz aller diagnostischen Möglichkeiten zur Untersuchung der betroffenen und der Nachbarorgane.

Auch durch *indirekte Gewalteinwirkung* bei schweren Unfällen, z. B. durch Beckenfrakturen, kann es zu Quetschungen, Zerreißungen und Abscherungen von Genitalorganen durch Knochensplitter und Knochentrümmer kommen.

Psychosomatische Beschwerden im gynäkologischen Bereich bei Adoleszentinnen

Als psychosomatische Krankheiten kann man solche bezeichnen, deren Ursachen im Emotionalen liegen. Die somatischen Folgen gleicher Ursachen können nicht nur in der Stärke und Ausprägung, sondern auch in der Lokalisation variieren. Es gilt, diese psychosomatischen von den rein *funktionellen Störungen* abzugrenzen, die in den somatischen Folgen zwar ähnlich, jedoch nicht nur psychogen, sondern auch rein somatisch bedingt sein können: z. B. durch Reifungsstörungen endokriner Drüsen. Die schwierige Abgrenzung von *Organneurosen* könnte, sofern sie überhaupt gelingt, durch den Nachweis somatischer Folgen oder organischer Befunde bei dieser Art von Erkrankungen erfolgen.

In einem erweiterten Sinn bedeutet die psychosomatische Betrachtungsweise eines Krankheitsbildes nichts anderes, als daß man akzeptiert, daß psychosoziale Einflüsse für Entstehung, Verlauf und Endzustände von Krankheiten ebenso wichtige und legitime Probleme aufwerfen, wie die Einflüsse physikalischer, chemischer oder mikrobiologischer Faktoren (v. Uexküll 1986). In diesem erweiterten Sinn müßte die Bezeichnung des folgenden Kapitels etwas eingegrenzt und besser *„spezielle Psychosomatik im gynäkologischen Bereich von Adoleszenten"* genannt werden.

Im gynäkologischen Bereich spielen psychosomatische Erkrankungen zahlenmäßig eine erhebliche Rolle. In unserem poliklinischen Krankengut halten sie sich mit den somatischen Erkrankungen annähernd die Waage. Psychosomatisch verursacht sein können Schmerzen, Funktionsstörungen, Zyklusstörungen, Fluor, Infertilität, Dysmenorrhöen, Sexualstörungen und anderes mehr. Die Frage, ob eine emotionale Noxe pathogen wird, hängt einesteils von ihrer Erlebnisstärke und andererseits von der Persönlichkeit und ihrer somatischen und psychischen Konstitution ab. Umwelteinflüsse, insbesondere frühkindliche oder puberale sexuelle Traumen oder Probleme der Eltern-Kind-Beziehung steigern die Anfälligkeit für solche Erkrankungen. *Folgende psychosomatische Störungen sind für den gynäkologischen Bereich in der Adoleszentenzeit von Bedeutung:*

Psychogene Zyklusstörungen

Eine regelrechte Menstruation ist für die Adoleszentin die Bestätigung einer mehr oder weniger intakten Funktion ihrer weiblichen Sexualorgane. Darüber hinaus gibt es eine Unzahl emotionaler Bezüge zu dieser Menstruation wie: Reinigung, Verlust, Stolz und Scham oder überhaupt Symbol der Weiblichkeit. Diese Vielfalt bietet zahlreiche Angriffspunkte für psychische Noxen, die nach dem psychosomatischen Krankheitsverständnis Menstruationsstörungen auslösen können, indem sie über höhere Regionen des ZNS auf den Hypothalamus einwirken. Die Auswirkungen auf meßbare Laborparameter wie z. B. das Verhalten der Gonadotropine sind uneinheitlich und geringfügig. Eine systematische Trennung gegenüber den psychogenen hypothalmischen Störungen (z. B. Notstandsamenorrhö) ist weder möglich noch erforderlich. Es handelt sich dabei weitestgehend um nichts anderes als die somatischen Folgen der emotionalen Ursachen, die hier besprochen sein sollen. Dabei sind *Anovulation* und *Oligomenorrhö häufiger als Amenorrhöen.* Aber nicht nur der Ausfall oder die Verzögerung einer menstruellen Blutung können psychosomatischer Natur sein, sondern auch lang dauernde Blutungen, *Menorrhagien und Polymenorrhöen.* Gerade die sog. *juvenilen dysfunktionellen Blutungen* sind häufig psychogen verursacht (Benedetti). Was die Blutungsausfälle anlangt, so wurden schon die Sonderformen der hypothalamischen Amenorrhö, die Notstandsamenorrhö bzw. die Grossesse nerveuse (s. S. 179) erwähnt. Bei diesen Störungen sind vor allen Dingen milieubedingte, psychische Belastungen und exogene Konfliktsituationen die Auslöser: z. B. typisch bei Mädchen in Pensionaten, die sich vom Elternhaus verlassen fühlen und amenorrhoisch werden. Nahezu alle Statistiken zeigen, daß solche Mädchen bei der Rückkehr in die gewohnte Umgebung zu über 90% wieder ihre Menses bekommen. Eine weitere bedeutende Motivationsgruppe stellen Traumata aus dem sexuellen Bereich dar: z. B. Furcht vor Versagen beim ersten Congressus, Konzeptionsfurcht oder Ablehnung der weiblichen Rolle. Hier ist als Sonderform solcher Amenorrhöen die bei *Fett- und Magersucht* anzuführen, insbesondere bei der *Anorexia nervosa,* bei der durch Askese die weiblichen Formen weggehungert werden. Auch extreme Fettsucht kann als Verzicht auf weiblich attraktives Aussehen gedeutet werden. Andererseits kann aber auch das ständige Essen und Naschen übergewichtiger Mädchen als Ersatzbefriedigung gesehen werden.

Viele der *kurz dauernden Menstruationsstörungen,* wie sie dem gynäkologischen Praktiker fast täglich vorgetragen werden, dürften psychogen sein und bleiben als solche unerkannt. Gerade der Zyklus der Adoleszentin ist besonders leicht emotional irritierbar. Einfachere Fälle heilen meistens unbehandelt und spontan. Sicher ist auch ein guter Teil der ärztlichen Therapieerfolge mit Sexualhormonen nur der Spontanheilung zuvorgekommen. Außerdem stellt sich die Frage, wie weit nicht schon das Gespräch allein oder auch ein allfälliges Medikament als Suggestivum wirksam waren. Andererseits ist es erstaunlich, daß man oft nicht einmal eine Abbruchsblutung auch nach wiederholten Behandlungsversuchen erzielen kann, wenn es nicht gelingt, die seelischen Ursachen zu beseitigen. So steht *im Vordergrund* der therapeutischen Bemühungen der Versuch der *Milieusanierung* und das *ärztliche Gespräch.* Wir folgen dabei einer Empfehlung von Molinsky, in dem wir schrittweise in 4 Konsultationen einerseits die nötigen klinischen und laborchemischen Untersuchungen vornehmen und andererseits das Mädchen in der Physiologie des Menstrualzyklus unterrichten. Gleichzeitig versuchen wir Schritt für Schritt die Affekte des Mädchens, seine psychosoziale Situation und seine Konflikte zu erkennen, um, selbst darauf aufmerksam werdend, dem Mädchen diese bewußter zu machen.

Auf die Tatsache, daß psychisch-emotionale Probleme die mit Abstand wichtigste Dysmenorrhöursache für Jugendliche sind, wurde bereits im Rahmen des Unterabschnittes „Zyklusstörungen" auf Seite 174, besonders auch beim Unterkapitel „Das Prämenstruelle Syndrom" auf Seite 175 ausführlich eingegangen.

Die Pelipathie (Parametropathia Spastica)

Die Erkrankung hat noch wesentlich mehr Namen als die 2 hier angeführten und es wird eine Unzahl von Beschwerden darunter subsummiert.

Folgende *Symptome* werden dabei geschildert: Becken-, Unterbauch-, Kreuz- und Leibschmerzen, Dysmenorrhöen, Druckempfindlichkeit des Beckengürtels, der Adnexe, Portioschiebeschmerz, Schmerzhaftigkeit der Ligamenta sacrouterina, Blutungsstörungen, Ausfluß und Mastodynien. Dazu kommen Symptome von den Nachbarorganen wie Obstipation, Verdauungsbeschwerden, weiters auch Migräne, Kältegefühl, Cutis marmorata, etc. An psychischen Symptomen finden sich Depressivität, Leistungsschwäche, Erschöpfungszustände und hysteriforme Bilder.

Diese Varianz des Beschwerdebildes zeigt einerseits, daß es sich bei der Pelipathie keinesfalls um ein einheitliches Krankheitsbild handelt und andererseits, daß sie ätiologisch und symptomatologisch kaum von der Dysmenorrhö und dem prämenstruellen Syndrom scharf abgrenzbar ist. Die Klagen werden mit zunehmendem Alter häufiger, wobei auffällt, daß Pelipathikerinnen später fast immer an Anorgasmie leiden.

Zahlreiche *psychologische Hintergründe* wurden gefunden, die sich letztlich aber ebenfalls nicht klar von jenen der anderen psychosomatischen Störungen im gynäkologischen Bereich abgrenzen lassen: Angst vor Schwangerschaften, Ablehnung des Koitus, Überbeanspruchung in Schule und Lehre, neurotische Resignation vor Problemen in Schule und Elternhaus. Wichtig ist es, solche Mädchen nach den Auswirkungen dieser ihrer Krankheit auf ihre Rolle in Schule, Gemeinschaft und Elternhaus zu fragen; sehr oft wird dann ein „Krankheitsgewinn" evident.

Wie bei der Dysmenorrhö sind auch hier *differentialdiagnostisch* Organkrankheiten wie Endometriose, chron. Adnexitis, Zervixitis und Parametritis zu berücksichtigen, auch wenn sie im jugendlichen Alter eine geringere Rolle spielen. Differentialdiagnostisch auszuscheiden sind auch Unterleibsschmerzen ohne Organbefund bei gleichzeitigem Vorhandensein von vegetativen Zeichen, die vor allen Dingen in Spasmen des Gebärmutterhalteapparats bestehen, sowie in vegetativen Befunden, die bei der Pelviskopie aufscheinen (z. B. Varikosis, trübes Peritonealsekret, vermehrte kapillare Injektion).

Während diese vegetativ-funktionellen Störungen eher neben dem Gespräch noch allgemein ärztliche Maßnahmen und physikalische Therapien und Kuren verlangen, ist für Unterleibsschmerzen ohne jeglichen Befund an den Organen, wenn also nicht einmal vegetative Zeichen vorliegen, die *Psychotherapie im weitesten Sinn des Wortes* die Therapie der Wahl. Wir halten uns wiederum an Vorschläge von Molinsky, der verschiedene Gesprächsverarbeitungen vorschlägt, je nachdem, ob es sich um Patientinnen mit ärgerlichem Affekt oder verleugneter Depression oder um Unterleibsschmerzen auf hysterischer* Grundlage oder als Körperhaluzination handelt. Es ist klar, daß diese Gesprächstherapie äußerst zeitaufwendig ist. Darüber hinaus ist man in den meisten Fällen gezwungen, zumindestens vorübergehend symptomatisch auch Spasmoanalgetika anzuwenden; gute, meist aber nur kurzdauernde Erfolge sind auch mit Neuraltherapie und Akupunktur zu erzielen.

* ἡ ὑστέρα ist (griech.) die Gebärmutter. Von Frankreich ausgehend (Charcot) kam es dann zum Bedeutungswandel „Hysterie" bei auffälligen weiblichen Beschwerden und Zuständen.

Psychogener Fluor

Die Sekretion von Drüsen ist ein sinnfälliger Ausdruck vieler Gemütsbewegungen (z. B. „Angstschweiß"). So berichten Patientinnen von plötzlich auftretendem, massivem Ausfluß, der nach Aufregungen ähnlich einer Rhinitis vasomotorica auftritt. Bekanntgeworden ist er vor allen Dingen bei Lampenfieber. Zu berücksichtigen ist in diesem Zusammenhang, daß sexuelle Erregung die Transsudation der Scheide und die Sekretion aus Bartholinschen und Zervixdrüsen steigert. Dementsprechend können auch Störungen aus dem Bereich der Sexualentwicklung eine große Rolle spielen. In der Literatur findet sich der Ausdruck „Abwehrfluor" z. B. bei Angst vor sexueller Betätigung, aber auch bei Selbstvorwürfen z. B. wegen Masturbation oder unerlaubter vorehelicher Kohabitationen; es sind also ähnlich wie bei der Dysmenorrhö wiederum die Abwehr der eigenen Triebhaftigkeit bzw. Selbstbestrafungstendenzen, die hier wirksam werden. Man soll aber bedenken, daß für Adoleszentinnen psychosexuelle Übergangsschwierigkeiten typisch und normal sind. So sollte der bei Jugendlichen so häufig beklagte „Fluor albus" eigentlich überwiegend als normales und deshalb kaum behandlungsbedürftiges Symptom angesehen werden, das von alleine meist wieder verschwindet. Zu warnen ist vor unkritischer Anwendung von vaginalen Antiseptika.

Psychogener Pruritus

Er ist bei älteren Frauen häufiger als bei Adoleszentinnen, kommt aber auch in dieser Phase vereinzelt in sehr hartnäckiger Form vor. Zunächst sind organische Ursachen wie z. B. Soor oder Ekzem auszuschließen. Ist das gelungen, können ähnliche Auslöser in Frage kommen wie für den psychogenen Fluor. Einige Autoren fassen den psychogenen Pruritus geradezu als Masturbationsäquivalent auf.

Psychogene Miktionsstörungen

Vor allem jüngere Adoleszentinnen während der frühen Pubertät klagen manchmal über eine Pollakisurie. Steigert sich das Problem bis zur echten Krankhaftigkeit, so können manchmal ursächlich sexuelle Vorstellungen und genitale Hyperämie, aber auch Demonstrations- und Protesthaltungen beobachtet werden: so z. B. gegen die Schuldisziplin, Miktionen nur während der Pausen zu erlauben: „Ich gehe auf die Toilette, wann ich will!". Es ist ferner daran zu erinnern, daß viele Autoren häufige frustrane sexuelle Erregungen als eine wichtige Ursache für die „Reizblase" ansehen.

Die Sexualität der Adoleszentinnen

Entwicklung der Sexualität und ihre Störungen*

Für das Verständnis der sexuellen Probleme von Adoleszenten ist die Kenntnis zumindestens der wichtigsten gesicherten Fakten der Sexualitätsentwicklung erforderlich. Dabei sollen, nicht allein aus historischen Gründen, die Ansichten Sigmund Freuds als Diskussionsbasis dienen. Auch das Kleinkind ist schon ein Sexualwesen. Die somatischen Voraussetzungen dazu sind zur Zeit der Geburt vorhanden und funktionsfähig; ja, seit man Erektionen bei männlichen Feten im Ultraschallbild gesehen hat, gibt es sogar Spekulationen, daß sexuelle Lust schon in utero verspürt werden kann. Es besteht kein Zweifel, daß sich Mädchen unter 2 Jahren durch Masturbation sexuelle Lustempfindungen erzeugen können. Diese Art der direkten genitalen Sexualität spielt jedoch für das Kleinkind bestenfalls eine geringe Rolle. Freud hat erkannt, daß das *Saugen* das entscheidende zentrale Lusterlebnis für den Säugling bildet und

* Siehe dazu auch Eingangsbemerkungen in KAPITEL 1, Seite 3, und KAPITEL 10, Seite 257.

sieht sie als primitive Form der Sexualität an („orale Phase"). In der Tat dient orale Triebbefriedigung (z. B. Hyperphagie) nicht selten als Ersatzlust für sexuelle Frustrationen auch später bei sexual-neurotischen Adoleszenten. Die „anale Phase" nach Freud, die der oralen folgt, wird ausgelöst durch Lustempfindungen, die einerseits ermöglicht werden durch die neuroanatomische Ausstattung des Anus und seine Nähe zu den Sexualorganen und die andererseits herrühren von dem Interesse der Mutter, dem Kleinkind die Beherrschung seiner Ausscheidungsorgane beizubringen. Sehr rasch erfährt das 1- bis 4jährige Mädchen, daß das bewußte Zurückhalten seiner Fäzes mit Lob, Liebe und emotionaler Befriedigung belohnt wird. So ist, ähnlich der oralen Triebbefriedigung, auch eine Regression in die Analphase als neurotische Verarbeitung von z. B. Liebesentzug im Adoleszentenalter möglich. Von vielen Autoren wird z. B. die spastische Obstipation, ein nahezu obligates Begleitsymptom der Pelipathie und Dysmenorrhö, als unbewußter Versuch gedeutet, durch Zurückhalten der Fäzes Mechanismen in Gang zu setzen, die in der analen Phase der Kindheit zu Zuwendungen und Belohnungen geführt hat. Nach meist sehr raschem Durchlaufen der analen Phase wendet sich – nach Freud – das Hauptinteresse des Mädchens im 3. bis 5. Lebensjahr dem *Vater* zu; war bis dahin die Mutter Gegenstand des ersten sexuellen Interesses, so ist nun *der Vater das erste heterosexuelle Liebesobjekt.* Das Mädchen versetzt sich selbst in die Rolle der *Mutter* und diese wird mehr oder weniger ihre *Rivalin.* Der Vater erscheint als Mann idealisiert, so daß diese Form der sexuellen Hinwendung nichts zu tun hat mit den Bedürfnissen der direkten genitalen Triebbefriedigung („Inzesttabu"). Gerade diese Idealisierung des Vaters kann später das Eingehen von Bindungen mit heterosexuellen Partnern stören. Etwa zur gleichen Zeit oder auch wesentlich früher *entdeckt das Mädchen die Tatsache des Geschlechtsunterschiedes,* was nach Freud zu Minderwertigkeitsgefühlen („Penisneid") führen soll. Diese Ansicht, aus der patriarchalischen Tradition Freuds erklärlich, wird in letzter Zeit zunehmend in Zweifel gezogen. In den folgenden Jahren, bis zur Pubertät, wendet sich das Interesse des Mädchens mehr von der Sexualität ab. Erst ab der Pubertät beginnt sich nun, wohl unter dem Einfluß der Sexualhormone, *Neugier* zu regen und zwar zunächst auf den *Geschlechtsbereich des eigenen Körpers,* immer mehr aber auch *auf den des anderen Geschlechts* („Doktorspielen", „Vater-Mutter-spielen"). Vorstellungen und Phantasien von Koitus, Vergewaltigungen, Schwangerschaft und Geburt gehören zu diesem Alter und finden oft auch bildhafte Verarbeitung in Puppenspielen.

Die *Menarche* rückt die eigenen Genitalien schlagartig ins Zentrum des Interesses. Auch heute noch ist die Menarche vielfach ein Tabu, aber selbst bei sorgfältiger Vorbereitung auf dieses Ereignis ist diese erste Blutung so gut wie immer ein Trauma. Psychoanalytiker meinen, daß die Menstruation dem Mädchen aufs neue demonstriere, daß es anstelle eines Phallus eine Wunde habe. Jedenfalls platzt das Ereignis infolge der erheblichen zeitlichen Diskrepanz zwischen psychischer und physischer Pubertät oft noch voll in die Phase der psychosexuellen Kindheit. Erfahrungen des Mädchens mit der Art, wie sich die Mutter oder ältere Schwestern während der Menstruation verhalten, fördert meist ebenfalls nicht gerade die problemlose Akzeptanz. Die Geheimnistuerei ruft bei dem Mädchen Vorstellungen von etwas Unanständigem, vermutlich Bedrohlichem, das irgend etwas mit dem Kinderkriegen und dem Koitus zu tun haben muß, hervor.

Es wirkt sich für die Verarbeitung der Menstruation weiters negativ aus, wenn die elterliche Umgebung die Menstruationsbeschwerden durch übermäßige Rücksichtnahme (Schonung bis zur Schulbefreiung) überbewertet, da die Adoleszentin in diesem Alter schon von selbst ihre besondere Aufmerksamkeit dem eigenen Körper zuwendet. Nicht selten empfinden Mädchen die Menstruation als Strafe für ihre aufkeimenden sexuellen Interessen, insbesondere für Masturbationen, die in dieser Zeit sehr häufig vorkommen (im Religionsunterricht: „Sündigen in Gedanken, Worten und Werken"). Die Blutung erscheint dann sinnfälliges Symptom der Gesundheitsschädigung, die sich das Mädchen durch die Masturbation selbst zugefügt hat. So wird jede weitere Menstruation ängstlich und mit Schuldgefühlen belastet erwartet.

Ein weiterer Umstand, der zu Fehlverarbeitungen führen kann, ist der, daß heute immer noch Mädchen die Erfahrung machen müssen, daß ihre Brüder (die „Stammhalter") bevorzugt werden. Das kann schon in der Kindheit ein gewisses Unterlegenheitsgefühl hervorrufen. Die Menarche könnte dann das unvermeidliche und sichtbare Zeichen der Weiblichkeit sein, das von dem heranreifenden Mädchen mit Ablehnung bemerkt und möglichst verdrängt wird. Es wurde schon erwähnt, daß solch negative Erfahrungen, die im Zusammenhang mit den ersten Menstruationen bei jungen Mädchen auftreten, Anlaß zur Auslösung von Amenorrhöen und Dysmenorrhöen etc. sein können, wenngleich die Mehrzahl ohne langdauernde emotionale Erschütterungen bleibt.

Mit fortschreitendem Alter beginnt die Adoleszentin das Faktum des männlichen Sex-Appeals zu bemerken. Sie verliert ihre Unbefangenheit und errötet häufiger. Dabei steht der Drang, die Geheimnisse der Sexualität zu ergründen, weit im Vordergrund vor der Bereitschaft zu einer echten heterosexuellen Betätigung. Erst in der späten Adoleszenz wird das Interesse am heterosexuellen Partner konkret und selbst dann noch stehen idealisierende Phantasien im Vordergrund vor dem Wunsch nach realer sexueller Triebbefriedigung.

Das wichtigste psychologische Problem der Pubertät ist aber nicht die bisher geschilderte Auseinandersetzung mit dem Sexualtrieb. Es ist vielmehr der in diesem Buch an anderer Stelle (Seiten 2, 3 und 257) geschilderte Kampf um Anerkennung durch die Umwelt und die Lösung von den Eltern. Diese Lösung von den Eltern ist für die Entwicklung eines Adoleszenten zu einem Adulten, insbesondere für seine volle psychosexuelle Reife, eine absolute Voraussetzung. Besonders häufig sind abnorme persistierende Vater- oder Mutterbindungen Ursache von Störung der Persönlichkeit und der späteren Vita sexualis.

Die gesunde Adoleszentin erreicht etwa im Alter zwischen 17 und 25 Jahren die psychosexuelle Reife. Die pubertäre Unausgeglichenheit, das Hin- und Hergerissen sein zwischen Triebregung und schamhafter Ablehnung weicht der Fähigkeit einer vollen Hingabe an einen heterosexuellen Partner mit der Bereitschaft, Mütterlichkeit bzw. Mutterschaft zu akzeptieren. Roemer schreibt: „Die reife Frau ist fähig, ihre erotische Sehnsucht so zu gestalten, daß sie das Sexuelle als unmittelbares Erlebnis nicht verleugnet oder unter zu strenge Bedingungen stellt und andererseits ihre spontane Triebhaftigkeit den herrschenden Sitten entsprechend zügelt und sublimiert."

Ein wesentliches Kriterium der *sexuellen Reife* ist die zunehmende *Orgasmusfähigkeit.* Ohne auf die Diskussion eingehen zu wollen, ob zwischen reifem, vorwiegend vaginalem oder infantilerem, klitoridalem Orgasmus unterschieden werden soll, läßt sich sagen, daß auch die sexuelle Lustbefriedigung erfahren und gelernt werden muß. Dies hängt wenigstens teilweise von der Bahnung neuer bedingter Reflexe ab, wofür die psychosexuelle Reife eine Voraussetzung ist. So verwundert es nicht, daß die Orgasmusfähigkeit mit steigendem Alter zunimmt und in nennenswerten Prozentsätzen erst in der späteren Adoleszenz eintritt.

Das Sexualverhalten der Jugendlichen

25 Jahre sog. „sexuelle Befreiung" sind auch an der Jugend nicht spurlos vorübergegangen. Die „68er Bewegung" hatte Permissivität und Promiskuität propagiert und in Kommunen gelebt. In der Zwischenzeit ist Sex in stereotyper Konfektionierung allgegenwärtig. Die Sprache und Redewendungen über Sexualität unter den Jugendlichen, aber auch zwischen Jugendlichen und deren Eltern und Erziehern ist frei und offen geworden, wenn nicht teilweise schon schamlos. Gleichzeitig macht schon seit 1976 die WHO darauf aufmerksam, daß es zu einer Vorverlegung *der aktiven Se-*

xualität in immer zarteres Alter kommt. 1971 hatten erst 27%, 1976 schon 35% der 15jährigen nach ihren Erhebungen Geschlechtsverkehr (vergleiche auch S. 3). Heute liest man zum Beispiel aus Österreich folgende Zahlen: 25% der 12- bis 15jährigen haben Geschlechtsverkehr; und heute haben die 16jährigen so häufig Kohabitationen, wie vor 10 Jahren die 21jährigen (Husslein 1982). In Deutschland ergab eine seriöse Umfrage des Nachrichtenmagazins „Spiegel" von 1985, daß 85% der befragten Jugendlichen es wünschenswert finden, zuerst zusammenzuleben und erst später zu heiraten. Der voreheliche Geschlechtsverkehr ist völlig akzeptiert, überwiegend auch bereits von den Eltern.

Als Folge davon nimmt auch die Zahl der *Teenager-Mütter* ständig zu. An unserer eigenen Abteilung kam es innerhalb von einem Jahr, nämlich zw. 1985 und 1986, zu einer Verdoppelung der Zahl von Müttern bis 16 Jahren. Aus einer Publikation ist zu entnehmen, daß in Österreich, geschätzt, rund 40 000 junge Mädchen ungewollt schwanger werden, davon tragen 27 000 ihre Schwangerschaft aus und ca. 13 000 lassen vermutlich abtreiben.

Das ist auch kein Wunder, wenn man weiß, *wie wenig* von den Jugendlichen *Schwangerschaftsverhütung* betrieben wird: Weniger als 30% der Mädchen mit regelmäßigem Geschlechtsverkehr machen Kontrazeption, bei 50% kommt der Geschlechtsverkehr überraschend und ungeplant und nur 20% hatten überhaupt Angst vor Schwangerschaften; weitere 20% haben an die Möglichkeit von Folgen überhaupt nicht gedacht und 10% wäre es völlig gleichgültig, wenn Folgen eintreten würden (Husslein). Man kann schätzen, daß heute etwa 60–80% der Kohabitationen bei Jugendlichen ungeschützt ablaufen. Immer häufiger werden deshalb auch in der gynäkologischen Kindersprechstunde Schwangerschaftsteste gebraucht und Schwangerschaftsbetreuungen notwendig. Immer häufiger wird man auch als Kindergynäkologe mit Fragen wie fehlende Libido, Frigidität und An- oder Oligoorgasmie konfrontiert. Es wäre aber falsch, aus den vorliegenden Angaben schließen zu wollen, daß es infolge dieser zunehmenden Freizügigkeit zu einer generellen sexuellen Verwahrlosung der Jugendlichen gekommen wäre. (Punks, Rocker und das Verhalten der Drogenszene sind eher Ausnahmen.) Der Schritt in die Promiskuität wurde bis jetzt vielfach nicht gemacht. Auch diese früh aufgenommenen sexuellen Beziehungen stehen überwiegend auf der Basis länger dauernder fester Freundschaften, die wiederum unter der Kontrolle von Liebe und Treue stehen. Für dieses Sexualverhalten der Jugendlichen, das als „Neue Moral" bezeichnet wird, ist eine frühe sachliche Aufklärung und eine effektive Kontrazeption eine conditio sine qua non. Eine derzeit nicht zu beantwortende Frage ist die, wie weit sich die Kohabitarche noch vorverlegen wird und welche Folgen das haben wird.

Kontrazeption bei der Jugendlichen

Das Problem der Kontrazeption bei Jugendlichen ist in der Zwischenzeit eines der vordringlichen gynäkologischen Probleme in der Adoleszentenmedizin geworden. Dafür gibt es verschiedene Gründe:

1. Die sexuelle Aktivität der Jugendlichen hat im letzten Jahrzehnt zugenommen.
2. Die Kenntnisse der Jugendlichen über ihre Reproduktionsvorgänge und über die Möglichkeiten der Kontrazeption sind nach wie vor viel zu gering. Man muß feststellen, daß Information und Aufklärung entweder immer noch unzureichend betrieben werden oder nicht den nötigen Effekt zeigen. Die Gefahr unerwünschter Schwangerschaften ist außerordentlich groß und die negativen Folgen in der sozialen Situation, in die sich die Jugendlichen damit begeben, in all ihren Konsequenzen äußerst schwerwiegend.
3. Es ist immer noch nicht geklärt, ob die bei den Erwachsenen erprobten Methoden der Kontrazeption ohne weiteres auf Jugendliche übertragen werden können.

So wissen wir bis heute nicht verläßlich, ob die Ovulationshemmer, sehr früh angewandt, einen Einfluß auf den endokrinen Reifungsprozeß der Jugendlichen haben. Damit verbunden ist die Frage, wann man bei Jugendlichen mit der hormonellen Kontrazeption beginnen kann; es ist üblich geworden, zu argumentieren, daß 2 Jahre nach Beginn der Menarche der Zyklus soweit stabil geworden sei, daß die hormonelle Kontrazeption keinen Schaden mehr anrichten könne. Es ist aber nicht geklärt, was unter stabilem Zyklus verstanden werden soll: Sind damit regelmäßige ovulatorische Zyklen gemeint? Wieviele Ärzte überprüfen das auch wirklich? Oder noch anders: Wie soll die Alternative bei z. B. einer, vorwiegend anovulatorische Zyklen aufweisenden, Adoleszentin lauten, wenn das Kriterium „Reife" die Anwendung eines Ovulationshemmers verbieten würde? Intrauterinpessare als Substitut sind nicht minder problematisch. Noch vor einigen Jahren als Alternative propagiert, hat sich herausgestellt, daß ihre Risiken hinsichtlich späterer Fertilitätsstörungen mit Sicherheit größer sind als die von Ovulationshemmern.

In letzter Zeit kommt ein neues Problem auf den Berater zu: Der Einbau des Faktums in die Überlegungen, daß eine nahezu sicher tödliche, durch Sexualität übertragene Krankheit, AIDS, sich in raschem Vormarsch befindet. Vor einer Infektion mit den empfindlichen Rotaviren (HIV) im Rahmen eines Geschlechtsverkehrs kann man sich durch die Verwendung eines Präservativs angeblich weitgehend schützen. Sollte man also Barrieremethoden forcieren? Der einzelne Arzt wird aufgrund eigener Erfahrungen und der sich oft widersprechenden Literatur das tun, was er im Einzelfall für richtig hält: Eine einigermaßen einheitliche Linie ist nach wie vor nicht festzustellen.

Wann soll man mit kontrazeptioneller Beratung beginnen?

Einerseits soll die notwendige Aufklärung nicht zu spät kommen, d. h., daß sie heutzutage spätestens um das 14. Lebensjahr herum einsetzen muß. Etwa 25% der 12- bis 15jährigen haben bereits Kohabitationen. Andererseits ist das Gros der jungen Mädchen in diesem Alter psychosexuell noch nicht so weit, sich überhaupt konkret eine sexuelle Partnerschaft vorstellen zu können. Eine weitere Frage ist, wer aufklären soll: Die noch als Rivalin empfundene Mutter, der noch idealisierte Vater, Lehrer, Ärzte, Kirche? Die Eltern sind sehr häufig überfordert und gerade vor ihrer heranwachsenden Tochter besonders gehemmt, der sie in den meisten Fällen bis dahin traditionell vorgespielt haben, eine asexuelle Ehe zu führen. Der Arzt wird meist zu spät eingeschaltet, dann nämlich, wenn es bereits zum Verdacht auf Schwangerschaft gekommen ist. Aus einer Studie, die wir im Jahr 1977 gemacht haben, geht hervor, daß Kirche und Schule als Informationsquelle eher abgelehnt werden. So läuft nach wie vor die Information überwiegend unter den Jugendlichen selbst. Oft spielt in einer Klassengemeinschaft ein gleichaltriger „opinion leader", wegen seiner frühen sexuellen Erfahrungen in hohem Ansehen, eine größere Rolle als Elternhaus, Schule und medizinisch-soziologische Einrichtungen zusammen.

> Es ist zu fordern, daß in jeder jugendgynäkologischen Sprechstunde bei jeder Adoleszentin nach der Kohabitarche das Gespräch auf Kontrazeption zu lenken ist.

Man ist immer wieder überrascht, wie die jugendlichen Patientinnen aufzutauen beginnen und aus sich herausgehen, was sich nicht zuletzt auch auf die Ausbeute der übrigen Anamnese positiv auswirkt. Eine nicht unbedeutende indirekte Hilfe kann ein Frauenarzt leisten, wenn er Mütter adoleszenter Mädchen, die er als Patientinnen kennt, auf die richtige Weise zu leiten versteht.

Was ganz allgemein die Wirksamkeit der Aufklärung über Empfängnisverhütung einschränkt, ist die Tatsache, daß bei Jugendlichen Sexualität überwiegend spontan erfolgt. Vor allen Dingen die ersten sexuellen Kontakte sind so gut wie nie von langer Hand geplant.

Sich darauf einstellen im Sinne einer prophylaktischen Einnahme der Pille läuft deshalb dem Charakter der jugendlichen Sexualität geradezu zuwider. Sie zu fordern ist deshalb in vielen Fällen illusorisch. Aus diesem Grund beginnt das Interesse für Empfängnisverhütung und die Entscheidung für eine Methode so gut wie immer erst nach den ersten Erfahrungen. Bei der Beratung muß vor allen Dingen davon ausgegangen werden, daß eine Methode nicht nur ausreichend sicher, sondern in erster Linie auch einfach und bequem sein muß, weil sie sonst nicht angewendet wird (Jorgensen, 1976). Für die Akzeptanz bei Mädchen ist wichtig, daß durch eventuell nötige Vorbereitungen und Manipulationen nicht der Koitus selbst kompliziert und erschwert wird, da er ohnehin schon mit vielen Versagensängsten belastet ist.

Weitere Bedenken der jungen Mädchen gegen Kontrazeptiva sind die Furcht, bei Ovulationshemmern dick zu werden und die Angst vor einem Fremdkörper bei Intrauterinpessaren.

Die juristische Situation sieht folgendermaßen aus: In Deutschland und Österreich muß bei der Verabreichung von Kontrazeptiva bei Mädchen bis zu 14 Jahren die Zustimmung der Erziehungsberechtigten eingeholt werden; in der Schweiz sogar bis zum 16. Lebensjahr. Erst danach bestehen keine Restriktionen mehr.

Die Kontrazeptionsmethoden

Traditionelle Methoden

Wenn man davon ausgeht, daß gerade bei Jugendlichen die diskrete und bequeme Anwendbarkeit eine wichtige Voraussetzung für die Akzeptanz einer Kontrazeptionsmethode darstellt, ist es verständlich, daß die *Barrieremethoden* vom Jugendlichen *weniger angewandt* werden. Trotzdem sollte der Kontrazeptionsberater nicht versäumen, bei etwas erfahreneren und weniger unsicheren Mädchen auf die Vorteile dieser Verhütungsmethode, insbesondere bei seltenem Geschlechtsverkehr, hinzuweisen. Es ist möglich und sehr wünschenswert, daß es zu einer *Renaissance des Kondoms* kommen wird, wenn man bedenkt, daß es neben den traditionellen Geschlechtskrankheiten möglicherweise auch vor AIDS zu schützen vermag. Das Kondom sollte unbedingt zusammen mit einem Spermizid verwendet werden.

Das *Scheidendiaphragma* in Vorarlberg einzuführen, ist dem Autor in 15 Jahren heftigen Bemühens nicht gelungen. Es wird in Mitteleuropa bisher, im Gegensatz zu den angelsächsischen Ländern, nahezu überhaupt nicht akzeptiert bzw. ist sein Bekanntheitsgrad minimal.

Die Sicherheit der Barrieremethode in Kombination mit einem Spermizid ist als ausreichend anzusehen.

Intravaginale Kontrazeption

Gemeint sind hier *Spermizide,* die als Creme, Gel, Schaum, Ovula oder Tabletten erhältlich sind. Obwohl einige kontrollierte Studien eine ausreichende Zuverlässigkeit ergeben haben (Huber 1980), ist die Wirksamkeit sehr von der guten Motivation und einwandfreien und fehlerlosen Anwendung dieser Präparate abhängig. Aus diesem Grund empfiehlt es sich nur mit Vorbehalt, Jugendlichen Spermizide alleine zu empfehlen. Wenn man es dennoch tut, sollte man darauf aufmerksam machen, daß die Gebrauchsanweisung aufs genaueste zu beachten ist. Am meisten mangelt es an der Einhaltung der Vorschrift, das Präparat mindestens 15 Minuten vor dem Verkehr einzuführen. Ein weiterer häufiger Fehler ist es, daß das Präparat nicht hoch genug in die Scheide eingebracht wird. Man sollte die Mädchen darauf hinweisen, daß eine ausreichende Sicherheit von Spermiziden vor allem erst in Verbindung mit einem Kondom zu erreichen ist. Trotzdem sollte im Gespräch vermieden werden, diese Mittel als unbrauchbar hinzustellen, da es immer noch wesentlich besser ist, ein Mädchen verwendet schlampig Spermizide als gar kein Kontrazeptivum.

Eine neue Kombination aus einem Schwamm-Diaphragma plus Spermizid für den

Einmalgebrauch, die seit einiger Zeit unter dem Namen „Today“ im Handel ist, könnte auch für Adoleszente diese Methodenkombination attraktiver machen.

Sogenannte natürliche Methoden („NFP“ = natürl. Familienplanung)

Damit gemeint sind die *Zeitwahlmethode nach Knaus-Ogino* und *„symptothermale Methoden“* bzw. die Methode der Schleimbeobachtung nach Billings. Derzeit werden vor allen Dingen von katholischer Seite starke Anstrengungen zur Propagierung dieser Methoden unternommen. Während auch von dieser Stelle die Methode nach Knaus-Ogino als zu unsicher bezeichnet wird, ist die Darstellung der symptothermalen Methoden z. B. nach Rötzer ausgesprochen enthusiastisch. Es ist aber fraglich, ob man ernsthaft einer Adoleszentin mit relativ häufigem Geschlechtsverkehr eine solche Methode empfehlen kann. Im Blick darauf, daß das Prinzip dieser Methoden auf der Beobachtung von Symptomen des intakten Zyklus beruht, wird diese Kontrazeptionsform schon vom Ansatz her fraglich, da ein solcher in diesem Alter häufig noch die Ausnahme darstellt. Weiters setzt gerade diese Methode eine Vorausplanung der Sexualität voraus, die dem tatsächlichen Charakter der Jugendsexualität, die meist spontan und ungeplant verläuft, geradezu zuwider läuft. Dazu wird den jungen Mädchen Disziplin und kritische Abwägung recht diffiziler Symptome abverlangt, was von ihnen erfahrungsgemäß in dieser labilen Phase wohl eher nicht erbracht werden kann.

Auch der *Coitus interruptus* ist, nachdem die Methode in ihrer Wirksamkeit in erster Linie von der Erfahrung und Verläßlichkeit des männlichen Partners abhängt, schwerlich in positiver Form in die Beratung einzubringen.

Eine andere Vorstellung ist es, den Mädchen, die ja noch überwiegend anorgastisch sind, mit eben dieser Begründung den Koitus auszureden und ihnen als Alternative das *Petting* zu empfehlen. Es ist zwar an sich dagegen nichts einzuwenden, doch ist davor zu warnen, darauf zu vertrauen, daß die Mädchen den Geschlechtsverkehr tatsächlich vermeiden.

Hormonale Kontrazeption

Bei Abwägen der zahlreichen Für und Wider, Nebenwirkungen, Akzeptanz, Sicherheit, Reversibilität, Preiswürdigkeit etc. ist die Methode der ersten Wahl unter den Kontrazeptionsmethoden für Adoleszente derzeit wohl die hormonale Kontrazeption. So scheinen das auch die Konsumentinnen selbst einzuschätzen, denn bei weitem am häufigsten unter allen Kontrazeptiva (in 43%) wurde 1985 von den 15–21jährigen in Deutschland die Pille zur Kontrazeption verwandt (Döring).

Keine andere reversible Verhütungsmethode ist so zuverlässig. Gerade das ist in diesem Lebensalter, in dem eine Schwangerschaft meist eine soziale Katastrophe darstellt, von entscheidender Bedeutung. Es hat den Anschein, daß bei den sog. Mikropillen, die derzeit überwiegend verwendet werden, mit ihrer niedrigen Dosierung von Östrogenen und Progestagenen, größere Auswirkungen auf die sexuelle Entwicklung der Jugendlichen und Adoleszenten ausbleiben. Es muß aber darauf hingewiesen werden, daß hinsichtlich der Auswirkungen der Pille auf die sehr jungen Mädchen derzeit ausreichende Erfahrungen nicht vorliegen. Man kann aber vorsichtig formulieren: Bis jetzt (1987) sprechen die vorliegenden Erfahrungen eher gegen irreversible Veränderungen und Störungen der späteren Sexualfunktion.

Unter den hormonalen Kontrazeptiva haben sich auch bei Jugendlichen die *niedrig dosierten Kombinations- bzw. Stufenpräparate* durchgestzt, z. B. Trigynon®, Trinordiol[21]®, TriNovum®, Marvelon®. Die *reinen oralen Gestagen-Präparate* in niedriger Dosierung *(„Minipillen“)* haben sich wenig bewährt, da sie fast in einem Drittel der Fälle zu Amenorrhöen und in einem weiteren Drittel zu Blutungsstörungen führen. Lediglich in einem Drittel der Fälle war die Zykluskontrolle zufriedenstellend. Da die Minipille nicht weniger Nebenwirkungen als die niedrig dosierten Kombinations- oder Stufenpräparate hat, dafür aber weniger sicher ist, besteht wenig Motivation, diese Präparate zu forcieren.

Ähnlich steht es mit Depot-Gestagenen

(„3-Monats-Spritze“), die sehr häufig zu Amenorrhö und Atrophisierung des Endometriums führen. Wir wenden sie eigentlich nur noch bei sehr unverläßlichen, z. B. oligophrenen oder psychiatrisch erkrankten Jugendlichen an, bei denen eine sichere Kontrazeption gewährleistet sein muß.

Die *„Pille danach“,* die zwar keine planbare Kontrazeptionsmethode ist, sollte den Mädchen unbedingt als Notmaßnahme bekannt gemacht werden. Immer wieder kommen Adoleszente durch unvorhergesehene Kohabitationen, z. B. durch Verführungen, Vergewaltigungen oder durch fehlerhafte Anwendung von traditionellen Kontrazeptionsmethoden in eine Situation, in der die „Pille danach“ geeignet ist, den Eintritt einer Schwangerschaft zu verhindern. Wir verwenden derzeit Therapieempfehlungen von Yuzpe mit 2 × 1 mg Norgestrel + 0,1 mg Äthinylöstradiol in 12stündigem Abstand, spätestens bis zur 48. Stunde nach dem Koitus.

Zusammenfassend sei über die *hormonale Kontrazeption* gesagt, daß sie derzeit in Form von niedrig dosierten Kombinationspillen wohl das *Mittel der Wahl* für alle die Fälle ist, die *folgende Voraussetzungen* erbringen: Ein gynäkologisches Alter von 2 bis 3 Jahren über dem Menarchealter; ein Tanner-Stadium B IV (Mammae) und P IV (Pubes); ein Knochenalter von ungefähr 13,6 Jahren; ein regelmäßiger Menstruationszyklus von 28 ± 7 Tagen und ein installierter biphasischer Zyklus (Basaltemperatur). Diese Reifekriterien wurden 1980 von Lauritzen aufgestellt. Die üblichen Pillenkontraindikationen wie z. B. schwere Lebererkrankung, schwerer juveniler Diabetes, Epilepsie, Porphyrie, chron. Einnahme von Kortikosteroiden und Antirheumtika sind zu beachten.

Die intrauterine Kontrazeption (IUD)

Nach einer vorübergehenden Propagierung in den 70er Jahren ist man sich heute darüber weitgehend einig, daß Intrauterinpessare für eine routinemäßige Kontrazeption bei jugendlichen Nulliparen ungeeignet sind. Sowohl die Akzeptanz, als auch die Wirksamkeit und die Verläßlichkeit bei Jugendlichen ist geringer als bei erwachsenen Frauen. Besonders gravierend aber ist der Umstand, daß Genitalinfektionen unter Intrauterinpessaren bei Jugendlichen häufiger aufsteigen als bei Frauen, die schon einmal schwanger waren oder geboren haben. Wegen der Bedeutung aszendierender Infekte für bleibende Unfruchtbarkeit ist die Anwendung von Intrauterinpessaren nur in Ausnahmen gerechtfertigt. Auf jeden Fall kontraindiziert sind IUDs bei einer Anamnese mit entzündlichen Genitalerkrankungen oder bei einer bestehenden Kolpitis.

Diese Methode kann eingesetzt werden, wenn absolute Kontraindikationen gegen eine hormonale Kontrazeption bestehen (z. B. schwerer jugendlicher Diabetes) oder wenn z. B. bei psychiatrisch auffälligen Jugendlichen eine regelmäßige Einnahme der Pille nicht gewährleistet ist und andere Methoden ebenfalls nicht angewandt werden können. In Frage kommen neben psychiatrisch auffälligen Mädchen hier auch sozial gefährdete Jugendliche mit wiederholten Interruptiones und sonst unverläßlicher Kontrazeption.

Zusammenfassung

Hier soll noch einmal festgestellt werden, daß aus derzeitiger Sicht bei Berücksichtigung der Kontraindikationen die zuverlässigste Routinemethode für die Kontrazeption bei Jugendlichen *die niedrig dosierten oralen Ovulationshemmer* darstellen. Obwohl auf keine der anderen Kontrazeptionsmethoden verzichtet werden kann, sind sie nur in geeigneten Fällen und mit Vorbehalt anwendbar. Tatsächlich erreicht derzeit, nach unseren Erfahrungen, keine von ihnen, außer dem Coitus interruptus und dem Präservativ, einen relativen Anteil von mehr als 2% unter allen verwendeten Methoden. Dem Präservativ wird vermutlich in Zukunft aus hygienischen Gründen (AIDS) eine wesentlich größere Bedeutung zukommen müssen.

Schwangerschaft bei Jugendlichen

Die Schwangerschaften bei Jugendlichen nehmen seit Beginn der 50er Jahre ständig zu. Ursachen sind einerseits Akzeleration und Vorverlegung der körperlichen Reife und andererseits die allgemeine größere sexuelle Freizügigkeit. Die voreheliche Enthaltsamkeit wird von den Jugendlichen als unnötig erachtet (siehe auch Seite 3). 85% der Jugendlichen in Deutschland finden es günstiger, zuerst zusammenzuleben und dann zu heiraten. Virginität ist für beide Geschlechter längst kein erstrebenswertes Ziel mehr. Diese vorverlegte Sexualität verläuft meist nach den Prinzipien von Partnerkonstanz und Treue. Man spricht von einer „neuen Moral", deren Ausdruck diese „Monogamie vor der Ehe" ist.

Die Folge dieses Sexualverhaltens sind auch *gehäufte Schwangerschaften bei Jugendlichen.* Zwar sind nicht alle Teenager-Schwangerschaften ungeplant, überwiegend ist jedoch die mangelnde Bereitschaft zu konsequenter Kontrazeption als Ursache in den Vordergrund zu stellen. Die Zahl der Teenager-Mütter ist im steigen. Innerhalb von 2 Jahren kam es an der eigenen Abteilung zu einer Verdoppelung der jugendlichen Mütter bis zum 16. Lebensjahr. Die Schwangerschaftsrate von Teenagern zwischen 15 und 19 Jahren liegt in den letzten Jahren bei 83 auf 1000 Mädchen in den USA, 45 in England, 35 in Schweden und 12 in Holland (Murray 1986).

Das somatische Risiko einer Schwangerschaft ist auch für sehr junge Teenager nicht nachweislich höher als für erwachsene Frauen. *Nicht so die perinatale Mortalität und Morbidität des Kindes,* die bei Teenager-Schwangerschaften 2- bis 3mal so hoch als bei erwachsenen Erstgebärenden liegt. Dafür ist in erster Linie die *höhere Frühgeburtlichkeit* bei jugendlichen Müttern verantwortlich. Sie liegt bei Jugendlichen und Adoleszenten zwischen 10 und 15%, bei Erwachsenen nur bei 5%. Neben der Frühgeburtlichkeit spielt auch das häufigere Vorkommen von EPH-Gestosen und intrauterinen Wachstumsretardierungen eine Rolle.

Die *Geburtsleitung* bei Jugendlichen und Adoleszenten unterscheidet sich nicht von der bei Erwachsenen, jedoch ist die Analgesie oft wesentlich aufwendiger. Vielfach fehlen die psychosomatischen Voraussetzungen für eine sinnvolle Verarbeitung des Geburtsschmerzes bei den Mädchen, da bei unerwünschten Schwangerschaften einfach die Motivation dazu nicht gegeben ist. In fast allen Statistiken sind operative Entbindungen und Kaiserschnitte häufiger. An der eigenen Abteilung werden bei Teenager-Müttern überwiegend Periduralanästhesien angewandt.

Die negativen psychischen und sozialen Folgen sind manchmal überraschend gering. So hat ein Bericht über sehr junge Mütter aus sozialgestörten Verhältnissen in einem Asyl in Berlin eher den Eindruck ergeben, daß ein größerer Teil sogar einen emotionalen Gewinn aus der ungeplanten Schwangerschaft gezogen hat (Zimmer, Zeitmagazin 1986). Die Mädchen gaben an, nun wenigstens eine Bezugsperson zu haben, jemanden der sie brauche, der sie wirklich liebe, und daß sie durch das Kind zum ersten Mal eine Art von Heim hätten. So fand die Mehrzahl der Befragten überwiegend positive Aspekte an ihrer Mutterschaft. Dazu paßt der bemerkenswerte Umstand, daß eine Hyperemesis bei schwangeren Teenagern eine ausgesprochene Seltenheit ist.

Dennoch sollen die *sozialen Gefahren und Schäden* nicht unterschätzt werden. Hier zählen vor allen Dingen die Verringerung der Chancen für einen Schulabschluß, die Schmälerung der beruflichen Aussichten, der späteren Heiratschancen, was alles dazu führt, daß solche Mädchen später häufiger weitere uneheliche Kinder bekommen werden. Oft geraten diese Mädchen in der Folge in völlige Abhängigkeit vom Elternhaus oder von sozialen Institutionen der öffentlichen Hand und erleiden schwere Beeinträchtigung ihrer Persönlichkeitsentwicklung. Nicht selten ist die Partnerschaft zum Kindesvater schon vor der Geburt zerbrochen oder vom Elternhaus untersagt worden. Andererseits zeigt wieder die Erfahrung, daß bei einer Forcierung der Heirat eines Teenagerelternpaares diese Ehen sehr häufig, nämlich bis zu 60%, innerhalb weniger Jahre durch Scheidung beendet werden.

So ist sowohl die Verhütung als auch die Betreuung von Schwangerschaft bei Teenagern und Jugendlichen eine besonders wichtige und schwere Aufgabe für Elternhaus, Arzt und Fürsorgeeinrichtungen. Für den Geburtshelfer hat die Teenager-Schwangerschaft als Risikoschwangerschaft zu gelten. Daß bei sorgfältiger Betreuung die Ergebnisse hinsichtlich Frühgeburtlichkeit, Gestose-Rate und perinataler Mortalität durch moderne geburtshilfliche Methoden soweit verbessert werden können, daß sie denen von Nichtrisikoschwangerschaften gleichen, konnte 1982 gezeigt werden (Spernol et al.).

Jugendliche und Schwangerschaftsabbruch

In zahlreichen Ländern ist es zu einer mehr oder weniger weitgehenden Freigabe der Abtreibung gekommen. Obwohl man hier in erster Linie auf Schätzungen und Dunkelziffern angewiesen ist, kann man vermuten, daß ein erheblicher Teil der Teenager-Schwangerschaften durch Abtreibung beendet wird. In England, wo präzisere Angaben vorliegen, wurden zwischen 1957 und 1967 bei 15- bis 18jährigen 4 von 10 und bei 11- bis 14jährigen 9 von 10 der Schwangerschaften abgebrochen (Baldwin). In den USA kommen auf 1,1 Millionen Teenager-Schwangerschaften 433 000 Abtreibungen, 527 000 werden ausgetragen (Murray). In Österreich schätzt man, daß etwa 10% aller Abtreibungen auf das Konto von Jugendlichen gehen (Husslein).

Zwar lassen sich bei sachkundiger Durchführung der Interruptio die Risiken nicht nur bezüglich des aktuellen Eingriffs, sondern auch die Langzeitfolgen hinsichtlich späterer Fertilisationsstörungen geringhalten; vor allem aber die moralische Problematik und die oft extreme psychische Belastung dieser Jugendlichen unterstreicht die Bedeutung für eine sichere Kontrazeption gerade in diesem Alter. In heutiger Zeit, in der Jugendliche in immer zarterem Alter Geschlechtsverkehr zu haben beginnen, ist eine sorgfältige Sexualaufklärung und geeignete Sexualerziehung sowie eine leichte Zugänglichkeit zu kontrazeptionellen Beratungseinrichtungen und zu Kontrazeptiva die wichtigste Prävention von Schwangerschaftsabbrüchen.

Bemerkungen zur Sexualhygiene Adoleszenter

Allgemeines

Aufgrund der anatomischen Gegebenheiten kommt der Intimhygiene bei Mädchen einerseits eine wesentliche präventiv-medizinische Bedeutung zu, die gleichen anatomischen Eigenschaften erschweren andererseits aber auch die erforderlichen Manipulationen: Auf kleinem Raum liegen drei Körperöffnungen nebeneinander, so daß die Reinigung der einen die Beschmutzung der anderen zur Folge haben kann, zumal sie nicht unter Kontrolle des Auges möglich ist.

Es ist immer wieder überraschend, wie sehr reale statistische Fakten aus Österreich, aber auch aus Deutschland, unserer Vorstellung, ein hygienebewußtes und sauberes Volk zu sein, widersprechen. So ist in Mitteleuropa, im Gegensatz zu Süd- und Westeuropa, das Bidet zum Beispiel kaum verbreitet und viele Männer und Frauen, insbesondere aber Jugendliche, verzichten auf eine tägliche Waschung des Genitales und reinigen oft ihren Körper nur einmal pro Woche, am sogenannten Badetag. Die Zahl der Adoleszenten, die sich täglich von Kopf bis Fuß wäscht, liegt nach einer eigenen Umfrage bei Jugendlichen unseres Einzugsgebietes in der Größenordnung von 5%. Während in manchen Kulturkreisen die Intimhygiene durch rituelle Vorschriften geregelt und sogar bei manchen Tierspezies instinktiv betrieben und angeboren ist, muß sie beim Menschen erworben, erlernt bzw. anerzogen und eingeübt werden. Trotz einer zunehmenden Offenheit der Sprache über Sexualfragen sind viele Dinge nach wie vor noch tabuisiert, wie z. B. das Besprechen technischer Details der Intimhygiene durch die Eltern vor den Kindern. Viel zu allgemein gehaltene Hinweise oder Umschreibungen, die die konkrete Benennung des Organs vermeiden, sind oft mit ein Grund, warum solche Bemühungen ohne Erfolg bleiben. Eine begleitende, dem Entwicklungszustand des Mädchens angepaßte Aufklärung über hygienische Notwendigkeiten, speziell geeignete Handgriffe und organische Besonderheiten durch die Eltern ist zu verlangen.

Folgende Maßnahmen, die im wesentlichen dazu dienen, mindestens ein- bis zweimal pro Tag evtl. vorhandene Überschüsse an Sekretion und deren Reste zu entfernen und diese Körperregion sauber und trocken zu halten, sind zu empfehlen:

a) Regelmäßig und richtig waschen, was die Einrichtung eines Bidets nahezu unersetzlich macht, will man nicht täglich eine Dusche benutzen.
b) Richtiges Abwischen nach Stuhlgang und Urinieren, welches grundsätzlich von proximal nach distal erfolgen muß.
c) Nur milde Seifen oder neutrale Detergentien verwenden.
d) Eigene Handtücher und Waschlappen für jedes Familienmitglied vorsehen und wiederum einen eigenen, exklusiv für die Genitalregion vorgesehenen Waschlappen, als solchen kennzeichnen.
e) Bei Tendenz zum Nässen soll man milde Puder verwenden und Unterwäsche aus kochfestem Material, die gut Feuchtigkeit absorbieren kann.
f) Bei Hypersekretionsfluor ist den Mädchen locker sitzende Kleidung und mindestens einmaliger täglicher Wechsel des kochfesten Schlüpfers zu empfehlen.
   Auch kleine Slipeinlagen können angebracht sein.

Menstruationshygiene bei Jugendlichen

Adoleszente sollen angehalten werden, von Anfang an einen *Menstruationskalender* zu führen, in dem auch mit Symbolen die Stärke der Blutung festgehalten wird. Der durchschnittliche Blutverlust beträgt 50 ml und sollte 100 cm^3 nicht überschreiten. Die Frage, ob *Binde oder Tampon* verwendet werden soll, wird seit eh und je diskutiert. Gegen die Binden spricht, daß sie eher auftragen und bei Sport nur schlecht verwendet werden können. In der Zwischenzeit stellt die Industrie aber sehr gut brauchbare, schmale Binden mit hoher Saugfähigkeit her, die keinen eigenen Tragegürtel erfordern und auch bei leichterer sportlicher Tätigkeit verwendet werden können (Slipeinlagen).

Gegen die Tampons wird ins Treffen geführt, daß sie das sexuelle Interesse fördern und zur Masturbation anregen könnten. Auch das *„Toxic-shock-syndrom“* hat hier in den letzten Jahren wieder zu einiger Verunsicherung geführt (s. S. 187).

Heute gibt es verschieden große Tampons, die entsprechend dem Entwicklungszustand der Scheidenlänge ausgewählt werden können. Ein normales Jungfernhäutchen läßt üblicherweise einen Tampon, ohne einzureißen, passieren. Die Erfahrung zeigt, daß in den letzten Jahren von den Jugendlichen dem Tampon der Vorzug gegeben wird. Bei durchschnittlich starker Regel ist in den ersten Blutungstagen ein Tamponwechsel alle 4 bis 6 Stunden erforderlich.

Allgemeine Verhaltensmaßnahmen bei Sport, in Schule und Beruf im Zusammenhang mit der Menstruation

Es gibt teilweise groteske und antiquierte Vorstellungen, was alles im Zusammenhang mit der Menstruation für eine Frau gefährlich und deshalb zu vermeiden sei. So zum Beispiel das Haarewaschen bzw. überhaupt das Duschen und Baden. Es kursieren Märchen, daß Badewasser in das innere Genitale eindringen, ja bis in die Bauchhöhle gelangen und schwerste Erkrankungen auslösen könne. Heute weiß man, daß einer menstruierenden Jugendlichen, sofern die Menstruation normal verläuft, *nahezu keine Beschränkungen* aufzuerlegen sind. So ist Duschen und Baden nicht ungünstig, sondern empfehlenswert. Es ist auch nicht notwendig, sich von sportlichen Betätigungen zu absentieren. Hinsichtlich des immer wieder geäußerten Wunsches einer Befreiung der Jugendlichen vom Turnunterricht, gilt folgende Empfehlung des Deutschen Sportärztebundes: Gymnastik ist nicht ungünstig, sondern kann vereinzelt Menstruationsbeschwerden sogar lindern, indem sie Verkrampfungen löst und psychisch entspannt.

Hochsprung-Übungen, Gewichtheben und sonst nicht geübte Dauerleistungen sollten unterlassen werden. Lediglich Mädchen mit schweren Menstruationsstörungen kann man vom Turnunterricht befreien. Das gilt mit Einschränkungen auch für den Schwimmunterricht, da an Tagen mit schwacher Blutung die Tampons das ästhetische Problem der Menses zu lösen imstande sind.

Jugendliche und Leistungssport

Seit langem ist bekannt, daß der immer früher einsetzende Leistungssport zu Oligomenorrhö und primärer bzw. sekundärer Amenorrhö führen kann. Unter Ausschluß anderer Ursachen kann die Kombination von extremer körperlicher Leistung und wettkampf- und trainingsbedingtem Leistungsdruck Auslöser einer hypothalamischen Amenorrhö sein. So berichtet Frisch 1981, daß 61% jugendlicher Mädchen, die schon vor der Menarche ein Leistungstraining begonnen haben, Menstruationsstörungen hatten und daß 22% davon amenorrhoisch waren.

Literatur

Baldwin, W. H.: Adolescent pregnancy and childbearing. Papul. Bull 31 (1976) 2. Zit. nach H. Husslein: Ungewollte Schwangerschaft bei Jugendlichen. In: Probleme der Kontrazeption bei der Jugendlichen. Hrsg. v. D. Huber: Exc. Med. Amsterdam, Oxford, Princeton 1980.

Benedetti, G.: Beziehungen zwischen endokrinem und psychopathischem Geschehen bei glandulärzystischer Hyperplasie des Endometriums. Schweiz. Arch. Neurol. Psychiat. 78 (1956) 1.

Besser, G. M., Thorner, M. O., Wass, J. A. H.: Hyperprolactinemia – hypogonadism syndrome – medical treatment. In: Endocrinology. Ed.: James, V. H. T. Zit. aus Exc. Med. Amsterdam, Oxford 1977.

Breckwoldt, M., F. Peters: Diagnostik und Therapie von Brustdrüsenerkrankungen während der Pubertät und Adoleszenz. Gynäkologe 16 (1983) 48.

Carter, G. D. et al.: Investigation of hirsutism: testosterone is not enough. Ann. Clin. Biochem. 20 (1983) 262.

Channing, C. P., et al.: The role of nonsteroidal regulators in control of oocyte and follicular maturation. Recent. Progr. Horm. Res. 38 (1982) 331. Zit. aus Reindollar, R. H., McDonough, P. G.: The child with Ambiguous Genitalia. In: Pediatric and Adolescent Obstetrics and Gynecology. Springer, New York 1985.

Coupey, S. M., Saunders, D. S.: Physical Maturation. In: Pediatric and Adolescent Obstetrics and Gynecology. Ed.: Lavery, J. P., Sanflilippo, J. S.: Springer, New York 1985.

Dobszay, L.: Beiträge zur Physiologie und Klinik der weiblichen Genitalorgane im Kindesalter. Barth, Leipzig 1939.

Döring, G. et al.: Ergebnisse einer repräsentativen Umfrage zum Familienplanungsverhalten in der Bundesrepublik Deutschland 1985. Geburtshilfe und Frauenheilkunde 46 (1986) 892.

Frisch, R. et al.: Delayed menarche and Amenorrhea of College Athlets in relation to age of on set of training. J. Amer. med. Ass. 14 (1981) 1559. Zit. aus: M. Hinz: Kinder- und jugendgynäkologische Aspekte beim Sport, in der Schule und im Beruf. In: Gynäkologie im Jugendalter. Hrsg.: M. Heinz: VEB Gg. Thieme, Leipzig 1985.

Hiersche, H. D.: Schwangerschaft bei Heranwachsenden und Jugendlichen. In: Praxis der Gynäkologie in Kindes- und Jugendalter. Hrsg. von Huber, A. und Hirsche, H. D. Gg. Thieme, Stuttgart 1977.

Huber, A.: Intravaginale Kontrazeption mit chemischen Spermiziden. Vorteile, Nachteile, Indikationen. In: Probleme der Kontrazeption bei der Jugendlichen. Hrsg. von A. Huber: Excerpta Medica. Amsterdam – Oxford – Princeton 1980.

Husslein, A.: Voreheliche Beziehungen. Eine empirische Studie über das Sexualverhalten der 14- bis 18-jährigen in Österreich. Herder & Co., Wien 1982.

Insler, V., et al.: Diagnosis and treatment of the cervical factor of infertility. In: Gynecology and Obstetrics. S. Jakamoto, J. Tojo, T. Nakayama (Hrsg.), Excerpta Medica. Amsterdam – Oxford – Princeton 1980.

Jirasek, J. E.: Principles of reproductive embryology. IV. Development of the ovary. In: Simpson, J. L. (Hrsg.): Disorders of Sexual Differentiation. Academic Press, New York 1976.

Jones, H. W. Jr.: Nonadrenal female pseudohermaphroditism. Pediatr. Adol. Endocrinol. 8 (1981) 65.

Jorgensen, V.: Selection and Management of Contrazeptives in the Adolescention. Fertil. steril 27 (1976) 881.

King, J. L.: Menstrual intervals – Amer. J. Obstet. Gynec. 25 (1933) 583.

Knobil, E.: On the control of gonadotropin secretion in the rhesus monkey. Recent. Progr. Horm. Res. 30 (1974) 1.

Lennon, B. S. et al.: Syndrome of androgen insensitivity in man: Absence of 5-Dihydrotestosterone binding protein in skinfibroblasts. J. Clin. Endocrinol. Metab. 38 (1974) 1143.

Leyendecker, G., L. Wildt: Die neuroendokrine Kontrolle des menstruellen Zyklus der Frau. In: Die Sterilität. Hrsg. von J. Zander: Urban & Schwarzenberg, München – Wien – Baltimore 1983.

Leyendecker, G., Wardlaw, J., Nocke, W.: Experimental studies on the endocrine regulations during the periovulatory phase of the human menstrual cycle. Acta endocrinol. 71 (1972) 160.

Leyendecker, G., L. Wildt, E. J. Plotz: Die hypothalamische Ovarialinsuffizienz. Gynäkologe f14 (1981) 84.

Matsumoto, J., Y. Nogomi, S. Ohkuri: Statistical studies on menstruation: A criticism on the definition of normal menstruation. Gunma. J. med. Sci. 11 (1962) 294. Zit. aus „Der menstruelle Zyklus". J. Zander und K. Holzmann in Gynäkologie und Geburtshilfe. Hrsg. von O. Käser, V. Friedberg, K. G. Ober, K. Thomsen, J. Zander: Bd. I, Gg. Thieme, Stuttgart 1969.

Meyer, W. J. et al.: Locus on human X-Chromosome for dihydrotestosteronereceptor and androgen insensitivity. Proc. Nat. Acad. Sci. USA 72 (1975) 1469.

Molinsky, H.: Unterleibsschmerzen ohne Organbefund. Gynäkologe 15 (1982) 207.

Müller, W.: Immunological and functional aspects of H-Y antigen. Hum. Genet. 58 (1981) 29.

Murray, J.: Seminar: Schwangerschaft bei Kindern. New York 1986. Zit. aus Med. Tribune: Kongreßbericht. Nr. 22, 22. Mai 1986, S. 40.

Peter, R., K. Vesely: Kindergynäkologie. Thieme, Leipzig 1966.

Petersen, E. E.: Die Kolpitis. Speculum 4 (1984) 3.

Roemer, H.: Entwicklung der weiblichen Sexualität. In: Gynäkologie und Geburtshilfe. Hrsg. von O. Käser, V. Friedberg, K. G. Ober, J. Zander. I. Gg. Thieme, Stuttgart 1969.

Reindollar, R. H., McDonough P. G.: The child with ambiguous genitalia. In: Pediatric and Adolescent Obstetrics and Gynecology. Springer, New York 1985.

Rjosk, H. K.: Sterilität durch Hyperprolaktinämie. S. 79. Urban & Schwarzenberg, München – Wien – Baltimore 1982.

Schauffler, G. C.: Pediatric Gynecology, Year Book Medical Publishers, Chicago 1942.

Schmid-Tannwald, I., G. A. Hauser: Das Mayer-Rokitansky-Küster-Syndrom. Gynäkol. prax. 4 (1980) 263.

Schurz, A. R.: Die Behandlung der Dysmenorrhö aus heutiger Sicht. Therapeutische Umschau, Revue therapeutique 30 (1973) 1.

Schurz, A. R.: Die Rolle des Arztes bei weiblichen Sexualitätsproblemen. Geburtshilfe und Frauenheilkunde 38 (1978) 38.

Schurz, A. R., G. Breitfellner, J. Kiesler: Die Diagnostik vulvovaginaler Mykosen. Geburtshilfe und Frauenheilkunde 39 (1979) 413.

Spernol, R., Bernaschek, G., A. Schaller: Schwangerschaft und Geburt bei 12- bis 15jährigen Mädchen. Vortrag: 1. Europäisches Symposium für Kinder- und Jugendgynäkologie. Wissenschaftl. Information 1 (1982) 491. Milupa AG.

Trube-Becker, E.: Referat: Internat. Symposium für Kriminologie; Interlaken, März 1983. Zit. aus I. Rey-Stocker: Verletzungen. In: Gynäkologie im Kinder- und Jugendalter. Hrsg. v. M. Heinz VEB Gg. Thieme, Leipzig 1985.

Uexküll, Th. v.: Psychosomatische Medizin. Vorwort zur 1. Auflage. Urban & Schwarzenberg, München – Wien – Baltimore 1986.

Wachtel, S. S.: H-Y-Antigen in the Biology of Sex-Determination. Grune & Stratton. New York 1983.

Weitzman, E. D. et al.: The relationship of sleep and sleepstage to neuroendocrine secretion and biological rhythm in man. Recent Progr. Horm. Res. 31 (1975) 399; Zit. aus G. Leyendecker und L. Wildt: Neuroendokrine Faktoren von Störungen in der Pathogenese der Ovarialfunktionen und ihre Behandlung. In: Die Sterilität. Hrsg. von J. Zander, Urban & Schwarzenberg, München, Baltimore 1983.

Weström, L.: Genitalentzündungen in der Sprechstunde. Grundlagen, Diagnostik, Therapie. 46. Tgg. der Dtsch. Ges. für Gynäkologie und Geburtshilfe, Düsseldorf 26. 9. 1986.

Wildt, L., Breusing, K. H., Leyendecker, G.: The changing pattern of pulsatile gonadotropin secretion during the luteal and the early follicular phase of the cycle. Acta endocrinol. Suppl. 246 (1982) 93.

Wolf, W.: Genetic aspects of H-Y-Antigen. Hum. Genet. 58 (1981) 25.

Yuzpe, A. A.: Postcoital contraception. Int. J. Gynaecol. Obstet. 16 (1979) 497.

Zander, J. und K. Holzmann: Störungen des menstruellen Zyklus und ihre Behandlung. In: Gynäkologie und Geburtshilfe. Hrsg. von O. Käser, V. Friedberg, K. G. Ober, J. Zander, I. Gg. Thieme, Stuttgart 1969.

Zimmer, K.: Mutter mit Sechzehn. Zeitmagazin 10/1986.

KAPITEL 8

Orthopädische Probleme des Jugendalters

von Friedrich Stewen

Inhalt

Allgemeines

Orthopädische Erkrankungen und Veränderungen können einerseits durch sichtbare Deformitäten des Rumpfes und der Extremitäten und andererseits durch auffällige Korsette und Apparate das äußere Erscheinungsbild erheblich verändern. Viele der Betroffenen fühlen sich dadurch im Umgang mit anderen Menschen gehemmt und ziehen sich zurück; Verständnislosigkeit und ablehnende Reaktionen Gleichaltriger erschweren die Situation zusätzlich.

Ein Teil der Erkrankungen des Stütz- und Bewegungsapparates ist zumindest zeitweise mit einer verminderten körperlichen, insbesondere sportlichen Leistungsfähigkeit verbunden, so daß diesbezügliche Aktivitäten eingeschränkt werden müssen.

Es handelt sich häufig um präarthrotische Deformitäten oder noch nicht strukturell fixierte Veränderungen, die in der Adoleszentenphase noch keine Beschwerden verursachen. Oft ist jedoch die Wahrscheinlichkeit der späteren Manifestation irreversibler, funktionseinschränkender und schmerzhafter Erkrankungen sehr hoch, so daß die sofortige Einleitung einer Therapie nach Erkennen des abnormen Befundes äußerst wichtig ist, um das noch vorhandene Wachstumspotential korrigierend auszunutzen und um einer Progredienz vorzubeugen.

Im Rahmen einer konservativen Therapie können zeitaufwendige krankengymnastische Übungsprogramme über eine lange Periode erforderlich sein. Operative Therapien, wie z. B. Spondylodesen bei Skoliosen oder Verlängerungsosteotomien bei Beinverkürzungen sind mit mehrfachen und langen Klinikaufenthalten verbunden und erfordern eine belastende Nachbehandlung.

Bei fehlender Beschwerdesymptomatik ist verständlicherweise die Einsicht in die Notwendigkeit der Behandlung oft nicht gegeben (Non-Compliance). Hilfsmittel und Orthesen werden nicht akzeptiert oder nur unregelmäßig getragen, physikalische, besonders krankengymnastische Maßnahmen werden nicht konsequent durchgeführt, erforderliche operative Eingriffe werden abgelehnt.

Die eigenen Hemmungen, die Verständnislosigkeit und Ablehnung anderer, die verminderte körperliche Leistungsfähigkeit und die zeitaufwendigen und auch sonst belastenden Behandlungen führen zu mangelnden Sozialkontakten und dadurch zusätzlich zu den somatischen Veränderungen zum psychosozialen Leidensdruck. Das erfordert ein großes Einfühlungsvermögen der Behandler, der Eltern und Geschwister und auch zum Beispiel der Lehrer und Mitschüler.

Wichtig ist auch eine Beratung bei der Berufswahl und sonstigen Lebensführung, wobei einerseits die vorliegende verminderte Belastbarkeit und Leistungsfähigkeit und andererseits die persönlichen Neigungen berücksichtigt werden müssen.

Erkrankungen und Veränderungen der Wirbelsäule

Haltungsanomalien

Voraussetzung für die Haltung ist eine normale Konfiguration und Funktion der Knochen- und Gelenkstrukturen, des Kapsel-Band-Apparates, der Muskulatur und der nervösen Steuerung sowohl des Achsenorgans als auch der Extremitäten. Die Normalhaltung ist eine aktive dynamische Leistung der Rumpfmuskulatur, wobei Rückenstreck- und Bauchmuskulatur synergistisch wirken. Die Atmung spielt zusätzlich eine nicht unbeträchtliche Rolle. Neben der somatischen muskulären Leistungsfähigkeit ist die psychische und geistige Leistungsbereitschaft Voraussetzung für die Normalhaltung.

Bei der *aktiven Normalhaltung* liegen symmetrische Verhältnisse mit Beckengradstand, Schultergleichstand und lotrechter Haltung des Achsenskeletts vor. Die Betrachtung von der Seite zeigt lordotische Schwingungen in den zervikalen und lumbalen Wirbelsäulenabschnitten und eine Kyphosierung im Brustwirbelsäulenbereich; das Becken ist aufgerichtet. Beim Haltungsleistungstest (nach Matthiass), der im Alter von 4 bis 14 Jahren aussagekräftig ist, müssen die Untersuchten in der Lage sein, für 30 Sekunden mit vorgestreckten Armen, aufgerichtetem Rumpf und aufgekipptem Becken zu stehen. Bei der klinischen Untersuchung ist auch die Inspektion von Sitzhaltung und Gangbild erforderlich. Eine vermehrte Kyphosierung in Ruhehaltung muß als normal angesehen werden.

Haltungsschwäche

Eine Haltungsschwäche oder unsichere Haltung wird nach unterschiedlichen Häufigkeitsangaben bei einem Viertel bis einem Drittel aller Schulkinder gefunden. Es handelt sich um eine funktionelle Fehlstatik, die therapeutisch voll korrigierbar ist. Sie tritt auf bei disponierender Bindegewebsschwäche, muskulärer Hypotonie und infolge von Bewegungsmangel und einseitigen Belastungen, wobei langes Sitzen und seitliches Tragen, z. B. schwerer Schultaschen, eine dominierende Rolle spielen. Es finden sich wechselnde seitliche Verbiegungen und ein schlaffer Rundrükken. Beim Haltungsleistungstest kommt es zum Abkippen des Oberkörpers nach hinten mit Abgleiten des Schultergürtels nach vorn und mit Absinken der vorgestreckten Arme; außerdem tritt eine Beckenkippung nach vorn mit Verstärkung der Lendenlordose auf. Die Röntgenbefunde der Wirbelsäule sind normal.

Haltungsverfall

Der Haltungsverfall stellt ein progredientes Versagen der muskulären Körperbalance dar. Die aktive Einnahme der Normalhaltung ist nicht mehr möglich, eine Behandlung ist dringend. Gefährdet sind Jugendliche in Phasen stark gesteigerten Längenwachstums oder hormonaler Umstellung, bei reduziertem Kräftezustand nach Erkrankungen oder bei psychischer Alteration. Das Erscheinungsbild ist wechselnd. Bei thorakalem Rundrücken sind der Schwerkraft folgend die Brustwirbelsäulen-Kyphose verstärkt und der Schultergürtel nach vorn geneigt. Beim Hohlrundrücken finden sich zusätzlich eine Verstärkung der Lendenlordose und eine Beckenkippung nach vorn, der Bauch ist vorgewölbt. Beim Flachrücken sind die physiologischen Schwingungen geringer ausgeprägt oder aufgehoben; es können sich sogar Kyphosierungen im LWS-Bereich finden. Der Flachrücken ist wegen der stark eingeschränkten Belastbarkeit die gravierendste Fehlhaltung.

Haltungsschäden liegen bei 3 bis 5% der Jugendlichen vor. Hier haben lange bestehende, nicht therapierte Haltungsanomalien zu manifesten pathologischen Veränderungen des Achsenorgans geführt. Röntgenologisch können Veränderungen der Wirbelkörperrandleisten und -abschlußplatten zur Darstellung kommen. Die klinisch sichtbaren Anomalien sind weder aktiv noch passiv voll ausgleichbar.

Prävention und Therapie

Zur Vermeidung von Haltungsschwäche und Haltungsverfall sind präventive Maßnahmen erforderlich. Lange einseitige Haltungen und Belastungen der wachsenden Wirbelsäule sollten vermieden werden. Bei überwiegendem Sitzen ist auf körpergerechte Sitzmöbel zu achten und es ist ein regelmäßiger Ausgleichssport erforderlich. Bei Schülern ist der Schulranzen immer noch am besten geeignet, Taschen sollten zumindest wechselseitig getragen werden.

Eingetretene Haltungsanomalien müssen durch gezielte Krankengymnastik und Bewegungstherapie behandelt werden. Außer der Teilnahme an Sonderturnveranstaltungen oder krankengymnastischen Einzel- oder Gruppentherapien müssen die Betroffenen zu regelmäßiger täglicher selbständiger Durchführung der erlernten Übungen angehalten werden. Außerdem sollten sportliche Aktivitäten forciert werden, wobei insbesondere das Schwimmen eine ideale Ergänzung zu den gezielten Übungen darstellt. Eine Befreiung vom Schulsport ist kontraindiziert. Die Versorgung mit korrigierenden Bandagen oder Miedern ist nur in Ausnahmefällen für kurze Zeit erforderlich.

Scheuermannsche Erkrankung

Nach der von Scheuermann gegebenen Definition handelt es sich bei der Adoleszentenkyphose um eine in der Pubertät auftretende Wachstumsstörung mehrerer Wirbelkörper, die zur Kyphosierung und Versteifung der befallenen Wirbelsäulenabschnitte führt.

Aus den Häufigkeitsangaben zwischen 3% und 40% ist der fließende Übergang zwischen noch Physiologischem und bereits Pathologischem ersichtlich; zu 80% sind männliche Jugendliche betroffen.

Als endogene Ursachen sind eine hereditär-konstitutionelle Disposition und endokrine Störungen anerkannt; außerdem können zirkulatorische Störungen im Sinne einer aseptischen Nekrose (Osteochondrosis vertebralis) nicht ausgeschlossen werden. Als exogener Faktor wird eine mechanische Überbeanspruchung bei verminderter Belastbarkeit angenommen.

Die juvenile Kyphose tritt überwiegend im mittleren Thorakal-Wirbelsäulenbereich auf, seltener in den thorakolumbalen und lumbalen Abschnitten.

Es werden drei Erkrankungsstadien unterschieden. Im Vorstadium vor dem 10. Lebensjahr ist eine sichere Diagnosestellung noch nicht möglich. Es besteht lediglich eine vermehrte Thorakalkyphose im Sinne einer Haltungsschwäche bei freier Beweglichkeit der Wirbelsäule. Schmerzen werden nicht angegeben und eine Behandlungsbedürftigkeit besteht nicht; allerdings sollten regelmäßig Verlaufskontrollen durchgeführt werden.

Das floride Stadium zwischen dem 12. und 18. Lebensjahr verläuft über einen Zeitabschnitt von 6 bis 9 Monaten und führt zur fibrösen Fixierung mit großbogigem Rundrükken, eventuell mit kompensatorischem Hohlkreuz. Bei einem Viertel der Erkrankten liegt gleichzeitig eine Skoliose vor. In diesem Stadium sind im Röntgenbild die klassischen Veränderungen mit Kyphosierung und keilförmiger Deformierung mindestens dreier benachbarter Wirbelkörper, mit Deckplattenunregelmäßigkeiten und vorderen Randleistenstörungen und mit intraspongiösen Bandscheibenhernien (Schmorlschen „Knorpelknötchen“) nachzuweisen (Abb. 8-1); häufig auch bereits regressive Bandscheibenveränderungen mit Verschmälerung der Zwischenwirbelabstände (vergl. Abb. 8-1 und 8-2).

Im Residualstadium nach Wachstumsabschluß ist die Kyphose irreversibel fixiert (Abb. 8-2). Die Patienten klagen bei frühzeitig sich ausbildenden degenerativen Sekundärveränderungen über eine zunehmende Beschwerdesymptomatik, insbesondere bei Lumbalkyphosen, die eine ungünstige Prognose haben.

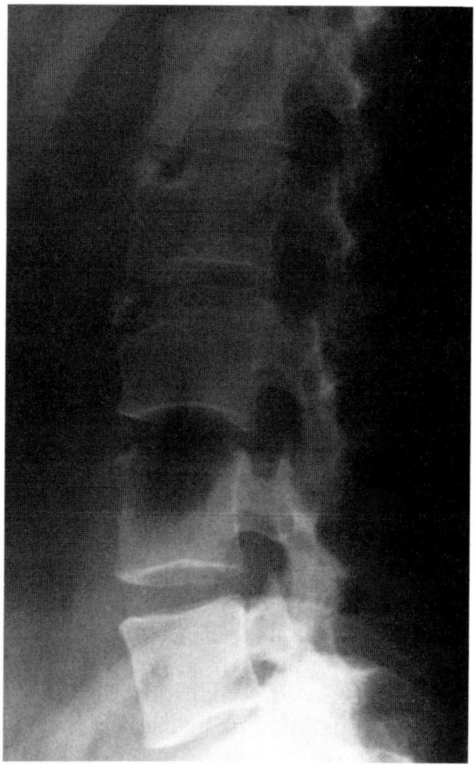

Abbildung 8-1 Scheuermannsche Erkrankung im Lumbalbereich. Grund- und Deckplattenunregelmäßigkeiten L1-2, Schmorlsches Knötchen im vorderen Bereich der Deckplatte von L2, Dislokation der Apophyse im oberen Vorderkantenbereich von L3. 19jähriges Mädchen.

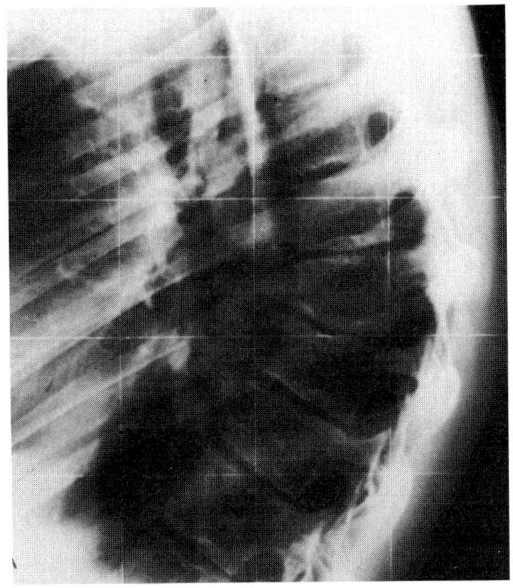

Abbildung 8-2 Scheuermannsche Erkrankung im Thorakalbereich. Erhebliche Kyphosierung mit keilförmiger Deformierung der Wirbelkörper im Bereich des Kyphosescheitels, Grund- und Deckplattenunregelmäßigkeiten, vereinzelt Schmorlsche Knorpelknötchen.

Therapie

Eine eigentliche Therapiebedürftigkeit besteht nur bei Schmerzsymptomatik, wobei häufig eine erhebliche Diskrepanz zwischen Befunden und angegebener Beschwerdesymptomatik zu verzeichnen ist. Einerseits können röntgenologisch sichtbare fortgeschrittene Veränderungen und eine starke Kyphosierung mit völliger Beschwerdefreiheit einhergehen, andererseits können auch bei diskreten Röntgenbefunden und Normalhaltung starke Schmerzen auftreten.

Zur Vermeidung einer Progredienz der Kyphosierung sollten jedoch prophylaktische Maßnahmen mit krankengymnastischem Training der insuffizienten Muskulatur und Schwimmen durchgeführt werden.

Bei Beschwerdesymptomatik kann ein schmerzreflektorischer Muskelhypertonus durch Massagen und Wärmebehandlung normalisiert werden.

Bei Kyphosen mit einem Winkel (nach Cobb) von über 40° im Thorakalbereich und über 15° im Lumbalbereich ist die Versorgung mit einem Reklinationskorsett zur Druckentlastung der ventralen Wirbelkörperabschnitte und zur passiven Aufrichtung angezeigt. Bei zu spät einsetzender Korsettbehandlung ist eine vollständige Aufrichtung nicht mehr möglich. Meist ist nach Ende der Behandlung nach Wachstumsabschluß wieder ein Aufrichtungsverlust zu verzeichnen.

Hochgradige Kyphosen von über 70° mit starker Schmerzhaftigkeit und allerdings selten auftretender neurologischer Symptomatik zwingen zur Kolumnotomie mit Spondylodese.

Skoliosen

Skoliosen sind krankhafte Seitverbiegungen der Wirbelsäule, die bei 0,5 bis 1% der Gesamtbevölkerung auftreten.

Bei den strukturellen, echten, zumindest teilfixierten Skoliosen besteht außer der Seitverbiegung eine Rotation der Wirbel mit Torsionsdeformierung, wobei die Wirbelkörper zur Konvexität und die Dornfortsätze zur Konkavität der Ausbiegung gedreht sind.

Bei kongenitalen osteochondropathischen Skoliosen (Mißbildungs-Skoliosen) bestehen Blockwirbel, halbseitige Segmentverschmelzungen, Halbwirbel, Keilwirbel und einseitige Rippensynostosen.

Skoliosen bei Bindegewebs- und Systemerkrankungen finden sich bei Neurofibromatosis Recklinghausen, bei Chondrodystrophien und beim Marfan-Syndrom.

Neuromuskuläre Skoliosen bei spastischen und schlaffen Paresen mit asymmetrischem Befall der Muskulatur treten bei infantilen Zerebralparesen und nach Poliomyelitis auf. Zu Narben-Skoliosen können Thorax-Operationen mit Rippenresektionen, pleuritische Verschwartungen oder Verbrennungen führen.

Destruktions-Skoliosen werden durch traumatische, infektiöse oder tumorbedingte Wirbelkörperdeformierungen verursacht.

Die *idiopathischen Skoliosen* stellen mit 80 bis 90% die größte Gruppe aller Skoliosen dar und treten zu 75 bis 80% bei Mädchen auf. Die Ätiologie ist bisher noch nicht bekannt; es wird jedoch insbesondere ein Muskelungleichgewicht angeschuldigt. Entsprechend dem Alter des Auftretens werden unterschieden die Säuglings-Skoliose, welche meist als großbogige, C-förmige Totalkrümmung vorliegt und eine gute Prognose hat, die infantile Skoliose im 3. bis 5. Lebensjahr, welche häufiger bei Knaben auftritt, die juvenile Skoliose im 4. bis 9. Lebensjahr und die Adoleszenten-Skoliose im Zeitabschnitt zwischen Pubertät und Skelettreife. Frühzeitig auftretende idiopathische Skoliosen mit starker Progredienz während der Wachstumsschübe haben eine schlechte Prognose.

Funktionelle Skoliosen sind Seitausbiegungen der Wirbelsäule ohne Wirbelkörperrotation oder Torsion. Sie treten auf als statische Skoliosen bei Beckenschiefstand aufgrund von Beinlängendifferenzen, als schmerzreflektorische Fehlhaltungen, z. B. Ischias-Skoliosen, als Haltungs-Skoliosen bei muskulärer Insuffizienz und auch als psychogen bedingte sogenannte „hysterische" Skoliosen. Funktionelle Skoliosen sind nicht fixiert und nach erfolgreicher Therapie der Ursachen reversibel; sie können jedoch bei jahrzehntelangem Bestehen zu strukturellen Veränderungen mit irreversibler Seitverbiegung führen.

Die weniger stark ausgeprägten Skoliosen werden meist als Zufallsbefund entdeckt und machen im allgemeinen wenig Beschwerden. Gelegentlich werden belastungsabhängige Rückenschmerzen angegeben, stärkere Beschwerden treten bei muskulärer Dekompensation auf. Bei starken Krümmungen werden Wirbelsäulenbeschwerden häufig bereits bei geringen Beanspruchungen verspürt, Kontakte zwischen unterem Rippenbogen und Beckenkamm können Schmerzen auslösen und häufig ist eine kardio-pulmonale Beeinträchtigung nachzuweisen. Außerdem ist bei äußerlich sichtbaren Deformierungen die psychische Belastung nicht zu unterschätzen. Die bei Skoliosen frühzeitig auftretenden sekundären degenerativen Veränderungen der Bandscheiben und Wirbelbogengelenke verursachen eine Zunahme der Schmerzsymptomatik, teilweise mit radikulären Reizerscheinungen in Form von Interkostalneuralgien oder Ischialgien.

Bei der klinischen Untersuchung finden sich im Stehen, insbesondere bei leichter Oberkörpervorbeugung, Seitenasymmetrien mit Abweichung der Dornfortsatzreihe aus der Mittellinie, dorsalem Rippenbuckel auf der Seite der Konvexität, Lendenwulst und eventuell Schultertiefstand. Bei der Prüfung der Seitneigung zeigt sich die Krümmung fixiert.

Die wichtigste *Röntgenuntersuchung* ist die Anfertigung einer Wirbelsäulenganzaufnahme im Stehen. Auf dieser Aufnahme sind die Form der Krümmung (S- oder C-förmig), die Lage der Haupt- und kompensatorischen Nebenkrümmungen und die Lokalisation des Krümmungsscheitels und der Neutral- oder Übergangswirbel zu bestimmen. Durch Messung des Winkels (nach Cobb) zwischen den Loten auf der Grundplatte des unteren und auf der Deckplatte des oberen Neutralwirbels kann der Schweregrad der Skoliose bestimmt werden; Skoliosen werden bis 40° als leicht, zwischen 40° und 60° als mittelschwer, zwischen 60° und 80° als schwer und über 80° als sehr schwer bezeichnet. Der Grad der Rotation wird anhand der Verlagerung der Bogenwurzelovale bestimmt. Aufnahmen in maximaler Seitneigung (nach Bending) geben Aufschluß über das Ausmaß der Fixierung. Ausschnittsbilder dienen zur Darstellung von Wirbelkörpermißbildungen. Zur Reifestadienbestimmung werden Aufnahmen der Darmbeinkämme oder des Handwurzelskeletts angefertigt.

Therapie

Im Vordergrund der konservativen Skoliose-Therapie, die unmittelbar nach der Erkennung eingeleitet werden sollte, steht die Vermeidung einer Progredienz, die insbesondere während der Phasen starken Längenwachstums eintreten kann. Außerdem ist auch eine Krümmungs-Korrektur zur funktionellen und auch kosmetischen Verbesserung erwünscht.

Bei Verbiegungen bis 25° nach Cobb sollte mit einem regelmäßigen täglichen krankengymnastischen Übungsprogramm behandelt werden. Begleitend dazu ist häufiges Schwimmen zu empfehlen. Die Notwendigkeit einer Sportbefreiung ist nicht gegeben, allerdings sollten Stauchungsbelastungen der Wirbelsäule vermieden werden. Seit einigen Jahren hat sich auch die laterale elektrische Oberflächenstimulation als nachts durchgeführte transcutane neuromuskuläre Reizung gelegentlich bewährt.

Skoliosen über 30° erfordern eine Korsettversorgung in Kombination mit täglicher Krankengymnastik. Die sehr belastenden, durch eine Mahnpelotte vor dem Kehlkopf aktiv aufrichtenden Korsette (Milwaukee) sind zunehmend durch passiv mittels Pelottendruck derotierende Modelle (Chêneau, Boston) verdrängt worden. Die Korsette sollten nur während der Körperpflege und Krankengymnastik abgelegt werden; sie sollten auch nachts getragen werden, um einen Korrekturverlust bei Tonusminderung der Muskulatur während des Schlafes zu vermeiden.

Während der Behandlung sind klinische Kontrolluntersuchungen in dreimonatigen Abständen durchzuführen; dabei ist insbesondere auch die Messung der Körpergröße erforderlich, wobei ein Stillstand des Längenwachstums oder sogar eine Größenabnahme Hinweise auf eine Progredienz der Krümmung geben. Röntgenkontrollen werden abhängig vom Wachstum in Intervallen von 6 bis 12 Monaten vorgenommen. Die Therapie ist bis zu 9 bis 12 Monate nach Wachstumsabschluß durchzuführen. Der weitgehende Abschluß des Längenwachstums kann bei radiologisch nachgewiesener vollständiger Verschmelzung der Darmbeinkammapophysen (Risser-Zeichen) vermutet werden. Mit einer wesentlichen Zunahme der Krümmung muß nach Wachstumsabschluß nicht mehr gerechnet werden; eine leichte Progredienz von 1 bis 2° pro Jahr, bei schweren und sehr schweren Skoliosen auch mehr, ist aufgrund degenerativer Bandscheibenveränderungen jedoch auch im weiteren Verlauf zu verzeichnen.

Bei Skoliosen von über 50° ist abhängig von der Lokalisation und Progredienz der Krümmung, von kardio-pulmonalen Funktionseinschränkungen und von neurologischer Symptomatik und sonstigen Beschwerden die Indikation zur *operativen Korrektur* zu überprüfen. Der günstigste Operationszeitpunkt liegt um das 12. bis 14. Lebensjahr, bei angeborenen Wirbelkörpermißbildungen auch früher. Nach Extensions-Derotations-Vorbehandlung werden entweder dorsale (z. B. Harrington) oder ventrale (z. B. Zielke) Korrekturen mit Spondylodese durchgeführt. Bis zur vollständigen knöchernen Durchbauung ist danach eine vielmonatige Ruhigstellung im Korsett erforderlich.

Spondylolisthesis

Eine Spaltbildung (Spondylolyse) im Bereich der Interartikularportion eines Wirbelbogens findet sich bei ca. 5% der Angehörigen der weißen Rasse, sie entsteht wahrscheinlich auf dem Boden einer angeborenen Bogendysplasie mit Elongation. Bei zunehmender Wirbelsäulenbelastung, auffällig häufig bei früh begonnenem Turnsport mit ständigen Hyperlordosierungen des lumbo-sakralen Übergangssegmentes, das mit 80% die häufigste Lokalisation dieser Veränderung darstellt, kann es im Kindes- und Jugendalter zum progredienten Abgleiten eines Wirbelkörpers gegenüber dem darunterliegenden nach vorn kommen (Spondylolisthesis). Eine rein traumatische Genese der Kontinuitätsunterbrechung im Bereich der Interartikularportion und des Wirbelgleitens kann nur in Ausnahmefällen bei adäquatem Unfallmechanismus anerkannt werden. Nach Wachstumsabschluß ist mit einer wesentlichen Progredienz des Gleitvorganges nicht mehr zu rechnen. Eine im Erwachsenenalter auftretende leichte Ventralversetzung eines Wirbelkörpers ohne Spaltbildung beruht auf degenerativen osteochondrotischen Veränderungen mit Höhenminderung der Bandscheiben und muß als *Pseudospondylolisthesis* vom echten Wirbelgleiten abgegrenzt werden.

Im Kindesalter kann bei rasch progredientem Gleitvorgang eine Symptomatik mit *Hüftlendenstrecksteife* („Brett-Syndrom") und *neurologischen Ausfällen* eintreten. Meist tritt im Kindes- und Jugendalter eine Beschwerdesymptomatik nicht auf und das Wirbelgleiten wird als *Zufallsbefund* entdeckt. Im Erwachsenenalter kann es nach Entstehen zusätzlicher osteochondrotischer und spondylarthrotischer Veränderungen zu neurologischen Ausfällen in Form einer Wurzelkompressions- oder Kaudasymptomatik kommen.

Bei der klinischen Untersuchung findet sich eine Hyperlordose im Kreuz-Lendenübergang mit tastbarer Stufenbildung über den Dornfortsatzspitzen. Das Röntgenaufsichtsbild zeigt bei Befall des Segmentes L5/S1 die typische Figur des „umgekehrten Napoleonshutes“ durch Projektion des 5. Lendenwirbelkörpers auf das Kreuzbein. Auf dem Seitbild ist das Ausmaß der Wirbelkörperventraldislokation sichtbar (Abbildung 8-3); es wird (nach Meyerding) in vier Grade eingeteilt, eine völlige Luxation im Bewegungssegment wird als Spondyloptose bezeichnet. Schrägaufnahmen in 45° lassen die Spaltbildung im Bogenbereich erkennen.

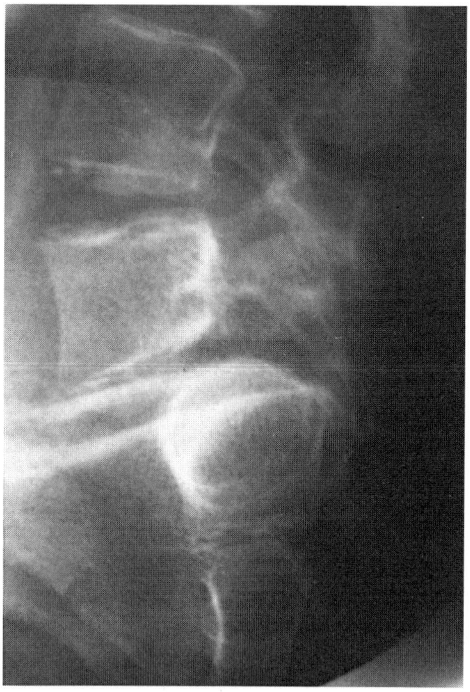

Abbildung 8-3 Spondylolisthesis Grad II bis III (nach Meyerding) im lumbosakralen Übergangssegment L5/S1. 8jähriges Mädchen.

Bei Beschwerdefreiheit ist trotz des oft eindrucksvollen Röntgenbefundes eine *Therapie*, insbesondere eine operative Therapie *nicht erforderlich.* Auch die Notwendigkeit einer allgemeinen *Sportbefreiung* besteht *nicht*; allerdings sollten hyperlordosierende Sportdisziplinen nicht mehr durchgeführt werden.

Bei statischen Rückenbeschwerden ist ein konsequent über längere Zeit durchgeführtes krankengymnastisches Übungsprogramm zur Erlangung eines „Muskelkorsetts“ zur Stabilisierung dringend notwendig.

Neurologische Ausfälle zwingen zum operativen Vorgehen. Bei ausreichender Segmentstabilität durch ventrale Abstützungsreaktionen kann eine dorsale Dekompression mit Laminektomie durchgeführt werden. Bei klinisch und röntgenologisch durch Funktionsaufnahmen in Vorbeugung und Rückstreckung nachgewiesener Instabilität muß zusätzlich eine dorso-laterale oder eine von ventral oder dorsal her durchgeführte interkorporelle Fusion, eventuell mit Reposition vorgenommen werden.

Epiphysiolysis capitis femoris

Das Gleiten der Femurkopfepiphyse tritt in der pubertären Wachstumsphase zu ca. 70% bei Knaben auf; in etwa 80% bilateral, allerdings häufig zeitlich verschoben. Für die temporäre Knorpelerweichung und Auflockerung des angrenzenden metaphysären Knochengewebes wird ein multifaktorielles Geschehen angenommen, wobei das Vorliegen einer Dystrophia adiposo-genitalis oder eines eunuchoiden Hochwuchses bei 75% der Erkrankten eine hormonelle Dysregulation als wesentliche Ursache wahrscheinlich macht. Außerdem wird im Sinne einer avaskulären Nekrose eine Beeinträchtigung der Blutversorgung durch Umstellung der Hüftkopfgefäßversorgung diskutiert. Wegen ihres schrägen, starken Scherkräften ausgesetzten Verlaufes ist die proximale Femurwachstumsfuge als Manifestationsort für das Epiphysengleiten prädestiniert, wobei die mechanische Überbelastung durch Adipositas die Scherkräfte noch erhöht.

Die Dislokation kann als schleichend progredienter Gleitvorgang monatelang verlaufen (Epiphysiolysis capitis femoris lenta) oder, beispielsweise nach einem inadäquaten Trauma, als akuter Abrutsch auftreten (Epiphysiolysis capitis femoris acuta).

Die Beschwerdesymptomatik mit in die Oberschenkelinnenseite ausstrahlenden Leistenschmerzen, rascher Ermüdbarkeit und Geh- und Stehfaulheit darf nicht als „Wachstumsschmerz" bagatellisiert werden, so daß ein drohender Abrutsch frühzeitig erkannt wird und weniger aufwendig mit besserer Prognose behandelt werden kann.

Bei eingetretenem Abrutsch bestehen ein Hüfthinken, eine Beinverkürzung, eine Einschränkung der Abspreiz- und Innendrehfähigkeit und als typisches Symptom ein positives Drehmannsches Zeichen (spontane Außenrotation bei zunehmender Hüftbeugung).

Die Beckenübersichtsaufnahme (Abb. 8-4) zeigt in den Anfangsstadien eine Auflocke-

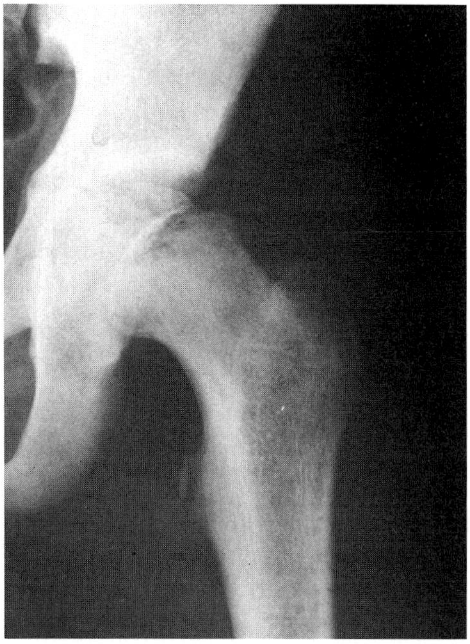

Abbildung 8-4 Epiphysiolysis capitis femoris (in a. p.-Projektion). Deutliche Stufenbildung in der oberen und unteren Kontur im Femurkopfhalsübergang. 12½jähriger Junge.

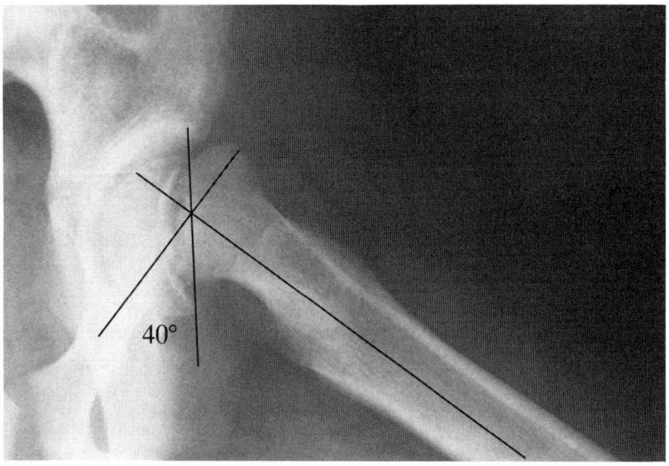

Abbildung 8-5 Epiphysiolysis capitis femoris (in axialer Projektion). Abrutsch der Kopfkalotte um 40°. 12½jähriger Junge.

rung und Verbreiterung der Wachstumsfuge und bei zunehmendem Abrutsch eine Höhenminderung der Kopfkalotte (Coxa vara epiphysaria). Auf der axialen Aufnahme (Abb. 8-5) kommen die dorso-kaudale Abkippung der Kopfkappe und die ventro-kraniale Dislokation des Schenkelhalses zur Darstellung.

Therapie

Konservative Therapiemaßnahmen sollten bei der Epiphysiolysis nicht durchgeführt werden. Das Ziel der operativen Behandlung ist die Erhaltung oder Wiedergewinnung einer möglichst normalen Kopf-Pfannen-Relation zur Vermeidung einer präarthrotischen Deformität.

Bei drohendem Abrutsch, bei Dislokationswinkeln unter 30% (die auf der axialen Aufnahme ausgemessen werden können, Abb. 8-5) und nach erfolgreicher Reposition einer akuten Dislokation wird die Kopfkalotte gegen weiteres oder erneutes Abkippen durch einen Lamellennagel oder mehrere Bohrdrähte gesichert. Kurz vor Wachstumsabschluß kann auch eine Epiphysiodese mit Schrauben vorgenommen werden. Bei der Epiphysiolysis lenta ist eine Reposition nicht möglich, so daß bei Abkippungswinkeln von über 30° zur Korrektur der Kopfposition eine intertrochantäre dreidimensionale (valgisierende, flektierende und derotierende) Osteotomie (nach Imhäuser) mit zusätzlicher Schraubenfixierung der Kopfkalotte durchgeführt werden muß.

Osteochondronekrosen

Aseptische Knochennekrosen

Bei den an zahlreichen umschriebenen Lokalisationen spontan auftretenden Osteonekrosen der Epi- und Apophysen handelt es sich um Auf- und Umbaustörungen des wachsenden Skelettes mit temporärer Unterbrechung der Ossifikationsvorgänge.

Außer einer wahrscheinlich ungenügenden Blutversorgung (avaskuläre Nekrose) aufgrund der allseitig umschließenden Knorpelkapsel und anderer, bisher nicht bekannter Ursachen, werden konstitutionelle Faktoren und mechanische Überbeanspruchungen angeschuldigt.

Bei der klinischen Untersuchung findet sich eine lokale Druckschmerzhaftigkeit und oft eine Schwellung der umgebenden Weichteile. Unter statischer Belastung oder Zugbelastung kann es zur Schmerzverstärkung kommen. Röntgenologisch kommen Strukturauflockerungen, Fragmentationen und Sklerosierungen zur Darstellung.

Zu Beginn oder im Verlauf der Adoleszentenperiode treten avaskuläre Nekrosen der Tuberositas-tibiae-Apophyse, der Calcaneus-Apophyse und der Mittelfußköpfchen auf. Die Apophysennekrose der Tuberositas tibiae *(Osgood-Schlatter)* tritt häufig bilateral zu 80% bei Jungen auf. An der Insertion der Patellarsehne spielt bei diesem Krankheitsgeschehen die mechanische Überlastung eine große Rolle. Im Rahmen der Therapie ist eine Schonung mit Sportbefreiung erforderlich. Zur Verringerung der Zugspannung der Patellarsehne kann eine Gipsruhigstellung in Streckstellung des Kniegelenkes mit Zügelung zur Distalisierung der Patella notwendig werden. Zur Beschwerdelinderung können lokal hyperämisierende Maßnahmen beitragen. Bei Therapieresistenz empfiehlt sich die Revaskularisierung durch Anbohrung oder die Resektion nicht konsolidierter Fragmente.

Bei der Apophysitis calcanei *(Haglund-Sever)* führt eine Absatzerhöhung von 1 bis 2 cm zur leichten Plantarflexion des Fußes und damit zur Entspannung der inserierenden Achillessehne. Außerdem ist eine weiche Fersenbettung im Schuh erforderlich.

Die Epiphysennekrose des zweiten, seltener des dritten und vierten Mittelfußköpfchens *(Freiberg-Köhler)* tritt zu 75% bei Mädchen zusammen mit Spreizfußbildung auf. Zur Reduktion der Belastungsschmerzen führt eine Einlagenversorgung mit Quergewölbeabstützung und Weichbettung des betroffenen Metatarsalköpfchens. Bei bleibender Deformität und Ausbildung einer Grundgelenksarthrose kann im späteren Verlauf eine modellierende Mittelfußköpfchenresektion mit Resektion der Zehengrundgliedbasis notwendig sein.

Osteochondrosis dissecans

Bei diesem in der Pubertät auftretenden Krankheitsbild findet sich eine Geschlechtsverteilung zwischen Jungen und Mädchen von 8:1. Es handelt sich um eine an konvexen Gelenkflächen, unmittelbar subchondral auftretende partielle Epiphysennekrose, wobei es bei zusätzlicher Nekrose der darüberliegenden Knorpelfläche zur Demarkation eines osteochondralen Dissekates als freier Gelenkkörper („Gelenkmaus") kommen kann.

Für die Entstehung dieser Läsion werden zirkulatorische Ursachen, eine Disposition, aber auch eine traumatische Genese im Sinne einer osteochondralen Fraktur nach einmaliger oder wiederholt auftretender mechanischer Schädigung verantwortlich gemacht.

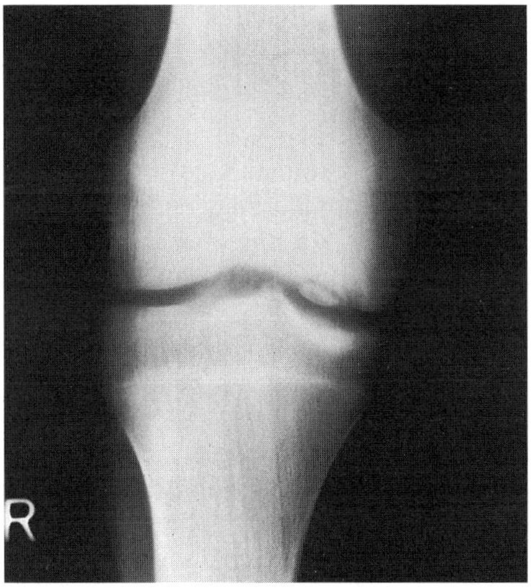

Abbildung 8-6 Osteochondrosis dissecans der medialen Femurrolle (Morbus König). Konventionelles Tomogramm. Beginnende Demarkierung des Dissekates. 15jähriger Junge.

Die häufigste Lokalisation ist der inferolaterale Umfang des medialen Femurkondylus am Kniegelenk (*König,* Abb. 8-6). Auch das Capitulum humeri am Ellbogengelenk und die kraniomediale Taluskante am oberen Sprunggelenk sind häufiger befallen. Selten tritt die Osteochondrosis dissecans am lateralen Femurkondylus, an der Patellarückfläche und an der oberen Femurkopfzirkumferenz auf.

Die Betroffenen klagen über Gelenkschmerzen und vorzeitige Ermüdbarkeit; bei freien Dissekaten kommt es zu rezidivierenden Einklemmungserscheinungen. Es finden sich Kapselschwellungen, Gelenkergüsse und Bewegungseinschränkungen. Im Röntgenbild zeigt sich eine Randsklerose. Oft sind Profilaufnahmen und Schichtuntersuchungen erforderlich. Freie osteochondrale Körper finden sich in den Gelenkrezessus. Das Dissekatbett und rein chondrale freie Körper lassen sich durch Kontrastmittel-Arthrographie nachweisen.

Therapie

Ein konservatives therapeutisches Vorgehen mit Belastungsreduktion ist bei geringer Beschwerdesymptomatik, geringen Reizzuständen und schmalen Sklerosesäumen gerechtfertigt.

Im Rahmen der operativen Therapieverfahren empfiehlt sich bei kleinen, außerhalb der Belastungszone liegenden Dissekaten oder am nur wenig statisch belasteten Ellenbogengelenk die Entfernung der Gelenkmaus. Bei größeren Osteonekrosen im Bereich der Belastungszonen wird bei intakter Knorpelschicht eine Revaskularisierung durch extraartikuläre subchondrale Anbohrung der Sklerose oder Spongiosaplastik vorgenommen. Vitale osteochondrale Dissekate können nach Anfrischen der Rückfläche und des Bettes mit Fibrin-Kleber oder unter die Knorpeloberfläche versenkten Schrauben refixiert werden. Bei größeren, die Ausbildung einer Arthrose begünstigenden Gelenkflächendefekten können autologe Knorpel-Knochen-Transplantate aus unbelasteten Gelenkarealen, z. B. den dorsalen Kondylenanteilen, transplantiert werden.

Gelenkdysplasien und konstitutionelle Bindegewebsschwäche

Dysplasie-Hüfte

Die Hüftdysplasie findet sich häufig konstitutionell bedingt bei weiblichen Jugendlichen. Sie tritt jedoch auch als Folge einer nicht oder unzureichend behandelten angeborenen Luxationshüfte oder als Folge einer muskulären Imbalance bei Lähmungen auf.

Außer der Steilstellung des Schenkelhalses (Coxa valga) findet sich oft eine vermehrte Antetorsion des Schenkelhalses (Coxa antetorta) und eine steilstehende, flache Hüftpfanne (s. Abbildung 8-7).

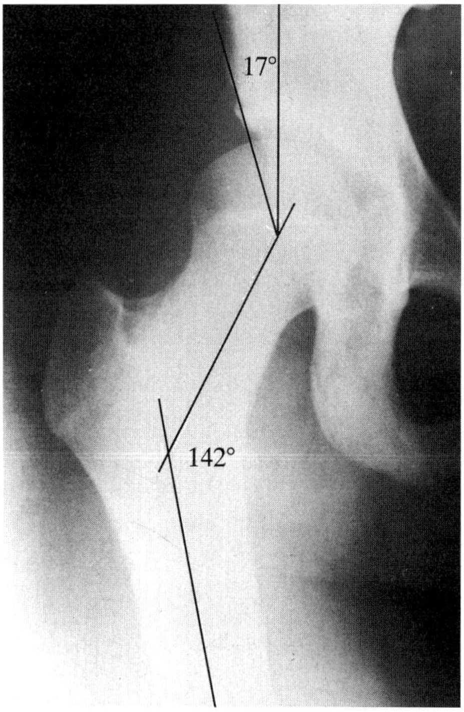

Abbildung 8-7 Dysplasie-Hüfte. Ungenügende Überdachung des Femurkopfes bei Steilstellung des Schenkelhalses (mit einem Schenkelhalsschaftwinkel von 142°) und steilstehender flacher Pfanne (mit einem Zentrumeckenwinkel von 17°). 14jähriges Mädchen.

Gegen Ende der Adoleszenzperiode betragen der Schenkelschaftwinkel (CCD) 128° und der Antetorsionswinkel (AT) 12°; Abweichungen nach oben von mehr als 8 bis 10° und ein Zentrumeckenwinkel unter 20° sind als pathologisch zu werten.

Die ausgeprägte Form dieser Gelenkkonfiguration mit starker Druckerhöhung im Bereich einer gegenüber der Norm stark verkleinerten Belastungsfläche stellt eine präarthrotische Deformität dar, die schon frühzeitig belastungsabhängige Beschwerden verursachen kann und häufig bereits im 4. Lebensjahrzehnt zu starken arthrotischen Gelenkveränderungen führt.

Kongruenzverbessernde operative Eingriffe, die durch Vergrößerung der Belastungsfläche eine Verringerung der Druckbelastung herbeiführen, sollten bei beginnender Beschwerdesymptomatik vor weitgehendem Knorpelverlust vorgenommen werden. Pathologische Schenkelhalswinkel werden durch intertrochantäre, meist varisierende und derotierende Umstellungsosteotomien korrigiert. Bei unzureichender knöcherner Überdachung des Femurkopfes sind zusätzlich pfannenverbessernde Osteotomien (z. B. die Beckenosteotomie nach Chiari) erforderlich.

Schnappende Hüfte

Bei der schnappenden oder schnellenden Hüfte (Coxa saltans) kommt es zu einem rezidivierenden, fühl- und hörbaren, ruckartigen Gleiten einer meist konstitutionell entstandenen Faszienlücke des Tractus iliotibialis über dem Trochanter major.

Ein alleiniges Schnapp-Phänomen ist nicht behandlungsbedürftig. Es kann jedoch zu schmerzhaften Bursitiden und zur Gangunsicherheit führen. Wenn konservative Therapiemaßnahmen, wie Lokalinfiltrationen oder physikalische, antiphlogistische Behandlungen nicht zur Beschwerdelinderung führen, muß die operative Therapie in Form der plastischen Verlängerung durch Verschiebung eines Faszienstreifens, Einkerbung oder Fixierung des Traktus erwogen werden.

Krankhafte Veränderungen des Femoropatellargelenkes

Der für die Veränderung des femoropatellaren Gleitlagers häufig benutzte Begriff „Chondropathia patellae“ trifft häufig wegen Fehlens einer Knorpelerweichung nicht zu; es sollten besser die Bezeichnungen „femoro-patellares Schmerzsyndrom“ oder „vorderer Knieschmerz“ gebraucht werden. Dieses auf zahlreiche verschiedene Ursachen zurückzuführende Krankheitsbild findet sich überwiegend bei weiblichen Jugendlichen (Abbildung 8-8).

Mögliche Ursachen sind anatomische Formvarianten mit Krankheitspotential, entweder eine Dysplasie der medialen Patellafacette oder eine Hypoplasie des lateralen Femurkondylus. Häufiger liegt eine Instabilität der Patellaführung mit Lateralisation des Streckzuges und habitueller Subluxation bei leichten Kniebeugestellungen vor. Eine Instabilität kann auf konstitutionelle Bandlaxität oder auf Insuffizienz des M. vastus medialis zurückzuführen sein; außerdem kann sie begünstigt werden durch Hochstand der Patella, Valgus- und Rekurvationsfehlstellungen des Kniegelenkes, Außenrotation des Unterschenkels mit Lateralisation der Tuberositas tibiae und vermehrte Antetorsion des Schenkelhalses (Coxa antetorta). Die genannten Faktoren führen einzeln oder in Kombination zur Inkongruenz des Gelenkes, die über laterale Hyperpression und mediale Hypopression zu Knorpelernährungsstörungen und zeitabhängig zu Knorpelerweichungen führt.

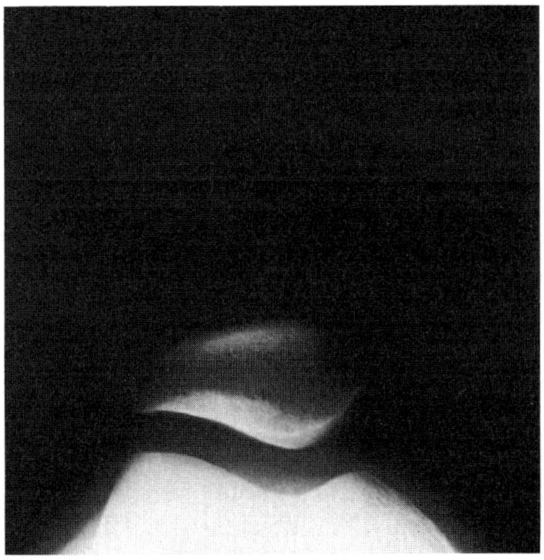

Abbildung 8-8 Dysplasie des Femoropatellargelenkes. Ungenügende mediale Kongruenz bei Patellakonfiguration vom Typ Wiberg II–III und Hypoplasie der medialen Femurrolle. 14jähriges Mädchen.

Ein retropatellares Schmerzsyndrom kann außerdem durch sportliche Überbelastung, z. B. beim Alpinskilauf oder bei Sprungdisziplinen, ausgelöst werden. Außerdem können sie als posttraumatische osteochondrale Läsionen nach Kontusion, Luxation oder Fraktur der Kniescheibe auftreten.

Die retropatellare Schmerzhaftigkeit tritt typischerweise in Hockstellung, beim Treppabgehen und nach längerem Sitzen auf. Häufig klagen die Betroffenen über ein Instabilitätsgefühl. Differentialdiagnostisch müssen hierbei Meniskusläsionen und Kreuzbandinstabilitäten ausgeschlossen werden. Bei der klinischen Untersuchung finden sich ein bewegungsschmerzhaftes Reiben und ein Facettendruckschmerz der Patellarückfläche und außerdem oft eine Patellalateralisation bei leichter Beugestellung im Sinne einer habituellen Subluxation. Das Röntgen-Aufsichtsbild zeigt die Seitverschiebung der Patella im Vergleich zum interkondylären Gleitlager, im Seitbild können der Hochstand und eine Exkavation der Rückfläche („Haglund-Delle“) sichtbar werden; auf den in tangentialer Projektion angefertigten Aufnahmen kommen Fehlkonfigurationen und Inkongruenzen des Gelenkes zur Darstellung (vergl. Abbildung 8-8).

Therapie

Bei der Therapieplanung muß berücksichtigt werden, daß das femoropatellare Schmerzsyndrom episodenartig, rezidivierend auftreten kann und eine hohe Spontanheilungstendenz zeigt.

Bei der konservativen Behandlung stehen die Belastungsreduktion mit Vermeidung von Kniebeugestellungen und auch eine evtl. Gewichtsreduktion im Vordergrund. Zur Verringerung des retropatellaren Anpreßdruckes empfiehlt sich das Tragen von Schuhen mit flachen Absätzen oder sogar Negativabsätzen. Zur Verbesserung der Kniescheibenführung sollte der M. vastus medialis krankengymnastisch auftrainiert werden. Das ständige Tragen von *Bandagen* ist wegen der Schwächung der aktiv stabilisierenden Elemente *kontraindiziert*. Die Knorpelstoffwechselanregung ist durch hyperämisierende physikalische Maßnahmen und medikamentös durch Verabreichung sogenannter Knorpelschutzpräparate möglich.

Das Ziel der *operativen Therapieverfahren* zur Gleitwegsverbesserung ist die Zentrierung des Streckapparates mit Vergrößerung der femoropatellaren Kontaktfläche und Senkung der Flächenpressung. Dabei sind die Distalisierung des M. vastus medialis, die Spaltung des lateralen Retinakulum und die Raffung des medialen Retinakulum reine Weichteileingriffe. Die Medialisierung, Distalisierung oder Ventralisierung der Tuberositas tibiae als knöcherner Ansatz der Patellarsehne kann erst nach Verknöcherung der Apophyse und der proximalen Tibiawachstumsfuge durchgeführt werden. Als Gleitflächenverbesserung bei bereits vorliegender Chondromalazie dienen die Knorpelglättung (Abrasio) und Anbohrung der subchondralen Sklerose (Pridie-Bohrung). Zur Korrektur bestehender Fehlkonfigurationen werden gelegentlich Osteotomien der Patella oder der Kondylen vorgenommen.

Fibulare Bandinsuffizienz

Neben den auf unzureichende Behandlung von Bandläsionen zurückzuführenden posttraumatischen Instabilitäten gibt es auch im Bereich des oberen Sprunggelenkes anlagebedingte Bandlaxitäten, die zu *habituellen Sprunggelenksdistorsionen* führen. Ohne adäquaten Anlaß kommt es rezidivierend zu Supinationstraumen mit langanhaltenden Schwellungs- und Schmerzzuständen und mit zunehmender Knorpelschädigung.

Wenn durch konservative Maßnahmen, wie gezieltes Muskeltraining und nach außen gebautem Schuhabsatz, keine Gelenkstabilisierung erreicht werden kann, muß zur Prophylaxe sekundär-arthrotischer Veränderungen der laterale Kapselbandapparat operativ-plastisch ersetzt oder verstärkt werden.

Knick-Plattfuß

Gegenüber dem bei konstitutioneller Bindegewebsschwäche entstandenen Pes plano-valgus spielen der angeborene und der posttraumatisch oder neuropathisch erworbene zahlenmäßig nur eine geringe Rolle.

Es bestehen eine Abflachung des medialen Längsgewölbes (Pes planus), eine Kippung der Ferse (Pes valgus) und häufig noch eine Abflachung des vorderen Quergewölbes oder eine Abduktionsstellung des Vorfußes. Diese Deformität stellt eine erhebliche Einschränkung der Beanspruchbarkeit bei Steh- und Gehbelastungen dar.

Im Kindes- und Heranwachsendenalter muß als *aktive Therapie* ein stabilisierendes *Muskeltraining* durchgeführt werden, die passive Korrektur durch langfristiges Tragen abstützender Einlagen ist wegen der Minderbeanspruchung der stabilisierenden Weichteile kontraindiziert. Nach Abschluß des Wachstums ist eine aktive korrigierende Therapie kaum noch erfolgversprechend und bei Auftreten statischer Fußbeschwerden sollten Einlagen verordnet werden. Bei therapieresistenten Schmerzen und zunehmender Fußwurzelarthrose steht als operative Maßnahme die korrigierende Keilosteotomie mit Fußwurzelarthrodese zur Verfügung.

Habituelle Schulterluxation

Die habituelle, überwiegend ventrale Schulterluxation tritt nach traumatischer Luxation bei dorso-kranialer Impression des Humeruskopfes (Hill-Sachs-Läsion) bei ventro-kaudalem Defekt des Labrum glenoidale (Bankart-Läsion) und bei Kapselbandschwäche nach ungenügend langer Ruhigstellung auf, außerdem häufig im Rahmen epileptischer Anfallsleiden, bei Pfannendysplasie und bei anlagebedingter Kapsellaxität und Insuffizienz der muskulären Führung.

Konservative, krankengymnastische Behandlungsmaßnahmen sind kaum erfolgversprechend, so daß bei bereits unter Alltagsbeanspruchungen rezidivierend auftretenden Luxationen die *operative Therapie* indiziert ist. Abhängig von der zugrundeliegenden Pathologie müssen zur Stabilisierung der Weichteilführung eine ventrale Kapsel-Muskel-Raffung, insbesondere des M. subscapularis (Putti-Platt), zur Verbesserung der Kongruenz eine Refixierung des Limbus (Bankart) oder Pfannenrandplastik mit autologem Knochenspan (Eden-Hybinette) oder zur Vermeidung des luxationsauslösenden Mechanismus eine subkapitale Derotationsosteotomie (Weber) durchgeführt werden. Bei den Weichteilraffungen muß eine postoperativ bleibende Außenrotationseinschränkung in Kauf genommen werden.

Überlastungsschäden

(Vergleiche auch KAPITEL 4 „Sportliche Belastbarkeit“)

Ursprungs- und Ansatztendopathien, Apophysenabrisse

Überlastungsschäden im Adoleszentenalter treten insbesondere *bei intensiven sportlichen Aktivitäten*, aber auch nach Aufnahme der Berufstätigkeit auf. Sie sind zurückzuführen auf ein Mißverhältnis zwischen funktioneller Beanspruchung und Belastbarkeit der betroffenen Strukturen. Sie entstehen infolge von Höchstbeanspruchungen an einen unadaptierten Organismus oder infolge dauernder einseitiger Beanspruchungen mit chronischer Mikrotraumatisierung. Betroffen sind bradytrophes Knorpel- und Sehnengewebe mit ungenügender Regenerationsfähigkeit, bei männlichen Jugendlichen häufig die durch hormonelle Umstimmung resistenzgeminderten Knorpelfugen von Apophysen. Daneben wird eine individuelle konstitutionelle Disposition mit „Gewebsdysplasie“ angenommen.

Als Ursprungs- oder Ansatztendopathien treten die Überlastungsschäden sportartspezifisch häufiger an den unteren als an den oberen Extremitäten auf. Mit abnehmender Häufigkeit finden sie sich *am Achillessehnenansatz, kniegelenksnah, am Adduktorenursprung, am lateralen Epicondylus humeri* und wesentlich seltener am Supraspinatussehnenansatz. Abrisse der noch nicht knöchern verschmolzenen Apophysen treten zu 90% bei männlichen Jugendlichen nach traumaähnlichen plötzlichen maximalen Muskelkontraktionen vorwiegend am Becken und am proximalen Femurende auf.

Beschwerden im Achillessehnenbereich können entweder durch eine Insertionstendinose der Sehne *(Achillodynie)* oder durch entzündliche Veränderungen des Gleitgewebes *(Paratendonitis achillae)* verursacht werden. Differentialdiagnostisch ist an die aseptische Nekrose der Kalkaneusapophyse *(Apophysitis calcanei)* zu denken. Neben Überlastungen durch sämtliche Lauf- und Sprungsportarten können ungünstiges Schuhwerk mit mechanisch irritierender Kappe oder eine Formvariante der hinteren oberen Kalkaneuskante im Sinne einer Haglund-Exostose für das Krankheitsgeschehen verantwortlich sein.

Im Bereich des Unterschenkels tritt die durch intensives Lauftraining hervorgerufene *Tibiakanten-Periostose* im langstreckigen Ursprungsbereich der Fuß- und Zehenheber auf. Hier ist differentialdiagnostisch unbedingt ein *Kompartment-Syndrom auszuschließen*, da hierbei zur Vermeidung ischämischer Muskelnekrosen eine rasche Therapie erforderlich ist, meist operativ in Form der Faszienspaltung zur Dekompression der Muskellogen.

Von den kniegelenksnahen Überlastungsschäden ist insbesondere die Ursprungstendinose der Patellarsehne am unteren Patellapol, das *Patellaspitzensyndrom* zu nennen, das bevorzugt bei Springern, Gewichthebern und Skiläufern auftritt. Seltener sind die *Inser-*

tionstendinosen der Quadrizepssehne am oberen Patellapol und der Patellarsehne an der Tuberositas tibiae-Apophyse. Zwischen den aseptischen Osteonekrosen *Sinding-Larsen-Johannson* am unteren Patellapol und *Osgood-Schlatter* der Tuberositas tibiae-Apophyse und den Ursprungs- und Ansatzveränderungen der Patellarsehne an den entsprechenden Lokalisationen besteht ein enger Zusammenhang, so daß von Sportmedizinern die Abgrenzung dieser Krankheitsbilder voneinander zunehmend als unberechtigt angesehen wird. Von den Überlastungsschäden am Kniegelenk müssen die Chondropathia patellae und die Osteochondrosis dissecans der medialen Femurkondyle abgegrenzt werden.

Leistenschmerzen bei Fußballspielern und Leichtathleten müssen an eine *Adduktoren-Ursprungstendopathie* insbesondere des M. gracilis denken lassen. Außerdem können bei Sprint- und Sprungdisziplinen nach plötzlichen maximalen Muskelkontraktionen *Abrisse* der apophysären *Sehneninsertionen der Adduktoren* oder *ischiokruralen Muskeln* an der Tuberositas ossis ischii, des *M. iliopsoas* am Trochanter minor, des *M. rectus femoris* an der Spina iliaca anterior inferior (Abb. 8-9) und des *M. tensor fasciae latae* oder des *M. sartorius* an der Spina iliaca anterior superior auftreten. Vor Einleitung der in Frage kommenden Therapiemaßnahmen müssen Hernien oder sogenannte „weiche Leisten" ausgeschlossen werden.

Die bei Jugendlichen seltenen Tendopathien im Bereich der oberen Extremität treten am Ellbogen im Ursprungsbereich der Handgelenksstrecker als *Epicondylopathia humeri radialis,* beispielsweise bei Tennisspielern, Diskus- und Speerwerfern, und an der Schulter in den ansatznahen Abschnitten der Supraspinatussehne und der langen Bizepssehne, beispielsweise bei Handballern und Kugelstoßern auf.

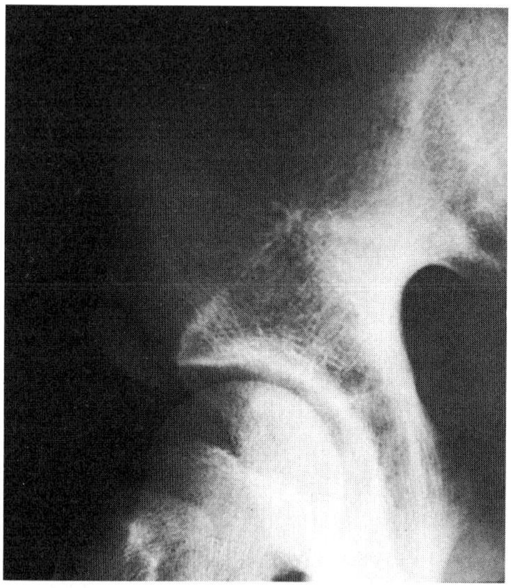

Abbildung 8-9 Apophysenabriß. Dislokation der apophysären Sehneninsertion des M. rectus femoris an der Spina iliaca anterior inferior. 10 Wochen nach akut eingetretener Schmerzsymptomatik beim Fußballspiel. 15jähriger Junge.

Diagnose und Therapie

Bei den Ursprungs- und Ansatztendopathien und ebenfalls bei den apophysären Sehnenabrissen finden sich eine Schmerzhaftigkeit bei Belastung und Anspannung des betroffenen Muskels, eine lokale Druckschmerzhaftigkeit, häufig eine entzündliche Reaktion der umgebenden Gewebsstrukturen und reflektorische Tonuserhöhung der umgebenden Muskulatur.

Das Röntgenbild ist meist unauffällig. Nach über einen längeren Zeitraum einwirkenden Überbeanspruchungen können im Sehneninsertionsbereich Sklerosierungen, exostotische Ausziehungen oder Arrosionen, Strukturauflockerungen und zystische Aufhellungen sichtbar werden. Bei großflächigen Muskelursprüngen finden sich gelegentlich periostale Auflagerungen oder Kortikalisverdickungen, beispielsweise bei der Tibiakantenperiostose. Apophysenabrisse stellen sich durch Dislokation der Apophysenkerne dar (Abb. 8-9).

Bei Überlastungsschäden muß eine Trainings- oder Arbeitspause mit Vermeidung der typischen schmerzauslösenden Beanspruchungen dringend angeraten werden. Die volle berufliche und sportliche Wiederbelastung sollte erst nach mehrwöchiger beschwerdefreier Alltagsbelastung erlaubt werden.

Bei akut eingetretener Symptomatik empfiehlt sich die Ruhigstellung durch Tape- oder Pflasterzügelverbände mit Entspannung der entsprechenden Muskulatur. Eine vollständige Ruhigstellung durch Gipsverbände sollte wegen der zu befürchtenden Trophik-Verschlechterung nur kurzfristig für 1 bis 2 Wochen durchgeführt werden. Bei Apophysenabrissen kann eine mehrwöchige Bettruhe mit entspannter Lagerung des betroffenen Muskels erforderlich sein. Zusätzlich sollten antiphlogistische Maßnahmen durch lokale Kryo-Therapie, Salben-Applikationen und Jontophoresen mit entsprechenden Wirksubstanzen durchgeführt werden. Zur Beschwerdelinderung haben sich Infiltrationen mit langwirkenden Lokalanästhetika bewährt;

> dabei sollten Kortikoide nur ein- oder zweimal und sehr niedrig dosiert beigemischt werden. Wegen der Nekrosegefahr muß die intratendinöse Injektion unbedingt vermieden werden!

In der chronischen Phase stehen die lokale Stoffwechselanregung und die Lösung von Verklebungen im Vordergrund. Hierzu eignen sich Wärmebehandlungen, insbesondere die Ultraschalltherapie mit ihrer Mikromassagewirkung, wobei in Form der Phonophorese noch hyperämisierende Substanzen eingebracht werden können. Der Muskelhypertonus kann durch Massagen normalisiert werden.

Bei Therapieresistenz unter konservativer Behandlung müssen abhängig von der Alltagsbelastbarkeit und Motivation zu sportlichen Leistungen *operative Maßnahmen* durchgeführt werden. Außer der Einkerbung von Sehnenansätzen kann die Entfernung peritendinöser Vernarbungen und intratendinöser Nekrosen, Verknöcherungen und Kalkeinlagerungen notwendig sein. Am Knochen kann die Abtragung von Exostosen, die Ausräumung von Nekrosen und die Anfrischung von Sklerosen erforderlich sein. Die Refixierung von Apophysenabrissen ist nur selten indiziert; es kommt auch bei ausbleibender knöcherner Vereinigung meist zur völligen Beschwerdefreiheit und Belastbarkeit.

Prophylaxe

Zur Vermeidung von Überlastungsschäden und zur Rezidivprophylaxe müssen beim Trainingsaufbau Intensität und Technik auf die Belastbarkeit abgestimmt werden. Eventuell müssen Schuhwerk oder Sportgeräte gewechselt werden. Saisonbedingt muß die erhöhte Beanspruchung durch Hallenböden berücksichtigt werden. Auch bei beruflichen Beanspruchungen kann durch verbesserte Arbeitstechniken oder durch Hilfsmittel eine Verbesserung erreicht werden.

Ermüdungsbrüche

Knöcherne Überlastungsschäden in Form von Übermüdungsbrüchen treten insbesondere im Bereich der unteren Extremitäten an unterschiedlichen Lokalisationen auf, beispielsweise am Schambein, Schenkelhals, Tibiaschaft und zahlenmäßig stark überwiegend im distalen Bereich der Metatarsalia als „Marschfraktur“. Rhythmische submaximale Krafteinwirkungen führen zu Störungen des osteoblastisch-osteoklastischen Gleichgewichtes mit Strukturauflockerung. Bei belastungsabhängigen Beschwerden nach ungewohnt langen, in kurzen Abständen wiederholten Marschleistungen mit Gepäckbelastung muß unbedingt an solche Frakturen gedacht werden und frühzeitig eine radiologische Untersuchung erfolgen, um eine vollständige Kontinuitätsdurchtrennung mit Dislokation zu vermeiden.

Röntgenologische Veränderungen treten gegenüber der klinischen Symptomatik deutlich verzögert auf und zeigen sich als Fissur und spindelförmige Periostauftreibung. Therapeutisch ist eine konsequente Entlastung bis zum sicheren knöchernen Durchbau erforderlich.

Achsenfehlstellungen und Längendifferenzen der unteren Extremitäten

Beinlängenunterschiede können bei kongenitalen Anomalien, bei Lähmungen, bei Tumoren, nach Infektionen, nach Traumen, nach operativen Eingriffen oder idiopathisch auftreten. Nach partieller Schädigung von Epiphysenfugen kommt es zu Achsenfehlern, häufig kombiniert mit Längendifferenzen.

Längendifferenzen und Achsabweichungen stellen nicht nur einen psychisch belastenden kosmetischen Schaden mit sichtbarer Deformität und hinkendem Gangbild dar, sondern beeinflussen die Gelenkmechanik und Wirbelsäulenstatik ungünstig. Sie müssen als präarthrotische Deformitäten angesehen werden, die unkorrigiert zur Überbeanspruchung von Muskulatur und Kapselbandstrukturen und exzentrischer Druckbelastung der Gelenke führen, mit nachfolgenden Kontrakturen, Instabilitäten und Arthrosen.

Durch den bei einer Längendifferenz vorliegenden Beckenschiefstand kommt es im Hüftgelenk der längeren Seite zur Verkleinerung der Druckaufnahmefläche, vermehrten Beanspruchung der Hüftabduktoren und erhöhten Anspannung des Tractus iliotibialis, woraus sich das Beschwerdebild der *Periarthrosis coxae* mit Ansatztendinosen und Bursitiden entwickeln kann.

Außerdem findet sich beim Beckenschiefstand eine kompensatorische Seitverbiegung der Lendenwirbelsäule mit Konvexität zur Seite des kürzeren Beines. Sekundär auftretende strukturelle, osteochondrotische und spondylarthrotische Veränderungen können zum Lumbalsyndrom und zu Wurzelkompressionen führen. Bei Längendifferenzen über 2 cm kann es zu kompensatorischen Fehlhaltungen und später daraus resultierenden Kontrakturen mit Spitzfußstellung des kürzeren Beines und leichter Hüft- und Kniebeugefehlstellung des längeren Beines kommen.

Durch Achskrümmungen wird die Gelenkbiomechanik in noch größerem Ausmaß gestört. Bei Achsenfehlern findet sich eine Dezentrierung der Tragachse mit Verkleinerung der druckübertragenden Gelenkflächen und entsprechender Zunahme der Druckspannungen, die bei Überschreitung der Toleranzgrenze zur Knorpeldegeneration und Arthrose führt. Bei einer kniegelenksnahen Varusfehlstellung kommt es durch Medialisierung der Beintragachse zur Überbeanspruchung des Knorpels im medialen femoro-tibialen Gelenkkompartiment, zur Überdehnung des lateralen Seitenbandes mit Instabilität. Darüber hinaus bewirkt die starke Varusverbiegung eine Schrägstellung des Gelenkspaltes im oberen Sprunggelenk mit seitlichen Schubkräften, die durch Überdehnung der tibio-fibularen Syndesmose und des lateralen Bandapparates zur Instabilität mit häufig rezidivierenden Supinationstraumen und Sekundärarthrose führen. Zusätzlich treten aufgrund der vermehrten Varusstellung des Rückfußes statische Beschwerden im Fußwurzelbereich auf.

Therapie

Der Ausgleich der Beinlängendifferenz durch Schuhzurichtungen am Konfektionsschuh und orthopädisches Schuhwerk sollte so früh wie möglich erfolgen, um im Wachstumsalter die Entstehung struktureller Deformitäten, wie Keilwirbel, Skoliosen oder Beckenasymmetrien zu verhindern. Verkürzungen bis zu 1 cm werden durch Absatzerhöhung oder Einlegen eines Fersenkeiles ausgeglichen, bei Unterschieden bis zu 4 cm muß zusätzlich zur Absatzerhöhung zur Vermeidung eines Spitzfußes die Sohle erhöht werden. Verkürzungen bis ca. 8 cm müssen durch orthopädisches Schuhwerk, solche bis ca. 12 cm durch Innenschuh und darüber hinausgehende mit einem Etagenschuh oder einem orthopädischen Apparat versorgt werden.

Bei Beinachsenfehlern in der Frontalebene empfiehlt sich zur Vermeidung von Schäden des Kapselbandapparates bei O-Beinverbiegungen eine pronierende Einlage oder Schuhaußenranderhöhung und bei X-Beinverbiegungen eine supinierende Einlage oder Schuhinnenranderhöhung.

Stark ausgeprägte und progrediente Längendifferenzen und Achsverbiegungen sollten auch unter Inkaufnahme eines Rezidivs mit nochmals erforderlicher Korrektur bereits im Kindesalter operativ korrigiert werden. Ansonsten empfiehlt sich jedoch das Abwarten bis nach Wachstumsabschluß, da dann das erforderliche Ausmaß der Korrektur exakt festgelegt werden kann und da außerdem bezüglich der Achsabweichungen *im Kindesalter noch eine hohe spontane Korrekturpotenz* besteht.

Die erforderliche *operative Korrektur* sollte *unmittelbar nach Wachstumsabschluß* durchgeführt werden, da vor der Manifestation von Sekundärschäden eine bessere funktionelle Wiederherstellung zu erreichen ist und da eine raschere knöcherne Konsolidierung und bessere Anpassungsfähigkeit der Weichteile zu erwarten sind. Die Indikation zur operativen Korrektur sollte im jeweiligen Einzelfall sorgfältig abgeklärt werden und ist abhängig von Art und Ausmaß der Längendifferenz oder Achsabweichung, von den lokalen Weichteilverhältnissen und von Begleitdeformitäten wie Luxationen, Kontrakturen, Bandinstabilitäten, muskulären Insuffizienzen und deren Therapierbarkeit. Außerdem müssen die zu erwartende psychische und berufliche Belastung und die Akzeptanz von orthopädischen Hilfsmitteln Berücksichtigung finden. Eindeutige Operationsindikationen liegen beispielsweise bei kniegelenksnahen Achsenfehlern vor, bei denen die Tragachse außerhalb des Gelenkes verläuft. Varusdeformitäten sind in ihren Auswirkungen schwerwiegender einzuschätzen als Valgusfehler. Beinlängen sollten nur *bei Unterschieden über 4 cm* operativ korrigiert werden. Wenn bereits im Adoleszentenalter Schmerzen auftreten, die auf die Deformität zurückzuführen sind, muß die Operationsindikation großzügiger gestellt werden.

Die Entscheidung zur Verkürzungsosteotomie am längeren Bein oder zur Verlängerungsosteotomie am kürzeren Bein ist abhängig von der Gesamtkörpergröße, den Proportionen und den lokalen Weichteilverhältnissen. Bei zusätzlich notwendiger Korrektur von Achsenfehlern sollte die Korrektur am betroffenen Bein durchgeführt werden.

Verkürzungen sind operationstechnisch weniger aufwendig, werden jedoch meist am gesunden Bein durchgeführt und stören dadurch die Körperproportionen. Resektionen von über 6 cm können zur muskulären Insuffizienz durch irreversiblen Spannungsverlust führen.

Verlängerungen erfordern meist mehrere operative Interventionen. Wegen begrenzter Dehnbarkeit der Muskulatur und der Gefäßnervenstrukturen muß nach der Osteotomie häufig eine kontinuierliche Distraktion durchgeführt werden. Bei der anschließenden Osteosynthese ist eine zusätzliche Knochenmaterialentnahme zur Interposition in die Distraktionsstrecke erforderlich. Häufig müssen zusätzlich Sehnenverlängerungen vorgenommen werden. Durch Verlängerung können größere Differenzen ausgeglichen werden; sie werden überwiegend am betroffenen Bein vorgenommen und erhalten dadurch Körpergröße und Proportion.

Literatur

Bernbeck, R., G. Dahmen: Kinderorthopädie, Thieme, Stuttgart 1983.

Burckhardt, A., P. Erne: Ermüdungsfrakturen, Orthopäde 11 (1982) 53–59.

Klose, H. H., E. Schuchardt: Die beckennahen Apophysenabrisse, Orthopäde 9 (1980) 229–236.

Munzinger, U., L. Dubs, R. Buchmann: Das femoropatellare Schmerzsyndrom, Orthopäde 14 (1985) 247–260.

KAPITEL 9

Hautprobleme von Adoleszenten

Von Claus Meisel

Inhalt

Einleitung

Die Haut als Kontaktorgan des Jugendlichen

Die Haut ist nicht nur umhüllendes Organ, das das Individuum mechanisch gegen die Außenwelt abschirmt, sondern sie hat gleichzeitig gegenüber der Umgebung Signalfunktion, indem sie optische, thermische und Geruchsreize aussendet. Während der Befreiung aus der Ich-Bezogenheit des Kindes mit Entwicklung der Fähigkeit, soziale und sexuelle Bindungen aufzunehmen, spielt auch die Frage nach der Wirkung der eigenen Persönlichkeit auf die Umwelt eine Rolle, wesentlich gekoppelt an die Überprüfung des eigenen Erscheinungsbildes. Dabei ist die Versehrtheit der Haut ein hemmendes Element in der weiteren sozialen Entwicklung.

Während der von Verlustängsten gequälte Erwachsene Probleme, die nicht benannt werden können oder dürfen, auf die Haut projiziert, oft verbunden mit dem fanatischen Begehren nach Verwirklichung eines durch die Werbung vermittelten Traum-Bildes von makelloser Haut, muß der Jugendliche erst lernen, sein ständigen Wandlungen unterworfenes Äußeres als Teil seiner Selbst zu akzeptieren und in seine Kontaktstrategie einzubeziehen. Er ist sicher nicht eher bereit, sein So-Sein als gegeben zu betrachten als der Erwachsene, aber er findet schwerer den Weg zum Arzt, vielleicht auch aus der Angst vor einer neuen, fremden Situation.

Während der Entwicklung vom Kind zum Erwachsenen macht mit der Persönlichkeit des Jugendlichen auch die Haut eine wesentliche Veränderung durch, bedingt durch interne und externe Einflüsse: die hormonale Umstellung, wohl der wichtigste Faktor für die Entstehung der häufigsten Jugenddermatose, der Akne, fällt voll in den Zeitraum des Jugendalters. Daneben schlägt sich die entwicklungsbedingte Unsicherheit in psychovegetativen Störungen nieder, die sich, wie die Hyperhidrosis, auch an der Haut zeigen können: sie wiederum ist eine der Ursachen, warum sich Warzeninfektionen gerade bei Jugendlichen hartnäckig halten können. Dazu kommt mit dem Eintritt ins Berufsleben der erste intensive Kontakt der Haut mit oft aggressiven Stoffen, was sich in einem ersten Gipfel berufsbedingter Ekzemkrankheiten niederschlägt.

Morbidität von Hautkrankheiten in der Sprechstunde des Dermatologen

Im folgenden sollen die wichtigsten Hautprobleme von Jugendlichen angesprochen werden, wie sie sich aus einer Auswertung von 2100 Krankenblättern ergeben. Dabei wurde bewußt die Rhinitis allergica als Hinweis auf eine bestehende Atopie mit aufgeführt (Tabelle 9-1).

Danach zeigt die Akne bei den Mädchen einen Gipfel mit 14 Jahren, bei den Jungen mit 17 Jahren. Die Ekzemkrankheiten kommen bei den männlichen Jugendlichen vom 14. bis 19. Lebensjahr gleich häufig vor, bei den Mädchen zwischen dem 13. und 17., mit starkem Anstieg im 18. Lebensjahr. Die Warzen lassen keine Bevorzugung eines bestimmten Alters erkennen. Die bei den Kindern häufigen Pyodermien verschwinden bis zum 19. Lebensjahr, wogegen die bei den Erwachsenen häufigste Dermatosengruppe, nämlich die Dermato-Mykosen, bei den jungen Männern nur eine untergeordnete Rolle spielen und bei den Mädchen völlig fehlen.

Möglicherweise entspricht die ermittelte Häufigkeitsverteilung in meiner dermatologischen Praxis schon aufgrund der zu geringen Zahl nicht der Realität. Dazu kommt, daß die Schwelle für den Arztbesuch bei männlichen Jugendlichen höher liegt als bei weiblichen. Zusätzlich bedingen geographische, soziologische und emotionale Faktoren eine unterschiedliche Facharztorientierung.

Tabelle 9-1 Verteilung von Dermatosen bei 242 Jugendlichen

12 Jahre:	m 12		w 14	
Akne vulgaris	3	xxx	3	xxx
Verrucae	2	xx	4	xxxx
Ekzeme	0		4	xxxx
Rhinitis all.	1	x	1	x
Pyodermien	2	xx	1	x
Mykosen	1	x	0	
Psoriasis	1	x	0	

13 Jahre:	m 10		w 12	
Akne vulgaris	2	xx	4	xxxx
Verrucae	1	x	0	
Ekzeme	0		2	xx
Rhinitis all.	3	xxx	1	x
Pyodermien	2	xx	1	x
Mykosen	0		0	
Psoriasis	0		1	x

14 Jahre:	m 10		w 28	
Akne vulgaris	6	xxxxxx	14	xxxxxxxxxxxxxx
Verrucae	3	xxx	0	
Ekzeme	0		4	xxxx
Rhinitis all.	1	x	3	xxx
Pyodermien	1	x	1	x
Mykosen	1	x	1	x
Psoriasis	0		1	x

15 Jahre:	m 21		w 22	
Akne vulgaris	10	xxxxxxxxxx	9	xxxxxxxxx
Verrucae	1	x	4	xxxx
Ekzeme	1	x	4	xxxx
Rhinitis all.	5	xxxxx	2	xx
Pyodermien	0		0	
Mykosen	2	xx	0	
Psoriasis	0		0	

16 Jahre:	m 18		w 19	
Akne vulgaris	5	xxxxx	7	xxxxxxx
Verrucae	0		3	xxx
Ekzeme	3	xxx	2	xx
Rhinitis all.	3	xxx	4	xxxx
Pyodermien	0		0	
Mykosen	1	x	0	
Psoriasis	1	x	0	

17 Jahre:	m 21		w 13	
Akne vulgaris	12	xxxxxxxxxxxx	6	xxxxxx
Verrucae	2	xx	2	xx
Ekzeme	2	xx	1	x
Rhinitis all.	2	xx	1	x
Pyodermien	2	xx	0	
Mykosen	1	x	0	
Psoriasis	0		0	

Tabelle 9-1 Verteilung von Dermatosen bei 242 Jugendlichen *(Fortsetzung)*

18 Jahre:	m 18		w 24	
Akne vulgaris	10	xxxxxxxxxx:	7	xxxxxxx:
Verrucae	2	xx:	2	xx:
Ekzeme	0	:	7	xxxxxxx:
Rhinitis all.	2	xx:	4	xxxx:
Pyodermien	1	x:	0	:
Mykosen	1	x:	1	x:
Psoriasis	0	:	2	xx:

Akne vulgaris

Pathogenese und klinisches Erscheinungsbild

Der Häufigkeitsgipfel der am weitesten verbreiteten Jugenddermatose liegt bei den männlichen Jugendlichen später als bei den weiblichen, was neben der später einsetzenden Pubertät auch dadurch erklärbar ist, daß die Mädchen früher vorwiegend wegen leichterer Akne mit Komedonen und Pusteln die Sprechstunde aufsuchen, während ihre männlichen Altersgenossen zum großen Teil erst mit den schweren Akneformen wie der Akne conglobata den Facharzt aufsuchen.

Die Akne ist zum größten Teil schicksalhaft vorbestimmt, fast immer litt ein Elternteil an ihr, oder doch an schwerer Seborrhö. Die ersten Komedonen sind schon beim Kleinkind zu finden, mit dem achten Lebensjahr entstehen die Mitesser des Nasenrückens und die Seborrhö der Kopfhaut. Bereits zu diesem Zeitpunkt ist die Besiedlung der Talgdrüsenfollikel mit Propionibakterium Aknes um ein Vielfaches höher als bei einem gleichaltrigen Kind ohne Aknerisiko. Die Stoffwechselprodukte dieser Keime bedingen eine Irritation der Follikelwand und Ausbildung intraluminaler Hyperkeratosen, die zunächst als feine Hornkegel, die Follikelfilamente, aus dem Follikellumen herausragen. Mit Androgen-stimulierter Reifung der Talgdrüsen wird durch Untermischung von Talg und durch Oxydationsvorgänge der schwarze Comedo gebildet *(Komedonen-Akne)*. Wird durch Zunahme der Androgenproduktion die Talgsekretion erhöht, so verhindert der Mitesser die Entleerung, es kommt zur Überblähung der Talgdrüse mit Knötchenbildung *(Akne papulosa)*, was wieder eine Fremdkörperreaktion mit Bildung kleiner (Akne pustulosa) oder großer Abszesse *(Akne conglobata)* zur Folge hat. Zwischen den großen Abszessen können fistelartige Gänge entstehen, die dann von blutig-schleimigen Massen gefüllt sind. Zu der gegebenen Verunstaltung kann noch eine weitere Entstellung durch Keloidbildung hinzutreten *(Keloid-Akne)*.

Die Maximalvariante stellt die selten bei jungen Männern auftretende Akne fulminans dar, ein schweres foudroyantes Krankheitsbild, eine schwere Akne conglobata, begleitet von heftigen Fieberschüben, Gelenkschwellungen. Selten wird wegen der bedrohlichen Komplikationen an eine Hautkrankheit gedacht.

Psychische Situation des Aknepatienten

Vor allem bei intelligenten Gymnasiastinnen und Studentinnen wird ein Krankheitsbild gesehen, das nur geringe Beziehung zur Akne zeigt: die Akne necroticans oder *Acne des jeunes filles*. Sie entsteht dadurch, daß die Mädchen beim Grübeln oder in Konfliktsituationen mit den Fingernägeln an den geringsten Hautunebenheiten hängenbleiben und diese zerpflücken, so daß oberflächliche Erosionen, aber auch tiefe Nekrosen, entstehen können.

Immer wieder zerfleischen sich junge Mädchen aber auch aus Protest gegen Autorität, die Zerstörung der eigenen Schönheit ist die Strafe für das meist männliche Feindbild. Hier bedarf es besonders intensiver Zuwendung des Arztes und der Vermittlung einer psychotherapeutischen Beratung, da die häßlichen Narben eine ernste Gefahr für die weitere psychische Entwicklung darstellen.

Die jungen Patienten reagieren auf die Erkrankung sehr unterschiedlich und nicht immer proportional zur Schwere. Da gibt es die Mädchen, die mit den Fingernägeln jeden noch so kleinen Mitesser ausquetschen müssen und dabei mit schlechtem Gewissen die Entstehung von Narben in Kauf nehmen. Oft übernimmt die Mutter, manchmal auch die Freundin, die Komedonenvernichtung, oft mit dem gleichen anangkastischen Verhalten. Manchmal kann man sich des Eindrucks nicht erwehren, daß hier eine besondere Form des Brutpflegetriebs vorliegt. Auf der anderen Seite stehen die oft sehr indolenten jungen Männer, die die leichte und mittelgradige Akne kaum zur Kenntnis nehmen.

Die Akne conglobata, vor allem des Gesichtes, wird von fast allen Betroffenen als schwerer Schicksalsschlag erlebt, der oft genug zu depressiver Stimmung Anlaß gibt, manchmal auch zu aggressiver Verhaltensweise.

Therapie

Die Behandlung muß sich nach der jeweiligen Form der Erkrankung und nach den Bedürfnissen des Patienten richten. Es ist schwer, 15jährige Knaben, die wegen einzelner Mitesser in die Praxis geschleppt werden, zu einer aufwendigen Therapie zu motivieren, es ist besser, mit dem Hinweis auf die durch die unangenehme Therapie zu erwartenden häuslichen Auseinandersetzungen die derzeitige Behandlungsnotwendigkeit zu diskutieren und die Therapie für die später zu erwartende Verschlechterung zurückzustellen. Oft dauert es nicht lange, bis derselbe Patient, von der Freundin geschickt, erneut in die Sprechstunde kommt, mit dem dringenden Wunsch, seine Pickel loszuwerden.

Vitamin-A-Säure

Die *Komedonenakne* spricht sehr gut auf lokale Anwendung von Vitamin-A-Säure (Airol, Epi-Aberel, Eudyna, VAS-Cordes) an, die dank ihrer keratolytischen Eigenschaften den Comedo aus seiner Verankerung löst. Dabei führt diese Therapie immer zu einer leichten Irritation der Haut mit Rötung und Schuppung. Je mehr Reizung in Kauf genommen wird, um so schneller kommt es zur Abheilung, immer unter dem Eindruck einer momentanen Verschlechterung, die dadurch vorgetäuscht wird, daß sich die Haut schält und sich die Comedonen in Pusteln umwandeln.

Vor intensiver UV-Exposition *im Hochgebirge* oder Urlaub in *südlichen Ländern* sollte die *Therapie unterbrochen* werden, da sie die für den Lichtschutz erforderliche Lichtschwiele aufgrund ihrer keratolytischen Eigenschaft abbaut.

Benzoylperoxid

Die *Akne pustulosa* ist die Domäne der Benzoylperoxid-Therapie, (Aknefugoxid, Akneroxid, Benzaknen, Oxy 5 und 10, Panoxyl und Sanoxit). Diese Substanz zerfällt in der Haut in zwei Moleküle Benzoesäure unter Abspaltung atomaren Sauerstoffes, was zur Hemmung der anaerob wachsenden Propionibakterien führt. Auch diese Therapie führt zu einer mehr oder weniger stark ausgeprägten Hautreizung. Bei beiden Medikamenten ist es wichtig, daß der Patient genau auf die zu erwartenden Unannehmlichkeiten vorbereitet wird, zunächst werden die Medikamente nur einmal abends aufgetragen, sobald die anfängliche Reizung abgeklungen ist, können sie zwei- oder gar dreimal täglich angewendet werden.

Antibiotika

Die *Akne conglobata* mit ihren tiefreichenden Abszessen ist einer Lokaltherapie nicht mehr zugänglich, hier ist der systemische Einsatz von Antibiotika gerechtfertigt. Neben Erythromycin (Erycinum) sind in erster Linie Tetracycline gerechtfertigt, die Therapie ist meist über Monate erforderlich. Da die Propionibakterien keine Resistenzbildung zeigen und die Tetracycline über die Talgdrüsen ausgeschieden und in ihnen angereichert werden, genügt als Erhaltungsdosis ein Viertel der Normaldosis, also 250 bis 500 mg/. Bei der Wahl des geeigneten Präparates sollte man die *lichtsensibilisierende Wirkung der Tetracycline* beachten. Sie ist am stärksten ausgeprägt bei Demethyltetracyclin (Ledermycin), aber kaum mehr bei Oxytetracyclin (Dura Tetracyclin, Macocyn) und Tetracyclin-Hydrochlorid (Achromycin, Hostacyclin, Tefilin), sie fehlt bei Minocyclin (Klinomycin) ganz, das bei guter Verträglichkeit in einer Dosierung von 2 × 50 mg den deutlichsten Effekt auf die Akne zeigt.

Antiandrogene

Bei den jungen Frauen bietet sich als zusätzliche Behandlung die Antiandrogentherapie an, vor allem, wenn ohnehin eine Kontrazeption erwünscht ist. Hier bietet sich als intensivstes Präparat Diane an, das allerdings nicht immer gut vertragen wird. Daneben kommen Eunomin, Gestamestrel in Frage. Bis zum Eintritt der Wirkung vergehen drei bis sechs Monate, was vor Therapiebeginn klar sein muß. Nach Absetzen ist innerhalb von drei Monaten mit einem Rezidiv zu rechnen.

13-cis-Retinsäure (Isoretinoid)

Entschließt man sich erst einmal zur systemischen Langzeittherapie, so sollte erwogen werden, ob es nicht sinnvoller ist, von vornherein die einzige ursächlich wirkende Therapie einzusetzen, nämlich die *13-cis-Retinsäure* (Roacutan), die mehrjährige Remissionen ermöglicht, indem sie zur Atrophie der Talgdrüsen führt. Einzige, aber schwerwiegende Nebenwirkung ist die obligate *Embryotoxizität* während der Einnahme des Medikamentes. Damit ist aber die Anwendung bei Frauen und Mädchen im gebärfähigen Alter praktisch ausgeschlossen; sollte bei schwerer Akne trotzdem die Anwendung von 13-cis-Retinsäure indiziert erscheinen, so ist ein intensives Gespräch nicht nur mit den Eltern, sondern auch mit dem Mädchen über die Gefahren der Behandlung zu führen, wobei auf die Notwendigkeit einer sicheren Kontrazeption und einer notfalls erforderlichen Interruptio hingewiesen werden muß.

Unter der Therapie kann es bei gegebener Disposition, begünstigt durch die Pille, zu einem Anstieg der Triglyceride, in der Folge auch des Cholesterins kommen, voll reversibel nach dem nur selten erforderlichen Therapieabbruch.

Unangenehme Begleiterscheinungen sind die obligate Cheilitis, Trockenheit von Nasenschleimhaut und Konjunktiven. Ein Zeichen der Überdosierung sind Haarausfall und die sehr selten auftretenden lancierenden Muskelschmerzen.

Bei einer Dosierung von 1 mg/kg über vier bis sechs Monate kann eine Erscheinungsfreiheit von zwei bis drei Jahren erreicht werden, wobei das Rezidiv geringfügiger ist als die behandelte Erkrankung. Dabei muß erhebliche Belästigung durch die geschilderten Begleiterscheinungen in Kauf genommen werden.

Wesentlich leichter durchführbar ist die Therapie mit 0,5 mg/kg bis zum Verschwinden der Symptome nach etwa sechs bis acht Wochen, erneuter Behandlung bei Wiederauftreten der Hauterscheinungen nach zwei bis drei Monaten für drei bis vier Wochen, wobei jetzt die Akne viel schneller abheilt. Nach drei bis sechs Monaten wird ein dritter Behandlungszyklus von etwa vier Wochen erforderlich, was mit einer etwa zweijährigen Remission beantwortet wird.

Die Niedrigdosierung bietet gegenüber der hohen Dosierung den Vorteil, daß die Begleiterscheinungen nicht so stark ausgeprägt sind, daß die Gesamtbehandlungsdauer abgekürzt und die Arzneikosten wesentlich reduziert werden, was angesichts von Tageskosten von 10 bis 20 DM ein wichtiger Gesichtspunkt ist.

Es ist beeindruckend, wie schwerste Fälle von Akne, die bisher trotz intensivster therapeutischer Bemühungen über Jahre hin kaum zu beeinflussen waren, innerhalb weniger Wochen ausheilen. Die Patienten erleben dies immer als eine Befreiung von einer schweren Last und der beste Lohn für die ärztliche Mühe ist, zu erleben, wie die schwer bedrückten jungen Menschen aufzublühen beginnen.

Ekzemkrankheiten

Systematik, Pathogenese, Symptomatik

An zweiter Stelle der Dermatosen von Jugendlichen stehen die Ekzemkrankheiten, bei Mädchen öfter als bei Jungen. Dies erklärt das durch die Ohrringe initiierte Kontaktekzem gegen Nickel mit 25% nur zum Teil. Aber gerade in dieser Altersgruppe kommt das endogene Ekzem, das im Vorschulalter im wesentlichen abgeklungen war, wieder öfter und in schwererer Form vor.

Bei den Jugendlichen spielen vier Ekzemformen eine Rolle:

- *Das seborrhoische Ekzem,* das an die Seborrhö gebunden ist und bei ungeklärter Ätiologie möglicherweise eine Formvariante der Psoriasis ist.
- *Das endogene Ekzem,* im wesentlichen verursacht durch anlagebedingte Störungen, die unter dem Begriff der Atopie zusammengefaßt werden. Bei dieser immunologischen Störung spielt die Unfähigkeit, y-Linolensäure zu synthetisieren, eine zentrale Rolle, da diese zur Reifung der T-Lymphozyten erforderlich ist.
  Der Mangel an T-Suppressorzellen disponiert durch unkontrollierte Produktion von IgE durch die B-Lymphozyten zu einer Sensibilisierung vom Soforttyp und erleichtert damit die Freisetzung von Histamin und möglicherweise auch die β-adrenerge Blokkade.
- *Das degenerative Ekzem,* bei dem es durch mangelhafte Schutzfunktion der Haut, vor allem im Rahmen einer Ichthyosis, zu ungehindertem Eindringen von unerwünschten Substanzen in die Haut kommt.
- *Das allergische Kontaktekzem,* das infolge einer Auseinandersetzung sensibilisierter Lymphozyten mit in die Haut eingedrungenen Antigenen entsteht.

Das seborrhoische Ekzem

Das seborrhoische Ekzem spielt mit zunehmender Androgenbildung eine größere Rolle, nachdem es beim Säugling unter dem Einfluß mütterlicher Androgene schon einmal bestanden hatte. Da die Seborrhö insgesamt noch nicht so stark ausgeprägt ist wie beim Erwachsenen, ist beim Jugendlichen auch das Vollbild mit Befall von Kopfhaut, fettiger Schuppung auf hellrotem Grund an der Stirn-Haar-Grenze, hinter den Ohren und im äußeren Gehörgang, bei Männern in der vorderen, seltener auch der hinteren Schweißrinne, noch nicht gegeben. Aber oft klagen die jungen Leute über quälenden Juckreiz der Kopfhaut, verbunden mit lästiger Schuppenbildung, was den Zwang bedingt, in ein- bis dreitägigen Abständen die Haare zu waschen. Die Therapie ist nicht einfach, obwohl dieses Ekzem auf die schwächsten Steroide immer wieder sehr gut anspricht. Entfettende (Dermowas, Diasporal, Ortosol etc.) und entschuppende (desquaman, Ellsurex, Ichthocadmin etc.). Shampoos sollten zur Unterstützung abwechselnd verwendet werden. In etwa einem Viertel der Fälle kann mit der leider sehr teuren Bifonazol-Creme (Mycospor) das Krankheitsbild (aufgrund antiphlogistischer oder antimikrobieller Wirkung?) beherrscht werden.

Das endogene Ekzem

Klinik und Verlauf

Das endogene Ekzem beginnt in der Regel bereits im ersten Lebensjahr mit einer Aussaat feiner juckender Knötchen über die Streckseiten, manchmal begleitet von einer milchig krustösen Auflagerung der Kopfhaut, dem Milchschorf. Im zweiten Lebensjahr steht dann der Befall der Beugen, vor allem der Ellenbeugen,

Handgelenke und Kniekehlen mit lichenifizierten Flächen im Vordergrund, begleitet von quälendem Juckreiz.

Im allgemeinen nimmt der Schweregrad bis zur Einschulung wieder ab, oft wird das Ekzem von anderen Krankheiten aus dem Formenkreis der Atopie abgelöst, durch die Rhinitis allergica oder das Asthma bronchiale.

Nach der Pubertät ist das Krankheitsbild sehr schwer und einer Therapie kaum zugänglich, jetzt sind vor allem das Gesicht und die Hände befallen mit großflächiger Rötung, feinen Knötchen, trockener Schuppung, die bald von Kratzeffekten, Lichenifikation und sekundärer Impetiginisierung kompliziert werden. Häufig beginnen jetzt Brust und Rücken mitzureagieren, immer stärker unter Ausbildung derber, zentral exkoriierter Prurigoknoten. Die Haut wird stärker licht- und hitzeempfindlich, der Schweiß führt zu starkem Juckreiz. Komplizierend treten multiple nasale oder bronchiale Allergien hinzu.

Psychische Überlagerung

Keine Dermatose unterliegt so stark psychischen Einflüssen wie das endogene Ekzem; es gibt Kinder, die mit ihren Hautreaktionen die Umgebung zu allen möglichen Zugeständnissen erpressen können, andere reagieren mit dem Ekzem auf Mißstimmungen in der Familie.

In meinem Material sehe ich das endogene Ekzem als schwere Erkrankung wieder bei intelligenten Mädchen; mit einer Ausnahme waren sie alle Gymnasiastinnen. Bei einigen kam im Gespräch ein schwerer Konflikt mit der dominierenden Mutter zum Ausdruck, bei den meisten Patienten überwachte die Mutter fast alle Konsultationen.

Therapie des endogenen Ekzems

Die Therapie muß versuchen, alle Faktoren zu berücksichtigen, was eine gezielte Polypragmasie bedingt. Die Lokaltherapie hat sich zunächst auf den Hautzustand einzustellen. Ist die Haut ausgetrocknet, sind Salben indiziert. Bei schwüler Witterung, wenn der Schweiß durch Salben noch stärker retiniert und somit der Juckreiz verstärkt würde, bieten Schüttelmixturen die beste Linderung. Bei starker Ekzematisierung wird man trotz des mütterlichen Protestes nicht um eine kurzfristige Anwendung von *Cortisonsalben* herumkommen, bei mikrobieller Überlagerung ist der Zusatz eines Antibiotikums erforderlich. Hierbei muß dem jungen Patienten, öfter noch der Mutter klargemacht werden, daß Cortisonschäden mehr von der Dauer der Anwendung als von der Gesamtmenge abhängen, also eine verzettelte Therapie mit immer wieder niedrigdosierter Anwendung nicht nur weniger effektiv, sondern auch schädlicher ist als eine kurzfristige intensive Behandlung. Daneben sind die Folgen der Behandlung denen der Nichtbehandlung gegenüberzustellen. Bisweilen können die Höllenqualen mit einem inneren Cortisonstoß am schnellsten gelindert werden, wobei die Überlegung, wie das nach Absetzen rasch eintretende Rezidiv verhindert werden soll, Kopfzerbrechen macht.

Antihistaminika stillen den Juckreiz erst in einer hohen, sedierenden Dosierung. Als stark antiprurignös wirksame Substanz hat sich seit Jahren Atarax etabliert, das in einer Dosierung von 1- bis 2mal 25 mg am Tag die Qualen lindert. Dabei sollte das Risiko einer Abhängigkeit von dem Psychopharmakon nicht übersehen werden.

Um die Histaminfreisetzung zu bremsen, ist der Einsatz von Histaminhemmern wie Ketodifen (Zaditen) oder Oxatomid (Tinset) zu empfehlen, die in der Lage sind, die Schwelle für die Ekzementstehung anzuheben.

Die Substitution von γ-Linolensäure in Form des aus der Volksmedizin kommenden Öls der gelben Nachtkerze (Efamol) scheint neue Aspekte der Atopie-Therapie zu eröffnen, eigene Erfahrungen mit dieser Substanz sind nach anfänglicher Skepsis ausgezeichnet, schwerste Ekzemverläufe wurden in allen behandelten Fällen innerhalb von drei bis vier Monaten entscheidend gebessert, am eindrucksvollsten bei einem 15jährigen Schüler, der seit dem 14. Lebenstag an einem erythrodermischen Ekzem litt, das durch keine Therapie zu beeinflussen war, das aber jetzt seit

12 Monaten auf 10 bis 20% der Körperoberfläche reduziert ist.

Wenn auch keine sicheren Beziehungen zu *alimentären Allergien* bestehen, ist doch auf einen möglichen Zusammenhang zwischen Ekzem und verschiedenen Nahrungsmitteln zu achten. Wahrscheinlich ist die Milch durch den „Milchschorf", weißlich krustöse Auflagerungen der Kopfhaut des Säuglings in den Ruf gekommen, das endogene Ekzem zu verursachen. Aber immer wieder können Patienten einen sicheren Zusammenhang zwischen Aufnahme bestimmter Nahrungsmittel und dem Aufflammen des Ekzems herstellen. In diesem Fall ist eine spezielle Nahrungsmittelkarenz angezeigt. Aber in keiner Weise dürfen Ergebnisse einer blindlings durchgeführten Allergietestung oder RAST-Bestimmung als Grundlage einer einschneidenden diätetischen Einschränkung verwendet werden, wenn die Ergebnisse nicht durch die Anamnese bestätigt werden können. Jeder, der Allergietestungen durchführt, weiß, daß bei erfolgreich durchgeführter Hyposensibilisierung die Testreaktionen mit den ursprünglich allergieauslösenden Allergenen noch lange positiv ausfallen. Es ist fraglich, ob in der Darmschleimhaut freigesetztes Histamin nach Resorption an der Haut zur Ekzemreaktion führen kann, ohne im Intestinaltrakt typische Schockfragmente wie Übelkeit, Erbrechen oder Durchfälle auszulösen.

Die meisten Patienten reagieren gut auf eine *Licht-Therapie mit UVA*, die in der Lage ist, auf bisher nicht geklärtem Weg den Juckreiz und die Ekzemreaktion meßbar zu verringern. Die rasche Besserung mit dem schlagartigen Verschwinden des quälenden Juckreizes ist sehr eindrucksvoll. Leider hält der Effekt nicht lange über die Anwendung hinaus an. Aber man findet Zeit, die Haut so zu pflegen, daß sie nicht so schnell zum Rezidiv neigt, und kann eine Menge Cortison für spätere Notfälle einsparen.

Klimakuren können manchmal anhaltende Remissionen bringen, dabei addieren sich der Effekt des Milieuwechsels, der allergenarmen Luft und der UV-Einstrahlung. Man sollte dem Patienten aber keine zu großen Hoffnungen auf eine dauerhafte Änderung des Krankheitsbildes machen, da im häuslichen Milieu das Rezidiv in der Regel nicht lange auf sich warten läßt.

Die *Hyposensibilisierung* der begleitenden Allergien wird immer mit einer Verschlechterung des Ekzems beantwortet, worauf aber bei bedrohlichem Asthma mit Allergien gegen ubiquitäre Allergene keine Rücksicht genommen werden darf. Ist aber die Desensibilisierung mit gutem Erfolg abgeschlossen, so kommt auch das Ekzem zur Ruhe.

Mit Erreichen der Mitte des dritten Jahrzehnts kann mit der psychischen Stabilisierung dieser Lebensphase das Ekzem wieder abklingen.

Das degenerative Ekzem

Das degenerative Ekzem, das Hausfrauenekzem der jungen Frau, beginnt mit der Aufnahme der Berufsausbildung, vor allem bei Tätigkeiten, bei denen die Hände viel mit Wasser in Berührung kommen, besonders bei Friseusen, Masseurinnen, Krankenschwestern. Die *Grundlage* ist eine „empfindliche Haut" im Sinne der *Ichthyosis vulgaris*, bei der eine abnorme Verhornung vorliegt. Durch fettlösende Substanzen wird der Fettsäuremantel ausgewaschen, die Haut trocknet aus, wird „spröde", es kommt zum Exsikkationsekzem. Handelsübliche wasserreiche Cremes unterhalten den Vorgang und schleusen zusätzlich allergisierende Zusatzstoffe der Kosmetikindustrie in die Haut. Hierher zählt aber auch die Dyshidrosis, meist bei Mädchen mit schlanken madonnenhaften Fingern, gekennzeichnet durch Bläschen der Fingerkanten, auch der Handkanten, die bei schwüler Witterung, aber auch bei inneren Spannungen auftritt. Sie kann bei Friseusen durch Kaltwellen-Präparate ausgelöst werden.

Das degenerative Ekzem ist der wichtigste Wegbereiter für das *allergische Kontaktekzem*, deshalb ist seine Therapie und Prophylaxe von vordringlicher Wichtigkeit, um spätere Berufsunfähigkeit durch ein beruflich bedingtes allergisches Kontaktekzem zu verhindern. Wichtigste Voraussetzung hierfür ist die Vermeidung des Kontaktes mit den schädigenden Substanzen durch Tragen von Schutzhandschuhen, die mit einer Textileinlage gefüttert sein müssen. Pflegeschüler sollten zum Händewaschen desinfizierende Reinigungsmittel nur verwenden, wenn die momentane Tätigkeit es erforderlich macht, rückfettende Seifen (Fissan- oder Penaten-Kinderseife) sollten bevorzugt werden. Die vielgepriesenen Syndets sind obsolet, da sie die stärkste entfettende Wirkung haben, die beim Seborrhoiker erwünscht, beim Sebostatiker fatal ist. Nach jedem Händewaschen müssen die Hände eingesalbt werden, gut sind hier Bepanthensalbe oder die ausgezeichneten Basissalben (Basissalbe-Asche, Basissalbe Glaxo, Linola fett Neribas u. v. a.) geeignet. Auch hier ist es sinnvoll, rechtzeitig ein entstandenes Ekzem mit Cortisonsalben zu beseitigen, bevor es schwerere Schäden setzt.

Die Dyshidrosis-Schübe müssen trocken behandelt werden, mit Lotio alba aquosa, Volon-Schüttelmix oder mit Cortison-Tinkturen (Extracort-Tinktur, Volon-A-Tinktur, Betnesol-V-Lotio, Topisolon-Lotio), erst nach völligem Abtrocknen der Bläschen kann rückgefettet werden.

Das allergische Kontaktekzem

Das allergische Kontaktekzem beginnt keineswegs erst mit der Aufnahme der beruflichen Tätigkeit, bei Schulabgängern findet sich bereits ein erstaunlich hoher Anteil an Sensibilisierungen gegen Nickel, gerade bei den dekorativ orientierten Mädchen, die den Beruf der Friseuse ansteuern. Auslösender Faktor ist das *Stechen von Ohrringen*, in der Folge führen nickelhaltiger Modeschmuck, Jeansknöpfe, dann auch Inhaltsstoffe von Kosmetika zum Ekzem. Charakteristische Lokalisationen sind die Kontaktstellen der manchmal überdimensionalen Ohrgehänge, die Auflagestellen von Halskettchen, die Stellen, an denen die Jeansknöpfe oder die Reißverschlüsse scheuern. Entgegen anderslautenden Meinungen sollten *Mädchen* mit dem *Berufsziel Friseuse* sorgfältig *getestet werden*, nicht etwa mit den späteren Berufsallergenen, gegen die sie sich ja erst später sensibilisieren, sondern mit Substanzen der Standardreihe, die etwa 90% aller Allergien bedingen. Die Erfahrung zeigt, daß Mädchen, bei denen bereits bei Schulentlassung eine Allergie vorliegt, später den größten Anteil der Friseusen ausmachen, die wegen eines beruflich bedingten Kontaktekzems ihren Beruf aufgeben müssen.

Andere Dermatosen

Die „großen" Dermatosen des Erwachsenenalters, die Psoriasis vulgaris, der Lichen ruber, um nur zwei zu nennen, spielen bei den Jugendlichen zahlenmäßig noch keine wesentliche Rolle. Die *Psoriasis vulgaris*, die ja in jedem Lebensalter beginnen kann, habe ich nur sechsmal gesehen, keinmal mit schwerem Befall, so daß man nicht davon ausgehen kann, daß sie ein typisches oder häufiges Hautproblem Jugendlicher darstellt.

Daß die *Mykosen* eine so *geringe Rolle* spielen, überrascht zunächst, da ja gerade die Jugendlichen die eifrigsten Benutzer der öffentlichen Bäder sind. Aber die noch geringe Entwicklung der Hornschicht kommt der Infektion durch die keratinophilen Erreger nicht entgegen. Die häufigste Mykose, die Pityriasis versicolor, ist an die zugrundeliegende Disposition und an vermehrte Talg- und Schweißsekretion gebunden, die erst beim Erwachsenen voll ausgebildet sind, sie beginnt selten vor dem achtzehnten Lebensjahr. Ob die Bevorzugung des *männlichen Geschlechts* durch die *Pyodermien* mit dem anders gearteten Hygienebewußtsein zusammenhängt, mag dahingestellt bleiben, sie werden nach dem achtzehnten Lebensjahr kaum mehr beobachtet.

Daß *Warzeninfektionen* bei den Mädchen häufiger auftreten als bei den Jungen, ist durch die stärkere Neigung zu Akrozyanose und Hyperhidrose im Rahmen der vegetativen Dystonie erklärbar, es kann bei der kleinen Fallzahl auch zufallsbedingt sein. Sie stellen ein schwie-

Tabelle 2 Compliance von 242 Jugendlichen

	Männlich		Weiblich
	12 Jahre		
n = 12		n = 14	
gut	xxxxxxxxxxxxx		xxxxxxxxxxxxx
mäßig	xxxxxx		xxxxx
schlecht			xxxx
	13 Jahre		
n = 10		n = 12	
gut	xxxxxxxxxxxxxxx		xxxxxxxxxxxxxxxxxxx
mäßig	xxxxx		
schlecht	xxx		xxxx
	14 Jahre		
n = 10		n = 28	
gut	xxxxxxxxxxxxx		xxxxxxxxxxxxxxxxxxxxx
mäßig	xxxxx		xx
schlecht	xxxxxxxx		xx
	15 Jahre		
n = 21		n = 22	
gut	xxxxxxxxxxxx		xxxxxxxxxxxxxxxxx
mäßig	xxxxx		x
schlecht	xxxx		xx
	16 Jahre		
n = 18		n = 19	
gut	xxxxxxxxxxx		xxxxxxxxxxxxxxx
mäßig	xxxx		xxx
schlecht	xxxx		x
	17 Jahre		
n = 21		n = 13	
gut	xxxxxxxxxxxxxx		xxxxxxxxxxxx
mäßig	xxxx		xx
schlecht	xxxxx		xxxxxxxx
	18 Jahre		
n = 18		n = 24	
gut	xxxxxxxxxxxxxxxxx		xxxxxxxxxxxxxxxxx
mäßig	xxxxxx		xx
schlecht	xxx		xx
	12–18 Jahre		
n = 110		n = 132	
gut	xxxxxxxxxxxxx		xxxxxxxxxxxxxxxx
mäßig	xxxxx		xx
schlecht	xxxx		xxx

riges therapeutisches Problem dar, schon weil der Effekt der Suggestion, der ja wohl jeder Therapie eigen ist, bei der skeptischen Generation verkümmert. So zieht sich die Lokalbehandlung mit Verrumal, Duofilm in Kombination mit regelmäßiger chirurgischer Nachbehandlung oft über Monate hin. Mit Acetocaustin kann oft eine rasche Heilung erzielt werden, mit möglicherweise geringerer Rezidivrate, aber die höllischen Schmerzen, die durch die entstehenden Blasen verursacht werden können, rechtfertigen nur ausnahmsweise den Einsatz dieses Präparates.

Kombination von Erkrankungen

64mal, also in 26%, lagen mehrere Erkrankungen gleichzeitig vor, dabei handelte es sich in über der Hälfte der Fälle um Erkrankungen, die aus einer gemeinsamen Ursache entspringen, wie Verrucae vulgares bei Atopischer Dermatitis, Seborrhoisches Kopfekzem bei Akne vulgaris.

Compliance von Jugendlichen

Die Compliance wurde danach beurteilt, wie regelmäßig die vereinbarten Termine eingehalten wurden, wie genau die verordneten Medikamente verwendet wurden, in der Regel ablesbar an deren Verbrauch, und nicht zuletzt am Effekt der Therapie. Die Mitarbeit der Jugendlichen bei der Behandlung kann als gut bezeichnet werden (Tabelle 9-2). Wie zu erwarten, schneiden die Mädchen deutlich besser ab als die Jungen. Mit zunehmendem Alter verändert sich die Mitarbeit nicht wesentlich.

Bei der Auswertung der Krankengeschichten zeigt sich aber auch eine Umkehrung des Compliance-Begriffes: Die Mitarbeit war dort am schlechtesten, wo die ärztliche Information am geringsten war, bedingt durch mangelnde Resonanz oder sicher nie ganz auszuschaltende Animositäten. Sie war dort immer sehr gut, wo wegen einer aufwendigen Therapie ausführliche Gespräche erforderlich waren, wie bei der externen oder internen Aknetherapie. Es spielt für die Compliance keine große Rolle, ob die Behandlung unangenehm ist, wenn man die jugendlichen Patienten auf die zu erwartenden Nebenwirkungen sorgfältig vorbereitet. Die Compliance ist somit wohl ein Ausdruck für die Beziehung Arzt–Patient/Patient–Arzt.

KAPITEL 10

Psychiatrische Störungen und Erkrankungen in der Adoleszenz

von Helmut Remschmidt

Inhalt

Die psychische Entwicklung in Pubertät und Adoleszenz

Für das Verständnis der psychischen Störungen und Erkrankungen ist die Kenntnis der wichtigsten Entwicklungsvorgänge in der Phase der Adoleszenz erforderlich. Über diese und ihre zeitliche Fixierung findet sich das Wesentliche in den KAPITELN 1, 2 und 6 des Buches.

Biologisch gesehen umfassen die Reifungsvorgänge die Gesamtheit der somatischen Veränderungen, die sich am auffälligsten in der körperlichen Entwicklung und der sexuellen Reifung zeigen.

Psychologisch betrachtet umfassen sie die Gesamtheit der individuellen Vorgänge, die mit dem Erleben, der Auseinandersetzung und der Bewältigung der somatischen Wandlungen sowie der sozialen Reaktionen auf diese verbunden sind. Dabei kommen insofern auch psychosoziale Faktoren ins Spiel, als in der jeweiligen Gesellschaft eine mehr oder weniger präzise Definition dessen besteht, was als Kindheit und was als Erwachsenenstatus zu bezeichnen ist.

Soziologisch betrachtet lassen sich Pubertät und Adoleszenz als ein Zwischenstadium definieren, in welchem die Jugendlichen mit der Pubertät die biologische Geschlechtsreife erreicht haben, ohne jedoch mit Heirat und Berufsfindung in den Besitz der allgemeinen Rechte und Pflichten gekommen zu sein, welche die verantwortliche Teilnahme an wesentlichen Grundprozessen der Gesellschaft ermöglichen und erzwingen. In positiver Wendung ließe sich diese Phase als jene bestimmen, in der im Hinblick auf Beruf und Ehepartner die ‚Objektwahlen' zunehmend motiviert, aber noch nicht vollzogen werden (Neidhardt, 1970).

Wir beschränken uns hier, da die physiologischen und pathologischen Veränderungen der Pubertät Themata anderer Kapitel sind, auf die psychischen und sozialen Wandlungen in der Adoleszenz.

Subjektives Erleben körperlicher Veränderungen

Die umfangreichen physiologischen Veränderungen hinterlassen natürlich im subjektiven Erleben Folgen. Dabei sind zwei wichtige Aspekte hervorzuheben:

(1) Selbstwahrnehmung der Veränderungen am eigenen Körper

Durch die Wahrnehmung der verschiedenen Veränderungen im körperlichen Bereich wird die Vorstellung vom eigenen Körper verändert. Im Zusammenhang damit wird auch von der sozialen Umwelt eine Einstellungsveränderung zu dem, nunmehr aufgrund seiner körperlichen Wandlung geschlechtsreifen Individuum vollzogen. Die vermehrte Beobachtung der eigenen Körperlichkeit und der Vergleich mit anderen führt häufig dazu, daß vorhandene oder vermeintliche körperliche Mängel überbewertet werden und zu schweren neurotischen Fehlentwicklungen oder gar kriminellen Delikten Anlaß geben können, wie sie Stutte (1962) unter der Bezeichnung *Thersiteskomplex* beschrieben hat. Sie disponieren aber auch zum Auftreten von Derealisations- und Depersonalisationserlebnissen, die gerade in der Adoleszenz einen Häufigkeitsgipfel erreichen und differentialdiagnostisch von schizophrenen Psychosen abzugrenzen sind. Im Zusammenhang mit den massiven körperlichen Veränderungen ist auch die *Pubertätshypochondrie* zu sehen, die häufig eine Variante der normalen Entwicklung darstellt, die sich aber auch im Rahmen von Adoleszentenkrisen und psychotischen Erkrankungen in pathologischer Überzeichnung findet.

(2) Wahrnehmung der sozialen Reaktionen auf die körperlichen Veränderungen

Die Jugendlichen registrieren natürlich auch die soziale Reaktion seitens der Umgebung auf ihre körperlichen Veränderungen (z. B. Anerkennung, Bewunderung oder Ablehnung, Spott oder Mißachtung) und integrieren diese in ihr Selbstbild. Nicht selten findet man bei der Analyse von Pubertäts- und Adoleszentenkrisen derartige ungeschickte oder verletzende Reaktionen erwachsener Beziehungspersonen, deren Verhalten nicht selten zur

Auslösung entsprechender Störungen Anlaß gibt.

Psychische und psychosoziale Veränderungen in Pubertät und Adoleszenz

(1) Veränderungen im kognitiven Bereich

Die Umstrukturierung im kognitiven Bereich in der Pubertät und der beginnenden Adoleszenz ist durch die Ablösung vom konkreten und die Hinwendung zum *formalen Denken* gekennzeichnet. Vorstufen hierzu finden sich bereits im Alter von 11 bis 12 Jahren. Damit findet eine Entwicklung ihren Abschluß, die von den sensomotorischen Strukturen über die konkreten Operationen zu den formalen Denkoperationen führt. Die Strukturänderungen im kognitiven Bereich sind nach Piaget dabei durch folgende drei Vorgänge gekennzeichnet: die Entwicklung der *Kombinatorik*, die Entwicklung der *Aussageoperationen* und das Auftreten des *hypothetisch-deduktiven Denkens*. Alle Vorgänge führen aus dem konkreten Denken heraus und erschließen dem Jugendlichen über diese Möglichkeit der formalen Denkoperation eine neue Dimension. Ihr Denken ist nunmehr in der Lage, auch Möglichkeiten und Hypothesen einzubeziehen, die in der Realität keine Entsprechungen haben. Die Konstruktion von Hypothesen ist dabei nicht weit entfernt von der Bildung von Idealvorstellungen, die sich vielfach gar nicht überprüfen lassen oder mit Gegebenheiten der Realität kollidieren können. Auf diese Weise lassen sich manche Konflikte der Adoleszenten aus der Veränderung ihrer kognitiven Strukturen ableiten.

(2) Veränderungen im emotionalen Bereich

Die Veränderungen im kognitiven Bereich stellen notwendige Voraussetzungen für die emotionalen Wandlungen in der Adoleszenz dar. Im Gegensatz zum Wandlungsprozeß körperlicher Funktionen, der genetisch gesteuert wird, sind im kognitiven und affektiven Bereich Faktoren der Sozialisation und der kulturellen Vermittlung von großer Bedeutung. Erst mit dem Erreichen der formalen Denkmöglichkeit sind die Jugendlichen in der Lage, sich für Werte und Ideale zu interessieren und zu begeistern. Mit der vorhandenen Denkmöglichkeit werden auch entsprechende Motivationen und gefühlsmäßige Reaktionen bereitgestellt. Zum Beispiel sind die Ideen der Gerechtigkeit, der Gleichheit der Menschen oder der Wahrheit und der wissenschaftlichen Erkenntnis für ein zehnjähriges Kind noch nicht faßbar. Mit der Entwicklung der formalen Denkoperationen wird aber nicht nur die Denkmöglichkeit geschaffen; es werden gleichzeitig neue emotionale Reaktionen möglich, die im wesentlichen mit drei verschiedenen Problemfeldern assoziiert sind: der Ich-Entwicklung und Identitätsfindung, der Entwicklung der Sexualität und der Auseinandersetzung mit der Autorität in Familie und Gesellschaft.

(3) Problemfelder und Aufgaben

– *Ich-Entwicklung und Identitätsfindung* sind miteinander zusammenhängende und sich komplementär ergänzende Vorgänge. In den letzten Jahren hat sich immer mehr die Betrachtungsweise durchgesetzt, diese Reifungs- und Entwicklungsprozesse an denjenigen *Aufgaben* zu messen, an deren Bewältigung sie sichtbar werden. Unter dem Terminus der „Entwicklungsaufgaben“ haben sie Eingang in die Entwicklungspsychologie gefunden.

Die wichtigsten dieser Aufgaben sind:
Akzeptieren des eigenen Körpers und Umgang mit seinen Funktionen
Erlernen und Ausfüllen der Geschlechtsrolle
Erlangen der Unabhängigkeit vom Elternhaus
Entwicklung von Selbstvertrauen und Aufbau eines Wertsystems. Von zentraler Bedeutung ist dabei die *Identitätsfindung*.

Die körperliche und psychische Beunruhigung, die gesellschaftlichen Erwartungen und die Entwicklungsaufgaben der Adoleszenz stellen den Jugendlichen vor Probleme, die nicht einfach zu lösen sind. Wenn derart vielfältige Aufgaben von einer Persönlichkeit gefordert werden, die sich in mannigfachen biologischen Wandlungen befindet, so wird das Finden einer eigenen Mitte als Übereinstimmung zwischen Selbsterleben, Fremderleben und Anpassung an soziale Normen ungemein schwer. Die Adoleszenz ist aber dennoch keine Krankheit, sondern eine biologische und „normative Krise“ (Erikson), die neben der Labilisierung und Beunruhigung auch wesentliche Aufbaukräfte bereitstellt. Im Zentrum der Suche nach Identität stehen drei Fragen: „Wie bin ich?, wie möchte ich sein?, für wen hält man mich?“. Die Beantwortung dieser Fragen kann nicht geschehen ohne Orientierung an Vorbildern im familiären und außerfamiliären Bereich. Aber gerade diese sind in dieser Altersstufe fragwürdig geworden, so daß die Suche nach einer Antwort auf diese Fragen auf eine außerfamiliäre Orientierung hinausläuft.

– *Sexualreife*

Hinsichtlich der Sexualentwicklung und Sexualreife müssen in der Adoleszenz zwei Vorgänge konvergieren: der *biologische* Vorgang der Entwicklung zur Vollfunktion der Sexualreife und der *psychosoziale* Vorgang der Übernahme der Geschlechtsrolle durch das Individuum bzw. deren Anerkennung durch die Gesellschaft. Beide Vorgänge laufen nicht synchron ab, sondern sind zeitlich mehr oder weniger gegeneinander verschoben. Diese Verschiebung resultiert in unserem Kulturkreis aus der Tatsache, daß ein Jugendlicher nach Eintritt der vollen biologischen Sexualreife noch nicht in der Lage ist, die mit ihr verbundenen anderen gesellschaftlichen Funktionen (z. B. berufliche Selbständigkeit, Vaterschaft, Mutterschaft) wahrzunehmen. Dadurch entsteht eine Diskrepanz, die auf seiten des Jugendlichen zu einer Auflehnung gegenüber der Erwachsenenwelt und zu einem experimentellen Durchprobieren verschiedener Verhaltensweisen führt, die realiter gesellschaftlich noch nicht möglich sind. Die Übernahme der biologischen Geschlechtsrolle wird dem Jugendlichen durch drei Faktoren erleichtert: durch das elterliche Beispiel glücklicher ehelicher Beziehungen, durch eine positive Identifikation mit der Rolle des gleichgeschlechtlichen Elternteils und durch positive erste Erfahrungen mit Angehörigen des anderen Geschlechts. Sexuelle Fehlentwicklungen und Varianten des Sexualverhaltens haben vielfach in der Pubertät ihren Ursprung.

– *Auseinandersetzung mit der Autorität in Familie und Gesellschaft*

In der Adoleszenz kommt es fast gesetzmäßig zur Auseinandersetzung mit Autorität, Tradition und gesellschaftlichen Normen. Diese spielt sich bei Adoleszenten der mittleren sozialen Schichten in Familie und Schule, bei den Angehörigen der unteren sozialen Schichten vorwiegend im beruflichen Bereich ab. Auch diese Problematik hat in der kognitiven Umstrukturierung ganz wesentliche Wurzeln. Die Auflehnung gegen Autorität, Tradition und Normen ist jedoch nicht in allen Kulturkreisen geläufig. Zu ihrer Erklärung gibt es eine Reihe von Thesen: Rollendiskrepanz, kognitive und emotionale Ungewißheit, Verlust der Tradition und damit existentielles Vakuum für die Jugendlichen.

In diesen Auseinandersetzungen kommt zum Teil auch der *Ablösungsprozeß* von den Eltern zum Ausdruck. Mit zunehmendem Gewicht der Bezugsgruppe verändern sich auch die Kontakte zu den Eltern. Am besten läßt sich dies am Freizeitverhalten veranschaulichen. Die Jugendlichen verbringen häufiger den Abend außer Haus, fahren seltener mit den Eltern in Urlaub, gehen später schlafen, beurteilen zu Hause verbrachte Abende negativer usw. Dieser Rückzug aus der Familie stellt nicht geringe Anforderungen an die Eltern. Er wird vielfach als genrelle Abwendung vom Elternhaus erlebt und kann sich auf der normativen Ebene in einem verstärkten Kontrollbedürfnis der Eltern äußern, was zusätzliche Konflikte heraufbeschwört. Durch die Verlagerung von Beziehungsstrukturen aus dem Elternhaus heraus entsteht naturgemäß auch eine geringere Kontrollmöglichkeit.

Durch die divergierenden Anschauungen über Normen und Werte kann das Kontrollbedürfnis der Eltern verstärkt werden. Gleichzeitig nimmt aber auch die Bereitschaft zu gehorchen und sich den Anweisungen der Eltern zu fügen, ab. Empirische Untersuchungen zeigen aber, daß auch bei vorübergehender Abwendung von der Familie die tiefergehenden emotionalen Bindungen (sofern sie vorhanden sind) dennoch erhalten bleiben.

Entwicklungspsychologische Vorgänge und psychische Störungen in der Adoleszenz

Die bislang beschriebenen körperlichen und psychischen Veränderungen liefern vielfach den Schlüssel zum Verständnis von Normvarianten und Störungen der psychischen Entwicklung in Pubertät und Adoleszenz. Zum einen werden in diesen Entwicklungsphasen erstmalig Ausdrucksmöglichkeiten für eine Reihe von psychischen Störungen bereitgestellt, die typischerweise in der Adoleszenz einen Häufigkeitsanstieg zeigen. Dies trifft z. B. zu für depressive Syndrome, schizophrene Psychosen, manisch-depressive Erkrankungen und Adoleszentenkrisen. Zum anderen werden durch die massiven Wandlungen im körperlichen Bereich auch eine Reihe von Störungen sichtbar, die eng an die Körperlichkeit gebunden sind wie z. B. hypochondrische Tendenzen, Depersonalisations- und Derealisationserlebnisse, Pubertätsaskese, Onanieskrupel. So läßt sich feststellen, daß rund die Hälfte aller Mädchen und ein Drittel aller Jungen in der Adoleszenz Sorgen hinsichtlich ihrer Körpergröße, ihrer Figur oder ihres Gewichtes haben. Diese Befürchtungen können sich so weit steigern, daß es zu neurotischen Fehlentwicklungen kommt. Für den Arzt ist es wichtig um diese Entwicklungsprozesse zu wissen, damit er abschätzen kann, ob ein bestimmtes Verhalten der Jugendlichen noch als Entwicklungsvariante oder bereits als psychische Störung aufzufassen ist.

Zur Klassifikation psychiatrischer Störungen und Erkrankungen in der Adoleszenz

Die Klassifikation im Bereich psychischer Störungen und Erkrankungen verfolgt das Ziel, einzelne Störungsmuster voneinander abzugrenzen und nach übergeordneten Gesichtspunkten der Ähnlichkeit zu gruppieren.

Im folgenden wird ausschließlich auf die Klassifikation und Dokumentation von *Diagnosen* eingegangen. Jedes der verschiedenen Klassifikationssysteme dient dem Ziel, die Vielfalt der Krankheitserscheinungen auf einige wesentliche zu reduzieren, die dann für die Diagnose konstituierend sind. Nur durch systematisches Ordnen einzelner Symptome gelangt man zu den obligaten und fakultativen Erscheinungen eines Krankheitsbildes und damit zu einer Diagnose, die im Idealfall bereits Hinweise für eine angemessene Behandlungsform und für die Prognose geben kann.

Ein häufiges Mißverständnis klassifikatorischer Bemühungen drückt der Einwand aus, es würden Menschen klassifiziert und damit diskriminiert. Es werden jedoch nur Störungen, Probleme und Symptome von Kindern und Jugendlichen mit dem Ziel klassifiziert, verschiedene Erkrankungen, die auch verschiedene Therapien erfordern, voneinander abzugrenzen.

An ein qualitativ hochstehendes Klassifikationssystem müssen eine Reihe von Anforderungen gestellt werden: es muß *vollständig* sein, eine Differenzierung zwischen verschiedenen psychischen Störungen ermöglichen, objektiv sein, d. h., es darf nicht auf Konzepten, sondern muß auf beobachtbaren Fakten beruhen; Klassifikationen müssen zuverlässig und valide sein. Sie müssen im Kindes- und Jugendalter den Entwicklungsaspekt berücksichtigen, therapierelevant und praktisch durchführbar sein.

Man kann eindimensionale von mehrdimensionalen Klassifikationssystemen unterscheiden. Erstere klassifizieren die jeweilige Erkrankung nach e i n e m Kriteriensystem (z. B. nach der Symptomatik), letztere nach m e hreren. Diese „Mehrdimensionalität" bedeutet aber in der Regel nicht, daß die einzelnen „Dimensionen" wirklich voneinander unabhängig sind und sich gegenseitig ausschließen. Meist wird hierfür die Bezeichnung „multiaxial" angewandt, mit der gemeint ist, daß eine Erkrankung unter verschiedenen Gesichtspunkten in ein Klassifikationssystem eingegliedert wird.

Multiaxiales Klassifikationssystem für psychiatrische Erkrankungen im Kindes- und Jugendalter (MAS)

Im Rahmen dieses Schemas werden psychiatrische Erkrankungen bei Kindern und Jugendlichen auf fünf Achsen wiedergegeben: die erste Achse umfaßt das klinisch-psychiatrische Syndrom, die zweite umschriebene Entwick-

Tabelle 10-1 Vergleich des multiaxialen Klassifikationsschemas für psychosomatische Erkrankungen im Kindes- und Jugendalter mit dem ebenfalls multiaxialen Klassifikationssystem DSM-III (aus Remschmidt, H.: Klassifikation kinder- und jugendpsychiatrischer Erkrankungen und Störungen [1984])

Multiaxiales Klassifikationssystem (MAS) (1966), (1977)	DSM-III (1980)
I. Klinisch-psychiatrisches Syndrom Kategorien der ICD 9 unter Einbeziehung spez. kinderpsychiatrischer Kategorien: 299 Typ Psychosen des Kindesalters; 300 Neurotische Störungen; 307 Spezielle Symptome; 309 Anpassungsreaktionen; 312... Störungen des Sozialverhaltens; 313 Spezifische emotionale Störungen des Kindes- und Jugendalters; 314 Hyperkinetische Syndrome	I. Klinisch psychiatrisches Syndrom Sehr differenzierte Kategorien unter teilweiser Einbeziehung der ICD 9 mit einem eigenen Abschnitt über „gewöhnlich im Kindes- und Jugendalter auftretende Erkrankungen", z. B. Störungen mit Aufmerksamkeitsdefizit (314), Angstzustände im Kindes- und Jugendalter (309.21; 313.0)
II. Umschriebene Entwicklungsrückstände 0 kein Rückstand; 1 umschriebene (u.) Lese-Rechtschreibeschwäche; 2 u. Rechenschwäche; 3 andere u. Lernstörungen; 4 u. Störungen der Sprech- und Sprachentwicklung; 5 u. Rückstände der motorischen Entwicklung; 6 Multiple Entwicklungsrückstände	II. Spezifische Störungen der Entwicklung (im Kindes- und Jugendalter) 315.60 Spezifische Lesestörung; 315.10 spezifische Rechenstörung; 315.32 Sprachentwicklungsstörung; 315.39 Entwicklungsbedingte Artikulationsstörung; 307.6 Enuresis; 307.7 Enkopresis; 315.50 Multiple Entwicklungsstörungen
III. Intelligenzniveau 9 Kategorien plus Zusatzkategorie (Maßstab ist der IQ, gemessen oder geschätzt)	III. Körperliche Erkrankungen und Bedingungen ICD-Kategorien für körperliche Erkrankungen jeglicher Art
IV. Körperliche Symptomatik Kategorien der ICD 9	IV. Psychosoziale Belastungsfaktoren Mutmaßliche *Spezifität* der Belastungsfaktoren für die vorliegende Erkrankung und Einschätzung ihres *Schweregrades*
V. Abnorme psychosoziale Umstände 18 inhaltlich heterogene, jedoch für die psychosoziale Situation bedeutsame Kategorien wie 01 Psychische Störungen bei anderen Familienmitgliedern; 02 Dysharmonie in der Familie; 03 Mangel an emotionaler Wärme..., 07 Unzureichende Lebensbedingungen; 09 Abnorme familiäre Verhältnisse; 15 Verfolgung oder Diskriminierung usw.	V. Höchstes Adaptationsniveau im letzten Jahr 1 Hervorragend; 2 sehr gut; 3 gut; 4 mäßig; 5 deutlich eingeschränkt; 0 keine Information Die Kategorien beziehen sich auf die sozialen Beziehungen, die berufliche Tätigkeit und den Freizeitbereich

lungsrückstände oder -beschleunigung, die dritte das Intelligenzniveau, die vierte die körperliche Symptomatik und die fünfte abnorme psychosoziale Umstände.

Dieses Vorgehen hat den großen Vorteil, daß eine Störung nicht nur von ihrer Symptomatik her betrachtet wird, sondern daß für das Kindes- und Jugendalter wichtige Kategorien wie Entwicklung, Intelligenz und insbesondere die psychosoziale Situation mitberücksichtigt werden. Die bisherige Erfahrung hat gezeigt, daß dieses Schema in der klinischen Praxis gut anwendbar ist und nach einiger Übung auch eine zufriedenstellende Übereinstimmung unter verschiedenen Beurteilern erreicht werden kann.

Darüber hinaus hat der tägliche Umgang mit dem Klassifikationsschema einen hohen didaktischen Wert.

DSM-III (Diagnostic and Statistical Manual of Mental Disorders)

Seit dem Jahre 1952 hat sich die American Psychiatric Association um eine Vereinheitlichung der diagnostischen Klassifikationen bemüht und mehrere Manuale herausgegeben, deren jüngste Ausgabe (DSM-III) ebenfalls erstmals einen multiaxialen Zugang benutzt. Das DSM-III hat mit dem Multiaxialen Klassifikationsschema mancherlei Ähnlichkeit: seine erste Achse bezieht sich ebenfalls auf das klinisch-psychiatrische Syndrom, die zweite Achse auf Entwicklungsrückstände bzw. -störungen. Die dritte Achse umfaßt körperliche Erkrankungen und Bedingungen, die vierte psychosoziale Belastungsfaktoren und die fünfte das höchste Adaptationsniveau des Patienten im letzten Jahr.

Obwohl das DSM-III primär für den Erwachsenenbereich konstruiert ist, hat man versucht, kinder- und jugendpsychiatrische Erkrankungen möglichst umfassend einzubeziehen. Die einzelnen Krankheitseinheiten sind relativ gut definiert, der Anhang des Klassifikationssystems gibt z. T. wichtige Hinweise für differentialdiagnostische Entscheidungsprozesse.

Ein Vergleich des Multiaxialen Klassifikationsschemas und des DSM-III ist in Tabelle 10-1 wiedergegeben.

Beide Systeme können als wichtiger Fortschritt in der Weiterentwicklung der Klassifikation kinder- und jugendpsychiatrischer Krankheitsbilder angesehen werden; sie sind eine wichtige Voraussetzung für eine Vereinheitlichung der Diagnostik, aber auch für die Durchführung multizentrischer Studien.

Im zweiten Teil dieses KAPITELS 10 befassen wir uns mit den bedeutsamen psychiatrischen Störungen und Erkrankungen in der Adoleszenz.

Intelligenzminderungen und Demenzzustände

Definition und Klassifikation

Unter Intelligenzminderung verstehen wir angeborene oder erworbene Formen eingeschränkter kognitiver Leistungsfähigkeit, die unterschiedlich ausgeprägt ist. Der Begriff *Demenz* erstreckt sich auf einen Abbau intellektueller Funktionen, wobei diese Kennzeichnung voraussetzt, daß vor Eintritt eines bestimmten Ereignisses (z. B. Enzephalitis, Epilepsie) ein höheres intellektuelles Niveau vorhanden war.

Von diesen Störungen zu unterscheiden sind intellektuelle Minderleistungen, die durch die extreme Vernachlässigung und mangelhafte Förderung von Kindern zustandekommen und die unter der Bezeichnung „psychischer Hospitalismus" oder „Deprivationssyndrom" bekannt sind.

Eine Klassifikation von Intelligenzminderungen und Demenzzuständen kann nach verschiedenen Gesichtspunkten erfolgen. Am häufigsten werden einerseits der Intelligenzquotient, andererseits die Möglichkeiten der Förderung zum Kriterium für die Klassifikation gemacht. Nach Maßgabe des Intelligenzquotienten lassen sich folgende Schweregrade der Intelligenzminderung unterscheiden:

(1) *Minderbegabung,* Grenzdebilität (IQ 70–80).
Hierbei handelt es sich um Jugendliche, die zwar über eine leicht eingeschränkte intellektuelle Leistungsfähigkeit verfügen, die sich aber im täglichen Leben selbständig zurechtfinden können und die häufig auch die Grund- oder Hauptschule abgeschlossen haben.
(2) Leichte intellektuelle Behinderung, *Debilität* (IQ 50–69).
Debile Jugendliche haben in der Regel eine Sonderschule für Lernbehinderte besucht. Ihre praktische Intelligenz ist meist besser als die theoretische. Sie sind in der Lage, konkrete Denkoperationen auszuführen und die Kulturtechniken im wesentlichen zu erlernen.
(3) Mäßige intellektuelle Behinderung, *Imbezillität* (IQ 35–49).
Imbezille Jugendliche haben in der Regel spezielle Sonderschulen für geistig Behinderte besucht oder besuchen sie noch, denn die Zeit der Förderung muß oft verlängert werden. Die Richtung der Förderung ist auf das Praktische ausgerichtet. Sie haben gegenüber Nichtbehinderten einen erheblichen seelisch-geistigen Rückstand. Der Erwerb von Kulturtechniken ist ihnen nicht mehr möglich.
(4) Schwere intellektuelle Behinderung, *ausgeprägte Imbezillität* (IQ 20–34).
Diese Jugendlichen werden z. T. noch in einer Sonderschule für geistig Behinderte beschult, bei manchen ist dies aber auch nicht möglich, nicht zuletzt wegen der meist zusätzlich vorhandenen Behinderungen (z. B. Lähmungen, Mißbildungen).
(5) *Schwerste intellektuelle Behinderungen* (IQ unter 20).
Bei diesen Jugendlichen liegt in der Regel nur eine außerordentlich eingeschränkte Bildungsfähigkeit vor. In vielen Fällen können sie weder gehen noch selbständig essen oder sprechen. Sie neigen zu Bewegungsstereotypien und Primitivreaktionen. Ihr erreichbares Entwicklungsalter entspricht dem 18 Monate alter Kinder. Ihre intellektuellen Funktionen bewegen sich auf der sensomotorischen Stufe. Eine Ökonomisierung des Lernens durch Sprache ist nicht mehr möglich.

Gewisse Mängel der Klassifikation nach dem Intelligenzquotienten haben dazu geführt, unter dem Gesichtspunkt der schulischen Förderung zwei Gruppen intellektueller Behinderungen zu unterscheiden:
- *die Lernbehinderung* (IQ etwa 50–80)
- *die geistige Behinderung* (IQ etwa 30–55).

Auch diese Bezeichnungen sind nicht ganz glücklich und wollen lediglich *Schwerpunkte der jeweiligen Behinderung charakterisieren.*

Besondere Probleme intelligenzgeminderter Adoleszenten

Der gemeinsame Nenner aller Intelligenzminderungen ist die zurückgebliebene und/oder gering ausgebildete Leistungsfähigkeit der intellektuellen Funktionen. Aber Intelligenz und kognitive Funktionen dürfen nicht zum alleinigen Beurteilungsmaßstab für einen Jugendlichen gemacht werden. Vielmehr müssen die intellektuellen Funktionen immer eingebettet in eine Persönlichkeit gesehen werden, die sehr verschiedene Züge aufweisen kann. Einige von ihnen werden im folgenden dargestellt.

Allgemeine Zeichen

Verlangsamung der Gesamtentwicklung: Sie äußert sich darin, daß die Kinder verspätet sprechen und laufen lernen, daß sie geistigen Anforderungen ihrer Umwelt nicht gerecht werden können (z. B. fehlende Schulreife, Schulversagen usw.).

Verlangsamung im Ablauf der psychischen Funktionen: Eine Verlangsamung dieser Funktionen (Wahrnehmung, Phantasie, Denken usw.) führt zu einer geistigen Schwerfälligkeit und einer geringen inneren Beweglichkeit.

Neigung zu „Primitivreaktionen": Darunter verstehen wir das Auftreten impulsartiger Augenblickshandlungen auf Erlebnisreize, die ohne Zwischenschaltung kontrollierender Instanzen (z. B. rationale Überlegungen, Gewissen) ablaufen. Derartige Reaktionen kommen bei intelligenzbehinderten Jugendlichen häufig in Überforderungssituationen vor.

Persönlichkeitsmerkmale

Wie andere Jugendliche, so zeigen auch intelligenzgeminderte Jugendliche Gefühlsregungen aller Art (Lust, Unlust, Schmerz, Freude, Dankbarkeit usw.). Sie zeigen sie sogar häufig in starkem oder gar extremem Ausmaß. Viele oligophrene Jugendliche sind über das Gemüt besonders gut ansprechbar. Damit mag auch ihre Empfänglichkeit für religiöse und andächtige Stimmungen eng zusammenhängen. Natürlich neigen sie in ihren Emotionen auch leicht zu Extremen, besonders dann, wenn sie in irgendeiner Weise überfordert sind.

Der körperliche und psychische Entwicklungsrückstand der meisten Oligophrenen äußert sich auch in ausgesprochen infantilen Persönlichkeitszügen. Die Kinder oder Jugendlichen wirken in ihrem Verhalten so, als ob sie wesentlich jünger wären, schließen sich auch gern Jüngeren an und sind in ihrem Denken und Handeln stets am Konkreten orientiert.

Die geschilderten Persönlichkeitszüge ergeben im Verein mit der *Einschränkung der Kritikfähigkeit* und dem *geringen Leistungsgrad* aller psychischen Funktionen das Bild eines einfachen, hilflosen, zugleich aber häufig sehr liebenswerten Jugendlichen, der auf andauernde Hilfe und Förderung angewiesen ist.

Intelligenzgeminderte Jugendliche durchlaufen gewöhnlich die Entwicklungsvorgänge der Pubertät normal, oft allerdings in zeitlich verlangsamter Form. Insofern tauchen bei ihnen Probleme auf, die auch bei nicht in ihrer intellektuellen Entwicklung beeinträchtigten Jugendlichen vorkommen.

Auf drei Problemkreise wird im folgenden kurz eingegangen:

– Selbständigkeit und Frage der Selbstversorgung

Ein Teil der Lernbehinderten kann eine gewisse Selbständigkeit erreichen und sich auch partiell selbst versorgen. Lernbehinderte Jugendliche erscheinen oft in ihrer Kontakt- und Kommunikationsfähigkeit nicht nennenswert eingeschränkt. Sie versagen aber häufig, wenn die Anforderungen steigen und zeigen recht unterschiedliche Reaktionsweisen, sobald man sie intellektuell oder emotional stärker fordert. Insofern geraten sie häufig in Situationen, die sie nicht bewältigen können. Häufig besteht auch eine erhöhte Suggestibilität, so daß sie, gerade in der Reifungsperiode, oft Opfer delinquenter Handlungen anderer werden oder sich zu dissozialen Verhaltensweisen verleiten lassen. In den letzten Jahren hat sich die Betreuung lernbehinderter Jugendlicher in Wohngruppen bewährt. Sie haben dort eine gewisse Selbständigkeit, können einer beruflichen Tätigkeit nachgehen, werden regelmäßig betreut und sind insofern nicht ganz auf sich gestellt (vergl. auch Kapitel 14, S. 350f.).

Geistig behinderte Jugendliche bedürfen in aller Regel einer kontinuierlichen Betreuung auch neben dem Elternhaus. Sie sind im allgemeinen in speziellen Heimen oder zeitlich engmaschig betreuten Gruppen untergebracht und können einer regelmäßigen Tätigkeit in einer Beschützenden Werkstatt nachgehen. Im Hinblick auf die notwendigen Hilfsmaßnahmen hat sich die „Lebenshilfe", gerade für diesen Personenkreis, sehr verdient gemacht. Die örtlichen *„Lebenshilfe"-Vereinigungen* helfen hier auch mit Rat und Tat weiter.

– Sexuelle Probleme und Fortpflanzung

In der Behandlung jugendlicher, intellektuell Behinderter und ihrer Eltern, spielt der Bereich der sexuellen Aktivität und der Fortpflanzung eine wichtige Rolle. Insbesondere die leicht intellektuell behinderten Adoleszenten haben einerseits das natürliche Bedürfnis nach entsprechenden sexuellen Kontakten, zum anderen werden sie auch häufig Opfer von Sexualdelikten. Die Eltern derartiger Jugendlicher haben meist die Befürchtung, ihre geistig behinderte Tochter könnte schwanger werden. Auch bei lern- oder geistig behinderten Jugendlichen ist eine gezielte Sexualpädagogik möglich und durchführbar. Damit sollte man jedoch nicht erst in der Adoleszenz beginnen. Ebenso wie andere Kinder sollte man auch Lern- und geistig Behinderte, freilich gemessen an ihrem Verständnis, über sexuelle Fragen aufklären und frühzeitig Empfängnisverhütung betreiben.

Die Frage, inwieweit lern- und geistig behinderte Jugendliche sexuelle Kontakte haben sollten, wird in den letzten Jahren intensiv diskutiert. Im Grundsatz hat sich die Meinung herausgebildet, daß auch dieser Personenkreis von sexuellen Kontakten nicht ausgeschlossen bleiben sollte, jedoch sollte die Fortpflanzung durch eine rechtzeitige Empfängnisverhütung verhindert werden (vgl. Kapitel 14, S. 351).

Die Frage, ob schwer intellektuell beeinträchtigte Mädchen sterilisiert werden sollten, wirft weitere Probleme auf. Auch in rechtlicher Hinsicht ist diese Frage noch nicht geklärt. Sofern Einwilligungsunfähigkeit besteht, ist diese nicht ohne weiteres durch einen Vormund zu ersetzen. Vielmehr ist im Hinblick auf diese Frage eine strenge Indikationsstellung zu fordern, die jeweils durch ein Begutachtungsverfahren festgestellt sein sollte.

Therapie. Berufliche und soziale Integration

Eine Behandlung kann meist nicht kausal, sondern nur symptomatisch erfolgen. Dies bedeutet jedoch nicht, daß Resignation am Platze wäre. Wenn man von präventiven Maßnahmen absieht (pränatale Diagnostik, genetische Beratung), so erstreckt sich die Therapie, je nach Besonderheit der Störung, auf folgende Bereiche:

- funktionelle Übungsbehandlung
  Sie ist angezeigt, wenn Störungen im motorischen Bereich oder spezielle Ausfälle vorliegen.
- verhaltenstherapeutische Maßnahmen
  Sie werden durchgeführt, wenn es um die Verminderung oder Beseitigung zusätzlicher Verhaltensauffälligkeiten geht. Sie werden aber auch mit dem Ziel einer Verselbständigung des Jugendlichen (sich selbständig anziehen, selbständig essen, selbst einkaufen gehen, sich durchsetzen lernen) mit Erfolg angewandt.
- medikamentöse Behandlung (z. B. mit Neuroleptika)
  Diese kann dazu dienen, vorübergehende schwerwiegende Verhaltensauffälligkeiten zu beeinflussen oder im Falle einer ausgesprochenen Hyperaktivität, diese und die damit verbundenen Aufmerksamkeitsstörungen zu beheben.
- Beratung der Eltern und des sozialen Umfeldes
  Diese dient in vielfacher Weise der Förderung der Jugendlichen, wobei die beiden wichtigsten Ziele die Gewinnung einer eigenen realistischen Einstellung der Umwelt zum intellektuell behinderten Jugendlichen und das Erlernen eines angemessenen Umgangs mit ihm sind.
- schulische und berufliche Förderung
  Von zentraler Bedeutung ist die Förderung durch die Schule, die Berufsausbildung und das Vermitteln einer Tätigkeit. Hingewiesen sei in diesem Zusammenhang auf den von der Bundesarbeitsgemeinschaft für Rehabilitation herausgegebenen Wegweiser für Ärzte: „Die Rehabilitation Behinderter“.

Wann immer möglich, sollten intellektuell behinderte Jugendliche eine berufliche Aus- und Anbildung erhalten oder zumindestens ihren Fähigkeiten entsprechend beschäftigt werden. Dies muß sich nach ihrer jeweiligen Orientierung, ihren Funktionseinschränkungen und ihren sozialen Beeinträchtigungen richten.

Nach Abschluß der schulischen Maßnahmen, die in der Regel in einer Sonderschule in den verschiedenen Zweigen des differenzierten Sonderschulwesens bestehen, kommt den berufsfördernden Maßnahmen eine wichtige Rolle zu. Sie sind mit einer echten Berufsausbildung (Lehre) nicht zu vergleichen, doch handelt es sich um einfache überschaubare Handarbeiten, die ohne Zeitdruck und unter Aufsicht durchgeführt werden. Die Berufsförderung geschieht in der Regel in einem Arbeitstrainingsbereich wie einer Werkstatt für Behinderte oder auch in einer Anlernwerkstatt. Ein gezieltes Arbeitstraining dient der Entwicklung der Leistungsfähigkeit, der Persönlichkeit und der Selbstachtung des Patienten.

Für die soziale Integration ist der Wohnbereich und der Kontakt mit anderen Menschen, z. B. in solchen Werkstätten, von ausschlaggebender Bedeutung. Wenn die Möglichkeit besteht, sollten lern- und geistig behinderte Jugendliche im Verband der Familie bleiben. Ist dies nicht möglich, so bieten sich entsprechende Wohnheime oder Wohngruppen an. Wichtig ist eine mehr oder weniger engmaschige Betreuung, die sich am Behinderungsgrad ausrichtet. In jedem Falle ist es aber wichtig, auch die Freizeitgestaltung zu fördern und zu unterstützen, um allen intellektuell behinderten Jugendlichen eine möglichst weitgehende gesellschaftliche Integration zu ermöglichen.

Teilleistungsstörungen

Definition und Klassifikation

Unter umschriebenen Entwicklungsrückständen versteht man Verzögerungen des Entwicklungsablaufes, die sich auf einen oder einige wenige Bereiche erstrecken, wobei die Gesamtentwicklung des Kindes nicht oder nicht nennenswert verzögert ist.

Unter umschriebenen Funktionsstörungen (Teilleistungsschwächen) versteht man Ausfälle im Rahmen einer bestimmten Funktion (z. B. im Lesen) oder erhebliche Schwierigkeiten in der Ausbildung oder dem Erlernen einer Funktion, die ebenfalls im Kontrast zu einer ansonsten altersentsprechenden und normalen Entwicklung stehen. Da diese Ausfälle und Funktionsstörungen sich in der Regel auf *Entwicklungsprozesse* beziehen lassen oder auch Ausdruck von Entwicklungsstörungen sind, haben die beiden geläufigen Klassifikationsschemata (das MAS und das DSM-III) hierfür eine eigene Achse (sogenannte Entwicklungsachse) reserviert. Während im *multiaxialen* Klassifikationsschema (MAS) umschriebene Rückstände im Bereich des *Lesens* und *Rechtschreibens*, des *Rechnens*, der *Sprachentwicklung* und der *Motorik* klassifiziert sind, bezieht das *DSM-III* darüber hinaus noch die *Enuresis* und *Enkopresis* in die zweite Achse ein.

Lese-Rechtschreibschwäche (Legasthenie)

Unter *Legasthenie* verstehen wir eine Anlageschwäche, die trotz normaler Beschulung zu besonderen Schwierigkeiten im Erlernen des Lesens und Rechtschreibens führt. Die betroffenen Kinder verfügen meist über eine normale Intelligenz und zeigen in der Regel auch keine neurologischen Auffälligkeiten.

Epidemiologie

Die Häufigkeit der Legasthenie beträgt bei Jungen im 2. Schuljahr rund 6%, bei Mädchen tritt sie seltener auf.

Symptomatik

Die Schwierigkeiten der Legastheniker erstrecken sich auf folgende Probleme: einmal fällt es ihnen schwer, aus optisch oder akustisch dargebotenen Einzelbuchstaben eine Silbe oder ein Wort zu bilden, zum anderen haben sie Schwierigkeiten, beim Diktat akustisch vorgegebene Worte zu buchstabieren oder orthographisch richtig zu schreiben. Die zentrale Störung der Legastheniker ist also die Unfähigkeit zur synthetischen Zusammensetzung von Buchstaben zum Wort und umgekehrt zur analytischen Zerlegung des Wortes in Buchstaben (primäre Symptome).

In sorgfältigen Studien hat sich inzwischen gezeigt, daß Kinder und Jugendliche mit einer Legasthenie überzufällig häufig Störungen der Entwicklung des Sprechens und der Sprache aufweisen. Der Prozeß des Lesenlernens entsteht im Zusammenwirken einer Reihe von Komponenten, von denen jede wiederum von der Störung besonders betroffen sein kann, z. B. die Fähigkeit, visuell und auditiv sprachliche Wahrnehmungen aufzunehmen, Sequenzen zu bilden und verbale Informationen zu transferieren. Die nach außen sichtbaren Erfolge einer gestörten Funktion dieser Prozesse sind die primären Symptome der Legasthenie.

In der Adoleszenz sind insbesondere die *sekundären* Symptome einer Legasthenie von Bedeutung, vor allem die häufig anzutreffende *neurotische Fehlentwicklung*. Da Schwierigkeiten im Lesen und Rechtschreiben in unserem Kulturkreis einen wesentlichen Makel bedeuten, bringt diese Schwäche für die Kinder und Jugendlichen schwerwiegende Störungen ihres Selbstwertgefühles mit sich.

Viele Legastheniker werden durch mangelhaftes Verständnis ihrer Umwelt entmutigt und durch die abwertende soziale Beurteilung ihrer Störungen in eine negative Haltung ihrer Umwelt gegenüber getrieben. Dadurch kann es zu massiven Oppositionshaltungen, zu Resignation und Depression, aber auch zu kriminellen Handlungen kommen, die diese Kinder und Jugendlichen dann mit dem Gesetz in Konflikt bringen. Um so entschiedener muß man deshalb auf eine frühzeitige Diagnose dieser Störung drängen, was im 2. Schuljahr geschehen sollte.

Die *Diagnose* darf als gesichert gelten, wenn ein Kind bei ausreichender Beschulung und normaler Intelligenz in der 2. Grundschulklasse übermäßige Schwierigkeiten im Erlernen des Lesens und Rechtschreibens hat, während ihm das Zahlenlesen und Zahlendiktatschreiben und auch andere kognitive Anforderungen in keiner Weise schwerfallen. Nicht ganz selten werden aber Schulkinder mit diesem Makel für minderbegabt gehalten. Übrigens findet man Legasthenie oft familiär in mehreren Generationen.

Therapie

Eine rechtzeitige heilpädagogisch orientierte Therapie hat *zwei Ziele*: einerseits will sie das bei diesen Jugendlichen fast ausnahmslos gestörte Selbstwertgefühl stärken, andererseits bemüht sie sich in Form einer Übungsbehandlung, die Jugendlichen zum Lesen und Schreiben anzuhalten, wobei auf eine systematische Ermutigung besonderes Augenmerk gerichtet werden muß.

Bei spät diagnostizierten Fällen (und dies sind nicht wenige Jugendliche) kommt man infolge einer häufig bereits vorhandenen seelischen Fehlentwicklung ohne psychotherapeutische Maßnahmen nicht aus. In diesen Fällen genügt auch eine Übungsbehandlung nicht. Es gibt zahlreiche Jugendliche mit einer Legasthenie, die aufgrund ihrer Störung keinen Schulabschluß erreicht haben. Es ist wichtig, daß man ihnen die Gelegenheit gibt, diesen auch in der Adoleszenz noch nachzuholen. Denn ohne einen Schulabschluß ist jegliche berufliche Tätigkeit und Ausbildung erschwert.

Umschriebene Rechenstörungen

Bei dieser Störung liegt eine besondere Erschwernis im Erlernen des Rechnens und im Durchführen von Rechenaufgaben vor, die nicht durch eine allgemeine Einschränkung der intellektuellen Funktionen oder durch mangelhafte Übung oder fehlende Beschulung zustandekommt.

Für diese Störung gilt Ähnliches wie für die Legasthenie. Wurde die Störung im Kindesalter nicht erkannt, so resultiert in der Adoleszenz meist eine erhebliche seelische Fehlentwicklung, die nur schwer zu beheben ist. Auch hier ist das Selbstwertgefühl erheblich beeinträchtigt, und man muß die Jugendlichen erst langsam für die Therapie gewinnen, die, wie bei der Legasthenie, zwei Komponenten erfassen muß: einerseits Stabilisierung des massiv gestörten Selbstwertgefühles und zum anderen eine sorgfältig dosierte und dem Leistungsstand angemessene Übungsbehandlung.

Reaktive und neurotische Störungen

Definition und Klassifikation

Unter dieser Bezeichnung sind eine Reihe von psychischen Auffälligkeiten zusammengefaßt, die zwar auf unterschiedliche Weise entstehen, aber eine gewisse Verwandtschaft aufweisen.

Als *reaktive Störungen* bezeichnen wir Verhaltensauffälligkeiten, die durch fehlerhafte oder überschießende Antworten auf Umweltreize (sogenannte traumatische Erlebnisse) gekennzeichnet sind. Sie können plötzlich auftreten und sich bald wieder verlieren oder aber in längerfristige und chronifizierte Störungen übergehen, die wir dann als *Neurosen* bezeichnen.

Sie sind im multiaxialen Klassifikationsschema wie folgt definiert:

„Neurotische Störungen sind psychische Störungen ohne jede nachweisbar organische Grundlage, bei denen der Patient beträchtliche Einsicht haben kann und über eine ungestörte Realitätswahrnehmung verfügt, indem er im allgemeinen seine krankhaften subjektiven Erfahrungen und Phantasien nicht mit der äußeren Realität verwechselt. Das Verhalten kann stark beeinträchtigt sein, obwohl es im allgemeinen innerhalb sozial akzeptierter Grenzen bleibt, die Persönlichkeit bleibt erhalten. Die wesentlichen Symptome umfassen: ausgeprägte Angst, hysterische Symptome, Phobien, Zwangssymptome und Depressionen."

Für einen Teil dieser Störungen läßt sich ein alterstypisches Auftreten feststellen. Dies hängt einerseits mit Entwicklungsprozessen zusammen (z. B. Enuresis, Enkopresis) oder aber auch mit dem Vorgang der Gewohnheitsbildung (sogenannte habituelle Verhaltensweisen). Man kann die reaktiven und neurotischen Störungen auch noch weiter differenzieren, indem man solche mit einer vorwiegend körperlichen und solche mit einer vorwiegend psychischen Symptomatik unterscheidet. Erstere treten mehr im Kindesalter auf, können jedoch auch bis in die Adoleszenz persistieren oder in dieser Lebensphase neu auftreten.

Für die folgenden Ausführungen wird diese Unterscheidung jedoch nicht getroffen.

Tics und Gilles de la Tourette-Syndrom

(1) Tics

Definition und Vorkommen

Unter Tics versteht man in unregelmäßigen Abständen wiederkehrende, unwillkürlich auftretende umschriebene „Zuckungen" in einer oder mehreren Körperregionen, die sich in emotionalen Belastungssituationen verstärken. Tic-Symptome im weitesten Sinne finden sich bei etwa 10% der 6- bis 8jährigen. Die Störung tritt bei Jungen dreimal so häufig auf wie bei Mädchen und erreicht ihr Manifestationsmaximum zwischen dem 8. und 10. Lebensjahr. Da die Störung aber auch häufig bis in die Adoleszenz persistiert oder in dieser Lebensphase wieder auftritt, wird sie hier abgehandelt.

Klinisches Bild: Die umschriebenen Muskelzuckungen treten vorwiegend im Gesichtsbereich auf, am häufigsten als Zwinker-Tics (rund 80%), aber auch in Form anderer mimischer Tics (rund 50%), als ruckartige Kopfbewegungen, Schulter-Tics, Extremitäten-Tics oder auch in Form von ausgestoßenen Lauten (Räusper-Tic). Häufig ist die Tic-Symptomatik nicht auf eine Region beschränkt, sondern tritt in zwei oder drei Körperregionen auf.

Sie kann auch ihr Feld wechseln. Vielfach findet man neben der Tic-Symptomatik noch andere Symptome wie Schulschwierigkeiten, psychomotorische Unruhe, allgemeine Nervosität, Sprachstörungen sowie schulische Leistungsstörungen.

Ätiologie und Genese

Vielfach wird die Tic-Symptomatik mit einer funktionellen Unreife des extrapyramidalen Nervensystems in Verbindung gebracht. Für das Gilles de la Tourette-Syndrom ist diese These sehr wahrscheinlich. Es werden auch biochemische Ursachen diskutiert wie eine vermehrte Produktion von Dopamin in bestimmten Kernen des extrapyramidalen Nervensystems. Auch abgelaufene Entzündungen sowie Intoxikationen und Stoffwechselstörungen werden als Ursache für die Tic-Symptomatik angesehen.

Psychogenetische Erklärungsansätze verfolgen unterschiedliche Thesen.

Aus psychoanalytischer Sicht sind Tics als besondere Form der Zwangsneurose mit Regression auf die anal-sadistische Phase angesehen worden, oder sie wurden mit einer gestörten psychosexuellen Entwicklung in Verbindung gebracht.

Lerntheoretische Ansätze versuchen, Tics als trieb- bzw. angstreduzierende Vermeidungsreaktionen aufzufassen und dementsprechend verhaltensmodifikatorisch zu beeinflussen. Alle Anhänger einer psychogenen Entstehung von Tics betonen, daß einengende Situationen (sowohl räumlich als auch emotional) zu einer Manifestation einer Tic-Symptomatik beitragen können und daß bei vielen Kindern ein Defizit in der psychomotorischen Entwicklung festzustellen ist. Da für die Einengung von Kindern familiäre Faktoren von größter Bedeutung sind, ist eine genaue Abklärung der familiären Situation sowohl für die Diagnose als auch für die Therapie unerläßlich.

Diagnose und Differentialdiagnose

Die Diagnose erfolgt in der Regel durch die Anamnese, die Beobachtung und die neurologische Untersuchung. Differentialdiagnostisch abzugrenzen sind Tics gegen verschiedene Formen des Tremors, extrapyramidale Syndrome (besonders choreatische Erkrankungen), Myoklonien, die Torsionsdystonie und zerebrale Anfälle (insbesondere Petit-Mal- und psychomotorische Anfälle) sowie gegenüber motorischen Zwangsphänomenen.

Therapie und Prognose

Im Hinblick auf die Therapie haben sich folgende Behandlungsformen, z. T. in Kombination, bewährt:

Medikamentöse Therapie. Angewandt werden hier Butyrophenon-Präparate (z. B. Haldol oder Glianimon). Diese Medikamente zeigen sehr gute Erfolge (bis zu 80%), haben jedoch den Nachteil, daß nach Absetzen der Medikation die Symptomatik häufig wieder auftritt.

Psychotherapie. Hier werden sowohl verhaltenstherapeutische Methoden als auch psychoanalytisch orientierte Spielbehandlungen praktiziert. Erstere haben sich bei der Tic-Symptomaik nicht allzugut bewährt, letztere versuchen, die psychische Einengung, die sich bei vielen Kindern findet, abzubauen.

Beratung der Eltern. Zu jeder Behandlung eines Kindes mit Tic-Symptomatik gehört eine ausführliche Elternberatung. Sie verfolgt im wesentlichen zwei Ziele: eine Lockerung der meist ausgeprägten motorischen und emotionalen Einengung sowie eine Auflockerung des meist zu strengen und leistungsbetonten Erziehungsstils.

Die Prognose ist beim einfachen Tic günstig.

(2) Gilles de la Tourette-Syndrom

Es handelt sich bei diesem Syndrom um eine generalisierte Tic-Krankheit, die durch multiple motorische Tics und Phonations-Tics (Ausstoßen unartikulierter Laute sowie Schimpfworte) gekennzeichnet ist. Die Störung beginnt im Kindesalter und setzt sich nicht selten bis in die Adoleszenz und ins Erwachsenenalter fort.

Ätiologie und Genese

Bei dieser Störung nimmt man an, daß eine funktionelle Unreife der extrapyramidalen Struktur vorliegt. Insbesondere wird eine mangelhafte Ausreifung des Striatums diskutiert.

Diagnose und Differentialdiagnose

Die *Diagnose* erfolgt aufgrund der Anamnese und der recht eindeutigen Symptomatik. Abzugrenzen ist das Syndrom von anderen Tics, von epileptischen Anfällen, motorischen Zwangsphänomenen, choreatiformen Zustandsbildern und von der Torsionsdystonie.

Therapie und Prognose

Für die Behandlung gilt das gleiche wie für Tics. Die medikamentöse Behandlung steht allerdings hier im Vordergrund. Butyrophenon-Präparate (Haloperidol) haben sich als sehr wirksam erwiesen.

Die Prognose ist deutlich ungünstiger als bei den einfachen Tics. Das Syndrom persistiert meist bis ins Erwachsenenalter, kann sehr hartnäckig sein und sich vor allem im Hinblick auf das Sozialverhalten eines Patienten sehr ungünstig auswirken.

Störungen der sprachlichen Kommunikation (Stottern und Mutismus)

Als reaktive und/oder neurotische Störungen der sprachlichen Kommunikation können wir das Stottern und den Mutismus auffassen. Beide Störungen können auch anderweitig eingeordnet werden. So wird z. B. das Stottern häufig unter der Überschrift „Störungen des Sprechens und der Sprache" abgehandelt. Der Mutismus läßt sich aber bei den Sprech- und Sprachstörungen schwer unterbringen.

(1) Stottern

Unter Stottern versteht man eine Störung des Sprechablaufes (des Redeflusses), die meist situationsabhängig ist. Man unterscheidet drei Formen des Stotterns:

- das *klonische* Stottern, das sich in Wiederholungen beim Sprechbeginn äußert,
- das *tonische* Stottern, das durch Blockierungen beim Sprechablauf in Erscheinung tritt und
- das *tonisch-klonische* oder kombinierte Stottern, das beide Komponenten enthält.

Epidemiologie: Die Störung beginnt meist im Kindesalter, tritt aber auch um die Pubertät mit einem weiteren Häufigkeitsmaximum auf.

Klinisches Bild: Leitsymptom für die Diagnose ist die tonisch oder klonisch entstellte Sprache. *Tonisches* Stottern ist gekennzeichnet durch deutlich feststellbares Pressen beim Satz- oder Wortbeginn, *klonisches* Stottern durch Laut-, Silben- oder Wortwiederholungen. Vielfach lassen sich auch beide Komponenten feststellen. Dadurch wird diese Störung eindeutig als eine solche des Sprechablaufs identifiziert. Darüber hinaus kommt es meist auch zu Koordinationsstörungen der mit dem Sprechvorgang gekoppelten Funktionen (Atmung, Mimik, Gestik, Stimmgebung). Schließlich treten bei fast allen Patienten während des Sprechens erhebliche vegetative Erscheinungen (Schweißausbruch, Erröten, unregelmäßige Atmung) auf. Wichtig ist die Beobachtung, daß Stottern in der überwiegenden Mehrzahl der Fälle beim Singen und beim Aufsagen von Gedichten nicht vorkommt, was auch therapeutisch genutzt werden kann.

Differentialdiagnostisch abzugrenzen ist das Poltern. Das Stammeln läßt sich als Störung der Lautbildung leicht unterscheiden. Die Lautbildung ist nämlich beim Stottern nicht gestört.

Ätiologie und Genese

Diskutiert werden erbliche Einflüsse, hirnorganische Faktoren und psychogene Einflüsse. Während man früher an eine stärkere genetische Komponente glaubte, neigt man heute aufgrund neuerer Untersuchungen eher dazu, das Stottern als überwiegend psychogene Störung aufzufassen. Am besten wird dem Syndrom allerdings die multifaktorielle Theorie gerecht, die von einem Zusammenwirken mehrerer Faktoren, z. B. einer Hirnschädigung, einer genetischen Komponente und Umweltbelastungen ausgeht. Die Beobachtung, daß Stottern nur bei der Produktion der eigenen Gedanken, nicht oder kaum aber beim Singen und Aufsagen von Gedichten in Erscheinung tritt, spricht dafür, daß die seelischen Faktoren vorgeschaltet sind.

Therapie und Prognose

Entsprechend der multifaktoriellen Ansicht über die Genese des Stotterns geht auch die Behandlung mehrere Wege, die sich unter folgenden Gesichtspunkten zusammenfassen lassen:

- *allgemeine Maßnahmen.* Sie richten sich vor allem an die Eltern und alle, die mit stotternden Kindern umgehen. Zu den Grundsätzen gehören: Nichtbeachtung des Stotterns, aufmerksames und geduldiges Zuhören, wenn das Kind spricht und Beseitigung bzw. Abmilderung der Bedingungen, die vermutlich zum Stottern geführt haben oder dieses weiter unterhalten.

Zur Eruierung dieser Bedingungen ist natürlich *vor* dem Beginn jeder Behandlung eine sorgfältige Diagnostik zu betreiben.

- *Übungsbehandlung.* Es wurden mit wechselndem Erfolg eine Reihe von Übungsbehandlungen angewandt. Sie umfassen: Atemübungen, logopädische Redeübungen, Rhythmik, die Durchführung von Entspannungsübungen (z. B. Autogenes Training) und die Anwendung des Prinzips der „verzögerten Rückkopplung" der eigenen Sprache, indem der Lautsprecher sie in Sekundenabstand wiederholt.
- *psychoanalytische Behandlung.* Diese geht davon aus, daß das Stottern Ausdruck einer neurotischen Störung aufgrund konflikthafter Erlebnisse ist. Im Rahmen einer analytisch orientierten Spieltherapie wird versucht, diese Konflikte sichtbar zu machen und allmählich abzubauen.
- *Verhaltenstherapie.* In der Sicht dieser Behandlungsmethode wird Stottern als eine erlernte Verhaltensweise aufgefaßt, die durch eine ebenfalls auf Lernprinzipien basierende Behandlung wieder zum Verschwinden gebracht werden kann. Vielfach wird dabei die mit dem Stottern verbundene Angst im Rahmen einer Desensibilisierung behandelt.
- *medikamentöse Behandlung.* Sie kann nicht kausal die Symptomatik beseitigen, wohl aber die mit dem Stottern verbundenen Angst- und Spannungszustände abmildern.

Die Prognose ist bei rechtzeitiger Behandlung günstig. Besteht das Stottern über lange Zeit, so sind die Chancen seiner Beeinflussung nicht sehr groß. Man muß in diesen Fällen mit einer Persistenz der Symptomatik rechnen.

(2) Mutismus

Unter Mutismus verstehen wir das Nicht-Sprechen bei erhaltenem Sprachvermögen und intakten Sprechwerkzeugen. Mutistisches Verhalten kommt vorwiegend bei Kindern und Jugendlichen vor, ist aber seltener auch bei Erwachsenen zu beobachten. Mutismus kann bei drei Gruppen von Erkrankungen vorkommen:

- Psychosen,
- bei hirnorganisch bedingten Störungen und als
- psychogener Mutismus.

Am häufigsten ist der psychogene Mutismus, der entweder als *universeller* Mutismus auftreten kann, bei dem der Patient mit niemandem spricht oder als *elektiver* Mutismus, bei dem die Patienten nur mit einigen wenigen Personen (z. B. mit der Mutter) sprechen, nicht aber mit anderen Personen.

Ätiologie und Genese

Mutistisches Verhalten kommt in der Regel durch eine Kombination verschiedener Bedingungsfaktoren zustande, die sich drei Bereichen zuordnen lassen:

- Entwicklungsverzögerungen (besonders im sprachlichen Bereich)
- Persönlichkeitsstruktur und Temperamentseigenschaften (bereits prämorbid abnorme Ängstlichkeit, Scheu und Zurückgezogenheit)
- Familienpathologie (gehäuft Persönlichkeitsstörungen und psychiatrische Erkrankungen in der Familie, ferner Dysharmonie und Auseinandersetzungen).

Therapie und Prognose

Bei ausgeprägtem Mutismus muß die therapeutische Kommunikation zunächst im nichtsprachlichen Bereich (Malen, Schreiben, Verständigung durch Gesten) beginnen und erst allmählich zum sprachlichen Bereich voranschreiten.

Je nach Ursache liegt der Schwerpunkt bei den individuellen psychotherapeutischen oder den familientherapeutischen Maßnahmen. In jedem Fall wird versucht, eine Vertrauensbeziehung zum Therapeuten herzustellen und

Mißtrauen und depressive Verstimmung abzubauen. Die Behandlung ist sehr langwierig.

Bei der überwiegenden Mehrzahl der Fälle bildet sich die Störung (auch ohne Therapie) wieder zurück, allerdings nach einem oft sehr langen Zeitraum.

Angstzustände und Phobien

(1) Angstneurose

Die Angstneurose wird im multiaxialen Klassifikationsschema wie folgt definiert:

„Verschiedene Kombinationen körperlicher und psychischer Angstsymptome, die keiner realen Gefahr zuzuschreiben sind und entweder als Angstanfälle oder als Dauerzustand auftreten. Die Angst ist meistens diffus und kann sich bis zur Panik steigern. Andere neurotische Störungen wie Zwangsphänomene oder hysterische Symptome können vorhanden sein, aber beherrschen nicht das klinische Bild."

Damit ist das *klinische Bild* bereits weitgehend beschrieben. Als Folge dieser Angstsymptomatik ergibt sich häufig ein sozialer Rückzug der Jugendlichen. Sie trauen sich nicht, das Haus zu verlassen und ziehen sich häufig auch von Freunden zurück, geben Lieblingsbeschäftigungen auf und werden mit der Zeit unfähig, an den altersentsprechenden Lebensvollzügen teilzunehmen.

Die anfallsartig auftretende Angst zeigt sich natürlich auch in vegetativen Erscheinungen wie beschleunigte Atmung und Herztätigkeit, Blutdrucksteigerung, Schweißausbrüchen, zuweilen auch Diarrhö und Harndrang.

Diagnose und Differentialdiagnose

Die Diagnose ergibt sich in der Regel aus der Symptomatik und dem klinischen Bild. Abgegrenzt werden muß die Angstneurose von den Phobien. Bei letzteren ist die Angst stets an ein Angstobjekt gebunden.

Abzugrenzen sind ferner organische Erkrankungen, besonders wenn im Rahmen von Angstzuständen auch eine körperliche Symptomatik auftritt.

Schließlich ist bei derartigen Angstzuständen auch an eine Psychose zu denken. Psychotische Erkrankungen gehen sehr häufig mit Angstzuständen einher.

Therapie und Prognose

Bewährt haben sich sowohl tiefenpsychologisch orientierte Behandlungsmethoden als auch die Verhaltenstherapie. Zunächst sollte versucht werden, im Rahmen einer biographischen Anamnese etwaige auslösende Erlebnisse aufzufinden. Dies ist aber keineswegs immer möglich, so daß auch die Auseinandersetzung mit den Angstzuständen zum Behandlungsprogramm gehört. Sofern sich ein Zusammenhang der Angstzustände mit Beziehungspersonen eruieren läßt, sind diese in die Behandlung einzubeziehen.

In der Adoleszenz hängen Angstparoxysmen nicht selten mit sexuellen Erlebnissen und Erfahrungen zusammen, so daß die Behandlung auch auf diesen Bereich eingehen muß.

(2) Phobien

Definition

„Neurotische Zustandsbilder mit abnormer Furcht vor bestimmten Objekten oder spezifischen Situationen, die normalerweise diese Wirkung nicht haben würden. Wenn die Angst vor einer bestimmten Situation oder einem Objekt sich auf weitere Situationen ausbreitet, wird die Störung ähnlich oder identisch mit einer Angstneurose" (Multiaxiales Klassifikationsschema).

Die Furchtzustände beziehen sich insbesondere auf Tiere (Tierphobien), geschlossene Räume (Klaustrophobie), weite und belebte Plätze (Agoraphobie). Nicht selten besteht auch eine Angst vor Krankheiten (Nosophobie) und vor bestimmten Menschen oder Situationen (Situationsphobie).

Die Angst- und Furchtzustände gehen mit entsprechenden vegetativen Begleiterscheinungen einher (hohe Puls- und Atemfrequenz, Schweißausbrüche, Diarrhö oder Harndrang) und finden sich überwiegend bei auch prämorbid introvertierten, ängstlichen und sensiblen Jugendlichen, die meist auch eine enge Bindung an Beziehungspersonen (meist die Mutter) haben.

Epidemiologie: Phobien kommen auf allen

Altersstufen vor. Im Kindesalter sind die Tierphobien häufig; in der Adoleszenz überwiegen mehr die sozialen Phobien und die Schulphobie, die in der Ablösungsphase vom Elternhaus einen erneuten Häufigkeitsgipfel erreicht. Wegen ihrer großen Bedeutung für die Adoleszenz wird die Schulphobie im folgenden ausführlich abgehandelt.

Schulphobie

Klinisches Bild: Die Schulphobie ist durch folgende Symptome gekennzeichnet: starke Schulverweigerungstendenzen, verschiedene körperliche Beschwerden, die insbesondere dazu angetan sind, den Schulbesuch zu vermeiden (Kopfschmerzen, Bauchschmerzen, Übelkeit), Neigung zu Angstzuständen und depressiver Verstimmung, übermäßig enge Bindung an eine Bezugsperson (meist Mutter).

Bei einer genauen Exploration der Kinder oder Jugendlichen ergibt sich, daß eigentlich nicht die Angst vor der Schule das maßgebende Symptom ist, sondern die *Trennungsangst* von der Mutter. Wenn man es fertiggebracht hat, die Jugendlichen in die Schule zu bringen, so befassen sich dort ihre Gedanken nicht mit dem Schulstoff, auch nicht mit der Angst innerhalb der Schule, sondern mit der Befürchtung, der Mutter oder den Eltern könnte zu Hause etwas passieren. Manchmal gibt es für diese Befürchtung einen realen Hintergrund, in vielen Fällen aber nicht.

Die *Ursache* der Störung liegt in einer übermäßig ausgeprägten Bindung zwischen Mutter und Kind, die im Laufe der Behandlung abgebaut bzw. modifiziert werden muß. Bei hartnäckigen Schulphobien, und solche kommen gerade in der Adoleszenz gehäuft vor, ist eine stationäre Behandlung erforderlich. *Immer* erstreckt sich die *Behandlung* hier *auf die ganze Familie*. Die Familientherapie ist bei einer Schulphobie stets indiziert.

In manchen Fällen hartnäckiger Schulphobie weigern sich die Jugendlichen, in die Klinik zu kommen, und auch die Eltern bringen es nicht fertig, ihre Tochter oder ihren Sohn stationär behandeln zu lassen. Die in solchen Fällen durchgeführte ambulante Psychotherapie (Familientherapie) ist stets sehr aufwendig und langwierig, aber häufig erfolgreich.

Ätiologie und Genese

Tiefenpsychologisch werden Phobien häufig auf die ödipale Phase zurückgeführt und mit „Kastrationsbefürchtungen“ in Verbindung gebracht. Ein berühmtes Beispiel hierfür ist der *„kleine Hans“*, der im Alter von fünf Jahren eine Pferdephobie entwickelte, welche von Freud dahingehend gedeutet wurde, daß der kleine Hans seine „Kastrationsangst“, die sich eigentlich auf den Vater bezog, auf ein Pferd verschob (Abwehrmechanismus-Verschiebung).

Lernpsychologisch werden Phobien im Rahmen der klassischen Konditionierung, gefolgt von instrumenteller Vermeidungsreaktion und Angstminderung, gedeutet. Die geringe spontane Heilungstendenz läßt sich dadurch erklären, daß ja der Patient mit einer Phobie das angstauslösende Objekt ständig vermeidet, so daß ein Angstabbau nicht erfolgen kann.

Therapie und Prognose

Bei phobischen Störungen, insbesondere bei monosymptomatischen, hat sich die *Verhaltenstherapie* als überlegene Behandlungsmethode bewährt. Das am häufigsten angewandte Verfahren ist die systematische Desensibilisierung nach Aufstellung einer Angsthierarchie. Ihr Prinzip besteht in der schrittweisen und allmählichen Annäherung an das furchtauslösende Objekt, wobei der Patient sich möglichst im entspannten Zustand (z. B. mit Hilfe des Autogenen Trainings) das Furchtobjekt erst vorstellen soll, und dann anschließend eine schrittweise Annäherung erfolgen kann. Gelegentlich kann eine medikamentöse Unterstützung (mit einem Thymoleptikum) von Vorteil sein.

Die Prognose ist im allgemeinen gut, jedoch neigen viele Jugendliche dazu, in Angst- oder Belastungssituationen eine ähnliche Symptomatik wieder „aufzugreifen“.

Zwangsneurosen

Definition und klinisches Bild

„Zustände, in denen das hervorstechende Symptom in einem Gefühl des subjektiven Zwanges besteht (gegen den Widerstand geleistet werden muß), bestimmte Handlungen auszuüben, über einen Gedanken nachzugrübeln, ein Erlebnis sich wieder vorzustellen oder über ein abstraktes Thema nachzusinnen. Die auftauchenden unerwünschten Gedanken, die Beharrlichkeit der Worte oder Ideen, die Grübeleien oder die Gedankenketten werden vom Patienten als unangepaßt oder unsinnig empfunden. Die Zwangsantriebe oder Zwangsideen werden von dem Patienten als persönlichkeitsfremd erkannt, er weiß aber, daß sie aus ihm selbst kommen. Die Zwänge können quasi Ritualhandlungen sein mit dem Zweck, die Angst zu erleichtern, z. B. Händewaschen, um Ansteckungen zu vermeiden.

Versuche, die unwillkommenen Gedanken oder Antriebe zu unterdrücken, können zu einem starken inneren Kampf mit intensiver Angst führen (Multiaxiales Klassifikationsschema).

Die *Zwangssymptomatik* läßt sich nach verschiedenen Gesichtspunkten weiter differenzieren. So unterscheiden wir motorische Zwangsphänomene (z. B. Händewaschen, Wiederholungen von Bewegungen) von Zwangsphänomenen im gedanklichen Bereich (Zwangsgedanken, Grübelzwang, Zwangseinfälle). Manchmal können Zwangsphänomene impulsiven und imperativen Charakter haben und in gefährliche Handlungen einmünden (sogenannte Zwangsimpulse). Man kann die Zwänge ferner auch nach ihrer Beziehung zur Angst klassifizieren. In diesem Sinne unterscheidet man angstinduzierende Zwänge (z. B. Zwangsimpuls, jemanden umzubringen) von angstreduzierenden Zwängen (z. B. Angstreduktion durch Händewaschen oder Durchführung anderer motorischer Handlungen).

An der Grenze zum Normalbereich bewegen sich Ordnungszwänge oder Nachprüf- bzw. Vergewisserungszwänge (z. B., ob das Licht ausgemacht wurde, ob die Tür abgeschlossen wurde).

Zwangssymptome können für die Jugendlichen sehr quälend sein und sie in ihren altersentsprechenden Verhaltensweisen massiv einengen.

Diagnose und Differentialdiagnose

Am häufigsten kommen Zwänge im Rahmen einer Zwangsneurose vor. Gerade im Jugendalter sind sie aber auch im Rahmen von schizophrenen Psychosen und im Rahmen von endogenen Depressionen häufig. Daher muß bei Zwangssyndromen stets auch an diese Erkrankungen gedacht werden. Zwänge müssen unterschieden werden von motorischen Stereotypien oder Perseverationen, die meist bei hirnorganischen Erkrankungen vorkommen.

Ätiologie und Genese

Für die Entstehung von Zwangssyndromen werden mehrere Faktoren verantwortlich gemacht: eine *prämorbide Persönlichkeitsstruktur*, die durch Perfektionismus, übermäßige Gewissenhaftigkeit und Genauigkeit sowie durch Ängstlichkeit und Unsicherheit gekennzeichnet ist. Die Zwangsmechanismen haben oft die Funktion, der Labilität der Persönlichkeit entgegenzuwirken und insofern „ausgleichend“ und subjektiv „erleichternd“ zu wirken.

Häufig findet man auch noch mehrere Familienmitglieder, die zu zwanghaftem Verhalten neigen oder selbst an einer Zwangskrankheit leiden. Damit ist auch der genetische Aspekt erwähnt, der sicherlich an der Verursachung mitbeteiligt ist, dem jedoch keineswegs die dominierende Rolle zukommt.

Tiefenpsychologisch wird den Zwangsphänomenen die Funktion einer Bestrafung für unerlaubte Triebwünsche zugeschrieben.

In lerntheoretischer Betrachtung haben Zwangsphänomene meist die *Funktion, Angst zu reduzieren,* was man leicht dadurch nachweisen kann, daß man einen Zwangskranken daran hindert, seine Zwänge auszuführen. Dabei entsteht stets ein massiver Angstzustand.

Therapie und Prognose

Bei jüngeren Kindern ist zwanghaftes Verhalten oft als eine Durchgangserscheinung zu sehen und hat insofern eine gute Prognose. Im allgemeinen genügt als Therapie eine Beratung der Eltern und eine Spieltherapie mit dem Kind.

Sehr hartnäckig können Zwangssyndrome jedoch in der Pubertät und im Jugendalter sein. Vielfach zeigt sich hier eine Zwangsstruktur, die meistens dann auch bei anderen Familienangehörigen vorhanden ist. Bewährt haben sich hier als Behandlungsmethoden die analytisch orientierte Psychotherapie und kreative Methoden, z. B. das Katathyme Bilderleben.

Wenn eine starke Angstsymptomatik mit den Zwängen verbunden ist und sich diese Angst genau umschreiben läßt, so sind auch verhaltenstherapeutische Methoden, insbesondere die systematische Desensibilisierung, angezeigt.

Als therapeutische Maßnahmen dienen bei sehr hartnäckigen Zwangssyndromen manchmal auch dazu, schwere und auffällige Zwangssymptome in leichtere und weniger auffällige überzuführen, sofern eine grundlegende Behebung nicht möglich ist.

Die Prognose ausgeprägter Zwangssyndrome im Jugendalter ist weniger günstig, insbesondere wenn in der Zwangssymptomatik eine überdauernde Charakterstruktur sichtbar wird.

Neurotische Depressionen

Definition und klinisches Bild

Im multiaxialen Klassifikationsschema ist die neurotische Depression wie folgt beschrieben:

„Eine neurotische Störung mit unverhältnismäßig starker Depression, die gewöhnlich einer erkennbaren traumatisierenden Erfahrung folgt; Wahnideen oder Halluzinationen gehören nicht zu den Merkmalen, und der Patient beschäftigt sich meist ausschließlich mit dem vorangegangenen psychischen Trauma, z. B. dem Verlust einer geliebten Person oder eines Besitzes. Häufig ist auch Angst vorhanden; Mischzustände aus Angst und Depression sollten hier eingeordnet werden. Die Unterscheidung zwischen depressiven Neurosen und Psychosen sollte sich nicht nur auf den Grad der Depression stützen, sondern auch auf Vorhandensein oder Fehlen anderer neurotischer und psychotischer Züge und auf den Grad der Beeinträchtigung des Verhaltens des Patienten."

Die *Kernsymptomatik* besteht, wie auch bei anderen depressiven Zustandsbildern, in einer traurigen Grundstimmung, einer Denkhemmung und einer Hemmung der Handlungsfunktionen (mangelnder Antrieb, Initiativelosigkeit). Diese Symptome sind vergesellschaftet mit Insuffizienzgefühlen, Selbstvorwürfen, Suizidgedanken und häufig auch mit körperlichen Beschwerden (Enge in der Brust, Herzbeschwerden) sowie Angst mit den zugehörigen vegetativen Begleiterscheinungen. Hinzu kommen gerade in der Adoleszenz hypochondrische Befürchtungen (z. B., an einer schwerwiegenden Erkrankung, z. B. Geschlechtskrankheit), Onanieskrupel und, als Folge dieser vielfältigen Symptomatik, Leistungsversagen in Schule und Beruf zu leiden.

Diagnose und Differentialdiagnose

Die Diagnose erfolgt meist aufgrund der Anamnese und des klinischen Bildes. Zur Absicherung werden oft standardisierte Symptomlisten oder Depressionsfragebögen angewandt. Abzugrenzen ist die Störung vor allem von endogenen Depressionen (die unipolar oder bipolar, also wechselnd mit manischen Phasen auftreten können) und von depressiven Verstimmungen im Rahmen schizophrener Psychosen oder im Rahmen organischer Erkrankungen. *Rund 20% der schizophrenen Psychosen im Jugendalter beginnen mit einer depressiven Verstimmung.*

Ätiologie und Genese

Im Gegensatz zur endogenen Depression und zur depressiven Verstimmung im Rahmen einer Schizophrenie lassen sich neurotische Depressionen in der Regel auf traumatische Erfahrungen (meist Verlust- und Trennungserlebnisse) zurückführen. Im Gegensatz zu reaktiven Depressionen muß man bei neurotischen Depressionen einen chronifizierten und überdauernden Konflikt annehmen. Dieser ist in der Behandlung ausfindig zu machen und aufzuarbeiten.

Therapie und Prognose

Neurotische und reaktive Depressionen im Jugendalter werden im Rahmen von therapeutischen Gesprächen behandelt. Dabei kann man entweder tiefenpsychologisch fundiert vorgehen oder auch im Rahmen der nicht-direktiven Gesprächspsychotherapie.

Hysterie und Konversionssyndrome

Definition und klinisches Bild

„Bei diesen psychischen Störungen erzeugen Motive, deren sich der Patient nicht bewußt zu sein scheint, entweder eine Einengung des Bewußtseinsfeldes oder motorische oder sensorische Funktionsstörungen, die einen psychologischen Vorteil (Krankheitsgewinn) oder eine symbolische Bedeutung zu haben scheinen. Diese Störung kann durch *Konversionssymptome* oder hysterische Dämmerzustände charakterisiert sein. Hier sind – nach Freud – seelische Konflikte oder triebhafte Störungen zu psychogenen Körperfunktionsstörungen, z. B. Lähmungen, Tremor, Blindheit, Taubheit, Anfälle „konvertiert".

Bei den *Dämmerzuständen* ist der hervorstechendste Zug eine Einengung des Bewußtseinsfeldes, die einem unbewußten Zweck zu dienen scheint, im allgemeinen begleitet sie oder folgt ihr eine selektive Amnesie. Dramatische, aber im wesentlichen oberflächliche Persönlichkeitsveränderungen können auftreten, manchmal in Form eines dranghaften Weglaufens. Im Verhalten kann der Patient eine Psychose nachahmen oder, besser gesagt, seine Vorstellung von einer „Psychose" (MAS).

In den Bereich dieser Störung gehören: die *hysterische Astasie und Abasie*, die *Konversionshysterie* und der *hysterische Dämmerzustand*.

In der Adoleszenz relativ häufig sind konversionsneurotische Lähmungen, Anfälle und Dämmerzustände. Bei diesen ist ein stets auffälliges Kennzeichen die bemerkenswerte Diskrepanz zwischen Schwere der Symptomatik und der Einstellung des Patienten zu seiner Störung. So kann z. B. ein Patient mit einer konversionsneurotischen „Lähmung" lächelnd über seine Erkrankung sprechen und nicht den geringsten Leidensdruck zeigen. Der Krankheitsgewinn in Form von Zuwendung und Aufmerksamkeit ist für die Patienten in der Regel erheblich. Kennzeichnend ist ferner, daß die Patienten in die Dynamik und den Mechanismus ihrer Symptomentstehung keinen Einblick haben, obwohl für einen Außenstehenden der Zusammenhang oft deutlich zu erkennen ist. Schließlich hat sich gezeigt, daß Jugendliche mit konversionsneurotischen Symptomen meist Störungsmuster aufgreifen, die ihnen aus ihrer Familie oder ihrer näheren Umgebung bekannt sind. Die Jugendlichen sind ferner noch meist durch eine hysterische Persönlichkeitsstruktur gekennzeichnet, die sich als geltungsbedürftig, stimmungslabil, suggestibel, unreif und ausgesprochen egozentrisch beschreiben läßt. Die Patienten haben oft einen Hang zu theatralischem Gebaren. In der Familie findet man meist Personen mit ähnlichen Charakterzügen.

Diagnose und Differentialdiagnose

Abgegrenzt werden müssen bei Konversionssyndromen natürlich andere Erkrankungen des jeweiligen Bereiches, z. B. epileptische Anfälle, neurologische Erkrankungen (bei psychogenen Lähmungen), Störungen der Sinnesorgane (bei psychogener Blindheit oder Taubheit).

Auch wenn die Symptomatik allem Anschein nach als psychogen zu betrachten ist, darf ein etwaiger organischer Hintergrund nicht außer acht gelassen werden. Leider werden psychogene Störungen im allgemeinen und konversionsneurotische im speziellen immer wieder fehldiagnostiziert. Schließlich muß aber auch erwähnt werden, daß konversionsneurotische Störungen und organische auch gleichzeitig vorkommen können. Dies ist z. B. bekannt von manchen Anfallskranken, bei denen epileptische Anfälle und psychogene Anfälle alternierend vorkommen können.

Ätiologie und Genese

Von ausschlaggebender Bedeutung für konversionsneurotische und hysterische Symptome ist eine entsprechende Persönlichkeitsstruktur, die bereits geschildert wurde. Darüber hinaus bringt die Symptomatik für die Patienten meist einen Krankheitsgewinn. In aller Regel führt eine konversionsneurotische Symptomatik auch zur Angstbindung und

Angstreduktion, was sich auch an der sorglosen Einstellung der Patienten zu ihrer als sehr schwer imponierenden Störung zeigt.

In tiefenpsychologischer Sicht wird die Hysterie mit verdrängten sexuellen Impulsen in Verbindung gebracht, die sich im Rahmen der Konversion in ein körperliches Symptom umformen können, welches wiederum verhindert, daß die zugrundeliegende Angst oder der zugrundeliegende Konflikt bewußt wird. Die „Ableitung" der psychischen Energie in ein solches Symptom verhindert also die Auseinandersetzung.

Lerntheoretisch werden hysterische Symptome als „Angstbindungsmechanismen" aufgefaßt; sie haben dies gemeinsam mit den Zwängen, unterscheiden sich aber von ihnen dadurch, daß hier eine andere Persönlichkeitsstruktur vorliegt, die stärker affektbetont ist und diese Affekte oft in einer konversionsneurotischen Symptomatik „bindet".

Therapie und Prognose

Die Behandlung kann tiefenpsychologisch oder lerntheoretisch orientiert erfolgen. Sie muß immer darauf abzielen, den zugrundeliegenden Mechanismus für den Patienten durchschaubar zu machen. Es muß ferner erreicht werden, daß der Krankheitsgewinn, den die Patienten durch ihre Symptomatik erreichen, geringer wird. Dies kann nur durch die Einbeziehung der unmittelbaren Umgebung erreicht werden. Gerade im Hinblick auf Familie, Schule oder berufliche Umwelt ist aber eine entsprechende Aufklärung erforderlich, die verhindert, daß die Symptomatik des Patienten als „Simulation" abgetan wird. Auch eine konversionsneurotische Symptomaik ist Ausdruck einer individuellen Hilf- und Ausweglosigkeit.

Sogenannte Adoleszentenkrisen

Definition: Der Terminus Adoleszentenkrise ist eine ungenaue Bezeichnung für eine ganze Reihe sehr unterschiedlicher Auffälligkeiten des Erlebens und Verhaltens in der kritischen Entwicklungsphase der Adoleszenz. Die Bezeichnung ist, wenn man sie überhaupt als „Diagnose" auffaßt, eine *Querschnittsdiagnose*, die zunächst nichts über eine nosologische Einheit und auch nichts über den Verlauf auszusagen vermag. Insofern ist sie allenfalls eine pragmatische Bezeichnung für sehr unterschiedliche und heterogene Störungsmuster, deren gemeinsame Merkmale der Zeitpunkt ihres Auftretens und ein in der Regel stürmischer und symptomreicher Verlauf sind. Letzterer bringt mit sich, daß Adoleszentenkrisen auch jederzeit zum Notfall werden können, wenn sie in Erlebnisse oder Handlungen einmünden, die zu Veränderungen der Realitätsbeziehungen sowie zur Selbst- und Fremdgefährdung führen.

Im folgenden werden einige Störungen abgehandelt, die meist unter dem Begriff der Adoleszentenkrise zusammengefaßt werden.

(1) Störungen der Sexualentwicklung

Von Bedeutung sind die exzessive Onanie, homosexuelle Neigungen bei Jungen, sexuelle Verwahrlosung bei Mädchen sowie Formen sexueller Verhaltensabweichungen. Zu erwähnen ist ferner die *Adoleszenzaskese*, die sich in einer Unterdrückung und Ablehnung sexueller Impulse äußert und sehr eng mit entsprechenden restriktiven Normen zusammenhängt. Unsicherheit und Skrupel über sexuelles Verhalten führen in der Adoleszenz häufig zu schweren Krisen, die nicht selten in *Suizidversuche* einmünden. Die meisten Störungen dieser Art sind von vorübergehender Natur. Andererseits werden aber gerade in der Phase der Adoleszenz auch die Grundlagen für Störungen in diesem Bereich gelegt, die im Erwachsenenalter persistieren können.

(2) Identitätskrisen

Sie können unter sehr vielschichtigen Symptomen auftreten. Charakteristisch sind Insuffizienzgefühle, häufig auch depressive Verstimmungen und Suizidtendenzen; nicht selten sind sie mit Depersonalisationserlebnissen und hypochondrischen Befürchtungen (Pubertätshypochondrie) verbunden. Sie lassen sich erklären als Reaktion auf den Verlust des Kindheitsstatus, auf erhebliche Diskrepanzen zwischen biologischen und gesellschaftlichen Möglichkeiten, auf die Verunsicherung hinsichtlich des späteren Status und auf den massiven biologischen Umbruch. Die Jugendlichen haben häufig Angst, ihre körperliche und seelische Einheit zu verlieren und entwickeln entsprechende Möglichkeiten, sich ihrer selbst immer wieder zu vergewissern (z. B. durch Betasten des Körpers oder Betrachten im Spiegel, durch schriftliche Formulierungen ihrer Gedanken, durch Zwangsmechanismen).

Hier zeigt sich, wie die verschiedenen Störungen der Adoleszenz zusammenhängen bzw. sich in ihrer Symptomatik überschneiden (Identitätskrisen, Depersonalisationssyndrome und Zwangssyndrome).

(3) Autoritätskrisen

Die in der Adoleszenz häufig zu beobachtende Protesthaltung zeigt sich nicht selten als universeller Protest, als familiärer Protest, als Vater-Protest oder als Weglaufen. Die zuerst genannten Möglichkeiten haben eine Auseinandersetzung mit Autorität, Ordnung und Normengefüge zum Inhalt, die zuletzt genannte umschreibt den Rückzug aus dieser Auseinandersetzung durch Flucht. Autoritätskrisen zeigen sich im offenen oder versteckten Widerstand gegen die gültige Ordnung. Sie gehen nicht selten mit Reifungsanomalien einher und können auch zum psychiatrischen Notfall werden, wenn es zu delinquenten Handlungen (Gruppendelikten) oder zur Suizidalität kommt.

(4) Depersonalisationssyndrome

Körperliche Entfremdungserlebnisse in der Adoleszenz werden oft sehr plastisch, z. T. in Form von Tagebüchern, beschrieben. Sie treten häufig attackenweise auf und werden von den Jugendlichen weniger als Ausnahmezustand erlebt, sondern als „Steigerungen oder krisenhafte Höhepunkte der Selbstreflexion“ (J. E. Meyer, 1972). Die Depersonalisationserlebnisse sind eng verknüpft mit Identitätsproblemen und haben auch Beziehungen zur Pubertätshypochondrie.

Die Notwendigkeit einer Umorientierung der Vorstellungen vom eigenen Körper in der Adoleszenz liefert die Grundlage für ihr Auftreten. Das Syndrom ist mehrdeutig und kann im Vorfeld von Schizophrenien und Zyklothymien, aber auch im Rahmen von Neurosen sowie erlebnisreaktiv auftreten.

(5) Körperliche Selbstwertkonflikte

Durch die Wahrnehmung der verschiedenen Wandlungen im somatischen Bereich wird die Vorstellung vom eigenen Körper erheblich verändert. Die vermehrte Beobachtung der eigenen Körperlichkeit und der Vergleich mit anderen führt häufig dazu, daß vorhandene oder vermeintliche körperliche Mängel überbewertet werden und zu schweren krisenhaften Entwicklungen (Selbstwertkrisen, Suizidversuche) oder gar zu kriminellen Handlungen führen. Derartige Entwicklungen hat Stutte (1974) unter der Bezeichnung „Thersites-Komplex“ beschrieben. Die Realisierung derartiger körperlicher Veränderungen disponiert aber auch zum Auftreten von Derealisations- und Depersonalisationserlebnissen, auf die bereits eingegangen wurde.

Therapie, Verlauf und Prognose

Die Zusammenfassung sehr heterogener Störungen unter der gemeinsamen Bezeichnung „Adoleszentenkrisen“ hat zur Folge, daß auch die Behandlung sehr unterschiedliche Wege gehen muß.

Ist die Störung, was ihre Symptomatik betrifft, psychosenahe oder liegt eine Selbst- oder Fremdgefährdung vor, so ist eine stationäre Aufnahme unumgänglich. Die Behandlung erfolgt dann nach der vermuteten Grundstörung. In jedem Fall sind ausführliche Beratungen des Adoleszenten und seiner Eltern notwendig. Diese sollten stets davon ausgehen, daß sehr viele Schwierigkeiten in der Adoleszenz Ausdruck von Individuationskrisen sind und nicht dauerhafte psychopathologische Probleme. Die Grundvoraussetzung für jegliche Beratung ist die absolute Offenheit, sowohl dem Jugendlichen als auch den Eltern gegenüber. Jede Art von Parteinahme muß vermieden werden. Gelingt es nicht, die Krise durch diese Vorgehensweise abzumildern oder unter Kontrolle zu halten, so ist eine individuelle Psychotherapie oder Gruppentherapie angezeigt (sofern nicht eine schizophrene oder affektive Psychose zu stationärer Therapie zwingt). Dabei sind spezielle Gesichtspunkte zu beachten. Den Jugendlichen fehlt häufig der Leidensdruck und die Einsicht in die Therapiebedürftigkeit ihrer Störung. Aber selbst wenn diese gegeben sein sollte, ist die Weiterführung der Behandlung manchmal außerordentlich schwierig. Das *Aussteigen aus der Therapie* ist ein geläufiges Phänomen. Auch ist die Rolle des Therapeuten schwieriger zu definieren und auszufüllen als in der Therapie bei Erwachsenen oder bei Kindern. Denn der Therapeut muß einerseits aktiver sein als in der Erwachsenentherapie, er wird dadurch aber auch leichter zum Vater- oder Mutter-Substitut. Was die Inhalte der Therapie betrifft, so sollte man sich stets auf die aktuellen Probleme konzentrieren. Jugendliche sprechen vielfach nur sehr ungern über die Vergangenheit, weshalb das Hier und Jetzt in der Behandlung möglichst intensiv zur Sprache kommen muß.

Die *Prognose* der Adoleszentenkrisen ist im Akutstadium schwer abzuschätzen. Sie hängt letztlich davon ab, welche Grundstörung sich hinter der vielfach sehr dramatischen Symptomatik verbirgt. Im günstigsten Fall kann mit einer völligen Normalisierung des Erlebens und Verhaltens gerechnet werden. Dies trifft etwa für 40 bis 50% der Adoleszentenkrisen zu. Bei den übrigen muß man mit einem Übergang entweder in eine Psychose, eine Persönlichkeitsstörung oder eine längerfristige neurotische Entwicklung rechnen (vergl. Nachuntersuchungen in KAPITEL 11).

Psychosomatische Erkrankungen

Definition und Klassifikation

Unter der Bezeichnung „psychosomatische Erkrankungen" faßt man eine Gruppe von Störungen zusammen, die mit einer körperlichen Symptomatik und einem faßbaren körperlichen Befund einhergehen, bei denen jedoch psychische Einflüsse als Ursache, Teilursache oder den Krankheitsprozeß aufrechterhaltende Faktoren diskutiert werden.

Die Einordnung der psychosomatischen Erkrankungen trägt dem Umstand Rechnung, daß der *Anteil seelischer Faktoren* an der Verursachung dieser Störungen von unterschiedlicher Gewichtung sein kann und im Einzelfall keineswegs immer gesichert ist.

Man hat versucht, die Organneurosen von den psychosomatischen Erkrankungen dadurch abzugrenzen, daß letztere mit einem faßbaren organischen Befund einhergehen, der im Prinzip sich an allen Organen oder Funktionssystemen manifestieren kann.

Der unterschiedliche Diskussionsstand im Hinblick auf psychosomatische Erkrankungen zeigt sich in *Begriffsbildung und Klassifikation* darüber hinaus noch *in zweifacher Weise:*

- Die Erkrankungen werden einerseits als *psychophysiologische Erkrankungen* bezeichnet. Damit will man zum Ausdruck bringen, daß dem psychophysischen Wechselspiel eine wichtige Rolle zukommt, die sowohl von der psychischen Seite her (Persönlichkeitsstruktur, Konflikte, biographische Belastungen) als auch von der physiologischen Seite (z. B. Bluthochdruck, erhöhte Adrenalinausscheidung, Histaminausscheidung, erhöhte Darmmotilität, verstärkte Magensekretion) faßbar ist.
- Demgegenüber geht die *psychosomatische Betrachtungsweise* von einem Ganzheitskonzept aus, das psychische, physische (physiologische) und psychosoziale Faktoren in eine einheitliche Betrachtungsweise einzuordnen versucht. Dieser Ganzheits-

aspekt ist eigentlich überall in der Medizin angebracht, weil viele, insbesondere chronische Erkrankungen die Integration dieser drei Betrachtungsweisen erfordern. Damit geht aber die *Spezifität des Ansatzes* für psychosomatische Erkrankungen *verloren.*

Im Hinblick auf die *Organwahl* bei psychosomatischen Erkrankungen wird heute ein Zusammenspiel zwischen Disposition (Organschwächen), Persönlichkeitsstruktur und früheren Lernerfahrungen diskutiert, wobei in vielen Fällen auch familiendynamische Gesichtspunkte eine Rolle spielen dürften.

Im folgenden können nur einige in der Adoleszenz bedeutsame psychosomatische Erkrankungen abgehandelt werden.

Anorexia nervosa

Definition und Klassifikation

Unter Anorexia nervosa versteht man eine ganz überwiegend bei Mädchen in der Pubertät auftretende und von psychischen Faktoren abhängige extreme Gewichtsabnahme bzw. Verweigerung der Nahrungsaufnahme, die von der Befürchtung, zu dick zu werden, begleitet ist.

Epidemiologie

Die Erkrankung nimmt in den westlichen Industrieländern zu. In den 70er Jahren kamen epidemiologische Studien zu einer Quote von 0,5 bis 1,6 Erkrankungen auf 100 000 Einwohner und Jahr. Neuere Untersuchungen ergaben eine Quote von einer Patientin auf 150 bis 200 weibliche Jugendliche.

Die Erkrankung kommt auch bei Jungen vor, allerdings viel seltener. Auf 100 weibliche Patienten mit Anorexie kommen vier bis fünf Jungen.

Die Erkrankung tritt gehäuft in der sozialen Mittel- und Oberschicht auf. Die ganz überwiegende Anzahl der Patientinnen und Patienten verfügt über eine sehr gute bis gute Intelligenz. Bei intelligenzgeminderten Jugendlichen ist die Erkrankung außerordentlich selten.

Klinisches Bild

Im Vordergrund steht der eklatante Gewichtsverlust und die Nahrungsverweigerung, ein abnormes Eßverhalten, Obstipation und Ausbleiben der Regel. Die Patientinnen versuchen unter allen Umständen, eine fortschreitende Gewichtsabnahme zu erreichen bzw. ein extrem niedriges Gewicht aufrechtzuerhalten.

Diesem Zweck dient nicht nur die Nahrungsverweigerung, häufig kommt es auch zum selbst herbeigeführten Erbrechen sowie zum Mißbrauch von Laxantien. Viele Patientinnen versuchen auch, durch übermäßigen Bewegungsdrang (ständiges Hin- und Herlaufen, extreme Gymnastik, übertriebene sportliche Betätigung) ein niedriges Gewicht beizubehalten.

Nicht selten findet man auch heimliches Naschen bei sonstiger Nahrungsverweigerung. Die Patientinnen sind zwanghaft an ihre Symptomatik fixiert und überwachen die Nahrungsaufnahme zuweilen mit einem Kalorienplan.

Psychisch sind sie durch starke Sthenizität, Neigung zu depressiven Verstimmungen, ausgeprägten Leistungsehrgeiz, oft auch durch hysterische oder schizoide Persönlichkeitszüge sowie eine in der Regel gute Intelligenz gekennzeichnet.

Die körperliche Symptomatik ist insgesamt einheitlicher als die psychische.

Um zu einer möglichst einheitlichen Diagnostik zu kommen, wurden Kriterien zur Diagnostik der Anorexia nervosa entwickelt. Die bekanntesten stammen von Feighner (1972) und sind in Tabelle 10-2 wiedergegeben.

In den letzten Jahren hat sich gezeigt, daß im Stadium des extremen Gewichtsverlustes auch morphologische und neuropsychologische Befunde zu objektivieren sind. Die meisten Patientinnen zeigen eine sogenannte „Pseudoatrophie“ des Gehirns, die sich im Computertomogramm als Hirnfurchenerwei-

Tabelle 10-2 Kriterien zur Definition der Anorexia nervosa nach Fleighner et al. (1972)

1. Krankheitsbeginn vor dem 25. Lebensjahr
2. Gewichtsverlust von mindestens 25% des früheren Körpergewichts
3. Verzerrte, nicht korrigierbare Einstellung zu Essen, Nahrung, Gewicht
   (1) Krankheitsverleugnung
   (2) Nahrungsverweigerung bzw. Fasten
   (3) extrem ausgeprägtes Schlankheitsideal
   (4) ungewöhnlicher Umgang mit Nahrungsmitteln
4. Keine organische Erkrankung
5. Keine andere psychiatrische Erkrankung (insbesondere Ausschluß von endogener Depression und Schizophrenie)
6. Mindestens zwei der sechs im folgenden angeführten Symptome:
   (1) Amenorrhö
   (2) Lanugobehaarung
   (3) Bradykardie
   (4) Hyperaktivität
   (5) Episoden von Bulimie (Freßattacken)
   (6) selbstinduziertes Erbrechen

terung, Erweiterung des Hemisphärenspaltes, seltener auch in Form einer Ventrikelerweiterung zeigt, nach Gewichtszunahme aber reversibel ist. Man findet ferner ein extremes Nachlassen des Konzentrationsverhaltens, der Reaktionsfähigkeit und der Auffassungsgeschwindigkeit sowie verminderte Leistungen in der Gestaltwahrnehmung, der visuomotorischen Koordination und des Gedächtnisses für optisches Material. Dies sind ähnliche Zeichen, wie man sie beim hirnorganischen Psychosyndrom findet. Die Veränderungen im Hormonhaushalt Magersüchtiger, besonders der im Hypothalamus gebildeten Releasinghormone sind in KAPITEL 6, S. 94 und 7, S. 178 beschrieben.

Mit der extremen Gewichtsabnahme ist ferner eine massive Einstellungsänderung und eine häufig ganz unrealistische Einschätzung des eigenen Körperbildes verbunden. Die Unkorrigierbarkeit dieser extrem unrealistischen Körpervorstellung (die Patientinnen schätzen sich als normalgewichtig oder gar als dick ein, obwohl sie extrem abgemagert sind) hat manche Autoren dazu geführt, die Erkrankung in die Nähe schizophrener Erkrankungen zu rükken.

Diagnose und Differentialdiagnose

Die Diagnose erfolgt aufgrund der klinischen Symptomatik, die meist sehr typisch ist und aufgrund der o. g. Kriterien.

Differentialdiagnostisch abgegrenzt werden müssen zunächst organische Erkrankungen, z. B. Tumoren im Bereich von Hypophyse und Hypothalamus. Unter den psychiatrischen Erkrankungen müssen Depressionen, die oft auch mit Nahrungsverweigerung einhergehen und schizophrene Psychosen abgegrenzt werden.

Eine besondere Schwierigkeit besteht hier darin, daß es unter den Patientinnen mit Anorexia nervosa auch solche mit einer depressiven Verstimmung und mit ausgesprochen zwanghaftem Verhalten gibt. Hier ist also abzuwägen, ob sich diese Symptomatik im Rahmen einer originären Depression oder Schizophrenie entwickelt hat oder ob sie zur anorektischen Symptomatik gehört.

Ätiologie und Genese

Die *Konstitutionstheorie* führt die Erkrankung auf genetische Faktoren zurück. In diesem Sinne wird ins Feld geführt, daß man in Familien von Anorexia-Patientinnen häufig Fettleibigkeit findet und einen früheren Eintritt der Menarche beobachtet.

Manche Autoren fassen Anorexien auch als Sonderformen endogener Depressionen auf und interpretieren den gelegentlich beobachteten Übergang in schizophrene Psychosen i. S. der Konstitutionstheorie.

Aufgrund epidemiologischer Untersuchungen ist diesen Thesen jedoch mit Vorsicht zu begegnen.

Die *Theorien zur Psychogenese* betonen unterschiedliche Gesichtspunkte. Allgemein wird anerkannt, daß die Erkrankung bei Mädchen mit der sexuellen Reifungsproblematik und der damit verbundenen Übernahme der weiblichen Geschlechtsrolle zusammenhängt. Die Abwehr gegenüber der weiblichen Rolle wird in Verbindung gebracht mit einer dominierenden Stellung der Mutter in den Familien von Anorexia-Patientinnen. Dadurch kommt es zu Identitätskrisen und zu Abwehrmechanismen, wobei die Nahrungsaufnahme mit der Sexualsphäre assoziiert wird und gewissermaßen stellvertretend für die Auseinandersetzung mit der Sexualität steht.

Manche Autoren versuchen, das Krankheitsbild auch über Lernerfahrungen zu erklären. Sie machen familiäre Essensgewohnheiten, die große Bedeutung, die man ihnen beimißt und gleichzeitig negative Erlebnisse während des Essens für die Entstehung der Erkrankung verantwortlich.

Schließlich wurde in den letzten Jahren der *familiäre Hintergrund* näher betrachtet, der häufig verschiedene psychopathologische Züge bietet, ohne auf eine einheitliche Struktur hinzuweisen. Beschrieben wurden u. a. dominierende, überprotektive und in ihrer Persönlichkeit gestörte Mütter, passive, ängstliche und isolierte Väter und eine gestörte Partnerbeziehung der Eltern.

Die Rolle derartiger Faktoren für die Verursachung oder Auslösung einer Anorexia nervosa muß im Einzelfall sorgfältig geprüft werden. Allgemeine Gesetzmäßigkeiten, die postuliert worden waren, haben einer Nachprüfung nicht standgehalten.

Therapie und Prognose

Bei extremer Abmagerung ist eine *stationäre Behandlung* unbedingt erforderlich, die meist mit einer Sondenernährung beginnt. Dieses Vorgehen resultiert aus der Erfahrung, daß extrem abgemagerte Patientinnen und Patienten für eine problemorientierte Psychotherapie nicht erreichbar sind.

Mit dem Ansteigen des Körpergewichts vollzieht sich aber in gesetzmäßiger Weise bei den meisten Patienten eine Veränderung der Einstellung: sie nehmen von ihrer extremen „Magersuchtsideologie" Abstand, interessieren sich wieder mehr für ihre Umgebung und beginnen, in der Psychotherapie mitzuarbeiten.

Entscheidende Bedeutung kommt von Anfang an der Elternarbeit zu. In der Akutphase muß vermieden werden, daß die Eltern die Kinder gegen ärztlichen Rat wieder aus der Klinik nehmen. Denn die meisten Mädchen versuchen, die *Eltern* in dieser Phase durch Suiziddrohungen *zu erpressen*.

Deshalb empfiehlt es sich, von Anfang an mit den Eltern regelmäßige Gespräche zu führen, die zunächst aufklärenden Charakter haben und später die Familie regelrecht in die Behandlung einbeziehen.

Was die theoretische Ausrichtung betrifft, so wurden verschiedene Behandlungsmethoden erprobt: Verhaltenstherapie, psychoanalytische Therapie und Familientherapie. *Allen Therapieformen* ist folgendes *gemeinsam:* die therapeutische Verantwortung muß in einer Hand liegen, es ist wichtig, auf die individuellen und spezifischen Probleme jedes einzelnen Patienten einzugehen, das Behandlungsregime konzentriert sich auch intensiv auf die Gewichtszunahme, und die Familie muß von Anfang an einbezogen werden.

Von großer Bedeutung ist nach Abschluß der stationären Behandlung eine langfristige ambulante Nachbetreuung der Patientinnen und Patienten, die über mehrere Jahre erfolgen sollte. Die Regelblutung tritt gewöhnlich erst wieder auf, wenn der Gewichtsrückstand bis auf 15% aufgeholt ist; oft ist hormonale Behandlung erforderlich (siehe auch KAPITEL 7).

Prognose

Bei aktiver Behandlung heilt ein Drittel bis zur Hälfte der Fälle aus; in einem Drittel bleibt die Symptomatik weiter erhalten, und es erfolgen immer wieder Rückfälle; einem weiteren Drittel gelingt eine Anpassung, wobei jedoch die Sphäre der Nahrungsaufnahme weiterhin problematisch und leicht störbar bleibt.

Unter denjenigen Patienten, die ihre Symptomatik behalten, sind auch jene, die langfristig an der Erkrankung sterben. Die Mortalitätsrate liegt immer noch zwischen 4 und 15%, bezogen auf den gesamten Lebenslauf.

Prognostisch ungünstige Faktoren sind: extreme Gewichtsabnahme, spätes Erkrankungsalter, häufiges Erbrechen, Bulimie und Laxantienabusus, zusätzliche psychopathologische Auffälligkeiten, eine problematische Familiensituation und eine ausgeprägte Störung des Körperschemas, die auch nach der Gewichtszunahme erhalten bleibt.

Bulimie

Definition und Klassifikation

In den letzten Jahren wurde die Bulimie als eigenes Krankheitsbild von der Anorexia nervosa abgegrenzt. Die wesentlichen Merkmale der Bulimie sind episodisches und heißhungerartiges Essen großer Nahrungsmengen, die meist durch selbst herbeigeführtes Erbrechen wieder zutagegefördert werden. Den Patienten ist die Abnormität ihres Eßverhaltens bewußt. Sie hegen die Befürchtung, mit dem Essen nicht wieder aufhören zu können, leiden oft an depressiven Verstimmungen und Selbstvorwürfen, sind besorgt um ihr Körpergewicht und leiden häufig an Bauchschmerzen sowie an panischen Angstzuständen, verquickt mit Schuldgefühlen nach dem Essen. Über Bulimie mit Fettsucht siehe S. 114 in KAPITEL 6.

Im Multiaxialen Klassifikationsschema (ICD-9) ist die Bulimie als eigenes Krankheitsbild noch nicht vorgesehen.

Im DSM-III wird sie ausdrücklich von der Anorexie abgegrenzt (307.51) und anhand folgender Kriterien definiert:

A. wiederkehrende Phasen von Heißhunger (schnelle Aufnahme einer großen Speisemenge in bestimmter Zeit, gewöhnlich weniger als 2 Std.)
B. mindestens drei der folgenden Merkmale
   1. Aufnahme hochkalorischer, leicht aufzunehmender Speisen in einer großen Menge;
   2. unauffälliges Essen während der Episode;
   3. Beendigung dieser Episode durch Bauchschmerzen, Schlaf, Unterbrechung durch andere oder selbstinduziertes Erbrechen;
   4. wiederholte Versuche zur Gewichtsabnahme durch strenge Diät oder selbstinduziertes Erbrechen oder die Einnahme von Abführmitteln oder Diuretika;
   5. häufige Gewichtsschwankungen von mehr als 5 kg infolge von alternierendem, hemmungslosem Essen und Fasten.
C. Bewußtsein, daß diese Eßgewohnheiten abnorm sind und Furcht, das Essen nicht willentlich beenden zu können.
D. depressive Verstimmung und Selbstvorwürfe nach den Episoden
E. die bulimischen Episoden sind nicht auf Anorexia nervosa oder irgendeine bekannte körperliche Störung zurückzuführen.

Epidemiologie

Wie die Anorexia nervosa hat auch die Bulimie in den westlichen Industriestaaten in den letzten Jahren zugenommen. Es wird behauptet, daß zur Zeit etwa 2 bis 4% aller jungen Frauen zwischen 18 und 35 Jahren an einer Bulimie erkrankt sind (Fichter 1985).

Klinisches Bild

Das klinische Bild wird beherrscht durch Heißhungerepisoden, anschließend selbst herbeigeführtes Erbrechen und damit verbundene Schuldgefühle. Häufig besteht eine depressive Verstimmung und eine familiäre Belastung mit affektiven Psychosen. Meist werden im Rahmen der „Freßattacken" hochkalorische Nahrungsmittel (Schokolade, Torte) in großen Mengen aufgenommen, so daß Bauchbeschwerden als Ausdruck einer abdominellen Überdehnung entstehen. Das selbstinduzierte Erbrechen führt zunächst zu einer Linderung der Beschwerden, gleichzeitig aber zu ausgeprägten Schuldgefühlen. Die Patientinnen haben in den Heißhungerepisoden das Gefühl, mit dem Essen nicht mehr aufhören zu können, der Eßvorgang hat einen ausgesprochen triebhaften Charakter. Es kommt aufgrund

dieses Verhaltens zu ständigen Gewichtsschwankungen, wobei das durchschnittliche Gewicht in aller Regel bedeutsam höher liegt als bei Patientinnen und Patienten mit Anorexia nervosa. Manche Patientinnen sind auch übergewichtig. Ähnlich wie bei der Anorexie kann das Körperschema i. S. einer unrealistischen Körpereinschätzung gestört sein; im Gegensatz zu Patientinnen mit Anorexia nervosa sind solche mit Bulimie sexuell aktiver und interessierter. Die Amenorrhö ist kein konstantes Symptom bei der Bulimie. Wenn sie überhaupt vorkommt, so nur für eine kürzere Zeitspanne. Depressive Verstimmungen sind jedoch häufig.
Die Erkrankung beginnt in der Adoleszenz oder im frühen Erwachsenenalter (Maximum 3. Lebensjahrzehnt) und betrifft, wie die Anorexia nervosa, ganz überwiegend Mädchen und Frauen.

Diagnose und Differentialdiagnose

Die Diagnose erfolgt im wesentlichen nach der klinischen Symptomatik und aufgrund der Anamnese. Abzugrenzen ist die Bulimie zunächst von der Anorexia nervosa. Im Gegensatz zu dieser ist der Gewichtsverlust in der Regel nicht erheblich, ein lebensbedrohlicher Zustand entsteht nur selten. Zu erwägen ist ferner eine schizophrene Erkrankung, bei der ebenfalls auffällige Eßgewohnheiten vorkommen können. Bei der Bulimie bestehen jedoch keine schizophrenietypischen Symptome.

Erwogen werden müssen auch neurologische Erkrankungen, die mit triebhaftem Eßverhalten einhergehen können (z. B. Hirntumore, Klüwer-Bucy-Syndrom). Diese Erkrankungen lassen sich durch entsprechende neurologische Untersuchungen abgrenzen.

Ätiologie und Pathogenese

Über Ätiologie und Pathogenese der Bulimie ist noch wenig bekannt. In mehreren Familienuntersuchungen wurde jedoch deutlich, daß die Verwandten bulimischer Patientinnen und Patienten eine höhere Rate an affektiven Erkrankungen, insbesondere an Depressionen, aufweisen. So erwiesen sich die Väter bulimischer Patientinnen als impulsiv, wenig frustrationstolerant und leicht irritierbar, während die Mütter bulimischer Patientinnen stärker zur Depression, Feindseligkeit und Unzufriedenheit mit ihren Familienbeziehungen neigten (Fichter 1985).

Auch soziokulturelle Einflüsse werden als auslösende oder die Manifestation begünstigende Faktoren diskutiert. Dabei dürfte das in den westlichen Industrieländern gültige „Schlankheitsideal" eine Rolle spielen. Bei gegebener biologischer Vulnerabilität werden bei bulimischen Patientinnen Konflikte über das Eßverhalten bzw. über Nahrungszufuhr und Erbrechen ausgetragen.

Therapie

Medikamentöse Therapie: Bei Vorliegen depressiver Verstimmungen empfiehlt sich eine Behandlung mit Antidepressiva. Angewandt wurden hauptsächlich trizyklische Antidepressiva. Es ist jedoch darauf hinzuweisen, daß diese Behandlung nur bei einem Teil der Patientinnen mit Bulimie wirksam ist.
In einigen Fällen wurde auch Lithium mit Erfolg eingesetzt. Dabei ging man von der Hypothese aus, daß die Bulimie im Rahmen einer affektiven Erkrankung auftrat. In einzelnen Fällen wurden auch Antiepileptika, insbesondere Carbamazepin, erfolgreich eingesetzt.

Eine antidepressive Behandlung sollte jedoch nur auf jene Patientinnen beschränkt bleiben, die eine depressive Verstimmung haben und in ihrer Familie gehäuft affektive Erkrankungen aufweisen. Bei ihnen scheint die antidepressive Behandlung wirkungsvoll zu sein, bei den anderen Patientinnen jedoch nicht.

Psychotherapeutische Behandlung: Bewährt hat sich ein kognitiv-verhaltenstherapeutischer Behandlungsansatz, der sich über mehrere Monate erstreckt und in drei Phasen untergliedert werden kann (Fichter 1985):

(1) In der ersten Phase liegt der Hauptakzent der Behandlung auf der Unterbrechung der pathologischen Eßgewohnheiten. Die-

sem Ziel dienen folgende Behandlungsmaßnahmen: Herstellung einer tragfähigen Beziehung zum Therapeuten; Einführung eines strukturierten Eßplanes mit regelmäßigen Mahlzeiten; genaue Aufklärung über die Schädigungen, die durch Abführmittelabusus auftreten; Einbeziehung von nahen Bezugspersonen; Aufbau alternativer Verhaltensweisen für jene Phasen, in denen bulimische Attacken auftreten.

(2) In der zweiten Behandlungsphase kommt es darauf an, jene Faktoren aufzudecken, die das gestörte Eßverhalten chronisch werden ließen. Letztlich geht es um eine genaue Bedingungsanalyse derjenigen Einflüsse, die den Fortbestand des bulimischen Verhaltens ermöglichten (z. B. untaugliche Konfliktlösestrategien, Aufdekkung entsprechender Werthaltungen, Aufdeckung und Behebung von Körperschemastörungen).

(3) In der dritten Behandlungsphase kommt es darauf an, den bisher erzielten Fortschritt aufrechtzuerhalten, künftige Problemsituationen konstruktiv, d. h. unter Berücksichtigung entsprechender Lösungen, vorauszusehen und den Patienten auf das Therapieende vorzubereiten.

Es hat sich bewährt, neben der Einzeltherapie auch Gruppenbehandlungen durchzuführen und die Patientinnen an Selbsthilfeorganisationen nach Beendigung der Behandlung anzubinden.

Adipositas

Unter Adipositas versteht man ein ausgeprägtes Übergewicht, das gleichzeitig durch eine ungewöhnliche Ansammlung von Fettgewebe gekennzeichnet ist (vergl. KAPITEL 6, S. 112).

In den allermeisten Fällen beruht die Störung auf der abnormen Gewohnheit, zuviel zu essen. Hierfür können sehr unterschiedliche Gründe verantwortlich sein.

Klinisches Bild

Ins Auge springt zunächst das übermäßige Körpergewicht. Aber auch die Persönlichkeit adipöser Kinder und Jugendlicher ist auffällig. Es handelt sich meist um Patienten, die infantile Züge aufweisen, sehr abhängig von Bezugspersonen sind, in ihrer Autonomieentwicklung erhebliche Probleme haben und auch eine gestörte Appetitregulation aufweisen, insbesondere, was die Wahrnehmung von Hungergefühl und Sättigung betrifft.

In den Familien finden wir häufig ein überprotektives Verhalten der Mütter, die häufig ebenfalls an Adipositas leiden, während die Väter eine eher passive und zurückgezogene Rolle spielen.

Schließlich kommen reaktive Momente hinzu: adipöse Kinder machen auch mit ihrer Umgebung schlechte Erfahrungen, sie werden häufig gehänselt und nicht akzeptiert, was häufig dazu führt, daß sie sich durch viel essen „etwas Gutes antun wollen“.

Diagnose und Differentialdiagnose

Die Diagnose ergibt sich aus der Symptomatik und der Anamnese.

Differentialdiagnostisch muß die psychogene Adipositas von zahlreichen anderen Syndromen abgegrenzt werden, so vom Prader-Labhart-Willi-Syndrom, vom Cushing-Syndrom, von verschiedenen endokrinen Störungen.

Ätiologie und Genese

Diskutiert werden konstitutionell-genetische Faktoren, aber auch eine intrauterine „Prägung“ der Fettzellen, die durch die Eßgewohnheiten der schwangeren Mutter beeinflußt werden soll.

Von großer Bedeutung sind ferner psychische Einflüsse, die auf Störungen des Lernprozesses im Hinblick auf die Wahrnehmung von Hungergefühl und Sättigung, zurückgehen, so daß eine angemessene Regulation in diesen Bereichen später nicht erfolgen kann.

Darüber hinaus ist auch nachgewiesen, daß bei manchen Kindern und Jugendlichen emotionale Belastungen und Konflikte hyperphage

Reaktionen auslösen können, die mit einer teilweisen Behebung des als unangenehm empfundenen Zustandes einhergehen und insofern als Verstärker wirken.

Therapie und Prognose

Die Therapie stützt sich auf diätetische Maßnahmen, Bewegung und psychotherapeutische Vorgehensweisen.

Unter den letzteren spielt die Verhaltenstherapie heute eine wichtige Rolle. Man versucht, den Jugendlichen zunächst eine angemessene Empfindung für Hunger und Sättigung zu vermitteln und übt anschließend die Beherrschung des Eßvorganges ein.

Bei langem Bestehen der Störung ist die Prognose im allgemeinen nicht günstig, d. h., die meisten adipösen Jugendlichen sind auch als Erwachsene übergewichtig.

Ulcus ventriculi et duodeni

Beide Erkrankungen werden häufig unter dem Begriff des Ulcus pepticum zusammengefaßt.

Klinisches Bild

Die Symptomatik ist durch Druckbeschwerden im Oberbauch, Nüchternschmerz, Sodbrennen sowie allgemeine Magenempfindlichkeit gekennzeichnet. Psychopathologisch sind die Patienten durch Ängstlichkeit, Sensibilität, Neigung zu Verstimmungen, emotionale Labilität, Leistungsehrgeiz, übermäßig starke Bindungen an Beziehungspersonen gekennzeichnet. Ein Teil der Jugendlichen leidet an einer ausgesprochenen Trennungsangst.

Ätiologie und Genese

Als Ursache des Magen- und Zwölffingerdarmgeschwürs werden folgende Faktoren herausgestellt: genetische Einflüsse, Persönlichkeitsfaktoren und familiäre Faktoren. Für die Bedeutung *genetischer Einflüsse* wird die Tatsache angeführt, daß unter Verwandten von Patienten mit Ulcusleiden 2- bis 2,5mal häufiger Magengeschwüre auftreten. In gleicher Richtung wird die bei den meisten Patienten mit Zwölffingerdarmgeschwür beobachtete Übersekretion des Magens gedeutet.

Die *Persönlichkeit* der Jugendlichen ist, nach übereinstimmenden Aussagen aus mehreren Untersuchungen, durch folgende Züge gekennzeichnet: Passivität, Hemmung, besonders in der Äußerung von Affekten, übermäßig starke Abhängigkeit von der Mutter bei gleichzeitiger Ambivalenz und Unfähigkeit, negative Gefühle auszudrücken.

Als wesentliche *familiäre Einflüsse* werden eine belastende häusliche Situation sowie frühe negative Erfahrungen, insbesondere im Verhältnis zur Mutter, herausgestellt.

Therapie und Prognose

Aus kinder- und jugendpsychiatrischer Sicht ist eine wesentliche Voraussetzung für eine effektive Behandlung immer die Abklärung der individuellen Konfliktlage, was nicht selten auf eine Einbeziehung der Familie hinausläuft. Da der Einfluß von Angst- und Spannungsreaktionen sowie emotionaler Erregung als erwiesen angesehen werden kann, bieten sich auch Entspannungsübungen (z. B. Autogenes Training) an. Darüber hinaus wird häufig eine analytisch orientierte Behandlungsform durchgeführt.

Colitis ulcerosa und andere psychosomatische Darmkrankheiten. Vergl. S. 111 folgende

Definition und klinisches Bild

Bei der Colitis ulcerosa handelt es sich um eine häufig akut einsetzende, rezidivierende, unspezifisch-entzündliche Erkrankung des Dickdarmes, die durch heftige Leibschmerzen, blutige, schleimige Stühle, Appetit- und Gewichtsverlust gekennzeichnet ist. Von der Erkrankung können alle Altersstufen betroffen sein. Kinder und Jugendliche machen etwa 10% aller stationären Aufnahmen mit dieser Erkrankung aus. Die Kranheit ist unabhängig von der sozio-ökonomischen Situation, hingegen scheint es eine kulturspezifische Abhängigkeit zu geben.

Ätiologie und Genese

Heute werden im wesentlichen zwei Theorien diskutiert, die Autoimmun-Hypothese und die psychosomatische Hypothese.

Autoimmun-Hypothese. Sie geht von der Beobachtung aus, daß bei Colitis-Patienten wiederholt Antikörper gegen die Colon-Schleimhaut gefunden worden sind. Es ist jedoch noch nicht aufgeklärt, ob derartige Autoimmun-Reaktionen allein für die Entstehung einer Colitis verantwortlich gemacht werden können.

Psychosomatische Hypothese. Diese kann sich auf eine Reihe von Faktoren stützen, von denen jedoch keiner für die Verursachung der Erkrankung als hinreichend angesehen werden kann. Unter ihnen sind hervorzuheben:

- relativ unspezifische auslösende Situationen (z. B. schmerzvolle Verlusterlebnisse, familiäre Konfliktsituation)
- eine charakteristische Persönlichkeitsstruktur. Nach Ansicht mancher Autoren sollen Colitis-Patienten gekennzeichnet sein durch Infantilität, depressive Reaktionsbereitschaft und Aggressionshemmung. Von psychiatrischer Seite wird ein relativ häufiges Zusammentreffen von Colitis mit depressiven und schizophrenen Psychosen berichtet, was für ein internistisches Krankengut allerdings nicht gilt.
- Mutter-Kind-Beziehung und familiäre Situation. Für die von der Erkrankung betroffenen Kinder und Jugendlichen wurde häufig die auch bei anderen psychosomatischen Erkrankungen bekannte *symbiotische Mutterbindung* beschrieben. Die Mütter von Colitis-Patienten werden als perfektionistisch, kontrollierend und dominierend gekennzeichnet. Es gibt jedoch auch Untersuchungsergebnisse, die damit nicht übereinstimmen. Unter den Colitis-Patienten findet man auffällig viele Erstlingskinder, deren Entfaltung in der Phase des frühkindlichen und kindlichen Trotzes behindert worden sein soll. Ob diese Ansicht zutrifft, ist noch nicht erwiesen.

Therapie

Man kann zwischen einer Therapie im akuten und im chronischen Stadium unterscheiden. Im akuten Stadium überwiegt die somatische Behandlung, jedoch müssen bereits detaillierte Explorationen zur Klärung der möglicherweise psychogen wirksamen Faktoren durchgeführt werden.

Sofern sich eine Psychotherapie als notwendig erweist, zielt diese auf die Lösung zugrundeliegender Konflikte ab, aber ebenso auf eine schrittweise Verselbständigung der Jugendlichen, die meist extrem in ihrer Durchsetzungsfähigkeit und Selbstentfaltung gehemmt sind.

Psychosen

Allgemeine Gesichtspunkte

Als psychotische Störungen werden im folgenden, unabhängig von der Ätiologie, psychopathologische Syndrome bezeichnet, die durch folgende Merkmale gekennzeichnet sind: (1) eine tiefgreifende Störung der Realitätsbeziehung, (2) Auftreten produktiver Symptome wie Wahn und Halluzinationen, (3) einen zeitlich intermittierenden Verlauf, der die Krankheit als Einbruch in die Kontinuität der Entwicklung, des Erlebens und des Verhaltens erscheinen läßt.

Körperlich begründbare Psychosen (exogene Psychosen)

Definition

Es handelt sich meist um akut bzw. subakut verlaufende Psychosen in engem Zusammenhang mit einer klinisch faßbaren körperlichen Erkrankung. Im akuten Stadium ist das Leitsymptom die Bewußtseinsveränderung. Zu den körperlich begründbaren Psychosen rechnet man psychotische Zustandsbilder bei Demenzprozessen, heredo-degenerativen Erkrankungen, entzündlichen Erkrankungen und Intoxikationen, psychotische Zustandsbilder bei Oligophrenien und bei Epilepsien.

Epidemiologische Angaben über Inzidenz und Prävalenz dieser Erkrankungen im Adoleszentenalter existieren nicht. Erwähnt werden muß, daß es eine individuelle Disposition zum Auftreten körperlich begründbarer Psychosen gibt, die der Psychiater Bonhoeffer unter dem Begriff des „akuten exogenen Reaktionstyps" zusammengefaßt hat.

Symptomatik, Diagnose und Differentialdiagnose

Neben dem Leitsymptom der Bewußtseinsstörung sind körperlich begründbare Psychosen gekennzeichnet durch Störungen der Wahrnehmung, des Denkablaufs, der Stimmung und des Antriebsverhaltens. Im Akutstadium findet man häufig regressive Verhaltensweisen (z. B. Einnässen, Einkoten, Entdifferenzierung der Sprache und der Motorik). Je nach Ätiologie und deren Auswirkungen auf die Hirnfunktionen stellen sich manchmal auch hirnlokale Psychosyndrome (z. B. frontale Antriebsstörungen, Teilausfälle der Intelligenz, Aphasien, extrapyramidale Symptome) ein. Schließlich ist darauf hinzuweisen, daß sich in derartigen psychotischen Zustandsbildern aber auch vielfach die Primärpersönlichkeit widerspiegelt und dadurch der Symptomatik ein für den einzelnen Patienten typisches und oft unverwechselbares Bild verleiht.

Diagnose

Die Diagnose erfolgt aufgrund der Anamnese, des klinischen Bildes und des Nachweises der organischen Ursache. Dadurch wird auch eine Abgrenzung von schizophrenen Psychosen möglich.
Folgende Kriterien müssen erfüllt sein:
- eindeutige körperliche Befunde (z. B. hohe Temperatur, Hirntrauma, plötzliches Auftreten neurologischer Ausfälle, interne Erkrankungen);
- eindeutiger zeitlicher Zusammenhang zwischen körperlichem Befund und Psychose (z. B. hohes Fieber und in zeitlichem Zusammenhang damit Auftreten eines deliranten Syndroms);
- ungefähr paralleler Verlauf zwischen körperlichem Befund und psychotischen Erscheinungen (z. B. Abklingen der psychotischen Symptomatik nach Rückgang des zunächst bestehenden hohen Fiebers);
- typische Symptomatik mit Bewußtseinstrübung, Halluzinationen, psychomotorischer Unruhe, Störungen des Denkens, der Stimmung und des Antriebs.

Nicht selten hinterlassen körperlich begründbare Psychosen auch psychische Dauerveränderungen in Form eines hirnorganischen Psychosyndroms (Remschmidt u. Stutte, 1980).

Therapie, Verlauf und Prognose

Die Therapie der körperlich begründbaren Psychosen richtet sich zunächst nach der Grundkrankheit und deren Ursache.

Bei akuten Zustandsbildern mit deliranter Unruhe kommt man allerdings nicht ohne eine neuroleptische Medikation aus. Wenn nicht, wie z. B. bei enzephalitischen Erkrankungen, die Hirnfunktion massiv in Mitleidenschaft gezogen ist, heilen körperlich begründbare Psychosen häufig folgenlos aus. Man spricht dann von reversiblen Funktionspsychosen.

In manchen Fällen bleibt jedoch ein hirnorganisches Defektsyndrom zurück. Diese irreversible Folge der Grundkrankheit ist bei Vorliegen struktureller Hirnschädigungen am häufigsten.

Insofern ist die Prognose abhängig von der Ursache der Grundkrankheit und dem Vorkommen oder Fehlen einer strukturellen Hirnschädigung.

Endogene Psychosen

Unter „endogenen Psychosen" versteht man einige psychiatrische Krankheitsbilder (Manie, endogene Depression, Schizophrenie), denen sich eine körperliche Ursache nicht zuordnen läßt. Endogene Psychosen sind aber auch nicht durch äußere Ereignisse verursacht und lassen sich demzufolge nicht wie die Neurosen aus einem erlebnisreaktiven Geschehen ableiten. Deshalb hat man für diese Erkrankungen eine eigene Kategorie reserviert, die vorwiegend von psychopathologischen Symptomen ausgeht.

(1) Schizophrene Psychosen

Im folgenden werden unter der Bezeichnung „Schizophrenie" psychische Erkrankungen verstanden, die zu einer Desintegration der Persönlichkeit führen, die teils akut, teils schleichend unter Auftreten produktiver Symptome wie Wahnbildung und Halluzinationen verlaufen und die sich von psychoreaktiven Störungen und neurotischen Entwicklungen durch den Verlust des Realitätsbezuges unterscheiden lassen.

Epidemiologie

Etwa 4% aller Schizophrenien treten vor dem 15. Lebensjahr auf, etwa 1% vor dem 10. Lebensjahr. Im Krankengut kinder- und jugendpsychiatrischer Kliniken liegt die Quote schizophrener Erkrankungen bei Kindern etwa bei 1 bis 2%, bei Jugendlichen bei 2 bis 3%.

Es besteht ein leichtes Überwiegen der Jungen.

Klinisches Bild

Während die Schizophrenie des Kindesalters unter anderer Symptomatik verläuft, beginnt die Schizophrenie im Jugendalter, die Charakteristika des Erwachsenenalters anzunehmen. Dennoch gibt es aber eine Reihe von Unterschieden, die sich hauptsächlich auf die Phase der Adoleszenz als „Übergangsphase" zwischen Kindheit und Erwachsenenstatus zurückführen lassen.

So finden sich häufig hypochondrische Befürchtungen, initial depressive Verstimmungen, Ratlosigkeit, Suizidgedanken und Suizidversuche sowie Einbeziehung adoleszenztypischer Themen in den Wahn und die Halluzinationen.

Im Hinblick auf die klinische Symptomatik kann man Störungen in folgenden Bereichen unterscheiden:

Störungen im kognitiven Bereich und in der Wahrnehmung
Charakteristisch sind formale und inhaltliche Denkstörungen. Die *formalen* zeigen sich in Gedankenabreißen, Gedankenflucht, Gedankenjagen usw., die *inhaltlichen Denkstörungen* in Form entsprechender Wahnvorstellungen (Verfolgungswahn, Beeinträchtigungswahn). Bei Jugendlichen gibt es bereits eine systematisierte Wahnbildung. Leibhypochondrische Erlebnisse, Verfolgungs-, Beziehungs-, Beeinflussungs- und Vergiftungsideen werden einbezogen. Bei den Halluzinationen beginnen die akustischen zu dominieren, während jüngere Kinder noch häufiger optische Halluzinationen zeigen.

Störungen im emotionalen Bereich, im Kontakt- und Sozialverhalten
Viele Jugendliche ziehen sich zurück und isolieren sich. Im Affektbereich findet man mißtrauisch-ängstliche Grundstimmung, Affektlabilität, Negativismus, manchmal auch Regression auf frühere Verhaltensformen.

Störungen im Bereich der Sprache
Diese können sich in Veränderung der Sprechweise, gesteigertem Rededrang, in Perseverationsneigung, Sprachstereotypien, Echolalien oder Phonographismus (Wiederholung der an den Patienten gerichteten Frage) zeigen.

Störungen der Motorik
In der Spontanmotorik wird häufig eine allgemeine Disharmonisierung (Steifheit, Eckigkeit) sowie eine Reduktion der Spontanbewegungen beobachtet. Gelegentlich kommen auch katatone Bilder oder kataleptische Erscheinungen vor. Relativ häufig sind motorische Stereotypien (z. B. eine stereotype Körperhaltung oder bizarre Fingerspiele). Auch

die häufig als Prodromi einer Schizophrenie auftretenden Zwangsphänomene äußern sich vielfach zunächst im motorischen Bereich.

Antriebsstörungen
Sie zeigen sich in einer mangelnden Spontaneität und im Verlust von Initiative. Die Jugendlichen sitzen stundenlang teilnahmslos im Zimmer und haben keinerlei Interessen. Die Antriebslosigkeit kann so ausgeprägt sein, daß die Jugendlichen völlig regungslos dasitzen, weder sprechen noch essen und auch ihre Ausscheidungsfunktionen nicht mehr willentlich regulieren.

Einen solchen Zustand bezeichnet man als Stupor.

Formen der Schizophrenie

(1) Hebephrenie
Diese Form beginnt meist nach der Pubertät unter dem Zeichen der Antriebsverarmung, Denkzerfahrenheit, affektiven Verflachung und einer heiteren, läppischen Grundstimmung. Die Erkrankung schreitet fort und mündet meist im Defekt. Die jugendlichen, sehr oft intelligenten und gewissenhaften Patienten versagen plötzlich in der Schule, ziehen sich von Freunden und aus der Familie zurück, verlieren alle Interessen und werden häufig zu Langzeitpatienten, die in Landeskrankenhäusern untergebracht werden müssen.

(2) Katatone Schizophrenie
Bei dieser Form stehen die motorischen Erscheinungen, akute Erregungen und Sperrungszustände (Stupor) im Vordergrund. Daneben kommen aber auch viele andere der beschriebenen Symptome vor, am häufigsten Wahnideen und Halluzinationen.

(3) Paranoide (wahnbildende) Schizophrenie
Sie tritt bereits im Jugendalter auf, hat aber ihren Häufigkeitsgipfel im Erwachsenenalter. Vorherrschend sind die Wahnideen. Daneben finden wir Störungen des Denkens und der Affektivität. Diese Form der Erkrankung führt meist nicht zu einer Persönlichkeitsveränderung, auch die Intelligenz bleibt oft unberührt.

(4) Schizophrenia simplex
Diese Form führt langsam und schleichend, ohne besonders auffällige Symptome, zum Defektzustand. Die Erkrankung beginnt meist im jugendlichen Alter. Die Patienten sind antriebsarm, abgestumpft, ohne Initiative und Energie, depressiv oder verstimmt und versagen in der Schule oder im Beruf. Schließlich geben sie ihre gewohnte Tätigkeit auf oder wechseln häufig die Stelle, lassen sich treiben und verwahrlosen häufig.

Das Erkennen solcher schizophrener Verläufe kann sehr schwierig sein, weil die üblichen diagnostischen Kategorien bei der insgesamt farblosen Symptomatik meist nicht zutreffen.

Ätiologie und Genese

Die eigentliche Ursache der Schizophrenien ist immer noch ungeklärt. Es steht aber fest, daß der Vererbung eine entscheidende Rolle zukommt. Dies haben Untersuchungen an Familien Schizophrener und an eineiigen Zwillingen ergeben. Die Erkrankungswahrscheinlichkeit für Verwandte Schizophrener beträgt für Eltern 5 bis 10%, für Geschwister 8 bis 14%, unter zweieiigen Zwillingen 5 bis 16% und unter eineiigen 40 bis 75%.

Die in den meisten Untersuchungen gefundene relativ hohe Konkordanz eineiiger Zwillinge weist auf die Bedeutung des Erbeinflusses hin, zeigt aber zugleich, daß *erbliche Faktoren allein nicht* für die Entstehung der Erkrankung verantwortlich gemacht werden können. Inwieweit chemische Prozesse oder äußere Einflüsse an der Verursachung der Krankheit beteiligt sind, läßt sich bis jetzt nicht sagen. Vielfach wird als Hypothese angenommen, daß es sich bei der Schizophrenie um eine Stoffwechselstörung handelt. Gestützt wird diese Ansicht durch das häufige Auftreten schizophrener Erkrankungen in Zeiten biologischer Umstellungen (Pubertät, Schwangerschaft, Wochenbett, Klimakterium).

Die These von einer psychogenen (erlebnisreaktiven) Verursachung der Schizophrenie darf vorerst als unwahrscheinlich gelten.

Therapie, Verlauf und Prognose

Da die eigentliche Ursache der Schizophrenie bisher nicht bekannt ist, ist auch eine kausale Behandlung nicht möglich. Es gibt aber eine Reihe von Maßnahmen, die nachgewiesenermaßen in der Behandlung der Schizophrenie wirksam sind.

Medikamentöse Behandlung

In der Akutphase liegt der Schwerpunkt der Therapie in der medikamentösen Behandlung mit Neuroleptika. Neuroleptika sind Medikamente, die unterschiedlichen chemischen Gruppen angehören und nach Verabreichung eine allgemeine Beruhigung ohne wesentliche Beeinträchtigung des Wachbewußtseins bewirken.

Bei der Wirkungsweise der Neuroleptika lassen sich vier Komponenten unterscheiden:
- eine dämpfende Wirkung: allgemeine Beruhigung, Dämpfung von Erregungs- und Spannungszuständen. Dadurch wirken sie auch indirekt auf produktive Symptome wie Wahngedanken und Halluzinationen ein.
- eine extrapyramidal-motorische Wirkung: sie zeigt sich vor allem im Auftreten eines symptomatischen Parkinson-Syndroms mit Tremor, Speichelfluß und Amimie. Treten diese Erscheinungen im Extrem auf, so müssen sie als Nebenwirkungen angesehen werden. Es kann zu sogenannten Dyskinesien (Verkrampfungen) der Gesichts-, Hals- und Zungenmuskulatur kommen.
- antischizophrene Wirkung: hierunter versteht man die gezielte Einwirkung gegenüber der schizophrenen Symptomatik. Diese Wirkung ist belegt; allerdings ist ihr Mechanismus im einzelnen noch nicht geklärt.
- vegetative Wirkung: ein Großteil der Neuroleptika führt zu einer Senkung des Blutdrucks, zu Pulsveränderungen, Schwitzen, Schwindel, Gewichtszunahmen und Magen-Darm-Störungen. Auch diese Erscheinungen kann man z. T. als Nebenwirkungen auffassen, die u. U. durch entsprechende Kreislaufmittel abgefangen werden können.

Therapeutische Maßnahmen

Auch psychotherapeutische Maßnahmen gehören zur Behandlung der Schizophrenie. Bei ihnen geht man jedoch nicht i. S. der aufdekkenden Therapie, sondern i. S. einer stützenden und den einzelnen Patienten aufwertenden Psychotherapie vor. Es ist insbesondere wichtig, die Belastungen, die auf einen Patienten zukommen, zu dosieren, bzw. seine Fähigkeit, mit Belastungen umzugehen, in den psychotherapeutischen Prozeß einzubeziehen.

Beschäftigungs- und Arbeitstherapie

Ziel der Beschäftigungstherapie ist es, den häufig in sich gekehrten und verschlossenen Patienten psychisch aufzulockern und wieder gemeinschaftsfähig zu machen. Durch musische Betätigungen (Malen, Zeichnen, Arbeiten mit Ton) gelingt es, viele Patienten aus ihrer Reserve herauszuführen und über die manchmal überraschend guten Ergebnisse ihrer Gestaltungskraft ein optimistischeres Selbstbild zu erreichen.

Bei der *Arbeitstherapie* will man die Jugendlichen durch stufenweise Steigerung von körperlichen Anforderungen an ihre Umwelt anpassen. Sie ist damit ein Teil der bei allen psychiatrisch Kranken angestrebten Rehabilitation.

Prognose

Die Prognose der Schizophrenie im Kindes- und Jugendalter ist günstiger, als man früher angenommen hat. Man kann davon ausgehen, daß etwa 40% folgenlos ausheilen; bei etwa 20 bis 30% bleiben gewisse Restsymptome zurück, die aber dennoch eine relativ gute Anpassung ermöglichen. Bei den übrigen kommt es jedoch immer wieder zu Rezidiven, so daß sie über längere Zeiträume in stationärer psychiatrischer Behandlung bleiben müssen.

(2) Affektive Psychosen

Definition

Zu den affektiven oder endogen-phasischen Psychosen werden zeitlich abgrenzbare, Affektivität, Antrieb und Vegetativum beeinträchtigende Erkrankungen gerechnet, die ohne Defekte abheilen und periodisch auftreten. Dazu gehören vor allem die unipolar verlaufenden endogen-phasischen Psychosen oder die bipolar verlaufenden manisch-depressiven Psychosen. Sie sind bis zur Pubertät sehr selten, nehmen dann mit dem 14./15. Lebensjahr deutlich zu. Von diesem Zeitpunkt an ändert sich auch das Geschlechtsverhältnis: die phasischen Depressionen werden bei Mädchen häufiger als bei Jungen.

Klinisches Bild, Diagnose und Differentialdiagnose

Zur Vereinheitlichung der Diagnostik manisch-depressiver Psychosen bei Kindern und Jugendlichen haben Anthony und Scott 10 Kriterien erarbeitet, die eine gute Richtschnur für die Diagnose darstellen:

(1) Symptombild, das den klassischen Beschreibungen der manisch-depressiven Psychosen entspricht
(2) homologe familiäre Belastung
(3) frühzeitige Neigung zu manisch-depressiven Reaktionsformen
(4) mindestens einmaliges Rezidivieren der Phasen
(5) zweiphasiger (manisch-depressiver) Verlauf
(6) Unwahrscheinlichkeit exogener Einflüsse
(7) erhebliche Erkrankung i. S. einer klinischen Behandlungsbedürftigkeit
(8) abnorme, extravertierte Persönlichkeit
(9) Ausschluß einer organischen Ursache oder einer Schizophrenie und
(10) Absicherung der Diagnose durch den Verlauf.

Ein Teil dieser Kriterien ist natürlich bei der Erstdiagnose nicht erfüllt.

Depressive Phase

Die Jugendlichen fallen meist durch extreme Hemmung, Grübeln, Angst- und Schuldgefühle, Antriebsmangel und ernstzunehmende Suizidgedanken auf. Auch der Denkablauf ist verlangsamt; viele Jugendliche neigen zu Zwangsphänomenen, z. B. zu Zwangsgedanken, in die Schuld- und Versündigungsideen einfließen.

Häufig sind auch vegetative Funktionsstörungen wie Schlaflosigkeit, Appetitlosigkeit, Kopfschmerzen, Herzsensationen und Obstipation. Bei Mädchen bleibt häufig die Periode aus; sie klagen auch oft über ein Globusgefühl.

Manische Phase

Die manischen Phasen sind gekennzeichnet durch erhöhten Antriebsüberschuß, Distanzlosigkeit, planlose Umtriebigkeit und Hyperaktivität, ein gesteigertes Selbstwertgefühl und eine überhöhte Selbsteinschätzung, ferner durch Größenideen oder absolut unrealistische Zukunftspläne.

Diagnose und Differentialdiagnose

Für die Diagnose ist zunächst neben der Symptomatik eine erbliche Belastung wichtig sowie zur Absicherung eine, wenn auch kurze, Verlaufsbeobachtung.

Differentialdiagnostisch sind vor allem organische Zustandsbilder abzugrenzen, ferner neurotische Depression und reaktive Verstimmungen, Pubertäts- und Adoleszentenkrisen, die unter einem ähnlichen Bilde verlaufen können, die Pubertätshypochondrie, aber auch heredo-degenerative Erkrankungen, die manchmal in Form manischer oder depressiver Episoden beginnen, wobei sich erst später der organische Hintergrund ergibt.

Ätiologie und Genese

Eine wichtige Rolle spielen genetische Faktoren. Ist ein Elternteil manisch-depressiv erkrankt, so erkranken bis zu 24% der Kinder, etwa 12% der Geschwister, 3,4% der Enkel und rund 2,4% der Nichten und Neffen. Es gibt Anhaltspunkte dafür, daß exogene Faktoren die Krankheit zwar auslösen können, jedoch nicht die Ursache darstellen.

Es ist sicher, daß sowohl Anlage- als auch Umweltfaktoren zusammenspielen. Über den Anteil dieser beiden Faktoren sind aber keine verläßlichen Aussagen möglich.

Therapie, Verlauf und Prognose

Allgemeine Maßnahmen

Depressive Jugendliche müssen, sofern eine deutliche Suizidneigung vorliegt, stationär aufgenommen werden. Die Behandlung suizidaler Jugendlicher ist stets eine Gratwanderung zwischen Einschränkung und Freizügigkeit. Eine sorgfältige Beobachtung auf der Station ist erforderlich. Jeder Suizidversuch muß ernstgenommen werden, auch wenn es immer wieder Jugendliche gibt, die Suizidversuche aus demonstrativen Gründen unternehmen. Aber auch sie befinden sich in einer Notsituation. Familienangehörige und Freunde unterschätzen die ernste Gefahr des Suizids häufig.

Medikamentöse Behandlung

Antidepressiva

Antidepressive Medikamente werden eingesetzt, um gezielt die depressive Symptomatik zu beeinflussen, die Schlaflosigkeit abzumildern und auch die vielfach vorhandenen körperlichen Begleitsymptome zu behandeln. Im Schwerpunkt ihrer Wirkung unterscheiden wir drei charakteristische Wirkungskomponenten:

- vorwiegend stimmungsaufhellende Wirkung.
  In diese Gruppe gehören z. B. die meisten trizyklischen Antidepressiva wie Tofranil®, Noveril®, Laroxyl®, Tryptizol®.
- vorwiegend hemmungslösende Wirkung.
  Sie wird vor allem von den sogenannten Monoaminooxydasehemmern (MAO-Hemmer) wie z. B. Jatrosom verkörpert.
- unruhedämpfende Wirkung.
  Sie ist insbesondere bei agitierten Depressionen wichtig.
  Thymoleptika werden vielfach, je nach der individuellen Symptomatik, mit Tranquilizern kombiniert, wobei allerdings Vorsicht geboten ist, da Tranquilizer, im Gegensatz zu den Antidepressiva, abhängig machen können.

Langzeitprophylaxe durch Lithium-Präparate

In den letzten Jahren hat man sowohl bei Manien als auch bei manisch-depressiven Psychosen gute Erfolge durch die Verabreichung von Lithium-Salzen erzielt. Diese Präparate haben sich vor allem zur Langzeitprophylaxe bewährt. Bekannte Lithium-Präparate sind Quilonum® und Quilonum® retard.

Patienten unter Lithium-Medikation müssen fortlaufend überwacht werden. Der Blut-Lithiumspiegel muß in regelmäßigen Abständen kontrolliert werden (wirksamer Bereich: 0,8 bis 1,3 mVal/1).

Psychotherapeutische Behandlung

Bei schwerwiegenden, endogen-phasischen Psychosen ist eine psychotherapeutische Behandlung als alleinige Behandlungsmaßnahme nicht wirksam. Wohl aber ist es wichtig, die Patienten psychotherapeutisch zu begleiten und sich um das Verständnis ihrer Störung mit psychotherapeutischen Mitteln zu bemühen.

Nach Abschluß der akuten Phase der Erkrankung ist eine stützende Psychotherapie wichtig und auch wirksam.

In der Begleitung und Führung behandelter Depressiver sind manchmal Altersgenossen und Freunde eine große Hilfe. Sie erkennen oft früher als Eltern und Arzt die Gefährdung ihres Freundes oder ihrer Freundin, nur sind sie oft sehr zurückhaltend in der Mitteilung solcher Beobachtungen. Im Hinblick auf das oft tragische Ende von Suizidversuchen sollte man sie jedoch ermuntern, ihre Befürchtungen um des Patienten willen preiszugeben.

Die *Prognose* endogen-phasischer Psychosen im Jugendalter ist uneinheitlich. Ein Teil der Jugendlichen, die primär maniforme Krankheitsbilder zeigen, entwickeln später schizophrene Prozeßpsychosen. Sofern das Krankheitsbild sich auch in der Katamnese als endogen-depressiv oder manisch-depressiv erweist, ist die Prognose aber, nicht zuletzt aufgrund der Lithium-Medikation, günstig.

Dissozialität, Delinquenz, Verwahrlosung

Definition und Klassifikation

Die Begriffe Dissozialität, Delinquenz und Verwahrlosung werden in der Literatur sehr unterschiedlich verwendet. Ihr Zusammenhang ist nach einem Schema von Hartmann (1977) in Abb. 1 wiedergegeben.

Geht man von diesem Schema aus, so wird *Dissozialität* als ein Begriff aufgefaßt, der alle bemerkenswerten Abweichungen von sozialen Normen bezeichnet, *Kriminalität* oder *Delinquenz* bezeichnet inkriminierte Abweichungen von der sozialen Norm, und als *Verwahrlosung* werden die persistierenden und generalisierten Abweichungen von den sozialen Normen aufgefaßt.

Verwahrlosung kann in diesem Sinne als „fortgesetztes und allgemeines Sozialversagen" definiert werden. Aus einer derartigen terminologischen Umgrenzung geht schon hervor, daß es zwischen den hier genannten Begriffen zahlreiche Überschneidungen geben muß (vergl. Abb. 10-1).

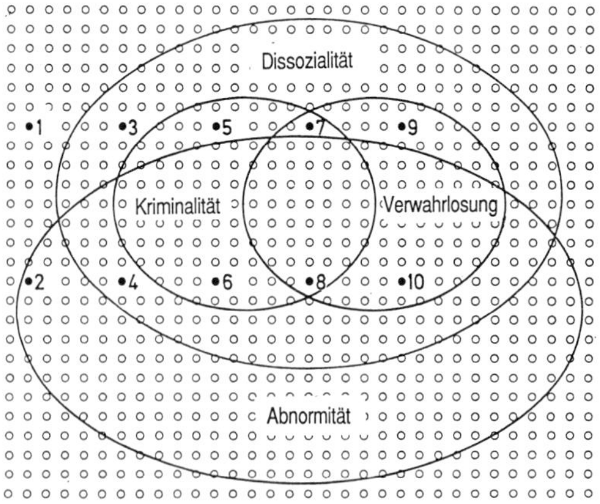

Abb. 10-1 Interaktion von Dissozialität, Kriminalität, Abnormität und Verwahrlosung (aus Hartmann, K.: Theoretische und empirische Beiträge zur Verwahrlosungsforschung, 2. Aufl., S. 35. Springer, Berlin 1977)

Dissozialität ist danach als Überbegriff zu betrachten, der als Unterkategorien *Delinquenz* und *Verwahrlosung* umfaßt. Wer verwahrlost ist, ist zugleich auch als dissozial zu betrachten, jedoch muß nicht jeder, der dissoziales Verhalten zeigt, zugleich auch verwahrlost sein. Ganz ähnlich ist die Beziehung zwischen Delinquenz und Verwahrlosung. Wer strafbare Handlungen (also Delikte) verübt, muß nicht verwahrlost sein, wer verwahrlost ist, muß nicht delinquent sein. Bei vielen delinquenten Jugendlichen treten jedoch gleichzeitig Anzeichen einer Verwahrlosung (also eines persistierenden Sozialversagens) auf und bei verwahrlosten Jugendlichen häufig Delinquenz.

Immer wieder werden die Begriffe Dissozialität, Delinquenz und Verwahrlosung auch in Beziehung zu abnormem Verhalten gesetzt. Es muß aber festgehalten werden, daß es zahlreiche dissoziale Verhaltensweisen gibt, die wir nicht in den Bereich der psychischen Abnormität rechnen. Dies bedeutet zugleich, daß bei weitem nicht alle dissozialen Jugendlichen einer psychiatrischen Behandlung zugeführt werden müssen, sondern primär erzieherischen Maßnahmen.

Klassifikation

In den verschiedenen Klassifikationsschemata werden die in diesem Kapitel abgehandelten Auffälligkeiten unter dem Begriff „Störungen des Sozialverhaltens" subsumiert. Je nachdem, ob das dissoziale Verhalten noch eine gewisse „Normorientierung" aufweist (z. B. im Rahmen einer Subkultur) unterscheidet man „sozialisierte" und „nicht-sozialisierte" Störungen des Sozialverhaltens.

Symptomatik

Es wird in diesem Zusammenhang nicht vom klinischen Bild gesprochen, weil ein großer Teil der entsprechenden Störungen nicht als psychiatrische Erkrankung angesehen werden kann, sondern als ein Sozialversagen, das vielfach pädagogische Ursachen hat und auch pädagogischer Maßnahmen bedarf.

Dissozialität

Sie zeigt sich in einer Vielfalt von Symptomen, in *nicht sozialisierter Form* durch Verhaltensweisen wie Negativismus, Ungehorsam, Streitsucht, Aggressivität, destruktives Verhalten,

Wutausbrüche, Ärgern und Tyrannisieren anderer, gestörte Beziehungen zu anderen Menschen, Bindungsunfähigkeit, häufig auch in Verstößen gegen sexuelle Verhaltensnormen.

Die Störung wird dann als nicht sozialisiert betrachtet, wenn sich diese Verstöße wahllos gegen eine Vielzahl von Personen, Gruppen oder Institutionen richten und keinerlei Normbefolgung und Normbindung mehr feststellbar ist.

Sozialisierte Störungen können sich in gleicher Symptomatik äußern, sind aber dadurch gekennzeichnet, daß sich die entsprechenden Kinder oder Jugendlichen gegenüber einer Gruppe oder bestimmten Personen loyal verhalten und diesen gegenüber das dissoziale Verhalten nicht zeigen. Beispielsweise werden dann Zerstörungen oder auch Diebstähle gegenüber dem Eigentum von Personen aus der gleichen Gruppe, mit der man derartige Delikte begeht, nicht durchgeführt.

Schon das Beispiel „Diebstahl" weist darauf hin, daß dissoziales Verhalten mit delinquentem Verhalten häufig assoziiert ist, was aber nicht der Fall sein muß.

Delinquenz

Im deutschen Sprachgebrauch werden unter „Delinquenz" alle Handlungen zusammengefaßt, die einen im Strafgesetzbuch kodifizierten Normbruch zum Inhalt haben. Es geht also um strafbare Handlungen. Im angelsächsischen Sprachraum wird der Begriff häufig weiter gefaßt.

Bei Jugendlichen stehen unter den Delikten an erster Stelle Diebstahlsdelikte, gefolgt von Raub, Rauschgiftdelikten, Sachbeschädigung, Straftaten gegen die öffentliche Ordnung und Sexualdelikten.

Verwahrlosung (persistierende Dissozialität)

Bei der Verwahrlosung kommt es, meist im Jugendalter, zu einer Vielzahl von Symptomen, die sich unter den Gesichtspunkten der *Labilität* (geringe Kontakt- und Arbeitsbindung, leichte Verführbarkeit), *Impulsivität* (Abhängigkeit von momentanen Einfällen und Handlungsimpulsen), *Aggressivität* (oppositionelles, destruktives und aggressives Verhalten) und vielfach auch der Delinquenz zusammenfassen lassen.

Hartmann (1977) hat aufgrund umfangreicher Untersuchungen drei Verwahrlosungssyndrome abgegrenzt, die durch eine unterschiedliche Mischung dissozialer Verhaltensweisen gekennzeichnet sind:

Instabilitätssyndrom
Es ist gekennzeichnet durch Depressivität, mangelnde Entmutigungstoleranz, mangelhafte Kontaktbindung, Ratlosigkeit, Weglaufen, mangelnde Versuchstoleranz. Es handelt sich um ein Verwahrlosungssyndrom von geringer Sozialgefährlichkeit, bei dem sich die Symptombildung stark auf die eigene Person konzentriert.

Asozialitätssyndrom
Zu diesem Syndrom zählen die Merkmale mangelhafte Arbeitsbindung, Schwänzen der Arbeit und der Schule, Bummeln, Alkoholmißbrauch, ungünstiger Umgang. Dieses Syndrom bringt eine soziale Gefährdung mit sich und wird vielfach auch als „passive Verwahrlosung" bezeichnet.

Kriminalitätssyndrom
Hier stehen delinquente Handlungen im Vordergrund wie Bedrohung, Mißhandlung von Personen, Beschädigungen, vor Gericht verhandelte Delikte überhaupt, oppositionelles Verhalten. Dieses Syndrom ist von erheblicher Sozialgefährlichkeit und wird auch als eine Form der „aggressiven Verwahrlosung" betrachtet.

Diagnose und Differentialdiagnose

Die Diagnose wird aufgrund der Symptomatik, anamnestischer Angaben und zusätzlicher Befunde gestellt.

Entsprechend den ätiologischen Faktoren, die sich auf konstitutionelle, genetische Einflüsse, aber in noch größerem Umfange auf Umweltfaktoren richten, sind folgende Syndrome abzuwägen: Persönlichkeitsstörungen (Psychopathien) (ICD 301. 1–9), Verwahrlosung und Delinquenz als Folgen einer frühkindlichen Deprivation, Verwahrlosungserscheinungen im Rahmen psychotischer oder neurotischer Erkrankungen.

Ätiologie und Genese

Die Vielzahl der Thesen und Untersuchungen zur Ätiologie von Dissozialität, Delinquenz und Verwahrlosung erstreckt sich auf biologische, psychologische und soziologische Aspekte.

(1) Biologische Theorien
Sie betonen den Einfluß von Hirnfunktionsstörungen, von Chromosomenaberrationen, ferner den Einfluß der Vererbung und konstitutionelle Einflüsse. Zu den letzteren gehört auch die Persönlichkeit. Wir wissen, daß bestimmte Persönlichkeitszüge schon sehr früh festgelegt werden und als Disposition für dissoziales und delinquentes Verhalten von Bedeutung sind. Insgesamt wird heute der Anteil biologischer Faktoren aber nicht als der führende angesehen.

(2) Psychologische Theorien
Sie betonen zunächst den Einfluß der frühkindlichen Entwicklung. Frühkindliche Deprivation (psychischer Hospitalismus) führt später zu einer mangelhaften Bindungsfähigkeit, zu einem insuffizienten Erwerb gesellschaftlicher Normen und damit zur Dissozialität.

Von Bedeutung sind ferner massiv gestörte Familienverhältnisse (broken home-Faktoren), Erziehungs- und Führungsmängel und zwischenmenschliche Konflikte.

Schon früh haben psychoanalytische Autoren auf den Zusammenhang zwischen emotionalen Entbehrungen, also Mangel an liebevoller Zuneigung und Fürsorge in frühester Kindheit und späterem dissozialen Verhalten hingewiesen.

(3) Soziologische Theorien
Soziologische Theorien stellen den Einfluß ungünstiger sozialer Verhältnisse, ungünstiger Vorbilder und desolater familiärer Verhältnisse in den Mittelpunkt der Betrachtung.

Keiner dieser Ansätze kann für sich beanspruchen, Dissozialität, Delinquenz und Verwahrlosung umfassend zu erklären. Es herrscht heute Einigkeit darüber, daß eine Vielzahl von Faktoren zusammenwirken, deren Bedeutung im Einzelfall näher analysiert werden muß.

Therapie, Verlauf und Prognose

Entsprechend der multifaktoriellen Bedingtheit von Dissozialität, Delinquenz und Verwahrlosung muß auch die Behandlung auf einer Vielzahl von Fakten aufbauen. Nach Hartmann (1977) können wir Hilfestellung in verschiedenen Bereichen unterscheiden. Dabei wird grundsätzlich davon ausgegangen, daß es sich bei Verwahrlosung, häufig auch bei Delinquenz und Dissozialität um einen Erziehungsrückstand handelt, der eine *primär pädagogische Intervention* erfordert. Die Möglichkeiten der Hilfestellung können wie folgt klassifiziert werden:

(1) Erzieherische Hilfen erstreben ein Nachholen ausgebliebener Lernprozesse, wobei es sowohl um die Entwicklung einer adäquaten Bindungs- und Belastungsfähigkeit geht als auch um das Nachholen ganz elementarer Kulturtechniken und Kenntnisse. Hier spielt z. B. *die Legasthenie* eine wichtige Rolle. Sie kann ein wichtiger Faktor für eine dissoziale Entwicklung sein. Ein geeigneter Behandlungsschritt ist folglich eine entsprechende Übungsbehandlung.

(2) Von allergrößter Wichtigkeit ist eine berufliche Stabilisierung. Da dissoziale Jugendliche sich häufig jeglicher Beeinflussung und Förderung entziehen, ist das Nachholen eines Schulabschlusses oder die Absolvierung einer Berufsausbildung oft nur unter geschlossenen Bedingungen möglich.

Es ist nachgewiesen, daß ein Schulabschluß und eine abgeschlossene Berufsausbildung wichtige stabilisierende Faktoren sind.

(3) Kompensatorische Hilfen basieren auf verhaltenstheoretischen Prinzipien. Es geht dabei um das Lernen am Erfolg, um Lernen durch Identifikation und Imitation.

(4) Perspektivische Hilfen sind auf die Entwicklung einer Neuorientierung ausgerichtet. Man versucht, mit dem Probanden eine neue Perspektive seines Lebensweges zu gestalten. Es geht dabei auch um eine geistige und weltanschauliche Orientierung, aber ebenso um die Orientierung in der Realität.

(5) Gruppendynamische Hilfen akzentuieren die gemeinsame Arbeit mit mehreren Jugendlichen ähnlicher Problematik. Zu unterscheiden ist eine ausgesprochene Gruppentherapie von einer Gruppenarbeit, bei der die Beziehung der Gruppenmitglieder untereinander die wesentlichste ist.

Die *Prognose* dissozialen und delinquenten Verhaltens ist von einer Vielzahl von Faktoren abhängig. *Prognostisch günstige Faktoren* sind: Erreichen eines Hauptschulabschlusses oder einer höheren Schulbildung, Abschluß einer Berufsausbildung, Wiedergewinnung sozialer Kontakte, Einordnung in eine Gruppensituation; Freibleiben von Alkohol. *Prognostisch ungünstige Zeichen* sind: Sonderschulabschluß, Arbeitsunbeständigkeit, Alkoholmißbrauch, Aggressionen gegen Personen und Sachen, früh begangene Straftaten mit anschließender Fürsorgeerziehung im Jugendstrafvollzug. Von entscheidender Bedeutung ist eine über mehrere Jahre notwendige konstante pädagogische Führung, wenn notwendig, auch in einer geschlossenen Institution.

Unter diesen Bedingungen lassen sich etwa die Hälfte der dissozialen Jugendlichen resozialisieren.

Sexueller Mißbrauch von Mädchen in der Adoleszenz

Definition und Epidemiologie

Unter sexuellem *Mißbrauch* versteht man die Einbeziehung von Kindern und Jugendlichen in sexuelle Aktivitäten, deren Funktion und Tragweite sie nicht überschauen können.

Von sexueller *Mißhandlung* wird gesprochen, wenn es zur Gewaltanwendung kommt und die sexuellen Aktivitäten gegen den Willen der Betroffenen oder des Betroffenen herbeigeführt werden.

Eine häufige Form des sexuellen Mißbrauchs ist der *Inzest,* worunter man die Ausübung des Geschlechtsverkehrs mit Familienangehörigen versteht, wobei sexuelle Beziehungen zwischen Vater und Tochter bzw. Stiefvater und Stieftochter am häufigsten sind. Jeder Fall sexuellen Mißbrauchs von Jugendlichen oder auch Kindern ereignet sich in einer asymmetrischen Macht- und Abhängigkeitssituation zuungunsten des Opfers.

Nach Schätzungen werden in der Bundesrepublik jährlich etwa 300 000 Kinder sexuell mißbraucht, wovon 250 000 Mädchen sind. Etwa jeder 3. bis 4. Erwachsene wurde im Kindes- bzw. Jugendalter einmal sexuell belästigt. Nach Erhebungen in den USA geben rund 5–10% der erwachsenen Frauen an, inzestuöse Erfahrungen zu haben. Letztere sind meist nicht nur punktuelle Ereignisse, sondern haben im Durchschnitt zwei bis drei Jahre angehalten.

Die Opfer sexuellen Mißbrauchs und sexueller Mißhandlungen sind ganz überwiegend Mädchen, von denen rund 80% unter 14 Jahren sind. Die Täter sind überwiegend Männer im Alter zwischen 25 und 40 Jahren. Wenn man von den Exhibitionisten absieht, so stammen 70 bis 80% der Täter aus dem unmittelbaren Nahraum der Familie (Väter, Stiefväter, andere Familienmitglieder, vertraute Erwachsene). Aufgrund dieses Personenkreises ist auch verständlich, daß bei sexuellem Mißbrauch bis zum 13. Lebensjahr der Kinder aufgrund einer vorher bestehenden Bekanntheit oder Vertrauensbeziehung zwischen Täter und Opfer Gewaltanwendungen selten vorkommen. Für den sexuellen Mißbrauch besteht eine sehr hohe Dunkelziffer; es wird angenommen, daß die wahre Zahl zehn- bis zwanzigmal höher liegt, als die polizeibekannten Daten vermuten lassen.

Über die Auswirkungen sexuellen Mißbrauchs liegen unterschiedliche Äußerungen vor, die sehr stark von der Forschungsperspektive abhängen. So wird in täterorientierten Untersuchungen weniger auf die möglichen Schädigungen des Opfers eingegangen, während in opferorientierten Untersuchungen dieser Gesichtspunkt betont wird. Ohne Zweifel kann aber davon ausgegangen werden, daß in den allermeisten Fällen besonders bei längerbestehendem sexuellem Mißbrauch von Kindern schwerwiegende Folgeerscheinungen bei dem kindlichen Opfer zu erwarten sind.

Erscheinungsformen und Begleitumstände

Sexueller Mißbrauch von Mädchen in der Adoleszenz kommt in sehr unterschiedlichen Formen und mit unterschiedlichen Begleitumständen vor. Je nach Art und Begleitumständen und auch im Hinblick auf die möglichen Folgen kann man den intrafamiliären vom extrafamiliären sexuellen Mißbrauch (bzw. Mißhandlung) unterscheiden, die wiederum jeweils mit und ohne Gewaltanwendung erfolgen können.

Ohne Gewaltanwendung findet in der Regel die sexuelle Verführung Minderjähriger statt, wobei es aber fast regelmäßig zur Ausübung eines erheblichen psychischen Druckes kommt, der oft nicht minder schwere Folgen für die betroffenen Mädchen hinterläßt als die physische Gewalt.

Unter physischer Gewaltanwendung werden Mädchen häufig zur Duldung oder zur Durchführung sexueller Manipulationen gezwungen, vergewaltigt oder gar, nach Ausführung der Mißhandlung, getötet.

Bei der intrafamiliären sexuellen Mißhandlung unterbleibt die Anzeige oft aus Angst vor dem Täter, aus Furcht, die Familie insgesamt an den Pranger zu stellen, häufig aber auch deshalb, weil die Familie befürchten muß, durch die Bestrafung des Vaters oder des Stiefvaters, die meist die Täter sind, in wirtschaftliche Not zu geraten. Aufgrund dieser und anderer Schwierigkeiten stützen sich die umfangreichen Erhebungen über den sexuellen Mißbrauch von Kindern und Jugendlichen auf die retrospektiven Angaben von Erwachsenen über ihre Kindheit.

Nach umfangreichen Erhebungen über die Art des sexuellen Mißbrauchs stehen bei Opfern beiderlei Geschlechts Vaginal- oder Analverkehr an erster Stelle, gefolgt von oral-genitalen Kontakten bei männlichen und genitalen Manipulationen bei weiblichen Opfern.

Was die Beziehungen zwischen Täter und Opfer betrifft, so zeigen Erhebungen, daß sich über die Hälfte der sexuellen Mißhandlungen bei Mädchen innerhalb der Familie ereignen und über ein Drittel durch bekannte Personen begangen werden, während unbekannte Täter nur rund 12% ausmachen.

Bei männlichen Opfern überwiegen ebenfalls Familienmitglieder und Bekannte als Täter, unbekannte Personen sind etwas häufiger als bei weiblichen Opfern vertreten (Farber et al. 1984).

Die Täter sind, sowohl was den sexuellen Mißbrauch von Jungen als auch von Mädchen betrifft, in der ganz überwiegenden Mehrzahl Männer. Jedoch kommen auch Frauen als Täter vor, nur gibt es hierzu kaum verläßliche Zahlen.

Folgen sexuellen Mißbrauchs bzw. sexueller Mißhandlung von Mädchen

Als *kurzfristige Folgen* sind bekannt: physische Verletzungen (s. S. 202), Schmerzen, Enttäuschung, Mißtrauen, Resignation und Depression, massive Beeinträchtigung des Selbstwertgefühles. Gefühl der Ohnmacht und des Ausgeliefertseins, Leistungsversagen in der Schule, sozialer Rückzug, Suizidgedanken oder Suizidversuche.

Beim sexuellen Mißbrauch innerhalb der Familie kommen Kinder und Jugendliche (meist Mädchen) regelmäßig in Loyalitätskonflikte bezüglich ihrer Eltern. Ist der Vater oder Stiefvater der Täter, so verbietet er regelmäßig dem sexuell mißbrauchten Kind, mit der Mutter über den Tatbestand zu sprechen, was das Verhalten des Kindes zur Mutter tiefgreifend stört. Das Gebot der Geheimhaltung und der Heimlichkeit liegt als bedrückende Last auf dem Opfer, das sich gegen den sexuellen Mißbrauch als schwächstes Glied im Machtgefüge nicht wirksam wehren kann. Oft wird die versuchte Gegenwehr durch Gewaltanwendung zunichte gemacht. Nicht selten wissen aber auch die Mütter vom sexuellen Mißbrauch ihrer Töchter durch den Vater, dulden diesen aber machtlos und stillschweigend, weil sie die wirtschaftlichen Folgen einer Bestrafung des Vaters durch eine etwaige Anzeige fürchten oder den Ehepartner auch selbst nicht verlieren möchten.

Die *mittel- bis langfristigen Folgen* liegen im wesentlichen in drei Bereichen:

(1) Beeinträchtigung der sexuellen Befriedigung und Partnerschaftsstörungen

Der sexuelle Mißbrauch stellt für viele Kinder und Jugendlichen das erste sexuelle Erlebnis mit einem „Partner" dar, der beiden Geschlechtern angehören kann und in der Regel viel älter ist und der aufgrund seiner „Machtstellung" das sexuelle Primärerlebnis nicht nur durch Gewaltanwendung oder andere unschöne Umstände entwertet, sondern völlig asymmetrisch gestaltet. Der sexuelle Vorgang wird dadurch für die Opfer mit dem Gefühl des Ausgeliefertseins, der Machtlosigkeit und Unterlegenheit assoziiert, was keinerlei Eigenständigkeit oder Initiative erlaubt. In späteren Partnerschaften reproduziert sich häufig dieses Muster und kann nur durch viel Verständnis für das ehemals mißbrauchte Kind mühsam abgebaut werden.

(2) Störung der Identitätsentwicklung und der Rollenübernahme

Die Identitätsentwicklung und die Übernahme der jeweiligen Geschlechtsrolle kann durch die Erfahrung eines längerwährenden sexuellen Mißbrauchs erheblich beeinträchtigt werden. Z. B. entwertet der sexuelle Mißbrauch eines Mädchens durch den eigenen Vater oder Stiefvater nicht nur das Bild des Vaters und das Bild eines männlichen Partners, sondern auch die Beziehung der Eltern untereinander. Da die eheliche Beziehung der Eltern für ein Kind zunächst als Modell für heterosexuelle Beziehungen schlechthin gilt und auch für angemessenes Rollenverhalten, entsteht diesbezüglich Unsicherheit und *Unfähigkeit, altersgemäße Lern- und Identifikationsprozesse erfolgreich zu bewältigen.*

(3) Psychische Störungen und Erkrankungen

Sexuell mißbrauchte oder mißhandelte junge Mädchen zeigen nicht nur kurzfristig unmittelbar nach den Erlebnissen psychische Störungen und Verhaltensauffälligkeiten, sondern können auch (besonders bei langjährigem sexuellen Mißbrauch) langfristig chronische Konflikte oder psychiatrische Erkrankungen davontragen.

Häufig sind depressive Verstimmungen mit Appetit- und Schlafstörungen sowie *Suizidgedanken, massive Lern- und Leistungsstörungen,* Verwahrlosungstendenzen, die oft neurotischen Charakter haben und mit Weglaufen, ausgeprägtem Oppositionsverhalten und der Ablehnung jeder familiären Bindung assoziiert sind sowie hysterische Reaktionen und Konversionssyndrome. Bei letzteren hatte Freud in seinen frühen Schriften zunächst an den Inzest als führende Ursache gedacht, was er in späteren Arbeiten auf „Inzestphantasien" reduzierte. Schließlich sind im Rahmen von Selbstwertkrisen auch Suizidversuche sowie selbstverletzendes und autodestruktives Verhalten bekannt.

Es ist ferner wichtig zu wissen, daß die Auseinandersetzung mit dem sexuellen Mißbrauch/bzw. Mißhandlung in zeitlicher Hinsicht verschiedene Phasen durchläuft, was Summit (1981) im Hinblick auf die Verarbeitung inzestuöser Erlebnisse zur Unterscheidung von vier Phasen veranlaßt hat. Diese beziehen sich primär auf den sexuellen Mißbrauch jüngerer Kinder, gelten aber auch für Jugendliche, da der sexuelle Mißbrauch bei diesen in der Regel schon früher begonnen hat:

(1) Geheimhaltung.
In dieser stark konflikthaften Initialphase stehen die Schuldgefühle des Kindes und der Loyalitätskonflikt gegenüber den Eltern im Vordergrund. Die Notwendigkeit, ein derartiges Familiengeheimnis ängstlich zu hüten, bedeutet eine schwere Belastung.
(2) Hilflosigkeit.
In der zweiten Phase erkennt das Kind seine Ohnmacht, den sexuellen Mißbrauch durch eigene Initiative zu unterbrechen. Es kommt zu einer resignativen Haltung, in der sich Verzweiflung und Hoffnungslosigkeit ausdrücken und die häufig in eine depressive Verstimmung einmündet.
(3) Akkommodation.
In der dritten Phase hat das Kind die resignative Haltung überwunden und neigt zu ausagierendem Verhalten in Form von Weglaufen, Drogenmißbrauch, Verübung von Straftaten usw. Vielfach will es damit erreichen, daß durch verstärkte Zuwendung zu ihm selbst die Intaktheit der Familie, die auseinanderzubrechen droht, aufrechterhalten wird.
(4) Enthüllung.
Schließlich, oft nach mehreren Jahren, entschließt sich das inzwischen älter gewordene Mädchen, seine inzestuösen Erlebnisse der Mutter oder einer anderen Vertrauensperson mitzuteilen. Oft wird ihm dabei jedoch kein Glauben geschenkt, „weil man sich so etwas nicht vorstellen kann“. Wenn man dem Mädchen glaubt, so wird entweder die Bedeutung dieser sexuellen Erlebnisse heruntergespielt (Angst vor der Familienschande) oder zumindest geheimgehalten. Alle diese Verhaltensweisen führen daher häufig nicht zu einer Behebung der Situation, es sei denn, das inzestuös mißbrauchte Mädchen ist inzwischen alt genug, um das Haus zu verlassen.

Ätiologie und Genese

Unter den Erklärungsmodellen für den sexuellen Mißbrauch bzw. die sexuelle Mißhandlung von Mädchen kann man individuumzentrierte Ansätze von interaktionsorientierten und soziologischen unterscheiden.

Individuumzentrierte Ansätze

Sie gehen von ganz bestimmten Täter- und Opfermerkmalen aus. Bei den Tätern handelt es sich häufig um introvertierte, zurückhaltende, passive und zur sozialen Isolierung neigende Männer, die ganz überwiegend aus dem sozialen Nahraum stammen. Sie haben häufig selbst eine Vorgeschichte mit physischer oder sexueller Mißhandlung, ein geringes Selbstwertgefühl, sind sehr egozentrisch und neigen zu einem autokratischen Umgangsstil mit Familienmitgliedern. Sehr häufig handelt es sich bei ihnen um narzißtische Persönlichkeiten mit wenig ausgeprägten Fähigkeiten, zwischenmenschliche Beziehungen und insbesondere sexuelle Partnerschaften aufzunehmen. Sie empfinden erwachsene Frauen oft als dominant und übermächtig und fühlen sich daher altersentsprechenden sexuellen Beziehungen nicht gewachsen. Unter den psychopathologischen Konstellationen spielen, wie bei der physischen Mißhandlung, Alkohol- und Drogenmißbrauch sowie egozentrische und narzißtische Persönlichkeitsstrukturen eine zentrale Rolle.

Interaktionsorientierte Ansätze

Sie gehen davon aus, daß das Syndrom des sexuellen Mißbrauchs von Kindern und Jugendlichen nur im Kontext der Interaktion mehrerer Personen verstanden werden kann, wobei, je nachdem, ob sich die Ereignisse innerhalb oder außerhalb der Familie abspielen, unterschiedliche Interaktionsprozesse zu beobachten sind.

Familienzentrierte Modelle

Sie betrachten sexuellen Mißbrauch und Inzest innerhalb einer Familie nicht als Versagen des einzelnen Individuums, sondern als Störung des gesamten Familiensystems. In dieser Sichtweise ist z. B. der Inzest nicht der Beginn, sondern die **Folge** einer bereits länger bestehenden schwerwiegenden intrafamiliären Kommunikationsstörung. Eine nähere Analyse der Merkmale von Inzestfamilien ergab folgendes: Sie haben Schwierigkeiten, mit den Grenzen zwischen den einzelnen Familienmitgliedern umzugehen (sogenannte *„verstrickte" Familien)* und neigen dazu, sich nach außen und gegenüber der Umwelt stark abzugrenzen, also zwischen der Familie und der Umwelt besonders starre Hürden zu errichten.

Dies führt dazu, daß sich nahezu alle *Aktivitäten* der Familie *innerhalb der Familie abspielen,* während nach außen eine vollkommene Abriegelung betrieben wird. Durch die Verwischung der Rollengrenzen zwischen den einzelnen Familienmitgliedern kommt es z. T. zu symbiotischen Beziehungen, die einerseits den sexuellen Mißbrauch erleichtern und andererseits eine Anzeige sehr erschweren, da der jeweils andere Elternteil sich ebenfalls in starker Abhängigkeit von dem mißhandelnden befindet. Auf diese Weise kommt dem sexuellen Mißbrauch vielfach ein Stellenwert im Hinblick auf eine intrafamiliäre Konfliktvermeidung (z. B. Vermeidung der Auseinandersetzung mit dem Ehepartner) oder der Konfliktregulation (Vermeidung außerehelicher Bedürfnisbefriedigung) zu.

Extrafamiliärer sexueller Mißbrauch

Der Interaktionsaspekt dieser Form resultiert einerseits aus der Persönlichkeitsstruktur und der Vorgeschichte des Täters (z. B. scheue, zurückhaltende und zu altersadäquatem sexuellen Verhalten unfähige Persönlichkeiten), Merkmalen des Opfers (sexuelle Neugierde, frühreife sexuelle Entwicklung) und aus bestimmten typischen Situationen (häufiges Zusammensein mit Kindern in Einzelsituationen). Auch beim extrafamiliären sexuellen Mißbrauch handelt es sich fast immer um Täter, die das Kind seit längerer Zeit kennen.

Soziologische Erklärungsansätze

Sie versuchen, gesamtgesellschaftliche Zusammenhänge für den sexuellen Mißbrauch verantwortlich zu machen, wobei sich folgende Gesichtspunkte unterscheiden lassen (Finkelhor 1982):

(1) Wandel der Sexualmoral (Enttabuisierung der Sexualität, Verwischung der Grenzen zwischen erlaubten und unerlaubten sexuellen Handlungen, hohe Erwartungen hinsichtlich sexueller Befriedigungsmöglichkeiten)
(2) Bedrohung der klassischen dominanten Sexualrolle des Mannes, die bei Männern Angst vor den sexuellen Wünschen der Frauen erzeugt
(3) Zunahme der Ehescheidungen und der unvollständigen Familien bzw. der Familien, in denen Erwachsene mit nicht blutsverwandten jungen Mädchen zusammenleben
(4) Zunahme der sozialen Isolation von Familien (Trend zur stark abgegrenzten und auf sich bezogenen Kleinfamilie).

Es wird angenommen, daß diese Einflüsse den sexuellen Mißbrauch begünstigen können. Es werden ferner auch wirtschaftliche Faktoren und defiziente Sozialisationsbedingungen der Täter angeführt. Letztere lassen sich wiederum auf individuelle Erklärungsansätze zurückführen. Die soziologischen Thesen zur Entstehung des sexuellen Mißbrauchs und Inzests können keinen kausalen Erklärungsansatz beanspruchen, jedoch Häufigkeitsunterschiede erklären. Ob der sexuelle Mißbrauch gegenüber früheren Jahrzehnten zugenommen hat, läßt sich nicht schlüssig nachweisen. Daß er in unserer Zeit aber ein außerordentlich gravierendes Problem darstellt, ist unbestritten.

Therapie und Intervention

Die Therapie- und Interventionsmaßnahmen lassen sich unterteilen in solche, die sich individuell mit Opfer und Täter beschäftigen, in familientherapeutische und juristische Interventionen.

Individuelle Behandlung von Opfer und Täter

Die individuelle Behandlung eines sexuell mißbrauchten Kindes muß sich, je nach Art und Dauer der sexuellen Mißhandlung und den Begleitumständen, sehr unterschiedlich gestalten. Im folgenden können daher nur einige allgemeine Hinweise erfolgen. Betont werden muß, daß in jenen Fällen, in denen deutliche Folgen für das Kind festzustellen sind, eine derartige *individuelle Behandlung für das Kind erfolgen muß.* Sie wird in Form einer Einzeltherapie durchgeführt, die je nach Alter des Kindes mehr als Spieltherapie oder mehr als gesprächsbezogene Therapie gestaltet wird. Folgende Gesichtspunkte haben sich dabei als wirksam und zweckmäßig erwiesen:

(1) Abbau von Schuldgefühlen

Dazu gehört auch, daß dem Kind das Gefühl genommen wird, die Verantwortung für den Inzest zu tragen oder an einer etwaigen Auflösung der Familie schuld zu sein.

(2) Trennung zwischen Täter und Opfer

In der Regel sollte eher der Täter (meist Vater) als das Kind die Familie vorübergehend verlassen. Nur so läßt sich vermeiden, daß der sexuelle Mißbrauch sich immer weiter wiederholt. Im Rahmen eines familienorientierten Ansatzes ist natürlich auch der Täter zu behandeln.

(3) Aufbau einer vertrauensvollen Beziehung zum Therapeuten

Diese ist eine wichtige Grundlage für jede weitere Form der angemessenen Begegnung mit Erwachsenen für das mißhandelte Kind. Zugleich stellt diese Beziehung die Basis für jede Behandlung dar.

(4) Ausführliche Behandlung von Autonomieproblemen

Hierbei geht es um Selbstkontrolle, Fremdkontrolle, Selbst- und Fremdbestimmung über den eigenen Körper, eigene Handlungen und Bedürfnisse und eigene Kontakte.

(5) Berücksichtigung von Elementen der Sexualerziehung und Vorbereitung auf verantwortliches sexuelles Handeln

Dieser Bereich gestaltet sich anfangs aufgrund der traumatischen Erfahrungen des Mädchens besonders schwierig, muß aber in späteren Behandlungsphasen einbezogen werden, um ihm den Weg zu angemessenen späteren Sexualbeziehungen zu ermöglichen.

Auch für den Täter ist eine individuelle Behandlung angezeigt, insbesondere, wenn psychopathologische Züge, Persönlichkeitsstörungen und eine defiziente eigene Sozialisation vorliegen. Auf diese Gesichtspunkte kann hier jedoch nicht weiter eingegangen werden.

Familientherapeutische Maßnahmen

Gemäß der Einsicht, daß sexueller Mißbrauch und Inzest bereits eine längerfristige Folge intrafamiliärer Kommunikationsstörungen sind, kommt heute der Familientherapie eine besondere Bedeutung zu. Sie muß den bereits oben angeführten Besonderheiten der Familienstruktur Rechnung tragen, d. h. sie muß sich bemühen, die starren Grenzen der Familie gegenüber der Außenwelt aufzulösen, die einzelnen Familienmitglieder zu mehr Selbstabgrenzung und Selbstbestimmung ermuntern, den Eltern zu einer befriedigenderen sexuellen Beziehung verhelfen (ggf. mit Hilfe einer speziellen Sexualtherapie), die Situation des mißbrauchten Kindes allen verständlich zu machen und nach angemessenen Behandlungsfortschritten des Kindes und des Täters der Familie eine Rekonstruktion der familiären Wechselbeziehungen auf neuer Grundlage möglich zu machen. Hierfür existieren eine Reihe von Methoden (z. B. Verschreibung von Symptomen, Verbieten bestimmter Verhaltensweisen, Familienskulptur), die in der Hand des erfahrenen Familientherapeuten flexibel und angemessen eingesetzt werden können, jedoch bei der Anwendung durch Unerfahrene auch zur Eskalation familiärer Konflikte beitragen können.

Resumé für den Haus- und Kinderarzt

Entscheidend für den Arzt sind zwei Dinge:

bei Vorliegen entsprechender Anzeichen an die Möglichkeit eines sexuellen Mißbrauchs zu denken und diesen (sofern er in der Familie stattfindet) stets als Problem der ganzen Familie zu betrachten.

Juristische Interventionen

Erfahrungen in verschiedenen Ländern haben gezeigt, daß mit der bloßen Bestrafung des Täters nichts erreicht wird. Deshalb gilt auch für dieses Feld der Leitsatz „Therapie statt Strafe". Natürlich wird es immer wieder Fälle geben, in denen wegen der Schwere der Mißhandlung, der Rückfälligkeit des Täters und seiner Weigerung, an einer Behandlung mitzuwirken, eine Bestrafung unvermeidlich ist. Das Vorbild der USA zeigt, daß man eine *Anzeigepflicht mit einer Behandlungspflicht* durchaus sinnvoll *kombinieren* kann. Als Folge der Anzeigepflicht wird zumindest ein größerer Teil von Tätern identifiziert, durch die damit gekoppelte Behandlungspflicht ist die Chance einer Behandlung gegeben, die sehr häufig ein Auseinanderbrechen der Familie verhindert.

Im deutschen Strafgesetzbuch sind die meisten sexuellen Mißbrauchshandlungen gegenüber Kindern unter der Rubrik „Straftaten gegen die sexuelle Selbstbestimmung" zusammengefaßt. Lediglich der Beischlaf zwischen Verwandten (§ 173) ist unter die Straftaten gegen den Personenstand, die Ehe und die Familie subsumiert. Im einzelnen wird unterschieden zwischen sexuellem Mißbrauch von Schutzbefohlenen (§ 174), homosexuellen Handlungen an unter 18jährigen (§ 175), sexueller Mißbrauch von Kindern (§ 176), Vergewaltigung (§ 177), sexueller Nötigung (§ 178), sexuellem Mißbrauch Widerstandsunfähiger (§ 179), Förderung sexueller Handlungen Minderjähriger (§ 180) sowie Förderung der Prostitution (§ 180a) und Zuhälterei (§ 181a).

Für die Ärzteschaft ist außerordentlich wichtig, den sexuellen Mißbrauch von Kindern früh zu erkennen, im familiären Kontext zu betrachten, rasch entsprechende Behandlungen einzuleiten und nur in seltenen Fällen an Bestrafung zu denken.

Literatur

Anthony, J., P. Scott: Manic-depressive psychosis in childhood. Child Psychol. and Psychiat. 1 (1960) 53.

Backe, L., Leick, N., Merrick, J., Michelsen, N.: Sexueller Mißbrauch von Kindern in Familien. Deutscher Ärzte-Vlg., Köln 1986.

Baurmann, M. C.: Sexualität, Gewalt und psychische Folgen. Eine Längsschnittuntersuchung bei Opfern sexueller Gewalt und sexueller Normverletzungen anhand von angezeigten Sexualkontakten. Bundeskriminalamt, Wiesbaden 1983.

Bernfeld, S.: Types of adolescence. Psychoanalyt. Quart. 7 (1938) 243–253.

Bundesministerium f. Jugend, Familie und Gesundheit: Kindesmißhandlung – Kinderschutz. Ein Überblick. BMJFG, Bonn 1980.

Engfer, A.: Kindesmißhandlung. Ursachen, Auswirkungen, Hilfen. Enke, Stuttgart 1986.

Farber, E. D. et al.: The sexual abuse of children: A comparison of male and female victims. J. Clin. Child Psychol. 13, 294–297, 1984.

Feighner, J. P., E. Robins, S. B. Guze et al.: Diagnostic criteria for use in psychiatric research. Arch. Gen. Psychiatry 26 (1972) 57–63.

Fichter, M. M.: Magersucht und Bulimie. Berlin–Heidelberg–New York–Tokio 1985.

Finkelhor, D.: Sexual abuse: a sociological perspective. Child Abuse and Neglect 6, 95–102, 1982.

Hartmann, K.: Theoretische und empirische Beiträge zur Verwahrlosungsforschung. Springer, Berlin, 2. Aufl. 1977.

Holman, P. L.: Inzestuös mißbrauchte Kinder. Symptome und Behandlungsmethoden, in: Bakke, L., Leick, N., Merrick, J., Michelsen, N.: Sexueller Mißbrauch von Kindern in Familien, a. a. O.

Larson, N. R.: Familientherapie mit Inzestfamilien, in: Backe, L. et al., a. a. O.

Marquit, C.: Der Täter, Persönlichkeitsstruktur und Behandlung, in: Backe, L. et al., a. a. O.

Neidhardt, F. (Hrsg.): Jugend im Spektrum der Wissenschaft. Juventa, München 1970.

Remschmidt, H.: Neuere Ergebnisse zur Psychologie und Psychiatrie der Adoleszenz. Z. Ki.- u. Jg. Psychiat. 3 (1975) 67–101.

Ders.: Klassifikation Kinder- und Jugendpsychiatrischer Erkrankungen und Störungen. In: Remschmidt, H., M. H. Schmidt (Hrsg.): Kinder- und Jugendpsychiatrie in Klinik und Praxis, Bd. II, Thieme, Stuttgart 1984.

Ders., H. Stutte: Neurologische, psychische und psychosoziale Folgen von Schädel-Hirn-Traumen im Kindes- und Jugendalter. In: Remschmidt, H., H. Stutte (Hrsg.): Neuropsychiatrische Folgen nach Schädel-Hirn-Traumen bei Kindern und Jugendlichen. Huber, Bern 1980.

Remschmidt, H., M. Schmidt (Hrsg.): Multiaxiales Klassifikationsschema für psychiatrische Erkrankungen im Kindes- und Jugendalter nach Rutter, Shaffer und Sturge. Huber, Bern 1977.

Remschmidt, H.: Mißhandlungssyndrom, in: Remschmidt, H., Schmidt, M. (Hrsg.): Kinder- und Jugendpsychiatrie in Klinik und Praxis, Bd. III, Thieme, Stuttgart–New York 1985.

Remschmidt, H.: Sexueller Mißbrauch von Kindern und Jugendlichen. Deutsches Ärzteblatt 84 (1987), 1473–1477.

Stutte, H.: Der Thersiteskomplex, ein phasenspezifischer Konfliktfaktor in der Adoleszenz. A. Crianca Portug. Lissabon 21 (1962/63).

Stutte, H.: Neurotische Dissozialität auf dem Boden eines Thersiteskomplexes. Prax. Kinderpsychol. Kinderpsychiat. 23 (1974) 161–166.

Summit, R.: Beyond belief: The reluctant discovery of incest, in: Kirkpatric, M. (Ed.): Women in context, Plenum Press, New York 1981.

Weiss, L., Katzman, M., Wolchik, S.: Treating Bulimia. A Psychoeducational Approach. Pergamon Press, New York–Oxford 1985.

KAPITEL 11

Probleme und Prognosen der Adoleszentenkrise

von David Langen †

Inhalt

Beim Blick auf die Geschichte der Psychiatrie fällt auf, wie spät erst die Pubertätszeit bzw. die Adoleszenz in das Blickfeld wissenschaftlicher Betrachtung gerückt ist. Dabei gibt es wohl kaum ein Stadium menschlicher Entwicklung, das so viel krisenhafte Aspekte zeigt. Das ist auch der Grund, weshalb eine von uns (Langen u. Stolze) herausgegebene Monographie den Titel trägt „Die Pubertät als kritisches Stadium". In diesem Beitrag werden die Begriffe „Pubertät" und „Adoleszenz" weitgehend synonym gebraucht mit einer gewissen Betonung des Terminus „Adoleszenz" bei psychologischen Problemen und der Bezeichnung „Pubertät" bei den mehr biologischen Gesichtspunkten.

Will man nämlich dieses kritische Stadium menschlicher Entwicklung richtig beurteilen, ist es notwendig, drei Gesichtspunkte gleichwertig nebeneinander zu sehen:

1. Der biologische Aspekt der Pubertätsentwicklung,
2. der entwicklungspsychologische Aspekt der Pubertätsentwicklung und
3. der soziologische Aspekt der Pubertätsentwicklung.

Läßt man einen der drei Gesichtspunkte bei der Betrachtung von Adoleszenzentwicklungsproblemen weg, so hat man nur noch einen Torso der Gesamtproblematik in der Hand, niemals aber mehr das Phänomen selber. Bedauerlicherweise wird dies auch heute noch zu wenig in der Schärfe erkannt, so daß nicht selten falsche Konsequenzen aus Symptomen oder Verläufen gezogen werden.

Krise der Adoleszenz ist eigentlich keine Diagnose

Aus Jugendpsychiatrischer Sicht hört man nicht selten, daß die Diagnose „Krise der Adoleszenz" eigentlich keine exakte Diagnose sei, wie man das sonst im medizinischen Bereich von diagnostischen Feststellungen erwarte. Vom Querschnitt aus gesehen kann es jedoch ungemein schwer sein, eine exaktere diagnostische Fixierung durchzuführen, so daß es klinisch-empirisch gesehen durchaus sinnvoll erscheint, es doch zunächst bei der etwas verwascheneren diagnostischen Feststellung zu belassen.

Die Probleme der Adoleszenzkrisen kristallisieren sich heute um die bereits genannten drei Aspekte heraus: *Vom biologischen Gesichtspunkt* aus ist die Akzeleration ganz besonders wichtig zu beachten und birgt viele Probleme in sich.

Vom psychologischen Gesichtspunkt aus stellt ja die Adoleszenz einen Ablösungsvorgang dar. Es ist die Kleinheit der Familie, die die heutige Adoleszenz erheblich erschwert.

Vom soziologischen Aspekt aus schließlich ist festzuhalten, daß für einen viel höheren Prozentsatz der Menschen die berufliche Entwicklung heute wesentlich später beendet ist, als das in früheren Epochen der Fall war. Dadurch fallen das Ende der biologischen Pubertätsentwicklung und der soziologischen nicht mehr zusammen, sondern klaffen weit auseinander und bringen auch die entwicklungspsychologischen Aspekte in Unsicherheit.

Karikierte pubertäre Entwicklungsstörung

Gemeinsam mit Annemarie Jäger haben wir 1964 120 Patienten nachuntersucht, die vor durchschnittlich 6 bis 8 Jahren unter der Diagnose „Pubertätskrise" klinisch-psychiatrisch behandelt worden waren. Dabei gelang es uns, drei etwa gleich große Gruppen gut voneinander abzugrenzen, über die jetzt kurz berichtet werden soll:

Pubertär akzentuierte Persönlichkeitsstörung

38 der früheren Patienten waren bei der Nachuntersuchung als beschwerdefrei, gut sozial angepaßt und im Kontaktverhalten altersadäquat, d. h. also gut bis wesentlich gebessert bzw. praktisch gesund beurteilt worden. Bei dieser Gruppe ist man somit berechtigt, die vor Jahren diagnostizierte Pubertätskrise als *„karikierte Pubertätsentwicklung"* zu bezeich-

nen. Auch die soziale Entwicklung dieser Patienten entsprach derjenigen, die vor Auftreten der psychiatrischen Auffälligkeiten in Gang gekommen waren.

35 Nachuntersuchte der vor Jahren als Pubertätskrise Diagnostizierten waren dagegen bei der Katamnese oft nicht beschwerdefrei, sondern zeigten verschiedene körperliche, vorwiegend vegetative Beschwerden, und auch sozial waren viele nicht stabil und im Kontakt und Verhalten oft nicht altersadäquat. Viele mußten als wenig gebessert rubriziert werden. Im Vergleich zu der ersten Gruppe haben sich diese auch in anderer Hinsicht deutlich herausgehoben. Hier stellte die krisenhafte Pubertätsentwicklung somit eine *„puberale Akzentuierung von Persönlichkeitsstörungen"* dar.

Initiale Schizophrenie

Bei 37 nachuntersuchten Patienten, die vor

Tabelle 11-1 Ergebnisse der Nachuntersuchung von „Pubertätskrisen". Erklärung im Text

	I. Karikierte Pubertätsentwicklungsstörung 38 Patienten	II. Puberale Akzentuierung von Persönlichkeitsstörungen 35 Patienten	III. Initiale Schizophrenien 37 Patienten
Heredität	Nur vereinzelt Auffälligkeiten	Abnorme Persönlichkeiten verschiedener Schattierungen nicht selten, vereinzelt Psychosen	Gleichsinnige Psychosen sowie vorwiegend schizoide Persönlichkeiten nicht selten
Gestörte Familiensituation	19mal	14mal	17mal
Prämorbid	Unauffällig, höchstens entwicklungsverzögert	Häufig verschiedenartig auffällig	Häufig still, scheu, zurückgezogen
Prodromi	Meist unter 1 Jahr	Bis zu 3 Jahren	Meist nur wenige Wochen (leichtere psychische Veränderungen bis zu mehreren Jahren)
Subjektive Beschwerden	Vegetative Beschwerden und häusliche Spannungen sowie schulische oder berufliche Schwierigkeiten	Vegetative Beschwerden, Sexualkomplexe, Phobien, gelegentliche Spannungen im Milieu	Nachlassen der Leistung, Entfremdungserlebnisse, Initiativelosigkeit
Konstitution	Vorwiegend leptosom mit athletischen Einschlägen und Teilretardierung	Leptosom-athletisch mit unterschiedlichen Dysplasien	Leptosom-athletisch
Psychischer Befund	Karikierter Autoritätsprotest, Initiativelosigkeit mit gleichzeitiger Irritierbarkeit	Phobisch-hypochondrische Symptome	Aktivitätsverlust, unter Umständen mit abrupten, affektiven Schwankungen und psychomotorischen Auffälligkeiten
Dauer der klinischen Behandlung	Im Schwerpunkt um 2 Monate	Im Schwerpunkt 2–4 Monate	Im Schwerpunkt 2–4 Monate
Befund bei der Entlassung	Meist sehr gut gebessert	Meist sehr wenig, zum Teil ungebessert	Meist wenig gebessert
Katamnese nach durchschnittlich 8 Jahren	Überwiegend gut gebessert	Überwiegend wenig gebessert, zum Teil ungebessert	Hohe Rezidivquote, 26 von 37. 10 Heilungen mit verschiedengradigem Defekt

durchschnittlich 8 Jahren unter der Diagnose „Pubertätskrise“ klinisch behandelt worden waren, war bei der Nachuntersuchung eine deutliche Schizophrenie festzustellen, weshalb diese Gruppe als *„initiale Schizophrenie“* bezeichnet wurde.

Auf der nachfolgenden Tabelle sollen die Ergebnisse der Nachuntersuchung zusammengefaßt dargestellt werden, so daß daraus das Wesentliche ersehen werden kann. Aus ihr kann insbesondere die Symptomatik vor allem aber auch die Prognose gut abgelesen werden (s. Tabelle 11-1).

Ergebnis der Langzeitstudie bei Patienten mit sogenannten Pubertätskrisen

Die Ergebnisse dieser Langzeitstudie sind in mancher Hinsicht bemerkenswert: Für die *krisenhafte, vorwiegend milieubedingte Pubertätsentwicklung (Gruppe I),* in der sich vor allem auch die Protestierer finden, sind charakteristisch: Prodromi dauern unter 1 Jahr, Interesselosigkeit, gute Prognose bezüglich Rückgang von Symptomen und Eingliederung.

Die *Persönlichkeitsstörungen (Gruppe II)* sind schon jahrelang auffällig, oft hypochondrisch und schwer beeinflußbar: sie bleiben, wie sie sind.

Psychosen (Gruppe III) wiesen eine ganz kurze Anamnese auf, die sich durch Leistungsabfall, Entfremdung, manchmal aber durch abrupte Stimmungsschwankungen auszeichnete. Die Behandlung änderte zuerst wenig, die Patienten waren dann aber gut zu haben. In der Katamnese kam es – begreiflicherweise – in 26 von 37 Patienten zu Rezidiven. Defektheilung war nicht selten.

Allein schon aus der Anamnese und der Sozialanamnese ist daher eine Differenzierung der krisenhaften Pubertätsentwicklungen und eine gewisse Prognosestellung möglich.

Andere Einteilungsmöglichkeiten krisenhafter Pubertätsentwicklungen

Aus einer anderen Sicht können Adoleszenzkrisen diagnostisch eingeordnet werden:

1. Krisenhafte Pubertätsentwicklung durch Milieuschäden

Hier handelt es sich meist um Jugendliche aus inkompletten oder gestörten Familien, daneben um Einzelkinder oder Jüngste im weiten Abstand. Verwöhnte Kinder sind häufiger als zu streng erzogene Kinder anzutreffen. Die Symptomatik dieser gestörten Jugendlichen ist sehr unterschiedlich. Es kommt zu Verhaltensstörungen, Kurzschlußreaktionen und Schulschwierigkeiten. Skrupulöse Erscheinungen dagegen sind selten. Die Diagnose ist nicht schwierig, da es sich meist schon um ausgeprägte Störungen handelt, bevor der Arzt aufgesucht wurde. Vom therapeutischen Gesichtspunkt aus liegt hier der Schwerpunkt auf einer Milieutherapie unter Umständen mit der Tendenz, den gestörten Jugendlichen vorübergehend ganz aus dem Milieu herauszunehmen.

2. Karikierte Pubertätsentwicklung

Bei dieser Gruppe von Patienten spielt die Pubertät selbst, d. h. also dieser biologische Umbruchvorgang die wesentliche pathogenetische Rolle. Die Patienten stammen meist aus unauffälligen Familien und sind bis zum Beginn der Pubertät nicht durch abnormes Verhalten aufgefallen. Körperbaulich fallen bei diesen Patienten Teilretardierungen d. h. zum Teil recht erhebliche Entwicklungsverzögerungen auf.

3. Pubertätskrisen durch Diskrepanz zwischen Leistungsfähigkeit und geforderter Leistung

Während ausgeprägt geistig Reduzierte schon

in der Schule, d. h. vor der Pubertät auffallen, gibt es eine Gruppe von „Grenzfällen", bei denen das in der Kindheit nur geringfügig der Fall ist. Hier können intellektuelle Leistungsminderungen durch Fleiß, Stetigkeit und vermehrter Aufmerksamkeit noch kompensiert werden. Das ist aber dann vor allem im ersten Stadium der Pubertät nicht mehr möglich. Die Umbruchperiode fordert soviel Energie, daß die Jugendlichen nun den geistigen Anforderungen nicht mehr gewachsen sind. Kurzschlußreaktionen in Form von Weglaufen und Affekthandlungen einschließlich Suizidversuchen sind häufige Symptome.

Gerade bei diesen Patienten muß eine besonders sorgfältige und in allen Dimensionen ausgerichtete Diagnostik betrieben werden, damit die Diskrepanz zwischen der Leistungsfähigkeit und geforderter Leistung aufgehoben werden kann. Das aber spricht sich leichter aus als getan.

4. Pubertätskrisen als Folge einer frühkindlichen Hirnschädigung

Sie dürften häufiger sein als bei oberflächlicher Betrachtung angenommen. Anamnestisch sind die Angaben über Schädigung während der Geburt oder in der allerersten Lebenszeit nicht selten zu erhalten. Auch die Kindheit dieser Menschen ist oft nicht frei von Auffälligkeiten. Zu den ersten stärkeren Krankheitszeichen aber kommt es erst zu Beginn der Pubertät. Als körperliche Umbruchperiode wirkt sie stärker auf die Menschen als auf diejenigen, die keine zerebrale Schädigung haben. Schulversagen steht bei der Symptomatik bei weitem im Vordergrund. Sie ist häufig gekoppelt mit Inaktivität.

Zur Abklärung bedarf es auch hier einer besonders sorgfältigen Untersuchung der intellektuellen Leistungsfähigkeit einschließlich des Antriebs und der motorischen Fähigkeiten. Auch hier müssen dann Leistungsvermögen und -anforderungen sorgfältig aufeinander abgestimmt werden. Trotzdem aber kommt es auch bei guter Betreuung zu einem sozialen Abstieg.

5. Zwangssyndrome während einer Pubertätskrise

Diese Patienten sind schon als Kinder übergewissenhaft, fleißig und brav. Mit Beginn der oft vorverlagerten Pubertätsentwicklung kommt es dann zu stärkeren Zwangserscheinungen mit dem Überwiegen von skrupelhaften Haltungen und abnormen, oft um die Sexualsphäre zentrierten Einstellung. Im Familienbild sind Blutsverwandte mit Zwangserscheinungen sehr häufig.

6. Puberale Akzentuierung von Persönlichkeitsstörungen

Auf diese Gruppe wurde bereits eingegangen, so daß hierauf verwiesen werden kann.

7. Initiale Schizophrenien mit den Symptomen einer Pubertätskrise:

Auch diese Gruppe wurde bereits kurz skizziert.

Varianten und Aberrationen der Sexualentwicklung

Es sollen der Wichtigkeit wegen noch einige Gedanken, die Sexualentwicklung im Jugendalter betreffend, angeschlossen werden. Von einzelnen tiefenpsychologischen bzw. vorwiegend psychoanalytischen Forschern wird das Vorliegen einer sogenannten kindlichen Sexualität angenommen. Vielleicht sollte man aber hier besser von „praesexuellen Antrieben" sprechen, wie dies auch E. Kretschmer vor Jahrzehnten angeregt hat. Der eigentliche Sexualtrieb beginnt mit Eintritt in die Pubertät, ist zweifellos hormonal gesteuert und stellt schon dadurch etwas ganz anderes dar, als die in der frühen Kindheit auftretenden um die Sexualsphäre zentrierten Auffälligkeiten.

In der Pubertät aber kommt es durch das Einsetzen der Keimdrüsenfunktion zu körperlichen Veränderungen im Genitalbereich und durch die in diesem Lebensalter meist noch fehlende Partnerbeziehung zu einem Menschen des anderen Geschlechts zu einer Orientierung am eigenen Körper. Diese Phänomene wurden eine ganze Zeit lang als abnormes Geschehen angesehen, haben sich aber doch mehr und mehr als physiologisches Durchgangsstadium des gesunden Sexualtriebes ausgewiesen, wie das auch durch soziologische Untersuchungen weitgehend bestätigt wurde.

Eine Gefahr des starken Anspringens der Sexualtriebe am Beginn der Adoleszenz ist die weitgehende Verselbständigung des Triebgeschehens, ohne daß die emotionalen Einstellungen zu Menschen des anderen Geschlechts auch schon in der starken Form in Erscheinung treten. Das bringt oft die Gefahr einer Promiskuität mit sich, wie wir sie ja gerade auch in den letzten Jahren sehr stark beobachten konnten. Kommt es dann im Laufe der Reifung zur Entwicklung emotionaler Beziehungen zum anderen Geschlecht, verringert sich die Gefahr des sexualpromisken Verhaltens ganz erheblich.

Ein weiteres Kennzeichen der Sexualentwicklung im Jugendalter ist das leichtere Anspringen der Teilkomponenten des Sexualtriebes, wie z. B. des Schau- oder Zeigetriebes, der fetischistischen Tendenzen und ähnlichem mehr. Ebenso ist die Ausrichtung auf ein Triebziel noch ungefestigt, so daß auch hier leicht Partialneigungen zum Vorschein kommen können, die in späteren Lebensstadien als sexuelle Verhaltensabweichungen bezeichnet werden. Das gilt vor allem für pädophile Einstellungen und noch mehr für homosexuelle Nebententendenzen. Eine Schwärmerei für Menschen des gleichen Geschlechts z. B. in Pensionaten oder in anderen Kollektiven darf als normal bezeichnet werden. Daß sie häufiger vorkommen als im Durchschnitt bisher angenommen, zeigt ebenfalls der Kinsey-Report. Bei länger bestehenden ungünstigen Einflüssen und entsprechender konstitutioneller Labilisierung der Sexualtriebe können sogar bleibende ungünstige Prägungen in homosexueller Richtung erfolgen. Das ist auch ein Grund, weshalb – so liberal der Gesetzgeber auch sonst diesen Fragestellungen gegenüberstehen mag – homosexuelle Beziehungen Erwachsener zu Jugendlichen immer schwer geahndet werden. Gerade bei der Beurteilung der Sexualentwicklung im Jugendalter ist es wichtig, sich die beiden Hauptstadien der Pubertätsentwicklung vor Augen zu führen. Das erste Stadium wird gerne als „Stadium der Desintegration oder Disharmonisierung“ bezeichnet. Neben den stark unausgeglichenen Wachstumsvorgängen spielt hier im Hinblick auf die Sexualentwicklung die somatische Sexualerregung eine dominierende Rolle.

Das zweite Stadium der Pubertät beginnt im Durchschnitt mit der Menarche bzw. den Pollutionen und wird mit Recht als Stadium der Reharmonisierung auf eine neue Ebene, nämlich der des Erwachsenen bezeichnet. Nun verschmilzt normalerweise die somatische und psychische Sexualentwicklung, so daß Triebziel und emotionelle Bezugspunkte miteinander zur Deckung kommen. Dieser Vorgang aber ist gerade während der Entwicklung der Adoleszenz stark störbar. Durch eine Entwicklungshemmung kann es zu einer mangelhaften Verschmelzung somatischer und psychischer Sexualanlagen kommen. E. Kretschmer hat dies besonders plastisch beschrieben, weshalb es zum Schluß noch zitiert werden soll: „Sehr prägnant äußert sich die mangelnde somatopsychische Verschmelzung des Sexualtriebes ferner in einer abnorm lang andauernden Selbstabsperrung von der sexuellen Erkenntnis, einem Verharren in prüder Unkenntnis oder infantilen Vorstellungsweisen über die Generationsvorgänge unter konsequenter Verdrängung der handgreiflichsten empirischen Beobachtungen an sich und anderen.“ (E. Kretschmer, S. 191).

Zusammenfassung

Probleme und Prognose der Adoleszenzkrisen kreisen im wesentlichen um sieben Gruppen:

Krisenhafte Pubertätsentwicklung durch Milieuschäden;

Karikierte Pubertätsentwicklungen;

Pubertätskrisen durch Diskrepanz zwischen Leistungsfähigkeit und geforderter Leistung;

Pubertätskrisen als Folge einer frühkindlichen Hirnschädigung;

Zwangssyndrome während einer Pubertätskrise;

Puberale Akzentuierung von Persönlichkeitsstörungen und schließlich

Initiale Schizophrenien mit den Symptomen einer Pubertätskrise.

In einem Teilbereich der Ausführungen wurde dann über die spezielle Situation der Sexualentwicklung im Jugendalter berichtet und dabei einiges über dieses kritische Stadium menschlicher Entwicklung Typisches herauszuarbeiten versucht.

Literatur

Kretschmer, E.: Psychotherapeutische Studien. Stuttgart: Thieme 1949.

Kretschmer, E.: Schizophrenien und Pubertätskrisen und ihre seelische Führung. Monatsschrift Psychiat. Neurol. 125, 1953, 562.

Langen, D.: Die Sexualentwicklung im Jugendalter. Therapiewoche 19, 1969, 1313–1315.

Ders.: Die Weiterentwicklung krisenhafter Pubertätsverläufe. Nervenarzt, 46, 1975, 581–585.

Ders.: Psychotherapie (4. Aufl.) Stuttgart: Thieme 1978.

Ders., Annemarie Jäger: Die Pubertätskrisen und ihre Weiterentwicklung. Arch. Psychiat. Z. ges. Neurol. 205, 1964, 19.

Ders., H. Stolze: Die Pubertät als kritisches Stadium. Lohmann, München 1965.

KAPITEL 12

Alkohol- und Drogenabhängigkeit

von Matthias Martin

Inhalt

Einleitung. Selbststimulierung – eine spezifisch menschliche Fähigkeit

Der Gebrauch von Rauschdrogen ist uralter Menschheitsbrauch. Schon in neolithischen Kulturen läßt sich der Genuß von Alkohol, aber auch von Kokain und Opiaten nachweisen. Verwiesen sei auch auf die entsprechenden bildlichen Darstellungen der alten Ägypter oder auf die entsprechende Überlieferung bei Herodot (Verwendung von Hanfkörnern zu Rauschzwecken). Dies hängt ganz offensichtlich damit zusammen, daß der Mensch ein „natürliches Rauschbedürfnis" und die Fähigkeit, sich selbst zu stimulieren, besitzt. Dabei ist der Wunsch nach Veränderung von Antrieb und Stimmung, von Steigerung der Erlebnisfähigkeit ein zentrales Motiv. Letztlich steht dahinter ein Bedürfnis, alltägliche Grenzen zu überschreiten bis hin zu dem Erlebnis eines ekstatischen Rausches. Epochale und historisch-kulturelle Bedingungen bestimmen die Verbreitung und den Gebrauch verschiedener Drogen. Handelt es sich bei dem Alkohol um ein seit jeher in unserer Gesellschaft legitimiertes Rauschmittel, so erleben wir seit den 60er Jahren ein immenses Anschwellen des Mißbrauches von anderen Rauschmitteln in bisher nicht bekanntem Umfang. Wäre der Drogen- und Alkoholmißbrauch, den zahlreiche Kinder und Jugendliche betreiben, keine psychische, sondern eine bakterielle Epidemie, wäre in Analogie zu den Pocken längst ein Dauer-„Drogen- und Alkoholalarm" ausgerufen worden (Nissen 1986). Die aktuelle „Drogenwelle" trug bei ihrem Beginn ausgesprochen ideologische Züge: es galt als „progressiv", Haschisch zu rauchen oder LSD-Trips zu konsumieren. „Bewußtseinserweiterung" war ein zugehöriger Begriff. Wegen des stark provokativen Gehaltes der Drogensucht traten teilweise die genauso schwerwiegenden Probleme des Alkohol- und Tablettenmißbrauchs Jugendlicher in den Hintergrund der Diskussion.

Alkoholmißbrauch und Alkoholabhängigkeit bei Jugendlichen

Definitionen

Nach dem DSM* III ist *Akoholmißbrauch* definiert durch 1. täglichen Genuß zur Aufrechterhaltung von Anpassungsleistungen, 2. Beeinträchtigung im sozialen und beruflichen Feld durch Alkoholkonsum, 3. Dauer der Störung von mindestens einem Monat.

Das multiaxiale Klassifikationsschema für psychiatrische Erkrankungen im Kindes- und Jugendalter (Remschmidt und Schmidt, 1977) definiert *Alkoholabhängigkeit* so: „Ein psychischer, manchmal auch körperlicher Zustand, der durch Alkoholgenuß entsteht und durch Verhaltensweisen und andere Reaktionen charakterisiert ist, die immer einen Drang einschließen, ständig und periodisch Alkohol zu sich zu nehmen, um dessen psychischen Effekt zu erleben, manchmal auch, um das Unbehagen bei dessen Ausbleiben zu vermeiden; Toleranz kann bestehen oder nicht."

DSM III bezeichnet als Alkoholabhängigkeit den Zustand, in dem 1. ein übermäßiges Verlangen nach dem Suchtmittel, 2. die Tendenz zur Erhöhung der Trinkmengen, 3. psychische und physische Abhängigkeit von Alkohol und 4. Entziehungserscheinungen vorliegen, wenn der Alkoholkonsum plötzlich unterbrochen wird.

Zur Epidemiologie

Alkoholmißbrauch und Alkoholabhängigkeit stellen ein ernstes Problem bereits im Jugendalter dar. Man kann davon ausgehen, daß 4 bis 5% der 15- bis 16jährigen entweder schweren Alkoholmißbrauch betreiben oder gar alkoholabhängig sind. Diese epidemiologischen Annahmen stützen sich auf verschiedene Un-

---

* DSM = Diagnostic and Statistical Manual 3. Fassung 1980. In deutscher Übersetzung in Peters: Wörterbuch der Psychiatrie und medizinischen Psychologie, 3. Aufl. 1984 S. 693–713. Urban & Schwarzenberg, München–Wien–Baltimore.

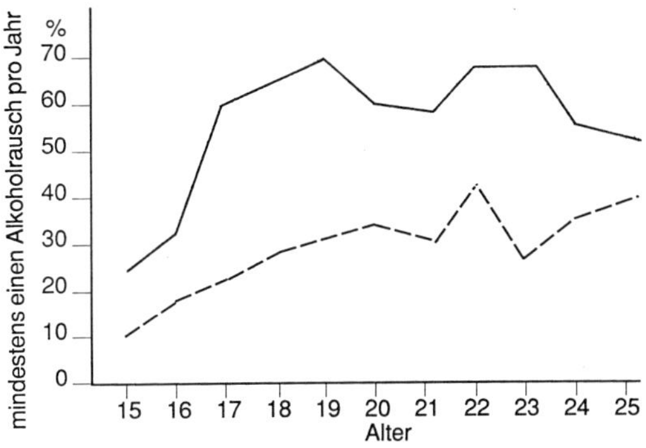

Abbildung 12-1 Rauscherfahrung der männlichen und weiblichen Altersgruppen, nach Hornung, R., G. Schmidtchen, M. Scholl-Schaf: Drogen in Zürich. Huber, Bern 1983

tersuchungen in der Bundesrepublik Deutschland und in der Schweiz, unter anderem auch auf Schätzungen der Bundeszentrale für gesundheitliche Aufklärung. Der überwiegende Teil der alkoholabhängigen Jugendlichen gehört dem männlichen Geschlecht an; nach dem 15. Lebensjahr kommt es zu einem starken Ansteigen des Alkoholmißbrauchs. Für die Bundesrepublik rechnet man mit etwa 1,5 Mio. alkoholkranken Patienten, davon etwa 10% Jugendliche (150 000). Der Anteil der weiblichen Jugendlichen wird dabei auf 30 000 geschätzt. Alkohol wird meist im Alter von 14 bis 15 Jahren erstmals konsumiert, mit 17 Jahren erfolgt dann ein sprunghafter Anstieg der Zahl der Alkoholräusche, was mit dem abrupten Anstieg alkoholkranker Jugendlicher korreliert (Abbildung 12-1).

Der Alkoholkonsum im Kindes- und Jugendalter ist aus verschiedenen Gründen besonders gravierend: es besteht ein signifikanter Zusammenhang zwischen dem Mißbrauch von Alkohol und der Einnahme anderer illegaler Drogen. Etwa 20% der alkoholsüchtigen Erwachsenen hat bereits im Kindes- und Jugendalter regelmäßig Alkohol getrunken (Gädeke et al. 1973). Bereits ein mehrmonatiger Alkoholmißbrauch kann bei Jugendlichen Symptome des chronischen Alkoholismus erzeugen, wie sich dies im Erwachsenenalter erst nach vier bis fünf Jahren Alkoholmißbrauch ergibt (Warnke, A. 1986).

Ätiologie

Ein geschlossener theoretischer Ansatz zur Erklärung der Suchtentstehung fehlt bislang. Unterschiedliche Erklärungsansätze haben aber jeweils neue Teilerkenntnisse erarbeitet, die in

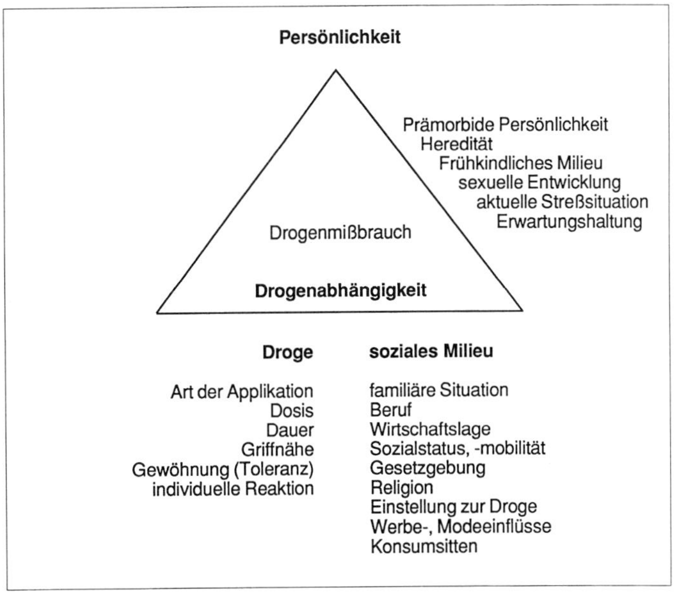

Abbildung 12-2 Trias der Entstehungsursachen der Drogenabhängigkeit, nach Kielholz 1971, in Hobi (Hrsg.): Das Drogenproblem bei Jugendlichen. Huber, Bern 1973

der Zusammenschau Beiträge zu einer multifaktoriellen Sichtweise beigetragen haben. Im Mittelpunkt aller ätiologischen Betrachtungen steht das Dreieck Droge, Persönlichkeit und Umwelt (Abbildung 12-2).

Wanke und Täschner (1985) nennen folgende Faktoren:

1. Die Persönlichkeitsstruktur des Konsumenten: hier dominieren offensichtlich ängstliche, verschlossene, sensitive, leicht verletzliche Persönlichkeiten, die eine mangelnde Frustrationstoleranz aufweisen.
2. Die Eigenwirkung der Substanzen, die dem Konsumenten oftmals nur wenig Spielraum für Entscheidungen läßt, wenn der Konsum ein gewisses Ausmaß erreicht hat: hier ist insbesondere an das Heroin zu denken.
3. Soziale Faktoren, z. B. eine Broken-Home-Situation: dies ist für die Familien später süchtig entgleister Persönlichkeiten häufig nachgewiesen worden.
4. Historisch-kulturelle Faktoren (Verankerung von Drogen im sozio-kulturellen Umkreis, traditionell verankerte Konsumgewohnheiten).
5. Sozio-kulturelle Umwälzungen (Technisierung, Streßbelastung, Leistungsdruck).
6. Erbliche Faktoren im Sinne dispositioneller Anlagen: Zwillingsuntersuchungen beweisen erhöhte Suchtbelastung in der Anamnese.

Die verschiedenen Wechselwirkungen der genannten Faktoren zeigt die Abbildung 12-3. Für jugendliche Alkoholiker hat Gruner (1976) folgende Typologie vorgeschlagen:

1. Beginnende Gewohnheitstrinker.
2. „Primäre Rauschtrinker“, die ganz bewußt das besondere Gefühl des Rausches suchen, häufig auch in Gruppen. Bei diesen Jugendlichen handelt es sich oft um solche, die psychische Störungen oder Sozialisationsdefizite aufweisen.
3. Sekundäre, d. h. von Drogen auf Alkohol umgestiegene Rauschtrinker.
4. Fakultative Rauschtrinker bei Mehrfachabhängigkeit (Polytoxikomane) (Remschmidt 1985).

Klinisches Bild der Alkoholabhängigkeit bei Jugendlichen

Etwa seit Mitte der 70er Jahre mehren sich die Hinweise darauf, daß sich der Alkoholkonsum

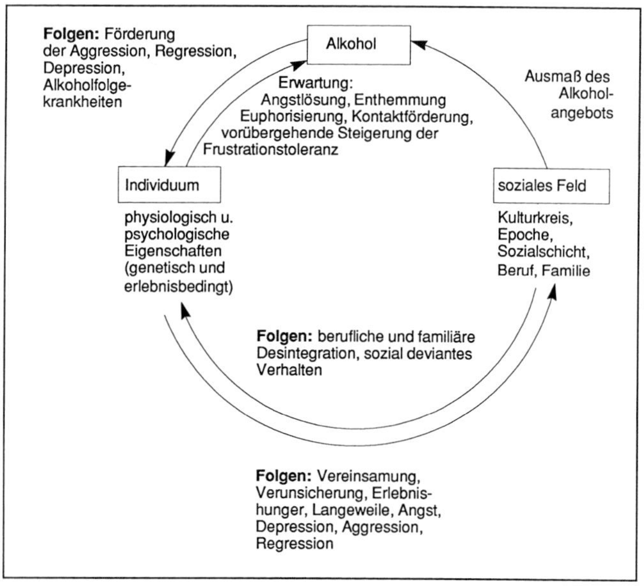

Abbildung 12-3 Modifiziertes Modell für Entstehung des Alkoholismus (aus Feuerlein, W.: Alkoholismus – Mißbrauch und Abhängigkeit. Thieme, Stuttgart 1979)

und damit auch die Alkoholabhängigkeit unter Jugendlichen besonders stark ausbreitet. Die Zahl der in ihrer Freizeit regelmäßig konsumierenden Jugendlichen scheint ständig im Anwachsen begriffen zu sein (Schröder 1976).

Als den Akoholkonsum Jugendlicher fördernde Faktoren werden herausgestellt: 1. ungünstige soziale Situation der Familie, 2. mangelnde Harmonie in der Familie, 3. sozialer Abstieg der Familie, 4. Alkoholismus in der Familie. Insbesondere der letzte Punkt ist bei einem ständig steigenden Alkoholverbrauch in der Gesamtbevölkerung in seiner Bedeutung nicht zu unterschätzen. Häufig wird die Schwere des Alkoholmißbrauchs bzw. eine bereits bestehende Alkoholabhängigkeit bei Jugendlichen verkannt.

Die Mehrzahl der in jugendpsychiatrische Beobachtung kommenden Jugendlichen mit schweren Alkoholproblemen werden unter anderen Überweisungsdiagnosen aufgenommen: häufig wegen dissozialer oder delinquenter Probleme, wegen Schulversagen, Abbruch der Lehre und dahinter zu vermutender emotionaler oder neurotischer Konflikte bzw. nach Suizidversuchen. Solche differenten Einweisungsdiagnosen dürfen aber nicht ablenken von *einer genauen Diagnostik* bezüglich des Alkoholmißbrauchs. Zunächst muß geklärt werden, in welcher Phase der Alkoholkrankheit sich der Jugendliche befindet.

Nach Jellinek kann man drei Phasen unterscheiden: eine *Prodromalphase,* eine kritische Phase und eine chronische Phase. Bei Jugendlichen finden wir in der Regel die ersten beiden Phasen: die Prodromalphase ist gekennzeichnet durch heimliches Trinken, dauerndes Denken an Alkohol, gieriges Trinken, Schuldgefühle und alkoholische Räusche. Bei der *kritischen Phase* kommt es zum Kontrollverlust, zu aggressivem Verhalten und Schwierigkeiten im sozialen Bereich, z. B. zum Verlust des Arbeitsplatzes. Seltener kommt es bei Jugendlichen zur Entwicklung eines *chronischen Zustandes,* der gekennzeichnet ist durch verlängerte, oft tagelange Räusche, ethischen Abbau, Beeinträchtigungen des Denkens, Verlust der Alkoholtoleranz und diverse psychopathologische Bilder wie prädelirante und delirante Zustände oder metalkoholische Psychosen.

Therapie

Auch für die Entzugsbehandlung des Alkoholismus im Jugendalter hat es sich bewährt, Kontaktphase, Entgiftungsphase, Entwöhnungsphase und Nachsorge systematisch aufeinander aufzubauen.

Kontaktphase

In der Kontaktphase steht neben der diagnostischen Abklärung die Herstellung der Behandlungsmotivation im Vordergrund. Die Kontaktphase spielt sich häufig beim Hausarzt, in Suchtberatungsstellen oder in ambulanten ärztlichen Institutionen ab. Sie dient der Klärung der psychologischen und psychosozialen Situation des Patienten, insbesondere der Weckung von Motivation und Mitarbeitsbereitschaft beim Patienten und seiner Familie. Wichtig ist es, dem Patienten vorwurfsfrei ohne moralisierende Tendenzen entgegenzutreten. Andererseits kann dem Patienten und seiner Familie die Diagnose einer Alkohol*krankheit* nicht erspart bleiben. Das Wecken der Krankheitseinsicht ist insbesondere in Familien, in denen auch ein Elternteil alkoholkrank ist, besonders schwierig, weil diese Familien sehr zum Bagatellisieren neigen. Ein günstiger Einstieg für das Wecken einer Behandlungsmotivation sind akute Ereignisse, etwa Schwierigkeiten in Schule oder im Lehrverhältnis, ein Suizidversuch oder andere für den Adoleszenten unlösbare Probleme.

Entgiftungsphase

Das Behandlungsziel in dieser Phase ist, eine Abstinenz von alkoholischen Getränken zu erreichen und die Abstinenzerscheinungen zu beheben. Zuverlässig gelingt dies nur auf einer klinischen Station, zumal die Gefahr des Abgleitens in eine allzuschwere Abstinenzsymptomatik oder in eine delirante Symptomatik immer gegeben ist, die dann entsprechend behandelt werden muß. Der Alkoholentzug soll abrupt vorgenommen werden, mögliche Abstinenzerscheinungen müssen medikamentös behandelt werden, in der Regel mit Chlometiazol (Distraneurin); auch eine Behandlung mit Haldol ist möglich.

Entwöhnungsphase

In dieser Phase ist es Behandlungsziel, den Abhängigkeitsprozeß dauerhaft zu unterbrechen, oft muß eine mehrmonatige Behandlung durchgeführt werden. In schwerwiegenden Fällen muß auch die Entwöhnungsphase unter klinischen Bedingungen erfolgen, sie kann aber auch in speziellen Einrichtungen für alkoholkranke Jugendliche erfolgen. Eine Orientierung über entsprechende Behandlungsmöglichkeiten gibt der Wegweiser „Drogenberatung wo?", herausgegeben vom Bundesminister für Jugend, Familie und Gesundheit (1984).

Nachbehandlung

Die Nachbehandlung schließt sich der Entwöhnungsphase an. In der Regel vollzieht sie sich in Nachsorgegruppen, die den Kliniken angeschlossen sind und unter professioneller Leitung stehen sowie in Selbsthilfegruppen (Anonyme Alkoholiker, Blaues Kreuz, Kreuzbund, Guttemplerorden) oder in Selbsthilfegruppen bei den regionalen Drogenberatungsstellen.

Prävention

Die Prävention des Alkoholismus im Jugendalter muß darauf gerichtet sein, Jugendliche im Beginn ihres Alkoholmißbrauchs zu erfassen und dann einer rechtzeitigen Behandlung zuzuführen. Hier kommt dem Hausarzt als Familienarzt eine besondere Funktion zu: er kann über eine Aufklärung der Eltern primär präventiv tätig sein. Nach Feuerlein (1979) sind darüber hinaus folgende präventive Maßnahmen denkbar: 1. Reduktion der „Griffnähe" des Alkohols. Für Jugendliche bedeutete dies u. a. eine strikte Einhaltung der Jugendschutzgesetze. 2. Verbesserung der Aufklärung der Allgemeinbevölkerung. 3. Verbesserung der Aufklärung der Fachleute, insbesondere der in diesem Feld tätigen Mediziner, Psychologen, Sozialpädagogen und Juristen, aber auch der Schulen (Vertrauenslehrer). Schließlich ist der Gesetzgeber aufgefordert, etwa durch Einschränkung der Werbung für den Alkohol das positive Image des Alkoholkonsums, an dem sich Jugendliche orientieren, schrittweise zu reduzieren.

Drogenabhängigkeit

Definitionen

Drogenabhängigkeit wird definiert „als ein psychischer, manchmal auch körperlicher Zustand, der durch Drogeneinnahme entsteht und durch Verhaltensweisen oder andere Reaktionen charakterisiert ist, die immer den Drang einschließen, die Droge über einen kürzeren oder längeren Zeitraum einzunehmen, um ihre psychische Wirkung zu erfahren und manchmal, um das Unbehagen beim Ausbleiben dieser Wirkung zu vermeiden. Toleranz kann vorliegen, Abhängigkeit kann für eine oder mehrere Drogen bestehen" (Remschmidt u. Schmidt 1977). Bei der Drogenabhängigkeit wird unterschieden die Abhängigkeit vom Morphintyp, vom Barbiturattyp, vom Kokaintyp, vom Cannabistyp, vom Amphetamintyp, schließlich vom Halluzinogentyp. Die „Abhängigkeit von anderen Drogen" meint vor allen Dingen das Schnüffeln, meist von Lösungsmitteln (z. B. Pattex). *Die psychische Abhängigkeit* entwickelt sich bei allen Drogenabhängigkeitstypen, sie wird definiert als ein „unbezwingbares, gieriges seelisches Verlangen, mit der Einnahme der Droge fortzufahren und sie sich um jeden Preis zu beschaffen". Körperliche Abhängigkeit mit dem Merkmal sich ausbildender Abstinenzerscheinungen körperlicher Art beim Absetzen des Stoffes treten nur beim Morphin- und beim Barbiturattyp auf.

Zur Epidemiologie

Die Anzahl der rehabilitationsbedürftigen Drogenabhängigen wird derzeit für die Bundesrepublik Deutschland auf ca. 70 000 geschätzt. Untersuchungen zur speziellen Epidemiologie des Drogenkonsums von Jugendlichen sind untereinander nur schwer vergleichbar und kommen zu verschiedenen Häufigkeitsangaben. So wird die Zahl der Jugendlichen mit einmaliger Drogenerfahrung für die Stadt Linz mit 5%, für Baden-Württemberg mit 34% angegeben (Ladewig 1986).

Als gemeinsames Ergebnis verschiedener Studien läßt sich folgendes zusammenfassen: zwischen dem 13. und 20. Lebensjahr steigt mit dem Alter der Anteil an Drogenkonsumenten. Jungen haben häufiger Drogenerfahrungen als Mädchen. Es ist jedoch zu beobachten, daß Mädchen im Durchschnitt früher mit den Drogen Kontakt bekommen. Berufsschüler haben mehr Drogenerfahrung als Gymnasiasten und Oberschüler. Ein Gradmesser für den Gebrauch harter Drogen, insbesondere von Heroin, ist die steigende Zahl der Todesfälle durch Heroinmißbrauch.

Die Schätzung, daß 15 bis 30% der Jugendlichen zumindest einmalige Drogenerfahrung haben, erscheint realistisch. Man muß davon ausgehen, daß etwa 10% zum chronischen Mißbrauch übergehen. 1970 betrug das Verhältnis der unter 21 Jahre alten zu den über 21 Jahre alten Drogenabhängigen 2:1, heute geht man davon aus, daß die Verhältnisse umgekehrt sind, nämlich 1:2. Die Drogenabhängigen sind somit älter geworden (Gerchow 1985).

Zur Entstehung der Drogenabhängigkeit

Ähnlich wie die Entstehung des Alkoholismus ein multifaktorielles Geschehen ist, lassen sich entsprechende ätiologische Modelle auch für die Entwicklung der Drogensucht nachweisen. Insgesamt müssen die *Versuche, eine monokausale Erklärung* für die Drogensucht zu beschreiben, etwa spezielle Persönlichkeitskonstellationen oder spezielle Sozialisationsbedingungen, als *gescheitert* betrachtet werden.

Dennoch können bezüglich der Persönlichkeit der suchtstoffabhängigen Jugendlichen folgende Aussagen gemacht werden: Es finden sich bei den betroffenen Jugendlichen gehäuft prämorbid unsicher-labile, ängstlich-verschlossene und depressive Merkmale. In einer Untersuchung von Ladewig u. a. an 120 Jugendlichen wurden bei fast 60% Entwicklungskrisen bzw. verspätete Pubertätskrisen diagnostiziert, ferner 12% depressive Neurosen, bei 6% schizophrene Psychosen. Nur bei 26% wurde eine „unauffällige Entwicklung“ festgestellt. Bei Haschischkonsumenten stellten Remschmidt und Dauner bei der Hälfte der untersuchten Jugendlichen depressive Stimmungsschwankungen fest. Nicht zu übersehen ist der Zusammenhang zwischen *Drogenabhängigkeit und Familienkonflikten* (Strunk und Remschmidt 1971). Bei dieser Untersuchung an 35 Jugendlichen wurden tiefgreifende Störungen der zwischenmenschlichen Beziehungen, Flucht vor schweren familiären Belastungen und Konflikten sowie *Selbstwertkonflikte (bei depressiver Struktur)* geschildert. Etwa 60 bis 80% der drogenabhängigen Jugendlichen stammen aus einer sogenannten „Broken-Home-Situation“.

Die Abhängigkeit entwickelt sich über ein Probier- und Experimentierstadium, an das sich dann die Gewöhnungs- und Abhängigkeitsphase anschließt. Die Entwicklung zur Abhängigkeit wird einerseits durch persönlichkeitsnahe und umweltbezogene Motivbündel, zum anderen durch das Phänomen der Toleranzentwicklung bestimmt.

Die Entstehung einer Drogenabhängigkeit läßt sich somit aus biologischen, psychologischen und soziologischen Entwicklungsaspekten ableiten (Ladewig 1974, 1985).

Symptomatologie verschiedener Abhängigkeitstypen

Siehe Übersichtstabelle 12-1.

Abhängigkeit vom Cannabistyp

Cannabis gehört zu den ältesten bekannten Rauschdrogen, es wird aus der Hanfpflanze gewonnen. Verschiedene Zubereitungsarten sind bekannt, in Deutschland ist Haschisch am weitesten verbreitet; es handelt sich dabei um eine Zubereitung aus dem Harz der Blütenstände der Pflanze. Der wirksame Inhaltsstoff ist das Tetrahydrocannabinol (THC). Zur Herbeiführung eines Rausches müssen etwa 3 bis 10 mg THC aufgenommen werden.

Abhängigkeit: Cannabis führt zu mäßiger bis deutlicher psychischer Abhängigkeit. Eine körperliche Abhängigkeit wird im allgemeinen nicht angenommen, neuere Befunde könnten allerdings für eine mäßige körperliche Abhängigkeit sprechen.

Beim Absetzen bestehen in der Regel keine Abstinenzsymptome, die Tendenz zur Dosissteigerung ist gering.

Rauschverläufe

Beim *typischen Rauschverlauf* kommt es zu charakteristischen Stimmungsveränderungen, insbesondere zu gehobener Stimmungslage, zu Heiterkeit, die Berauschten schildern ein Gefühl innerer Gelassenheit oder auch ein allgemeines Glücksgefühl. Beim Abklingen des Rausches kommt es oft zu einer apathisch-depressiven Stimmungslage, zur Antriebsverminderung. Typisch für den Haschischrausch ist die Neigung zu scheintiefsinnigen Bemerkungen, in einschlägigen Kreisen als „der große Durchblick" bekannt. Es kann aber auch zu Denkstörungen kommen, insbesondere zu zusammenhanglosem, zeitlich diskontinuierlichem Gedankengang, auch Gedankenabreißen und das Auftreten ungewollter Gedanken kann beobachtet werden, ferner Gedanken, die nicht mehr gesteuert werden können. Schließlich sind Störungen der Wahrnehmung, der Konzentration und der Aufmerksamkeit bekannt.

Atypische Rauschverläufe: Der relativ friedlich verlaufende Cannabisrausch kann umschlagen in Erlebnisse der Panik, der Angst, abnorme Körpersensationen können auftreten, selbst Horror- und Panikerlebnisse sind bekannt; in diesen Zuständen sind Selbstmordhandlungen beobachtet worden. Auch das Umschlagen in Aggressivität ist möglich.

Ein von uns beobachteter Jugendlicher hat im Haschischrausch einen Sexualmord begangen.

Komplikationen: Nachräusche (Flashbacks) sind auch bei Cannabis beschrieben worden. Es handelt sich dabei um rauschähnliche Zustände, ohne daß erneut die rauscherzeugende Substanz konsumiert worden ist. Folgenschwerste Komplikationen des Cannabismißbrauchs sind Cannabispsychosen. Man unterscheidet hierbei die episodischen Verwirrtheitszustände mit halluzinatorisch-deliranten Abläufen, aber auch getrieben-dämmrigen Erregungen. Von diesen akuten Intoxikationspsychosen muß man sogenannte „ausgeklinkte" Psychosen unterscheiden. Hierbei handelt es sich um schizophreniforme bzw. schizophrene Psychosen bei hierfür disponierten Persönlichkeiten (Stringaris 1933, 1972).

Die akute Intoxikation mit Cannabis ist gekennzeichnet durch Brennen im Hals, Reizhusten, Nystagmus, Pulsanstieg, Schwindel, psychisch durch Distanzstörung, Lachdrang, Verlust der Selbstkontrolle. *Bei längerem Konsum* von Cannabis kommt es bei Jugendlichen zu einem sogenannten *„amotivationalen Syndrom"*. Es kommt zu zunehmender Teilnahmslosigkeit, Verlust an Aktivität und des Gefühls des Wohlbefindens. Zunehmend tritt eine Gleichgültigkeit gegen Anforderungen des Alltags auf bei gleichzeitiger allgemeiner Antriebsverminderung und herabgesetzter Belastbarkeit. Die Konsumenten fühlen sich den Anforderungen der Leistungsgesellschaft immer weniger verpflichtet aber auch immer we-

Tabelle 12-1 Übersichtstabelle der gängigsten Suchtmittel, ihre Wirkungen, Abhängigkeiten und ihre seelischen und körperlichen Folgen. THC = Tetrahydrocannabinol. DMT = Dimethyltryptamin. DET = Diäthyltryptamin. DOM = 2,5-Dimethyloxy-4-Methylamphetamin. LSD = Lysergsäurediäthylamphetamin

	Cannabis-Typ	Halluzinogen-Typ	Barbiturat-Alkohol-Typ	Morphin-Typ	Amphetamin-Typ	Kokain-Typ
Wirksame Stoffe	Tetrahydrocannabinol (THC)	LSD, Meskalin, Psilocybin, DMT, DET, DOM	Alkohol, Barbiturat, Sedativa, Analgetica, Benzodiazepin	Morphin, Heroin, synthetische Opiate	Weckamine: Amphetamin, Methylperidat, Fenatyllin	Kokain
psychische Abhängigkeit	+	+	++	++	+	++
physische Abhängigkeit	– – (+?)	–, Toleranzbildung	++	++	Toleranzbildung	–
Typischer Rauschverlauf	Euphorische Stimmung, Antriebsverminderung, Denkstörung, Evidenzerlebnisse	„Psychedelisch" (Psycho-)Halluzination, Veränderung d. zeitl. u. opt. Wahrnehmung, Affektstörungen	Euphorische Stimmung, Enthemmung	Euphorie, Lösung innerer Spannung, „Ruhe"	Schlafhemmung, Antriebssteigerung, Zeitraffung, Euphorie	1. Euphorisches Stadium 2. Rauschstadium: (Pseudo-)Halluzinationen, paranoide Wahrnehmungen 3. Endstadium: Müdigkeit, Gleichgültigkeit, Depression
Atypischer Rauschverlauf	„Flash back", Aggressivität	„Horror-Trips", „Flash back"	pathologischer Rausch			
Folgeerkrankungen	1. Episodische Verwirrtheit (delirant) 2. (Ausgeklinkte) Psychose 3. Amotivationales Syndrom 4. Lungenschäden	1. Akute exogene Psychose 2. Drogeninduzierte Psychose 3. Teratogene Wirkungen	Delir, metalkohol. Psychosen, Leberzirrhose, Herzschädigung, Entzugsausfälle u. a.	hochgradig reduzierter Allgemeinzustand, Leberschäden, Karies, Reduzierung der Muskelsubstanz, Infektanfälligkeit, sek. Amenorrhö, Libido- u. Potenzstörung, Kriminalität, Verwahrlosung, Drogentod	paranoid-halluzinatorische Syndrome, Mikrohalluzination, dysphorisch-depressive Zwangssyndrome	Schäden an der Magenschleimhaut, Kokainpsychose, (paranoid-halluzinat.) taktile Mikrohalluzination

niger gewachsen. Es kommt zur sozialen Desintegration (Wanke und Täschner 1985).

Obwohl bei Beginn der Haschischwelle Ende der 60er, Anfang der 70er Jahre heftig bestritten, kann heute kein Zweifel mehr daran bestehen, daß der Haschischmißbrauch einen Umsteigeeffekt auf andere, härtere Drogen hat. Ein Teil der ursprünglichen Haschischkonsumenten geriet so an Heroin.

Abhängigkeit vom Halluzinogentyp

Die bekanntesten Halluzinogene sind das Lysergsäurediäthylamid (LSD), das Mescalin und das Psilocybin. Weitere synthetische Stoffe sind bekannt. Bei allen Halluzinogenen besteht eine *stark ausgebildete psychische Abhängigkeit* bei fehlender körperlicher Abhängigkeit und deutlichem Vorhandensein von Toleranzbildung.

Rauschverläufe

Weil am häufigsten, soll *der typische LSD-Rausch* geschildert werden: Ein „Trip" enthält in der Regel zwischen 50 und 200 µg LSD. Nach Einnahme kommt es im initialen Stadium (nach etwa 30 Minuten) zu Schwindel, aufkommender Angst und Tachykardie. Die anschließende Rauschphase dauert zwischen ein und acht Stunden. Typische „psychedelische" Effekte sind Pseudohalluzinationen, Veränderungen der zeitlichen und räumlichen Orientierung, Verzerrung der Wahrnehmung und der Vorstellung, der Körperfühlsphäre und der Koordination sowie Störungen der Affekte. In der anschließenden Erholungsphase klingt der Rausch allmählich ab. In der abklingenden Phase kann es aber immer wieder zu abnormen Erlebnissen kommen. Die Nachwirkungsphase ist gekennzeichnet durch depressive Verstimmung, Ermüdung und Erschöpfung, Spannung und Angst. Der Schwerpunkt des LSD-Rausches liegt zweifellos in der optischen Wahrnehmungsdeformation zu farbenprächtigen Verzerrungen, Größer- und Kleinersehen der Umgebung, Verschmelzungserlebnissen bis hin zu schwerwiegenden Identitätsstörungen. Das affektive Spektrum reicht von der rauschhaften Beglücktheit bis zum panikartigen Angsterleben.

Atypische Rauschverläufe

Die bekannteste Komplikation ist der sogenannte *„Horrortrip"* („bad trip"). Inhaltlich beherrschen die Szene angstbedrohte Erlebnisse mit bedrohlichen Themen, Vernichtung, Verfolgung, Qual und Grauen. Horrortrips führen dennoch nicht zur Aufgabe des LSD-Konsums (Remschmidt 1972, 1973). Besonders bekannt geworden sind die Flash-back-Phänomene beim LSD-Konsum, d.h. das Wiederauftreten rauschhafter Erlebnisse ohne daß die Substanz erneut genommen wurde. Nach anderer Terminologie handelt es sich hierbei um sogenannte „Echopsychosen". Sie können noch lange nach dem Absetzen des Mittels auftreten und sind dann in der Regel für den Patienten außerordentlich ängstigend. An Komplikationen und Folgeerkrankungen kann es zu akuten exogenen Psychosen kommen, die psychopathologisch durch Verwirrtheit, Verworrenheit der Denkabläufe oder auch durch delirante Unruheerscheinungen gekennzeichnet sind. Gleichzeitig bestehen heftige Angst- und Panikreaktionen, auch lebhafte optische und akustische Halluzinationen. Schließlich sei auf die Gefahr des Ausklinkens von Psychosen hingewiesen *(drogeninduzierte Psychose)*. Diese nehmen in der Regel einen schizophreniformen Verlauf.

Die Auswertung von 21 verschiedenen Studien zeigt, daß beim LSD-Konsumenten die Gefahr teratogener Schädigung durch Chromosomenbrüche gegeben sind (Remschmidt 1985). Besonders auf Jugendliche hatte und hat die mit dem LSD-Konsum einhergehende Ideologie, „die psychedelische Bewegung", großen und den Drogenkonsum fördernden Einfluß gehabt. Insbesondere die Aufforderung zum „drop-out", zum Ausscheren aus vorgegebenen sozialen Bindungen, zur Aufgabe des Leistungsprinzips, zur Verweigerung von Leistungen für das Gemeinwohl, zum Rückzug auf das eigene Selbst und zu einer subjektivistischen Betrachtungsweise des menschlichen Lebens und seiner Probleme fand unter den Jugendlichen ein offenes Ohr (Wanke und Täschner 1985). Die chronische Intoxikation bewirkt besonders bei Jugendlichen eine psychovegetative Labilisierung. Leichtere Abstinenzsymptome wie Tremor, Schwitzen, Schlafstörungen und Verstimmbarkeit sind beschrieben worden (Ladewig 1985).

Drogenabhängigkeit vom Morphintyp

Weil praktisch am wichtigsten, soll hier nur die *Heroinsucht* besprochen werden. Heroin ist etwa 5- bis 10fach so stark analgetisch wie Morphin, wirkt in hohem Maße euphorisierend und hat deshalb *die stärkste Suchtpotenz.*

Nach nur wenigen Injektionen von Heroin kann es zur *irreversiblen psychischen und physischen Abhängigkeit* kommen. Die Rekrutierung von Heroinabhängigen wird aus diesem Grunde in der Szene als „Anfixen“ bezeichnet.

Rauschverlauf

Heroin wirkt in hohem Maße euphorisierend, gleichzeitig dämpft es die geistige Aktivität und beeinflußt die Stimmungslage in Richtung der Beseitigung von Angst und Unlust. Entsprechend psychisch labile Jugendliche sind deswegen hochgradig anfällig für diese Rauschdroge, ihre weite Verbreitung wird durch diese Wirkung verständlich. Der Berauschte wird gleichgültig gegenüber den Problemen und Belastungen des Alltags, er ist „reizabgeschirmt“. Individuelle Probleme treten in den Hintergrund. Sehr schnell kommt es dazu, daß es für den Süchtigen nicht mehr um die erwünschte Rauschwirkung (Euphorie) geht, sondern daß er die Rauschdroge nur noch zuführt, um quälende Abstinenzsymptome zum Verschwinden zu bringen. Die Entzugserscheinungen bei Heroinsucht beginnen mit leichten vegetativen Erscheinungen wie Schwitzen, Frieren, Zittern bis hin zu schweren Schmerzzuständen, zu hartnäckig persistierenden Schlafstörungen, kolikartigen Krämpfen und zerebralen Krampfanfällen. Da die Toleranzentwicklung sehr rapide eintritt, werden steigende Dosen von Heroin verbraucht.

Heroin ist neben Haschisch das heute auf der Drogenszene am weitesten verbreitete Rauschgift. Es kann geschnupft und gespritzt werden. In der Regel aber wird es gespritzt („gefixt“), weil die Süchtigen das sogenannte „Flash-Phänomen“ bevorzugen. Man versteht darunter das schlagartige Anfluten der Substanz im ZNS, was einen schlagartigen Eintritt der Euphorie zur Folge hat. Die Gefährlichkeit des Suchtstoffes Heroin zeigt sich an der ansteigenden Zahl von Drogentoten.

Folgen der Heroinsucht

Heroinsüchtige im fortgeschrittenen Zustand sind in körperlich hochgradig reduziertem Allgemeinzustand. Die Verwendung von unsterilem Injektionswerkzeug führt in der Regel zu entsprechenden Leberschäden („Drogenhepatitis“) und zunehmend zu AIDS. Weitere Nebenwirkungen sind beim weiblichen Geschlecht sekundäre Amenorrhö, beim männlichen Geschlecht entsprechende Libido- und Potenzstörungen. Heroinsucht im fortgeschrittenen Stadium führt zur vollständigen sozialen Desintegration mit Beschaffungskriminalität und Verwahrlosung. Sexuelle Prostitution („Babystrich“) ist ein häufiges Phänomen.

Abhängigkeit vom Amphetamintyp

Bei der Abhängigkeit von Weckmitteln entsteht eine variable psychische Abhängigkeit, keine körperliche Abhängigkeit. Es bestehen in der Regel auch keine körperlichen Abstinenzsymptome. Im Zustand der Entwöhnung kommt es in vielen Fällen zu starken Depressionserscheinungen, die Substanzgruppe führt zu starker Toleranzbildung.

Weckamine sind Abkömmlinge des Adrenalins bzw. des Ephedrins und somit indirekte Sympathiekomimetika. Die Hauptwirkung der Amphetamine kann als zentral erregend bezeichnet werden.

Rauschverlauf

Amphetamine haben eine schlafhemmende Wirkung, ein zweiter Haupteffekt besteht in der Beeinflussung der Antriebslage: es kommt zu vermehrter Initiative und Aktivität, zum erhöhten Tatendrang, zu Unternehmungslust und zur Spontaneität. Bei längerdauernder Einnahme stellt sich dann zunehmend auch eine Euphorie ein, die dann von den Konsumenten auch ausdrücklich angestrebt wird.

Es ist davon auszugehen, daß Weckmittel heute in großem Umfang sowohl von Jugendlichen wie von Erwachsenen konsumiert werden. 113 von 200 jugendlichen Drogenkonsumenten berichteten über Stimulantienmißbrauch (Hasse 1973). Einerseits hat der Gebrauch von Weckaminen bahnenden Charakter beim Übergang auf härtere Drogen, andererseits ist der Gebrauch von „speed" gerade in der jugendlichen Konsumentenszene sehr beliebt, weil er die durch Haschisch- oder Heroinmißbrauch hervorgerufene Antriebsschwäche und Lethargie beseitigt. „Speed" findet man in der Drogenszene deswegen häufig im Rahmen einer polyvalenten Drogenabhängigkeit. Man kann von einem sich ständig ausbreitenden Mißbrauch der Weckamine ausgehen. Epidemiologische Untersuchungen geben den Anteil der Weckamine bei den mißbrauchten Drogen zwischen 10 und 20% an. Bei längerfristigem Gebrauch von Weckaminen kann es zu symptomatischen Psychosen kommen. Es handelt sich dabei vorwiegend um paranoid-halluzinatorische Syndrome, zum Teil mit Mikrohalluzinationen, auch dysphorisch-depressive Zustandsbilder und Mischformen sind beschrieben.

Kokaintyp

Kokain spielt derzeit als Rauschdroge bei den Jugendlichen noch eine eher geringe Rolle. Es ist aber zu erwarten, daß es in Zukunft möglicherweise aber häufiger anzutreffen ist. Auch beim Kokain steht zu Beginn des Rausches eine subjektive Leistungssteigerung, die schnell in ein Gefühl grenzenloser Euphorie übergeht. Es entwickelt sich schnell eine sehr starke psychische Abhängigkeit bei fehlender physischer Abhängigkeit. Die Kokainpsychose ist in der Regel paranoid-halluzinatorisch, es sind spezielle taktile Mikrohalluzinosen beschrieben.

Polyvalente Süchtigkeit, Polytoxikomanie

Wir finden bei Jugendlichen häufig, daß mehrere Stoffe gleichzeitig mißbraucht werden. Typisch sind Kombinationen von chronischem Alkohol- und Cannabismißbrauch bei gleichzeitiger gelegentlicher LSD-Einnahme und zusätzlichem Mißbrauch von Weckaminen. Nicht selten setzen die Jugendlichen zur Verstärkung von Rauschzuständen gleichzeitig Barbitursäure enthaltende Medikamente oder auch Tranquilizer ein. Die Medikamente werden in aller Regel im familiären Umfeld besorgt. Es erstaunt immer wieder, wie selbst eine solche polyvalente Abhängigkeit vor den Eltern verheimlicht werden kann.

Mißbrauch von Schnüffelstoffen

Das Schnüffeln von organischen Lösungsmitteln als neuere Form der Abhängigkeit breitet sich in neuerer Zeit zunehmend unter jüngeren Kindern – mit einem Häufigkeitsgipfel zwischen dem 12. und 14. Lebensjahr – aus. In den 50er und 60er Jahren wurde erstmals in den USA darüber berichtet, seit 1970 häufen sich auch die Berichte aus Europa. Genauere epidemiologische Daten fehlen. In Westberlin wurde die Zahl schnüffelnder Jugendlicher 1982 auf ca. 1000 geschätzt.

Zum Schnüffeln eignen sich prinzipiell alle Mittel, die Lösungsdämpfe abgeben. Besonders beliebt sind toluolhaltige Produkte. In Frage kommen u. a. folgende Produkte: Klebstoffverdünner, Klebstoffe („Pattex"), Farb- und Lackverdünner, Nitroverdünner, Nagellack und Nagellackentferner, Fleckenentferner, Feuerzeuggas, Haarsprays, Möbelpolitur, Lacksprays, Benzin. Die Reihe ließe sich fortsetzen. Geschnüffelt wird in der Regel aus einem kleinen Plastikbeutel, in den das Lösungsmittel gegossen wird und aus dem durch Mund und Nase tief eingeatmet wird.

Rauschverlauf, Therapie

In den Anfangsstadien der Inhalation kommt es zu Euphorie und Erregungszuständen. Bei tieferen Intoxikationsstadien kommt es zu illusionären Verkennungen, Veränderungen der Farbwahrnehmung sowie zu akustischen Sinneseindrücken und halluzinatorischen Erlebnissen. Die ausgeprägte Intoxikation ist gekennzeichnet durch Gang-, Stand- und Bewegungsataxie, psychomotorischer Verlangsamung, Sprachstörung, schließlich kann es zu einer Art Dämmerzustand und zu Vigilanzstörungen bis hin zur Bewußtlosigkeit kommen.

Der Einstieg als Probierer erfolgt in der Regel zwischen dem 10. und 14. Lebensjahr. Häufig findet das Schnüffeln in Gruppen statt. Man kann heute nicht mehr sagen, daß nur Kinder ärmster sozialer Schichten schnüffelten, zunehmend kommen auch Kinder aus der sogenannten Mittelschicht und aus sogenannten intakten Familien in die Beobachtung. Bei den schnüffelnden Jugendlichen überwiegen die Jungen. Im weiteren Verlauf kann sich, ausgehend vom Schnüffeln, eine polyvalente Drogensucht oder auch der Übergang zum Alkoholismus entwickeln. Bei chronischem Mißbrauch ist eine Toleranzentwicklung mit erheblicher Steigerung der Konsummenge und der Konsumzeiten die Regel. Es kommt zum „Hängen an der Tüte".

Das chronische Schnüffeln führt zu schwersten körperlichen Schädigungen, insbesondere zur kortikalen Atrophie mit Ventrikelerweiterungen und allgemeiner zerebraler Atrophie (toxische Enzephalopathie). Diese ist gekennzeichnet durch hirnorganische Wesensveränderung, Pyramidenbahnzeichen sowie zerebelläre Symptome wie Ataxie, Sprachstörungen und Nystagmus.

Therapie

Schnüffeln bei Kindern und Jugendlichen ist ein gravierender Hinweis auf eine schwere psychische Fehlentwicklung. Die Prognose ist insgesamt nicht günstig. Empfehlenswert ist die Einweisung der Jugendlichen in eine kinder- und jugendpsychiatrische Klinik zur Behandlung und Einleitung weiterer heilpädagogischer und psychotherapeutischer Behandlungsmaßnahmen.

Drogen- und Alkoholprobleme in der Praxis des niedergelassenen Arztes

Der alkohol- und drogenabhängige jugendliche Patient findet in der Regel nicht von selber den Weg zum Arzt. Oft besteht beim betroffenen Jugendlichen keine Problemeinsicht, die Suchtstoffeinnahme ist häufig mit einer Ideologie verquickt, die auch eine Protesthaltung bezüglich der Erwachsenenwelt beinhaltet, dazu zählt auch der Arzt, der sehr schnell in der Rolle des „Agenten der Eltern" gesehen wird.

Immer noch wird die Häufigkeit des Problems auch von Ärzten unterschätzt. Der Arzt sollte sich immer ausdrücklich vergewissern, daß eine Alkohol-, Drogen- und Abhängigkeitsproblematik nicht vorliegt. Fast überflüssig zu betonen ist es, daß alle unklaren Intoxikationen den Verdacht auf eine Rauschmitteleinnahme nahelegen. In jedem Verdachtsfall sollte der Arzt deswegen geeignetes Untersuchungsmaterial (Blut, Urin) sichern und einer entsprechenden gerichtsmedizinisch-toxikologischen Untersuchung zuführen.

Ebenso gibt es eine Reihe körperlicher Symptome, die den Verdacht auf Alkohol- oder Drogenmißbrauch lenken sollten. Hierzu sind vor allen Dingen vegetative Symptome einschließlich Miosis oder Mydriasis, Tremor, Schlaflosigkeit und Veränderungen im Antriebsverhalten zu zählen. Besondere Beachtung verdienen plötzlich auftretende psychische Krisen in Pubertät und Adoleszenz („Adoleszentenkrisen"), insbesondere wenn die Symptomatik gekennzeichnet ist durch den Verlust der Motivation zu Schule und Berufsausbildung, gehäuftes Fernbleiben von zu Hause entgegen dem Willen der Eltern sowie der Umgang in Gruppen und Cliquen, in denen Alkoholexzesse oder Drogenkonsum üblich ist.

Besteht bei dem Jugendlichen der Verdacht auf Alkoholmißbrauch oder Rauschmitteleinnahme, so empfiehlt sich *folgendes Vorgehen:* Mit den Eltern sollte ein ausführliches Anamnesegespräch geführt werden mit dem Ziel, den individuellen Problemhintergrund zu durchleuchten. Eine ausführliche Information über die speziellen Gefahren der jeweiligen Rauschdrogen sollte sich anschließen. Jedes Bagatellisieren, etwa „es handelt sich ja nur um Haschisch" oder „gegen einen gelegentlichen Rausch sei nichts einzuwenden", würde den Gefahren nicht gerecht.

Ziel des ärztlichen Einzelgespräches mit dem Jugendlichen ist zunächst, eine gewisse Vertrauensbasis herzustellen und bei dem Jugendlichen die Motivation für eine weitere Diagnostik und eventuelle Behandlung zu erzeugen. Erfahrungsgemäß gelingt dies nur bei einem Teil der Jugendlichen. Empfehlenswert ist die frühzeitige Einschaltung von Spezialisten, etwa jugendpsychiatrischen Ambulanzen, Drogenberatungsstellen oder Erziehungsberatungsstellen. In der Regel ist nämlich eine umfassende jugendpsychiatrische und psychologische Diagnostik notwendig, um das wahre Ausmaß der individuellen Gefährdung richtig abzuschätzen.

Eine durch den niedergelassenen Arzt durchgeführte Behandlung als rein ambulante Behandlungsmaßnahme ist in der Regel nicht ausreichend. Man darf die Möglichkeiten des niedergelassenen Arztes in der Praxis nicht überschätzen. Der Schwerpunkt seiner Tätigkeit ist einerseits in der Früherkennung von Suchtproblemen und in der Beratung der Familie zu sehen. Aufgabe des niedergelassenen Arztes ist es, für eine fundierte psychiatrisch-psychologische Diagnostik Sorge zu tragen und den Patienten bzw. seine Familie in Kontakt mit den entsprechenden Stellen zu bringen. Nachhaltig zu warnen ist vor einer noch gelegentlich propagierten ambulanten Behandlung von Opiatsüchtigen mit Methadon.

Die Methadontherapie muß heute als obsolet angesehen werden. Auch die Gabe von Opiat-Antagonisten an Süchtige in der ambulanten Praxis ist hochproblematisch, weil es zur Auslösung lebensbedrohlicher Entzugssymptome kommen kann. Zunehmendes Kreislaufversagen und ein allmähliches Hineingleiten in einen Schockzustand sind Ausdruck dieses Geschehens. Der niedergelassene Arzt darf sich auch nicht scheuen, sehr eingreifende Maßnahmen zu veranlassen, also etwa gegen den Willen eines jugendlichen Patienten diesen in eine entsprechende Fachklinik zum Entzug einzuweisen. In vielen Fällen ist nämlich eine stationäre Therapie als Beginn einer

Tabelle 12-2 Abhängigkeitstypen, typischer und atypischer Rauschverlauf im Überblick

Überdosis	Symptomatik	Therapie
Halluzinogene	psychoseähnliches Bild Verworrenheit	Sedierung „talkdown" (verbale Beruhigung)
Weckmittel	psychoseähnliches Bild evtl. zerebraler Krampf	Benzodiazepine
Heroin	Herz-Kreislaufversagen Lungenödem, Hirnödem	Kreislaufbehandlung evtl. forciert Diurese Cortison, evtl. Lasix Beatmung
Kokain	Halluzination, Erregung delirante Symptome Krampfanfälle	Benzodiazepine evtl. Atemhilfen

längerfristigen Rehabilitation nicht zu umgehen. Unter Umständen muß – in Einvernehmen mit den Eltern – ein Vormundschaftsrichter eingeschaltet werden, der seine Zustimmung zur Unterbringung des Jugendlichen auf einer geschlossenen Station geben muß.

Jeder Arzt, der zur Tätigkeit bei jugendlichen Strafgefangenen herangezogen wird, muß wissen, daß die Beschaffung von „Stoff" *in Jugendstrafanstalten* ohne Schwierigkeiten vor sich zu gehen pflegt, ja, daß manche Insassen hier erst den Gebrauch von Drogen erlernen.

Empfehlenswert ist es, wenn der niedergelassene Arzt auch während der stationären und Rehabilitationsphase Kontakt zu dem von ihm eingewiesenen Patienten hält. Dies ist die Voraussetzung für einen zweiten Schwerpunkt ärztlicher Tätigkeit in der Praxis, nämlich *die Nachbetreuung* ehemals alkohol- oder drogengefährdeter jugendlicher Patienten. Je nach Ausbildung empfiehlt sich ein einzel- aber auch ein gruppentherapeutisches Vorgehen.

Gelegentlich ist der niedergelassene Arzt auch mit Notfallproblemen in seiner Praxis konfrontiert. Eine Übersicht über einige mögliche Komplikationen und den Behandlungsmöglichkeiten gibt Tabelle 12-2.

Therapie der Drogenabhängigkeit

Ausdrücklich sei betont, daß die Ergebnisse katamnestischer Studien gezeigt haben, daß bei jugendlichen Drogenabhängigen die Langstreckenprognose generell nicht ungünstiger einzuschätzen ist als bei den bisher bekannten Gruppen alkohol- und medikamentenabhängiger Patienten (Kielholz 1976). Dies bedeutet, daß ca. ein Drittel aller Suchtkranken einen guten Verlauf mit Drogenfreiheit und sozialer Stabilität erreicht. Diese Gruppe benötigt nach Entziehung und Entgiftungsbehandlung nur noch gelegentliche ambulante Hilfen. Ein weiteres Drittel braucht nach Entziehung und Entgiftung eine längerfristige rehabilitative Maßnahme, die bei jugendlichen Drogenabhängigen in Form einer ein- bis zweijährigen Behandlung in einer therapeutischen Gemeinschaft durchgeführt wird. Ein Drittel zeigt einen eher instabilen Verlauf, diese Patienten benötigen über Jahre den Schutz psychiatrischer Einrichtungen, um sie vor Kriminalität, Verwahrlosung, Krankheit und Individualität zu schützen. Grundsätzlich sei betont, daß Therapieangebote, die ausschließlich auf die Freiwilligkeit der Behandlung abzielen, zur Sanierung der Drogenszene nicht ausreichen. Erforderlich ist ein System von Angebot und Forderung (gewissermaßen von „Druck und Zug"), durch die viele Drogenkranke erst allmählich eine Motivation zu einer Verhaltensänderung erreichen. Dies kann bedeuten, daß ein heroinabhängiger Jugendlicher, der durch Beschaffungskriminalität auffällig geworden ist, vor die Alternative gestellt wird, sich entweder freiwillig in Behandlung zu begeben oder in Haft genommen zu werden. Im übrigen gilt, daß – ähnlich wie bei der Behandlung der Alkoholabhängigen – auch bei den Drogenabhängigen nur ein Stufenplan zum Ziel der Drogenfreiheit führt.

1. Beratungsphase

Ähnlich wie beim Alkoholkranken, soll der Jugendliche in der ärztlichen Praxis oder in der Suchtberatungsstelle Kontakt finden und Vertrauen aufbauen. Es geht zunächst um die Abklärung etwaiger medizinischer und psychiatrisch-psychologischer Probleme bzw. Erkrankungen. In der Regel ist bei Drogenabhängigen auch eine Fülle sozialer Probleme anhängig, insbesondere auch laufende Gerichtsverfahren, schwerwiegende Schul- oder Ausbildungsprobleme, in der Regel auch sehr gravierende familiäre Konflikte. Ziel der Beratungs- und Kontaktphase ist es, den Jugendlichen zu einer Entziehungs- und Entgiftungsbehandlung zu motivieren.

2. Entziehungs- und Entgiftungsbehandlung

Diese sollte unbedingt auf einer psychiatrischen Station durchgeführt werden. Die Drogen werden im allgemeinen sofort abgesetzt. Spezifische und unspezifische Entzugssymptome lassen sich in der Regel mit Neuroleptika abfangen. Bei schwerwiegender Abhängigkeit vom Barbiturattyp ist gelegentlich ein über zehn Tage gehendes Ausschleichen mit prophylaktischer Gabe von Phenobarbital sinnvoll. Etwa 10% aller Drogen-, Medikamenten- und Alkoholabhängigen zeigen depressive Zustandsbilder, die entsprechend antidepressiv behandelt werden müssen. Die Behandlung der Heroinabhängigen mit Methadon hat sich nicht bewährt, in der Bundesrepublik Deutschland, in Österreich und in der Schweiz wird die Dauergabe von Methadon aus medizinischen und ethischen Gründen abgelehnt. Die gelegentliche Gabe auf einer klinischen Station bei schwersten Entzugserscheinungen kann kurzfristig sinnvoll sein. Die Behandlung der Heroinabhängigen mit Morphinantagonisten (Naltrexon) befindet sich noch im Stadium der klinischen Erprobung.

3. Entwöhnung und Rehabilitationsphase

Nach der Entziehungs- und Entgiftungsphase sollten Jugendliche für längere Zeit in speziellen Einrichtungen für drogenabhängige Jugendliche rehabilitiert werden. Ladewig (1985) nennt folgende Punkte, die für die Phase der Entwöhnung und Rehabilitation wesentlich sind:

1. Meiden des Drogenmilieus durch räumliche und innere Distanz.
2. Ausbau neuer zwischenmenschlicher Beziehungen.
3. Das Übernehmen von Verantwortung innerhalb einer Gruppe.
4. Einhalten des Tag-Nacht-Rhythmus und einer Tagesordnung.
5. Stufenweise Belastung mit Arbeit und allmählicher Kompetenzzuwachs: Arbeitstraining.
6. Selbständige und sinnvolle Gestaltung der Freizeit.
7. Körperliche Ertüchtigung in Verbundenheit mit der Natur (Bedeutung des Erlebens körperlicher und seelischer Gesundheit).

Bei der Therapie drogenabhängiger Jugendlicher hat der Therapeut die schwierige Aufgabe, einerseits genügend „Außenkontrolle" auszuüben, um einen Rückgriff auf die jederzeit erreichbare Droge zu vermeiden. Andererseits muß er dem Patienten auch genügend Freiraum lassen, um ihm die Möglichkeit zur Entwicklung zu geben. Gerade der in jungen Jahren in Abhängigkeit geratene Drogenabhängige ist in der Regel in seiner Persönlichkeitsreifung retardiert und es fehlen ihm oft die Grundlagen schulischer und beruflicher Bildung, aber auch die Fähigkeit zu stabilen sozialen Beziehungen. Die eigentliche Aufgabe des Therapeuten besteht darin, den Patienten aus dem subkulturellen Milieu herauszulösen und ihn in eine realitätsorientierte, soziale und berufliche Lebensform hineinzuentwickeln. Dies soll durch den ein- bis zweijährigen Aufenthalt in einem entsprechenden Übergangswohnheim, in einer entsprechenden therapeutischen Wohngemeinschaft ermöglicht werden. Solche Gemeinschaften müssen daher auch über entsprechende Schulbildungs- bzw. Berufsbildungsmöglichkeiten verfügen.

Entsprechende therapeutische Einrichtungen sind zu ermitteln z. B. über das Bundesministerium für Jugend, Familie und Gesundheit (Drogenberatung – wo?), aber auch die Landesjugendämter, die Gesundheitsämter oder entsprechende kirchliche Suchtberatungsstellen, etwa beim Diakonischen Werk oder des Caritasverbandes.

Ein 1987 nicht gelöstes Problem stellt AIDS dar, das sich in der Drogenszene zunehmend verbreitet. Einerseits scheuen Drogenabhängige den (positiven) Test und damit Aufkündigung ihrer Anonymität, so daß sie weiter als Überträger fungieren, andererseits ist die Frage offen, ob und wie AIDS-positive drogenabhängige Jugendliche in Heimen integriert werden können und sollen. Denn das Bewußtsein, Träger der Krankheit zu sein, hemmt alle Zukunftsperspektiven.

Prävention

Die Prävention von Alkoholabhängigkeit und Drogenabhängigkeit muß auf die Familie der alkohol- und drogenabhängigen Jugendlichen zielen. Ein Drittel der Eltern Drogenabhängiger konsumiert psychotrope Substanzen und vor allem Alkohol. Man wird daraus unschwer den Schluß ziehen, daß die Suchterfahrung der Eltern beim Einstieg in die Drogenkarriere ein richtungsweisender Faktor ist. Ebenso scheint die Qualität der Schulbildung – insbesondere bei den Drogenabhängigen – eine Rolle zu spielen insofern, als schlechtere Schulbildung korreliert mit frühzeitigem Alter des Einstiegs in harte Drogen (Gerchow 1986). Immer noch hat man den Eindruck, daß bestimmte Drogen verharmlost werden. Dies betrifft Haschisch, aber auch die Einnahme von Tranquilizern und auch den Alkoholmißbrauch. Kontinuierliche Aufklärung der Familien aber auch in Schulen bzw. Ausbildungsstellen ist dringend notwendig.

Literatur

Altenkirch, Holger: Schnüffelstoffe: Lösemittelhaltige Produkte als Rausch- und Suchtmittel. In: Deutsches Ärzteblatt Ausgabe B 1982, 3, 1985.

American Psychiatry Association (Hrsg.): Diagnostisches und statistisches Manual psychischer Störungen, DSM III. Dt. Bearb. v. Koehler, K. und H. Sass. Beltz, Weinheim 1984.

Feuerlein, W.: Alkoholismus – Mißbrauch und Abhängigkeit. Thieme, Stuttgart 1979.

Gaedeke, R., J. Gehrmann: Drogenabhängigkeit bei Kindern und Jugendlichen. Enke, Stuttgart 1973.

Gruner, W.: Medizinisch-psychiatrische Aspekte des Jugendalkohols – Versuch einer Darstellung jugendlicher Alkoholikertpyen. Suchtgefahren 22, 53, 1976.

Gerchow, J.: Mißbrauch – Abhängigkeit – Sucht. Ursachen und Folgen der Suchtkrankheit. In: Alkoholismus und seine Folgekrankheiten. Kern & Birner, Frankfurt 1986.

Hasse, H. E., Waldmann, H.: Die Bedeutung wekkaminer Substanzen in der Psychodynamik des Drogenkonsums bei Jugendlichen. Dtsch. Med. Wschr. 98, S. 295–301, 1973.

Hobi, V.: Das Drogenproblem bei Jugendlichen. Huber, Bern 1973.

Hornung, R., Schmidtchen, G. und M. Scholl-Schaff: Drogen in Zürich. Huber, Bern 1983.

Jellinek, E. M.: The disease concept of alcoholism. Yale University Press, New Haven 1960.

Kielholz, P., Ladewig, D.: Die Drogenabhängigkeit des modernen Menschen. Lehmann, München 1972.

Kielholz, P., Hanger, O., Ladewig, D., Balmer, R., Hobi, V. und M. Weidemann: Katamnese und Prognose der Drogenabhängigkeit. Dtsch. Med. Wschr. 101, S. 521, 1976.

Ladewig, D.: Drogenabhängigkeit bei Jugendlichen. In: Remschmidt, H., Schmidt, M. H.: Kinder- und Jugendpsychiatrie in Klinik und Praxis. Thieme, Stuttgart–New York 1985.

Nissen, G.: Psychische Störungen im Kindes- und Jugendalter. Springer, Berlin–Heidelberg–New York, Tokyo 1986.

Remschmidt, H., Schmidt, M. H.: Multiaxiales Klassifikationsschema für psychiatrische Erkrankungen im Kindes- und Jugendalter. Huber, Bern–Stuttgart–Wien 1977.

Remschmidt, H., Dauner, I.: Klinische und soziologische Aspekte der Drogenabhängigkeit bei Jugendlichen. Med. Klinik 45–47, S. 1993–1997, 2041–2047, 2078–2081, 1972.

Strunk, P., Remschmidt, H.: Drogenabhängigkeit und Familienkonflikt. In: Jahrbuch für Jugendpsychiatrie und ihre Grenzgebiete. Huber, Bern–Stuttgart–Wien 1971.

Schröder, U.: Alkoholismus bei Kindern und Jugendlichen. Z. Allgemeinmedizin 52, S. 500–504, 1976.

Stringaris, M. G.: Zur Klinik der Haschischpsychosen. Arch. Psychiat. Nervenkr. 100, S. 523–531, 1933.

Stringaris, M. G.: Die Haschischsucht. 2. Auflage, Springer, Berlin 1972.

Wanke, K., Täschner, K. L.: Rauschmittel. Drogen – Medikamente – Alkohol. Enke, Stuttgart 1985.

Warnke, A.: Alkoholismus bei Jugendlichen. In: Alkoholismus und seine Folgekrankheiten. Kern & Birner, Frankfurt 1986.

KAPITEL 13

Suizid und Suizidversuch in der Adoleszenz

von Hermann Pohlmeier

Inhalt

Einleitung. Allgemeine Suizidologie

Obwohl im Zusammenhang des vorliegenden Werkes über Adoleszentenmedizin diese in verschiedener Hinsicht definiert worden ist, wird für die Logik und Systematik des folgenden Beitrags Adoleszenz noch einmal festgelegt. Da im Bereich von Suizid und Suizidversuch die Altersklasse der 15- bis 25jährigen eine Risikogruppe darstellt, wird aus diesem Grunde bei der Abhandlung des Themas Suizid und Suizidversuch in der Adoleszenz diese definiert als die Lebenszeit zwischen 15 und 25 Jahren. Das steht in Übereinstimmung mit anderen Vorschlägen, die die Jugendlichen zwischen 15 und 20 dann noch unterteilen von den heranwachsenden Jugendlichen zwischen 21 und 25 (u. a. Specht, 1980). Ohne diese Unterteilung formal aufrechterhalten zu wollen, gibt sie trotzdem die Möglichkeit, inhaltlich die zwei entscheidenden Gruppen im Hinblick auf Suizid und Suizidversuch in der Adoleszenz zu untersuchen – nämlich Schüler und Auszubildende, sowie Studenten und Soldaten. Gewissermaßen in einem Nachwort sollen einige Bemerkungen zur Therapie die Erörterung des Problems abrunden.

Die Untersuchung setzt die Kenntnis der allgemeinen Suizidologie voraus, daß nämlich Suizidhandlungen unterschieden werden in gelungenen Selbstmord und mißglückten Selbstmordversuch, daß die Selbstmordraten bezogen auf 100000 Personen der Bevölkerung weltweit einigermaßen stabil bleiben, die Selbstmordversuchsraten in der zur Rede stehenden Altersklasse zwischen 15 und 25 leicht ansteigen, daß der gelungene Selbstmord jenseits des 60. Lebensjahres wahrscheinlicher ist, sowie der Selbstmordversuch zwischen 20 und 40 bevorzugt wird, daß abgesehen vom Alter andere Risikofaktoren wie depressive Verstimmung, Sucht, soziale Isolierung, Einsamkeit, Suizidhandlungen in der eigenen Lebensgeschichte oder in der von Verwandten und Bekannten Suizidhandlungen begünstigen, daß nur etwa 30% der Selbstmordversuche wiederholt werden, daß etwa 90% aller Selbstmordhandlungen angekündigt werden und etwa ebensoviel Prozent mit ihrer Rettung einverstanden sind und schließlich, daß nahezu jeder Mensch in seinem Leben einmal oder mehrmals Selbstmordgedanken hat. Weiter werden die gängigsten Theorien über medizinische, psychologische und soziale Hintergründe der Selbstmordhandlungen als bekannt vorausgesetzt und auch, daß die häufigsten Motive Partnerkonflikte, Familienprobleme, berufliche Schwierigkeiten, also letztlich psychosoziale Ausweglosigkeiten sind, weshalb die Selbstmordhandlung heute am zutreffendsten als Problemlösungsversuch zu beschreiben ist. Die angesprochenen Zusammenhänge sind an anderem Orte ausführlich dargestellt (Pohlmeier, 1983), so daß jetzt die spezielle Bearbeitung des in der Überschrift dieses Beitrages formulierten Themas folgen kann.

Suizid bei Schülern und Auszubildenden

Natürlich gibt es Schüler auch unter 15 Jahren und sind Ausbildungen meist schon vor dem 25. Lebensjahr abgeschlossen. Trotzdem stellen Schüler und Auszubildende in der Risikogruppe der 15- bis 25jährigen einen hohen Anteil. Besonders hervorzuheben ist, daß unter 15 Jahren Selbstmordversuche und auch Selbstmorde außerordentlich selten sind und unterhalb zehn Jahren noch seltener und unterhalb sechs Jahren nicht vorkommen. Es ist daher unredlich, von Kinderselbstmorden zu sprechen, da es sich immer um Schülerselbstmorde handelt oder Selbstmordhandlungen eben bei Adoleszenten (Hertel, 1984; Jochmus et al., 1983). Detaillierte Zahlenangaben sind zwar gegenwärtig etwas fundierter und verläßlicher als früher, dennoch aber immer noch sehr kritisch zu beurteilen.

Statistik in Deutschland und USA

H. Müller, der Herausgeber dieses Buches, hat sich mehrfach der Selbstmordraten unter Schülern und Jugendlichen anhand der To-

Tabelle 13-1 Suizid-Todesfälle im Gebiet der Bundesrepublik Deutschland pro Jahr für die Altersgruppen 15 bis 20 Jahre und 20 bis 25 Jahre. Jeweils in der linken Säule stehen die absoluten Zahlen, in der mittleren Säule die relativen Zahlen pro 100 000 der altersbezogenen Lebendbevölkerung, rechts das Geschlechtsverhältnis (GV): junge Männer bezogen auf 1 Mädchen. Im Alter zwischen 15 und 20 Jahren sterben rund drei, zwischen 20 und 25 Jahren rund vier junge Männer auf ein Mädchen. Um größere Zahlen zu erhalten, wurden jeweils die Mittelwerte aus zwei aufeinanderfolgenden Jahren genommen (H. Müller)

	15 bis 20 Jahre			20 bis 25 Jahre		
	Todesf./Jahr	0/0000	GV	Todesf./Jahr	0/0000	GV
1977/78	584	10,5	3,1	973	22,7	3,9
1979/80	455	9,8	3,0	863	19,2	4,0
1981/82	534	10,0	3,1	885	18,2	3,9
1983/84	487	9,2	3,1	854	16,8	3,4

desursachenstatistik in der Bundesrepublik Deutschland angenommen, wohl wissend, daß es sich bei den amtlichen Zahlen der Todesfälle durch Suizid um Mindestraten handelt. Nach ärztlicher Erfahrung werden manche einschlägigen Fälle bei Kindern und Jugendlichen von Angehörigen und dem Arzt als Unfallfolgen deklariert, gerade auch dann, wenn es sich um Medikamentenüberdosierungen handelte.

Die absoluten Selbstmordzahlen stiegen in den drei Altersgruppen 10 bis 15, 15 bis 20 und 20 bis 25 Jahre zwischen 1967/68 und 1977/78 steil an, nämlich um 46% bzw. 47% bzw. 60%, berechnet auf das jeweilige Alterskollektiv der Lebenden. 1977 und 1978 erreichten sie einen Höchststand von 10,5 bzw. 22,7 pro 100 000 Lebende in den Altersgruppen 15 bis 20 und 20 bis 25 Jahre. Die absoluten und relativen Zahlen finden sich in der Tabelle 13-1. Bei Jugendlichen bildet der Suizid die zweithäufigste Todesursache (nach den Unfällen), erst dann folgt die Todesursache Krebs (siehe Abb. 6-6, S. 133).

Seit acht Jahren ist die Selbstmordfrequenz rückläufig. Unverändert blieb das Geschlechtsverhältnis: in beiden Gruppen fielen drei- bis viermal soviele junge Männer dem Selbstmord zum Opfer wie junge Frauen, während – nach ärztlicher Erfahrung – wahrscheinlich mehr Mädchen als Jungen einen Suizid*versuch* unternehmen.

In den USA erreicht die Selbstmordrate der Jugendlichen zwischen 15 und 25 Jahren denselben Wert von 12 pro 100 000 wie bei den Erwachsenen (Khan, 1979). Aus den Nachforschungen von Müller ergibt sich der schon öfter erwähnte Risikofaktor für Selbstmordversuche aus der Zugehörigkeit zu der Altersklasse der 15- bis 25jährigen: 30% dieser Altersgruppe haben Selbstmordgedanken und 16% führen einen Selbstmordversuch aus. Der geglückte Selbstmord ist bei den 15- bis 25jährigen die zweithäufigste Todesursache, die häufigste sind Unfälle und noch einmal sei es erwähnt, unterhalb der 15-Jahres-Grenze nehmen sich jährlich über 100 Schüler das Leben, etwa zehnmal mehr versuchen es (Hertel, 1983). Trotzdem bleibt gültig, daß geglückte Selbstmorde bis zum 25. Lebensjahr eher die Seltenheit sind, vor dem 15. Lebensjahr praktisch nicht stattfinden, sondern daß die bevorzugte Umgangsform mit Selbstmordhandlungen in dieser Altersklasse der Selbstmordversuch ist. Das hat u. a. auch einer der gewissenhaftesten Forscher auf diesem Gebiet für England gezeigt, speziell für die Region Edinburgh (Kreitman, 1981). Die letzten erhältlichen Zahlen über Tod durch Selbstmord zeigt Tabelle 13-1; vergl. auch Abb. 6-6, S. 133.

Im deutschsprachigen Raum hat sich vor allem der Mannheimer Arbeitskreis am Zentralinstitut für Seelische Gesundheit mit dem Problem beschäftigt: auch hier ergibt sich deutlich, daß unter zehn Jahren kaum Selbstmord bzw. Selbstmordversuch vorkommen bzw. absolute Seltenheit sind. Die Altersklasse der 15- bis 25jährigen weist nach diesen Untersuchungen auch für Selbstmord eine steigende Tendenz auf, noch deutlicher aber eben für Selbstmordversuch. Auch diese Untersuchungen haben wie in den USA ergeben, daß in dieser Altersklasse, allerdings nur für das männliche Geschlecht, die Suizidrate denselben Wert wie die bei den Erwachsenen, für die BRD nämlich 20 pro 100000, erreicht. Hervorzuheben ist aus diesen Untersuchungen, daß entgegen anderen Ausrechnungen das Verhältnis von Selbstmord zu Selbstmordversuch mit 1 zu 40 wesentlich höher eingeschätzt wird als sonst und weiter, daß erhebliche Verschiedenheiten zwischen männlichen und weiblichen Jugendlichen bestehen (Schmidtke, 1981). Die genannte Arbeitsgruppe zeichnet sich durch ein besonders methodenkritisches Bewußtsein aus, in dessen Zusammenhang sie auch zur kritischen Betrachtung von Schwankungen der Statistiken auffordern mit dem besonderen Hinweis darauf, daß Schwankungen über lange Zeiträume bis zu 100 Jahren betrachtet, dann doch wieder eine größere Stabilität ergeben (u. a. Wedler, 1979). Weiter wird die statistische Bearbeitung des Problemfeldes natürlich durchaus als wichtig geortet, aber entschieden ergänzungsbedürftig um die Erforschung der inhaltlichen Ursachen suizidaler Handlungen bei Jugendlichen.

Gründe

Diesem Inhalt soll jetzt im folgenden angemessene Betrachtung eingeräumt werden. Die Zahlenspiele geben dem zu bearbeitenden Problem ja nicht die eigentliche Bedeutung – und wenn sich nur an den Fingern einer Hand abzuzählende Personen das Leben nehmen würden – bliebe Suizid und Suizidversuch ein menschliches Phänomen, das alle Energie zur Erkenntnis über die Gründe dieser Art menschlichen Verhaltens herausfordert.

Die inhaltlichen Gründe jugendlicher Selbstmordhandlungen werden sehr kontrovers diskutiert. Vor allem interessiert die Frage, ob hier Unterschiede zu Selbstmordhandlungen bei Erwachsenen bestehen. Es wird über die Bedeutung allgemeiner Liberalisierung, Lockerung gesellschaftlicher und familiärer Bindungen, Enttabuisierung der Selbstmordhandlung und auch des Denkens sowie Redens über Tod und Sterben, Enthemmung durch Alkohol und Drogen, des leichteren Zugangs zu Suchtmitteln und auch Selbstmordmethoden und schließlich auch über die Rolle sozialer Sicherheit sowie der Bedeutung der Arbeitslosigkeit nachgedacht (Kreitman, 1981; Specht 1980).

„Schülerselbstmord“

Die längste Tradition in der inhaltlichen Beschäftigung mit dem Problem der Jugendlichen im Zusammenhang mit Lebensüberdruß hat der Schülerselbstmord. Anfang dieses Jahrhunderts wies bereits Freud darauf hin, daß der Übergang vom Elternhaus zur Schule belastend sein könnte und die Schule entsprechend menschlich entgegenkommen müßte, vor allem im Sinne des Lebenlernens.

Freud und Freudianer

Freud forderte die Schule auf, diese besonderen entwicklungspsychologischen Probleme und die der Identitätssuche zu berücksichtigen und den Schülern helfend gegenüberzutreten. Er meinte, die Schule könne ihre Sorgfaltspflicht im Umgang mit den schutzbefohlenen Schülern am besten erfüllen, wenn sie sich selbst gewissermaßen als „Lebensspiel“ verstünde. Sie dürfe – wie modern klingt das! – von den Schülern nichts Unmenschliches an Leistung verlangen und müsse sogar die Unerbittlichkeit des Lebens von ihnen noch eine Zeitlang fernhalten. Ebenfalls ganz modern zeigte er überhaupt keine Neigung, beim Schülerselbstmord der Schule die Schuld zuzuweisen. Er forderte lediglich Lebensbedingungen, die das Gefühl von Geborgenheit und einer Lust am Leben ermöglichen (Freud, 1910).

Gut und interessant nachzulesen ist diese Diskussion, vor allem auch die Beiträge der anderen Psychoanalytiker der damaligen Zeit, in dem 20 Jahre später erschienenen Sonderheft der Zeitschrift für psychoanalytische Pädagogik, in dem die entwicklungspsychologischen Probleme der Jugendlichen, die in dieser Zeit selbstmordgefährdet sind, genauer erörtert werden (Federn, 1929).

In deutschen Romanen und im Film

Nur zwei Jahre später erschien ein Dokument, das spezifischer auf das Problem des Schülerselbstmordes einzugehen versucht, nicht aus Expertenfeder, sondern von einem, der seine Kompetenz aus eigener Erfahrung ableitete: „Der Schüler Gerber", ein Pseudonym für den Autor Torberg, hatte das Abitur nicht bestanden, wurde Journalist und war bei Veröffentlichung seines Romans erst 21 Jahre: „... mit der Niederschrift des Buches wurde im Winter 1929 begonnen. In einer einzigen Woche dieses Winters vom 27. Januar bis zum 3. Februar 1929 gelangten durch Zeitungsnotizen zehn Schülerselbstmorde zur Kenntnis des Schreibenden...", der einen empfindsamen jungen Mann beschrieb, der schon über die Schule hinausgewachsen war, sich aber noch ihren Ritualen unterwerfen mußte. Im Mittelpunkt der Beschreibung stehen Lehrer als hochgestellte Professoren, die eine Schule eher zu einer Kadettenanstalt machten als eben zu dem früher geforderten „Lebensspiel". Die Rolle einer Autoritätsperson, die auf diese Weise Schuldgefühle provozieren kann, die tückischste Gefahr für das Gelingen von Selbstmordhandlungen, wird zutreffend herausgearbeitet, auf welche Weise Schulzeit zu einer paramilitärischen Ausbildung mißraten kann. In fataler Parallele zu dem grauenhaften Film „Im Westen nichts Neues", der das Füttern der wilhelminischen Kanonen im Ersten Weltkrieg mit Kindern zum Inhalt hat, bleibt die Frage drängend, inwieweit vor allem im deutschsprachigen Schulsystem mörderische Elemente verankert sind. Aber entsprechend der Untrüglichkeit der Lebenserfahrung wird auch in dem erwähnten Roman deutlich, daß es nicht nur die unantastbare Autorität des Paukers ist und nicht nur Zucht und Ordnung, die den Schüler Gerber in den Tod treiben, sondern, daß auch Konflikte zwischen Schule und Erwachsenwerden, der Konflikt zwischen Elternhaus und einer unglücklichen Liebe und auch die Beziehungen der Schüler untereinander eine entscheidende Rolle spielen (Torberg, 1931; Glück, 1981, als Film).

Ähnlich, nur von Experten unterstützt, haben in jüngster Zeit Journalisten eine Kompetenz für die Aufklärung der inhaltlichen Hintergründe von Suizid und Suizidversuch bei Jugendlichen durch Wahrnehmungsfähigkeit und Erfahrung entwickelt: der sechsteilige Fernsehfilm: „Tod eines Schülers", dem eine sehr kundige Materialsammlung beigefügt ist, zeigt in besonders eindrucksvoller und wiederum sehr zutreffender Weise die Verschränkung der eigenen entwicklungspsychologischen Probleme der Jugendlichen mit denen der elterlichen Ehe, der Familiensituation, der ersten Verliebtheit, Partnerkonflikten, der Rivalität untereinander in der eigenen Schulklasse und schließlich der Beziehung zwischen Schüler und Lehrer (Stromberger, 1981). Der Film hat u. a. eine heftige Diskussion ausgelöst, weil er Schuldzuweisungen in jeder Hinsicht energisch zurückgewiesen hat.

Schuldzuweisungen

Es gibt Neigungen von Eltern, die sich in Elternvereinigungen organisieren, die der Schule und dem Schulsystem die Schuld geben wollen und umgekehrt gibt es innerhalb der Schulpolitik entsprechende Tendenzen. Damit ist niemandem geholfen, nicht nur, weil wir in unserem aufgeklärt-liberalen Zeitalter moralisierende Schuldzuweisungen zu vermeiden suchen, sondern mehr noch, weil diese Sündenbocksuche dem mehrdimensionalen Geschehen der Selbstmordhandlung nicht gerecht wird. Auch an dieser Stelle muß wieder sehr deutlich gemacht werden, daß eine populär gewordene Ärztin mit dem Namen Christa Meves immer noch in diesem Bereich sehr viel Unheil anrichtet: ihren 1979 gehaltenen Vortrag auf dem Kongreß für Allgemeinmedizin in Hannover mit dem Thema „Schulstreß und seine Folgen", in dem sie einen direkten Zusammenhang der Schulexperimente der zehn Jahre vorher mit den angeblich steigenden

Schülerselbstmordraten hergestellt hat, nimmt sie immer noch nicht zurück. Die Dokumentation dieses Vortrages und die damit im Zusammenhang entstandene Diskussion hat das Deutsche Ärzteblatt geglaubt übernehmen zu müssen, woraus der ideologisch-unmenschliche Hintergrund ersichtlich wird, den politisch Konservativen mehr Fähigkeit zur Selbstmordverhütung zu unterstellen als den Sozialisten verschiedenster Provenienz. Eine solche Politisierung des Themas ist verwerflich (Meves, 1979/1980; Klee, 1979).

Multifaktorielle Betrachtungsweise in der Kette der Verursachungen

Ohne umgekehrt der Versuchung politischen Agierens zu verfallen, sei in diesem Zusammenhang abschließend auf zwei Untersuchungen hingewiesen, deren Kompetenz auf Sachverstand und wissenschaftlicher Erfahrung beruht: schon vor einem Jahrzehnt etwa gab es eine Diskussionsrunde zum Thema „Schulstreß allein weckt keine Selbstmordgedanken", bei der sich Psychologen, Ärzte, Kinderpsychiater und Pädagogen klar wurden, daß Selbstmordhandlungen bei Schülern multifaktoriell determiniert sind (Pohlmeier, 1976). Weiter ist eine vom bayerischen Kultusministerium in Auftrag gegebene Untersuchung, die an bayerischen Schülern durchgeführt wurde, zu dem Schluß gekommen, daß Familienschwierigkeiten, Persönlichkeitsprobleme, Kontaktschwierigkeiten, sexuelle Probleme einen ebenso maßgeblichen Anteil am Schülerselbstmord haben wie unmittelbar pädagogische und schulische Probleme. Am Beispiel der Zeugnisvergabe wird festgestellt, daß nicht das Zeugnis allein in den Selbstmord treibt, sondern die Reaktionen der Umwelt, die für den Schüler vielfältig ist (Raeithel, 1978, Pohlmeier, 1980).

Partnerprobleme und soziale Konflikte

Fragen wir trotzdem noch genauer nach den Problemen Jugendlicher über den engeren Schulbereich hinaus, die Selbstmordhandlungen begünstigen können. Es kann dabei nur um ziemlich unspezifische Besonderheiten gehen, weil grundsätzlich keine ausreichende Gründe vorhanden sind, suizidale Handlungen bei Jugendlichen anders zu bewerten als bei Erwachsenen. Unterschiede sind vor allem in den Schwerpunkten der suizidalen Überlegungen, wie Signal, Aggression, Wiederherstellung, Unterbrechung zu suchen. Die besondere Häufigkeit suizidalen Verhaltens in der Adoleszenz zwischen 15 und 25 läßt sich allgemein als Auswirkung entwicklungspsychologischer und sozialpsychologischer Übergangsbedingungen erklären und vor allem als das letzte Glied einer längeren Kette vorangegangener Konflikte und Belastungen (Specht, 1980). Auch die Motive der Jugendlichen sind wie bei den Erwachsenen in allererster Linie Partnerkonflikte und im weiteren Sinne solche mit der sozialen Umwelt. So ist auch die Selbstmordhandlung der Adoleszenten vor allem als Problemlösungsversuch sozialer Konflikte zu beschreiben, die u. U. ja auf diese Weise auch ein gutes Stück ihrer Lösung nähergeführt werden. Es erscheint hilfreich, sich solche nüchternen Feststellungen gegenwärtig zu halten, um bei aller Tragik des Einzelfalles die Situation der Jugendlichen nicht unnötig zu dramatisieren. Alles, was über die Hintergründe von Selbstmordhandlungen und die ihrer Verhütung bekannt ist, findet auch auf die Jugendlichen Anwendung. Diese grundsätzliche Gleichheit jugendlichen und erwachsenen suizidalen Verhaltens ist in verschiedensten Arbeitsgruppen bestätigt worden, wenngleich, wie schon erwähnt, Schwerpunkte verschoben sein können. So ist in einem immer noch sehr lesenswerten Buch über den Selbstmord bei Jugendlichen, das vor über zehn Jahren aus einem Arbeitskreis am psychologischen Institut der Universität Californien in Los Angeles erschien, die besondere Bedeutung der Geschichte des Individuums und der sozialen Situation des Jugendlichen ins Auge gefaßt worden (Jacobs, 1971/1974). Die Arbeit orientiert sich stark an der soziologischen Theorie von Durkheim und versucht den Erklärungshintergrund zu erweitern über die engen Grenzen medizinischer Interpretation hinaus. Die zentrale Hypothese ist, daß der Jugendliche eine langdauernde Problemgeschichte (1), eine Eskalation von Problemen (2), ein fortschreitendes Versagen verfügbarer Anpassungstechniken (3), eine Auflösung aller bedeutungsvollen sozialen Beziehungen (4) und einen inneren Rechtfertigungsprozeß für den Selbstmord vor sich selbst (5) erlebt haben muß (Jacobs, 1974, S. 42 ff.). Als Konsequenz für die Praxis wird vor allem die Notwendigkeit zur Wiederherstellung persönlicher Beziehungen und die Notwendigkeit einer „moralischen Betreuung" (moral treatment) herausgestellt.

Diese Ansätze stehen in origineller Tradition zu dem, was heute noch psychologisch an der U.C.L.A. (University of California, Los Angeles) erarbeitet wird, vor allem im Zusammenhang mit der sogenannten psychologischen Autopsie und der Erforschung der Äquivalente zu suizidalem Verhalten (Shneidman, 1969; Farberow, 1980). Diese sehr wichtigen Studien ergeben aber keine sehr genuine Spezifität jugendlichen suizidalen Verhaltens. Das Genannte gilt in veränderter Form für Erwachsene auch.

In Deutschland arbeitet seit Jahren eine Gruppe von Psychiatern und Psychologen der Universität Kiel an den persönlichkeitspsychologischen Problemen bei jugendlichen Selbstmordversuchen. Auch diese Gruppe kommt zu dem Ergebnis, daß jugendliche Selbstmordversuche eine in sich sehr verschiedene Gruppe darstellen, vor allem zusammengesetzt aus Jugendlichen mit Entwicklungskrisen, depressiven und neurotischen Störungen. Nach diesen Untersuchungen haben die Jugendlichen mit Selbstmordversuchen signifikant höhere Depressivitätswerte und stärker streuende Erregbarkeitswerte als klinisch sonst auffällige Jugendliche. Die Autoren kommen zu dem Schluß, daß Suizidalität im Jugendalter nicht im Zusammenhang mit einer spezifischen Persönlichkeitsstörung steht, sondern ein unspezifisch allgemein verbreitetes Problem der klinisch-psychologischen Störungen im Jugendalter ist (Hobrücker, 1980). Auch bei Fragebogenuntersuchungen, vor allem mit dem Ziel, Risikolisten zur Abschätzung der Suizidalität bei Jugendlichen zu entwickeln, fiel vor allem als Persönlichkeitsbesonderheit *Depressivität* auf, ohne daß sich ein einheitliches Persönlichkeitsprofil als Voraussetzung für suizidales Verhalten bei Jugendlichen ergeben hätte (Stork, 1972/1977; Schmidtke, 1976/1981). Auch eine an der Abteilung für Medizinische Psychologie der Universität Göttingen sehr sorgfältig durchgeführte Literaturstudie ergab, daß keine Arbeitsgruppe eine spezifische Differenz zwischen jugendlichem und erwachsenem suizidalen Verhalten herausarbeiten konnte (Lubrich, 1983).

Der Aufbruch zu neuen Ufern

Nun sind vielleicht die Anforderungen an diese spezifische Differenz zu hoch und ist es vielmehr sinnvoll, geringfügige Unterschiede ins Auge zu fassen. Schließlich müßte doch nicht nur das Alter zwischen 15 und 25 allein der Grund für eine besondere Suizidgefährdung sein, sondern dieses Alter müßte doch auch darüber hinaus Besonderheiten haben. So ist die Situation der Jugendlichen verglichen worden mit der von Emigranten, die beim Wechseln vom Heimatland zum Gastland ihr Selbstmordrisiko behalten (Sainsbury, 1975). So wie Emigranten befänden sich Jugendliche auf der Reise vom heimischen Herd des Elternhauses in die freie Welt, was belastend und gefährdend sein könnte (Specht, 1980). An dieser Situation des Übergangs ist auch besonders das Mißverhältnis zwischen beruflichen und sozialen Möglichkeiten der Erweiterung einerseits und einer seelischen Verhungerung und Vereinsamung andererseits herausgearbeitet worden. Aus diesem Mißverhältnis heraus können die erwünschten Möglichkeiten nicht realisiert werden (Müller, 1982, S. 356). Sicherlich sind auch zur Kennzeichnung dieses Übergangs die Interpretationen der Selbstmordhandlung als narzißtische

Krise hilfreich, da die Störung des Selbstwertgefühls im weitesten Sinne ein besonderes Problem der Jugend ist (Henseler, 1974). Unter Berücksichtigung der Situation des Übergangs und mancher Befunde, wie z. B. denen aus Kiel (s. o.), daß suizidales Verhalten ein allgemein verbreitetes Symptom klinisch-psychologischer Entwicklungsstörungen ist, wird man dieser Besonderheit der Lebenssituation eine besonders gefährdende Bedeutung beimessen müssen. Die Besonderheit liegt im Wechsel von vertrauten Bindungen zur Entdeckung neuer menschlicher Möglichkeiten und im Wechsel vom Spiel der Kindheit zum Ernst des Lebens. Für die Jugendlichen ist die Interpretation des Selbstmordversuches als Problemlösungsversuch, wie schon erwähnt, besonders zutreffend, vor allem, wenn man berücksichtigt, daß die Psychologie von Selbstmord und Selbstmordversuch trotz mancher Gemeinsamkeiten letztlich eine sehr andere ist (Pohlmeier, 1980). Daß Jugendliche derzeit ihrer besonderen Probleme auf diese Weise dem Problemlösungsversuch, also den Selbstmordversuch dem endgültigen Selbstmord vorziehen, ist verständlich, weil sie ja eigentlich einen neuen Versuch des Weiterlebens machen wollen. Daß die Umwelt durch Selbstmordversuche verändert wird, ist untersucht (Wedler, 1979). Darüber hinaus haben Untersuchungen vor allem von sozialpädagogischer und sozialwissenschaftlicher Seite gerade für die Jugendlichen Selbstmordhandlungen als Problemlöseverhalten ausgewiesen (Wellhöfer, 1981; Heuer, 1979; Colla, 1979).

Der Ansatz, die Zeit zwischen 15 und 25 als Übergang zu interpretieren, ist auch im Hinblick auf die Rolle der Depressivität bei Jugendlichen fruchtbar. Depressivität gilt allgemein für Selbstmordhandlungen als Risikofaktor, hat aber in den verschiedenen Lebensaltern einen verschiedenen Stellenwert.

Depressivität und Verlusterlebnisse

Die Diskussion, ab wann der Mensch depressionsfähig ist, ist immer noch nicht zu Ende (u. a. Pohlmeier, 1976). Die schon zitierten Fragebogenuntersuchungen (Stork, 1972/1977; Schmidtke, 1976/1981) zum suizidalen Verhalten bei Jugendlichen ermitteln Depressivität als beträchtliche Einflußgröße für Selbstmord und Selbstmordversuch. Dabei muß aber Depressivität für dieses Alter gewissermaßen als „Übergangssyndrom“ interpretiert werden, welches die Entwicklung der Jugend ganz allgemein begleitet. Die besonderen Probleme der Jugendlichen und die eigentliche „Krankheit der Jugend“ (nach dem gleichnamigen Theaterstück von Ferdinand Brückner) sind vor allem (vorübergehende) Vereinsamung und Hoffnungslosigkeit, die sich aus diesem Lebensalter ergeben. Auch mag den Jugendlichen eine stärkere Sensibilität für Störungen in der zwischenmenschlichen Beziehung in der Familie und untereinander eignen mit ebenfalls der Folge vorübergehender Depressivität. Frühkindliche und jugendliche Erfahrungen der Ablehnung in der Familie und geradezu der Auserwählung zum Selbstmordopfer, damit die Familiengruppe sich wieder stabilisiert, stellen ebenfalls im Sinne eines Übergangssyndroms besondere Gefährdungen für Jugendliche dar. Die Erfahrungen aus der Familientherapie geben dafür sehr deutliche Hinweise (Stober, 1978/1983; Stierlin, 1975; Sperling, 1982; Klemann, 1983).

Die life-event-Forschung, die für die Suizidhandlungen Erwachsener einige wichtige Punkte herausgearbeitet hat, ist auch für das Verständnis jugendlichen suizidalen Verhaltens ergiebig und wird es in der Zukunft wohl noch mehr sein. Für Erwachsene ist vor allem bekannt, daß *Verlusterlebnisse,* Suizidhandlungen in der eigenen Biographie und in der familiären und sonstigen sozialen Umgebung, Ehescheidungen, begünstigende Faktoren sind. Für Verlusterlebnisse ist allerdings in jüngster Zeit eine überraschende Differenzierung herausgekommen, daß nämlich Depressive nicht mehr Verlusterlebnisse in ihrer Biographie aufweisen als die Normalbevölkerung; jedoch scheint die Verarbeitungsweise von Verlusterlebnissen in beiden Gruppen spezifisch different zu sein, was möglicherweise auf Suizide übertragbar ist (Matussek, P., 1981). Auch bei Jugendlichen haben Verlusterlebnisse, Partnerkonflikte, Suchterkrankung, prädisponierende Bedeutung, wie eben auch – das kann nicht oft genug betont werden – Erfahrung mit suizidalem Verhalten in der eigenen und in fremden Lebensgeschichten. Eine Besonderheit wird aber immer wieder bestätigt, daß Jugendliche nämlich auffallen durch *Davonlaufen und Streunen,* bevor sie suizidale Handlungen begehen (Stober, 1978/1983). Aus alledem ergibt sich, daß das Jugendalter durchaus besondere altersspezifische Belastungen mit sich bringt, auf die eine Suizidhandlung eine Antwort sein kann und daß die soziale Umwelt respektvoll-tolerant Suizid verhindernd oder fordernd-verurteilend begünstigend wirkt. Eine Besonderheit der Persönlichkeit des Jugendlichen, der Motive, der Strategien der Durchführung im Vergleich zu Erwachsenen, ist jedoch nicht so klar und deutlich, wie vielleicht erwartet wird.

Ein verändertes Lebensgefühl der Jugend?

Immerhin sind die spezifischen entwicklungspsychologischen Probleme des Jugendalters, nämlich vor allem die der Ablösung und des Übergangs, die der Identitätsfindung bei der Suche nach der Übereinstimmung mit sich selbst, das plötzliche Abbrechen von Beziehungen in Form des Davonlaufens und Streunens der Beachtung wert. Gegenwärtig scheint sich aus der Kenntnis vieler Einzelfälle eine ganz aktuelle Besonderheit noch herauszustellen: nicht wenige Jugendliche verbitten es sich geradezu, nach Motivation und Grund gefragt zu werden und erklären, daß sie auch bei früheren Suizidversuchen keinen unmittelbaren Anlaß nötig gehabt hätten. Wenn sie einfach nur in dieser gegenwärtigen Situation über die Welt und die Zukunft nachdächten, kämen sie zu keinem anderen Schluß, als das Leben durch Selbstmord zu beenden. Eine fast verträumt-jenseitige Lebensphilosophie wird gelegentlich so formuliert, daß Leben genausogut sei wie Sterben und umgekehrt und man infolgedessen ja eben auch genausogut sterben könne als sich um Weiterleben bemühen.

Darin eingeflochten ist auch ein sehr besonderes Nachdenken über die neue Lage, in der sich die Menschheit seit der Entdeckung der Atomenergie befindet. Keineswegs nur Jugendliche aus der alternativen Szene oder aus der Reihe der Grünen sind jederzeit darauf vorbereitet, Selbstmord zu begehen im Falle einer Atomkatastrophe oder anderer Art der Umweltzerstörung. Dies steht wohl im Zusammenhang der Entwicklung seit der ersten Atomexplosion und dem Ende des Zweiten Weltkrieges, wodurch breit die Erfahrung gemacht wurde, daß durch das Verschwinden der Grenzen und der Befindlichkeit des Einzelnen in der one world oder new world der Mensch und sein Lebensgefühl verändert wird (Toynbee, 1949; Spengler, 1917/1923). Gerade bei der gegenwärtigen Gruppe der 15- bis 25jährigen wird man zum Verständnis suizidalen Verhaltens und suizidaler Handlungen Gewinn von der Annahme haben, daß diese Jugend über den traditionellen Generationskonflikt hinaus von einem aus früheren Zeiten unbekannten Lebensgefühl beherrscht ist, das sich auch auf Einstellung zu Tod und Sterben und suizidales Verhalten auswirkt. Hinweise dafür sind u. a. die verbreitete Zurückweisung des Argumentes, ein junges Leben ohne allzulange Erfahrung mit langer Zukunft vor sich, dürfte nicht freiwillig beendet werden. Die Jugendlichen sagen darauf zunehmend, daß ihre 15 oder 20 Jahre genauso intensiv und erfüllt gewesen seien wie ein sogenanntes abgeschlossenes Leben im Alter. Weiter ist das Studium des Selbstmordes aus politischen Motiven, der zwar nicht nur, aber auch und vor allem ein Zeichen der protestierenden Jugend ist, sehr erkenntnisfördernd, weil hier nicht der übliche Lebensüberdruß, Depressivität oder andere bekannte Faktoren die Hauptrolle spielen, sondern eine dem Erwachsenen nicht so leicht nachvollziehbare Philosophie politischer Aktion (Pohlmeier, 1980). Auch hier ist die Frage fruchtbar, inwieweit ein neues Lebensgefühl der Jugend diese Erscheinungsform von Suizid und Suizidversuch verbreiteter und deutlicher macht.

Studenten und Soldaten, Kriegsdienstverweigerer

Studenten und Soldaten gehören im allgemeinen der Altersklasse zwischen 20 und 25 an. Beide stellen eine Risikogruppe für Selbstmord und Selbstmordversuch dar: die *Suizidgefährdung der Studenten* liegt etwa um ein Drittel höher als bei gleichaltrigen Nichtstudierenden (Lungershausen, 1968; Friedrich, 1974; Kuda, 1981; Sorgatz, 1981, Wolger, 1984). Die bevorzugten Studiengänge sind Sozialwissenschaften und Psychologie und dann Medizin. Letzteres paßt dazu, daß auch die Berufsgruppe der Ärzte ein erhöhtes Suizidrisiko gegenüber anderen Berufsgruppen aufweisen. Warum hier im Bereich des Studiums eine besondere Suizidgefährdung liegt, hat die schon erwähnten Gründe im Lebensalter (s. o.) mit den dazugehörigen problematischen Partnerbeziehungen, der schon erwähnten Depressivität und den anderen aufgeführten Risikofaktoren.

Eine besonders drängende Frage ist aber, ob in den Studiengängen selbst und vor allen Dingen in den Universitätssystemen besondere Gefährdungen liegen. Eine sogenannte Universitätspsychiatrie hat lange Tradition und schon im ersten Drittel dieses Jahrhunderts interessante Ergebnisse im angloamerikanischen Sprachraum erbracht: es ergaben sich erhebliche Unterschiede der Selbstmordraten zwischen den Universitäten Harvard, Berkeley, Yale und Standford in den USA und zwischen Oxford und Cambridge in Großbritannien (Friedrich, 1974, S. 116). In Deutschland ist unter diesem Gesichtspunkt die Universität Bochum untersucht worden. Weil dort die Suizidrate etwa bei 40 pro 100 000 liegt, tauchte die Frage der Bedeutung der Struktur und auch der Architektur für die Suizidgefährdung der Studenten auf (Sorgatz, 1981; Wolter, 1984). Diese besondere Gruppe der Jugendlichen findet hier Erwähnung, weil weitere empirische Forschung in diesem Bereich nützlich sein könnte und auch u. U. Aussicht besteht, einen so kleinen Ausschnitt der Gesellschaft, wie das System einer Universität, im Sinne der Selbstmordverhinderung zu verändern.

Die *Suizidgefährdung der Soldaten* ist ebenfalls ein international beachtetes Problem und spielt eine Rolle in nahezu allen Armeen. Auch hier ist zu bedenken, daß über die diskutierten Gefährdungen im Zusammenhang mit dem Lebensalter, besonders begünstigende Faktoren im System einer Armee liegen. Diese hängen wahrscheinlich weniger mit bestimmten Formen der Ausbildung oder des Drills zusammen, als gegenwärtig damit, daß in den Armeen der zivilisierten Industrieländer sich zunehmend die Sinnlosigkeit über den Apparat breitmacht: in vielen Gesprächen mit Soldaten aller Waffengattungen und Dienstränge kommt immer wieder das Problem zur Sprache, wie schwierig „ein Leben als ob" zu führen ist. Alles ist auf einen Ernstfall konzentriert, den angeblich keiner will und der immerhin jahrzehntelang nicht eingetreten ist. Das führt zu schweren Identitätskrisen, die, wie erwähnt, suizidfördernd sind.

Darüber hinaus ist für die deutsche Bundeswehr bei sorgfältiger Auswertung entsprechender Gutachten ein besonderes Problem, daß die Kriegsdienstverweigerung doch immer noch zu schwierig und unpsychologisch ermöglicht wird und auf diese Weise in der Bundeswehr mehr unwillige Soldaten Dienst tun müssen als es nötig wäre. Besondere Probleme der Kasernierung mögen für manche die Provokation homosexueller Impulse sein als auch, daß die Beziehung zwischen Vorgesetzten und Untergebenen als Einengung erlebt wird – bekanntermaßen ein Risikofaktor. Warum bei den Zivildienstleistenden die Selbstmordrate und die Selbstmordversuchsrate ebenfalls höher ist als bei anderen gleichaltrigen Gruppen, ist noch offen.

Leider werden entsprechende Forschungsprojekte, die diese Fragen klären könnten, finanziell nicht unterstützt. Mehrfach sind von Bundesbehörden solche Projekte ausgeschrieben worden, woraufhin sich verschiedene Arbeitsgruppen mit viel Aufwand beworben haben, ohne daß dann eine Förderung eingetreten wäre – eine Forschungsförderungspolitik im humanwissenschaftlichen Bereich, die die Bundesregierung alter und neuer Provenienz seit über zehn Jahren praktiziert. Es drängt sich die Deutung auf, daß die Politik an bestimmter Art von Forschung nicht interessiert ist und durch geschickte Alibistrategien lediglich in der Öffentlichkeit diesen Eindruck zu vermeiden versucht. Auf eigene Initiative wird den Fragen der Hintergründe von Suizid und Suizidversuch in der Bundeswehr nachgegangen, ohne daß jetzt schon aussagekräftige Ergebnisse mitgeteilt werden könnten (Flach, 1982; Preuschoff, 1982).

Allmählich beginnt sich auch Interesse zu regen für die *Gruppe der jugendlichen Strafgefangenen,* die in das Alter von 15 bis 25 fallen und in der Selbstmordhandlungen immerhin vorkommen, ohne genaue Kenntnis, ob Strafgefangene eine Risikogruppe darstellen. Auch das müssen weitere Untersuchungen ergeben (Wiegand, 1984).

Prophylaxe und Therapie

Über Therapie von Selbstmord und Selbstmordversuch zu sprechen, würde bedeuten, Selbstmordhandlungen als Krankheit oder Symptom einer Krankheit aufzufassen. Das ist falsch, wie an anderer Stelle ausgeführt wurde (Pohlmeier, 1983). Insbesondere ist für die Altersklasse der 15- bis 25jährigen die Interpretation von Selbstmord und Selbstmordversuch als Problemlösungsversuch die zutreffendste. Gerade in der zur Rede stehenden Altersklasse spielen krankhafte Störungen im engeren und weiteren Sinne eine nur geringe Rolle. Wir haben deshalb oben auch von Depressivität und nicht von Depression gesprochen und haben sie in diesem Zusammenhang als „Übergangssyndrom" bezeichnet. Infolgedessen soll dieser Abschnitt, überschrieben mit Therapie, auch nur ein Nachwort sein. Darin wäre nachzutragen, daß medizinische und ärztliche Behandlung, vor allem medikamentöse Behandlung Jugendlicher zur Bewältigung ihrer Selbstmordneigungen im allgemeinen nicht angezeigt ist. Therapie in diesem Bereich müßte zutreffender heißen *selbstmordverhütende Strategien* und *Krisenintervention.* Die Grundlage der Selbstmordverhütung ist das vertrauensvolle Verhältnis zwischen Helfenden und Betroffenen und das daraus sich ergebende Gespräch (Bochnik, 1984). Das gilt für die gesamte Selbstmordverhütung und auch für die Praxis bei den 15- bis 25jährigen.

Im vertrauensvollen Gespräch, zu dem die verschiedensten Berufsgruppen der Ärzte, Psychologen, Sozialarbeiter, Seelsorger u. a. jeweils unterschiedliche Voraussetzungen mitbringen, ist die momentane psychosoziale Konfliktsituation oder Krise zu erörtern und dem Betroffenen beizustehen in seiner Ambivalenz, nicht leben und nicht sterben zu können. Er hat dafür immer Gründe und diese Gründe mit ihm zusammen herauszuarbeiten, ist die effektivste Selbstmordverhütung. Die Klärung dieser seiner eigenen Situation ergibt dann auch meistens eine Klärung des genannten Ambivalenzkonfliktes. Diese vertrauensvolle Gesprächsarbeit dauert im allgemeinen nicht allzulange. Sie sollte regelmäßig und systematisch durchgeführt werden. Wichtig ist das feste Vereinbaren von neuen Terminen, die nicht über eine halbe Stunde zu dauern brauchen. Wichtig ist sogenanntes dichtes Arbeiten, die Zeitabstände sollten in der akuten Situation zwei Tage nicht überschreiten. Wichtig ist weiter ehrliches Interesse für die Probleme des anderen und der Respekt vor dem anderen, ihn u. U. auch gemäß seinem meistens freien Willen eine freie Entscheidung gegen das Leben treffen zu lassen. Besonders wesentlich ist es, sich dem Betroffenen gegenüber möglichst angstfrei zu verhalten, damit er Vertrauen zum Helfer aufbauen kann. Anderenfalls kommt es leicht dazu, daß der Lahme den Blinden führt, daß der Selbstmordgefährdete glaubt, auf den Helfer Rücksicht nehmen zu müssen und die letzten Dinge auf diese Weise schlimmer sind als die ersten.

Voraussetzung aller selbstmordverhütenden Praxis ist die Erkennung der Suizidgefahr: sie ist unter Berücksichtigung des präsuizidalen Syndroms (Ringel, 1953/1983), der Beachtung der sehr häufigen Selbstmordankündigungen und allgemein der Wahrnehmung des Stillerwerdens beim Suizidgefährdeten nicht allzu schwer. Lernen lassen sich Strategien der Selbstmordverhütung und Praxis der Krisenintervention nach den genannten Gesichtspunkten vor allem in Supervisionsgruppen, Selbsterfahrungsgruppen und Balint-Seminaren (Pohlmeier, 1983, S. 120 ff.). In Abwandlung eines der idealistischen Philosophie entstammenden Idioms: „... Theorie ist die beste Praxis ...“ gilt auch für Selbstmordverhütung, daß die beste Voraussetzung theoretische Durchdringung des Problems und empirisch-wissenschaftliche Erforschung des Verhaltens ist.

Literatur

Asperger, H., F. Wurst (Hrsg.): Psychotherapie und Heilpädagogik bei Kindern. Urban & Schwarzenberg, München–Wien–Baltimore 1982.

Bochnik, H. J., H. Pohlmeier, et al.: Thesen zum Problem von Suiziden während klinisch-psychiatrischer Therapie. NStZ (Neue Zeitschrift für Strafrecht) *4,* (1984), 108–109.

Colla, H., Schülerselbstmord. In: Esser, H. (Hrsg.): Wohin geht die Jugend, 1979.

Daumenlang, K., K. Andre (Hrsg.): Taschenbuch der Schul- und Erziehungsberatung. Pädagogischer Verlag, Waldmannsweiler 1983.

Esser, J. (Hrsg.): Wohin geht die Jugend? Rowohlt, Reinbek 1979.

Farberow, N. L. (ed.): The Many Faces of Suicide. Indirect Self-Destructive Behavior. McGraw Hill, New York 1980.

Federn, P.: Die Diskussion über den Selbstmord 1910. Z. Psychoanal. Päd. (Sonderheft Selbstmord) *3,* (1929), 333–444.

Flach, H. et al.: Suizidales Verhalten in der Bundeswehr. Suizidprophylaxe *9,* (1982), 169–184. Crisis – Int. J. Suicidol. *4,* (1983), 16–32.

Freud, S.: Zur Einleitung der Selbstmord-Diskussion. Schlußwort. Ges. Werke Bd. VIII, London 1910.

Friedrich, V.: Selbstmord und Selbstmordversuch unter Göttinger Studenten. In: Sperling, E. (Hrsg.): Zwischen Apathie und Protest, 1974.

Henseler, H.: Narzißtische Krisen – Zur Psychodynamik des Selbstmordes. Rowohlt, Reinbek 1974.

Hertel, M.: Kinderheilkunde und Kinderkrankenpflege für Schwestern. Thieme, Stuttgart–New York 1983.

Hertel, M.: Krisenintervention bei Suizidversuchen von Kindern und Jugendlichen. Dtsch. Ärztebl. *81,* (1984), 994–996.

Heuer, Gerhild: Selbstmord bei Kindern und Jugendlichen. Klett, Stuttgart 1979.

Hobrücker, B.: Komponenten des suizidalen Einstellungsmusters von Jugendlichen. Der prakt. Arzt *20/21,* (1980), 2501–2507.

Jacobs, J.: Selbstmord bei Jugendlichen. Kösel, München 1974.

Jochmus, I., E. Förster (Hrsg.): Suizid bei Kindern und Jugendlichen. Enke, Stuttgart 1983.

Khan, A. H.: Psychiatrie Emergencies in Pediatrics. Medical Publishers, Chicago–London 1979.

Klee, E.: Wenn ein Kind sich tötet. „Die Zeit“: Nr. 39, 21-09-1979, S. 17.

Klemann, M.: Kein Recht auf Leben – Innere Bilder und Familiendynamik Suizidgefährdeter. In: Pohlmeier/Welz: Selbstmord und Selbstmordversuch, 1983.

Klemann, M.: Zur frühkindlichen Erfahrung suizidaler Patienten. Lang, Frankfurt–New York 1983.

Kreitman, N.: Die Epidemiologie von Suizid und Parasuizid. Nervenarzt *51,* (1980), 131–138. Crisis – Int. J. Suicidol. *2,* (1981), 1–13.

Kuda, M., Margret Kuda-Ebert: Zur Vorhersage der Selbstmordgefährdung bei Studierenden und Drogenabhängigen. Huber, Bern–Stuttgart–Wien 1981.

Lubrich, Sabine: Der Schülerselbstmord in der deutschsprachigen Literatur von 1968–1981. Inaug. Diss., Göttingen 1983.

Lungershausen, E.: Selbstmorde und Selbstmordversuche bei Studenten. Hüthig, Heidelberg 1968.

Matussek, P., Ulrike May: Verlustereignisse in der Kindheit als prädisponierende Faktoren für neurotische und psychotische Depressionen. Arch. Psychiat. Nervenkr. *229,* (1981), 189–204.

Meves, Christa: Schulstreß und die Folgen. Dtsch. Ärztebl. *76,* (1979), 2469 u. 3146. Dtsch. Ärtzebl. *77,* (1980), 487 ff.

Müller, H.: Suizid und Suizidprophylaxe. In: Asperger, H., F. Wurst (Hrsg.): Psychotherapie und Heilpädagogik bei Kindern, Urban & Schwarzenberg, München 1982.

Pohlmeier, H.: Die psychoanalytische Theorie der Depression. In: Eicke, D. (Hrsg.): Die Psychologie des XX. Jahrhunderts. Kindler, München 1976.

Ders. et al.: Schulstreß allein weckt keine Selbstmordgedanken. Ärztl. Praxis *28,* (1976), 2019–2021.

Ders.: Selbstmord und Selbstmordverhütung. Urban & Schwarzenberg, München–Wien–Baltimore (1978[1]), 1983.
Ders.: Der politische Selbstmord. Münch. Med. Wschr. *122,* (1980), 665–670.
Ders.: Suicide as a psychodynamic problem of depression. Crisis – Int. J. Suicidol. *1,* (1980), 27–34.
Ders.: Schulstreß und Selbstmord. Suizidprophylaxe *7,* (1980), 82–89.
Preuschoff, K. J.: Zur Suizidprophylaxe in der Bundeswehr. Suizidprophylaxe *8,* (1981), 103–107.
Raethel, G., et al.; Ursachen von Schülersuiziden in Bayern. Bayerisches Kultusministerium, München 1978.
Ringel, E.: Der Selbstmord – Abschluß einer krankhaften psychischen Entwicklung. Maudrich, Wien, (1953[1]), 1983[3].
Sainsbury, P.: Suicide and attempt suicide. In: Psychiatrie der Gegenwart. Bd. 2, III. Springer, Berlin–Heidelberg–New York 1975.
Schmidtke, A., S. Schaller: Fragebogentest zur Beurteilung der Suizidgefahr (FBS). Kinderarzt *7,* (1976), 1161–1164.
Schmidtke, A., s. Schaller: Möglichkeiten und Grenzen textpsychologischer Diagnostik suizidalen Verhaltens. In: Welz, R., H. Pohlmeier (Hrsg.): Selbstmordhandlungen, 1981.
Shneidman, E.: Suicide, lethality and the psychological autopsy. Int. Psychiatr. Clin. *6,* (1969), 225–280.
Sorgatz, H. et al.: Die Suizidgefahr von Studenten am Beispiel Bochum. Suizidprophylaxe *8,* (1981), 154–205.
Specht, F.: Jugendalter und Suizidgefährdung. Münch. med. Wschr. *122,* (1980), 677–681.
Spengler, O.: Der Untergang des Abendlandes. Beck, München 1917/23.
Sperling, E. (Hrsg.): Zwischen Apathie und Protest. Huber, Bern–Stuttgart–Wien 1974.
Ders.: Suizid und Familie. Gruppenpsychiater. Gruppendynamik *16,* (1980), 23–34.
Ders. et al.: Die Mehrgenerationen Familientherapie. Vandenhoeck & Ruprecht, Göttingen 1982.
Stierlin, H.: Von der Psychoanalyse zur Familientherapie. Klett, Stuttgart 1975.
Stober, B.: Familien von suizidalen Kindern und Jugendlichen. Familiendynamik *3,* (1978), 284–300.
Stober, B.: Suizidale Verhaltensweisen bei Kindern und Jugendlichen. In: Pohlmeier/Welz: Selbstmord und Selbstmordversuch, 1983.
Stork, J.: Fragebogentest zur Beurteilung der Suizidgefahr. Müller, Salzburg 1972[2].
Stork, J.: Das suizidale Feld. Schweiz, Arch. Psychiat. *120,* (1977), 283–296.
Stromberger, R.: Tod eines Schülers. Goldmann, München 1981.
Torberg, F.: Der Schüler Gerber (1931). DTV. München 1973.
Toynbee, A.: Wiederaufbau und Zerfall der Zivilisation (Studien zur Weltgeschichte). Europa Verlag, Wien 1949.
Wedler, H.-L., et al.: Über die Änderung der Lebenssituation nach Suizidversuchen. Med. Welt *30,* (1979), 1431–1435.
Ders.: Suizidstatistik – Über Zahlen. Suizidprophylaxe *6,* (1979), 177–185.
Wellhöfer, P. R.: Selbstmord und Selbstmordversuch. Fischer, Stuttgart 1981.
Welz, R., H. Pohlmeier (Hrsg.): Selbstmordhandlungen. Beltz, Weinheim–Basel 1981.
Wiegand, Annemarie: Selbstmord im Justizvollzug. Dtsch. Ärztebl. *81,* (1984), 341–344.
Wolter, D. K.: Warum Menschen Hand an sich legen. Zur Soziologie des Selbstmordversuchs am Beispiel Bochum. Psychiatrie Verlag, Rehburg–Loccum 1983.

KAPITEL 14

Adoleszentenprobleme Behinderter

von Margarete Pfäfflin

Inhalt

Einleitung

Erst vor wenigen Jahren ist im Auftrag des Jugendwerks der Deutschen Shell die bislang umfassendste Studie zu Jugendproblemen in unserem Land erschienen. In dieser Studie wird dargestellt, was Jugendliche nach ihren eigenen Aussagen in ihrem Leben erreichen wollen, was sie von der Zukunft der Gesellschaft erwarten. Dabei erhebt die Studie den Anspruch, „ein verkleinertes Abbild der deutschen Wohnbevölkerung zwischen 15 und 24 Jahren darzustellen" (Jugend '81, 1982, S. 68).

Dennoch wurde eine wesentliche Gruppe Jugendlicher – die *behinderten Jugendlichen* – nicht erfaßt, wurde nicht nach ihren Lebensentwürfen gefragt, und das scheint mir zugleich ein Ausdruck ihrer Lebenssituation zu sein.

Im folgenden soll es daher um die spezifischen Probleme und Fragen behinderter Jugendlicher gehen. Allerdings wird es immer wieder notwendig sein, Verbindungen zu nicht-behinderten Entwicklungsverläufen zu ziehen. Unserer Erfahrung nach ist die Adoleszenz Behinderter nicht prinzipiell verschieden von der Adoleszenz ihrer nicht-behinderten Altersgenossen, aber ihr persönlicher und sozialer Lebensraum ist begrenzt.

Was heißt Behinderung?

Eine Schwierigkeit in der Behandlung von Fragen, die behinderte Jugendliche betreffen, ergibt sich aus der Tatsache, daß weder in wissenschaftlichen noch in praktischen Auseinandersetzungen ein einheitliches Verständnis über den Begriff der Behinderung besteht.

Die Deutsche Forschungsgemeinschaft hatte schon 1976 zu einem Kolloquium eingeladen mit dem Thema „Der Begriff der Behinderung", ohne daß eine Einigung im Verständnis von Behinderung erreicht wurde.

Stellvertretend für diese Auseinandersetzung sei hier Rauschenbach (1980, S. 446) zitiert:

„Wir wissen, trotz dieser umfassenden Betrachtung, im Grunde genommen aber auch jetzt noch nicht, wie sich der faktische Tatbestand „Behinderung" – sofern er überhaupt als solcher eindeutig erkennbar ist – hinreichend bestimmen läßt in seiner Abgrenzung zur Auffälligkeit, zur Nicht-Behinderung, zur Normalität, zur Krankheit etc.; bestimmen läßt aber auch in Überwindung einer medizinisch-organisch fixierten Betrachtungsweise, die gerade die alltagspraktisch wesentlichen Momente sozialer Isolation, Stigmatisierung und Benachteiligung der behinderten Kinder und Jugendlichen nicht mehr konstitutiv in ihr Verständnis und ihre Handlungsimplikationen aufnimmt. Der Mediziner, der Behinderung auf organische Defekte reduziert, verkennt die Problematik ebenso wie der Pädagoge, der die subjektive Betroffenheit und das Leiden des einzelnen zwar im Kontext insuffizienter Lebensverhältnisse begreift, gleichwohl diesen „subjektiven Faktor" in seiner Handlungsrelevanz unterschlägt."

Eine ähnliche Schwierigkeit zeigt sich, wenn versucht wird, Formen der Behinderung zu klassifizieren.

Bach (1976, S. 401) nennt acht Hauptformen:
- Blindheit
- Gehörlosigkeit (Taubheit)
- Hörbehinderung (Schwerhörigkeit)
- geistige Behinderung
- Lernbehinderung
- Körperbehinderung (einschließlich der motorischen Behinderung bei schweren chronischen Erkrankungen)
- Sprachbehinderung
- Verhaltensbehinderung (einschließlich psychischer Behinderung)

Zu Recht weist Rauschenbach (1980) darauf hin, daß das, was unter Formen der Behinderung verstanden wird, Ausdruck einer Entwicklung sei. Der Begriff „Körperbehinderung" setze sich spätestens seit 1950 durch, „Lernbehinderung" erst seit Anfang der 60er Jahre, die „seelische Behinderung" finde ihren Niederschlag in der Forschung vor allem seit Anfang der 70er Jahre.

So stehen wir in der Praxis vor der Tatsache, daß wir Begriffe zuschreiben, konkrete Handlungen durchführen, Schlußfolgerungen ziehen, diagnostisch, therapeutisch und pädagogisch arbeiten, ohne uns über Ausgangspunkt und Ziel verständigt zu haben. Denn unabhängig davon, ob die Wissenschaft ein einheitliches Forschungs-Paradigma für den Begriff der Behinderung entwickelt, erfolgt diese Zuschreibung in den tatsächlichen Lebensverhältnissen behinderter Menschen. Sie erfahren diese Zuschreibungen durch Alltagswissen, durch Fachkräfte, durch Anbieter auf dem Arbeitsmarkt, durch gesetzliche und verwaltungstechnische Bestimmungen.

Ich schließe mich Jantzen (1976) an und verstehe unter Behinderung die Verhinderung von Entwicklungsmöglichkeiten *(Individuation)* und Handlungskompetenzen *(Sozialisation)* trotz – und das ist für das Leben des einzelnen entscheidend – vorhandener gesellschaftlicher Möglichkeiten.

Im weiteren differenziere ich nicht zwischen einzelnen Formen der Behinderung, sofern ich dies nicht ausdrücklich erwähne.

Vielleicht ist es vermessen, davon auszugehen, daß sich eine so heterogene Gruppe zusammenfassen läßt. In den Beratungspraxen vor Ort gibt es auch keine Einrichtung für Behinderte schlechthin, vielmehr unterscheiden sich Beratungsstellen, rehabilitative Einrichtungen usw. immer in ihrem Angebot für konkrete Behinderungen. Obwohl sich meine Ausgangsfrage nicht auf eine bestimmte Art von Behinderung beschränkt, lege ich vorrangig die Erfahrungen zugrunde, die ich in langjähriger Arbeit in der Beratung vor allem anfallskranker Jugendlicher in der Anstalt Bethel gesammelt habe. Im Vordergrund meiner Darstellung steht, welche Auswirkungen Behinderungen auf die Pubertät haben und wie diese sich in den Fragen niederschlagen, die die größte Rolle in unserer Beratungspraxis spielen.

Adoleszenz und Behinderung

Mit Adoleszenz möchte ich diejenige Zeitspanne bezeichnen, die vom Kind-Sein zum Erwachsen-Sein führt und die sowohl die körperliche als auch die seelische Entwicklung zusammenfaßt. Ohne eine bestimmte körperliche und geschlechtliche Entwicklung gibt es auch keine psychische Entwicklung und umgekehrt: seelische Bereitschaft oder Abwehr können die körperliche Entwicklung beschleunigen oder verlangsamen.

Die Zeit der Adoleszenz ist für uns als Berater oder Eltern nicht fremd. Jeder von uns hat bestimmte Erinnerungen an diese Zeit, von denen er nun auf den vergleichbaren Altersabschnitt dieser Jugendlichen blickt. Unsere eigenen Erfahrungen können eine nützliche Brücke zum Verständnis der Erfahrungen anderer sein (vergl. KAPITEL 1, S. 4).

Allerdings hat dieser Rückblick auch einen Haken: Wir blicken auf einen Lebensabschnitt zurück, den wir inzwischen abgeschlossen haben. Das bedeutet u. a., daß wir – im Vergleich zu den Jugendlichen – eine verhältnismäßig große Sicherheit gewonnen haben in bezug auf das, was wir erreicht haben. Wir wissen, wie „die Geschichte ausgegangen ist“.

Ich erwähnte dies deshalb so ausführlich, weil wir im Austausch mit Eltern, Seelsorgern, Sonderschullehrern, Ärzten und Beratenden immer wieder feststellen konnten, daß die Probleme pubertierender Behinderter falsch eingeschätzt werden im Spiegel eigener Erfahrungen. Wir besitzen die Perspektiven derjenigen, die die Zeit der Krise, der Verunsicherung bewältigten.

Für Behinderte ist es weniger sicher, daß sie nach der Zeit der Pubertät ihre eigenen, selbständigen Positionen erreichen, insbesondere da sie möglicherweise auf ständige Hilfe anderer angewiesen sind. Für sie ist es aber von weitreichender Bedeutung, ob sie sich als Individuen erleben, die ihre Probleme selbst meistern, Handlungskompetenzen entwickeln können oder ob sie (sicher wohlgemeintes) „Opfer“ der Entscheidungen und Handlungen anderer werden.

Die Frage nach der Identität

Die folgenden Abschnitte möchte ich an den in der Praxis gestellten Grundfragen der Jugendlichen gliedern und aufzeigen, wie sich die Behinderung auf diese Aspekte der Adoleszenz auswirkt:

1. „Wer bin ich?“ (Frage nach der Identität)
2. „Welche Frau/welcher Mann werde ich sein?“ (Frage nach der Geschlechtsrolle) und
3. „Was kann ich?“ (Frage nach den beruflichen Chancen)

Fallbeispiel 1

Die 13jährige Karin ist ein auffallend hübsches Mädchen, der man ihre Behinderung nicht ansieht. Seit einem Rodelunfall im dritten Lebensjahr hat sie große epileptische Anfälle, die medikamentös behandelbar sind, so daß sie nur noch ein- bis zweimal pro Jahr auftreten. Sie ist geistig behindert und hat eine leichte Hemiparese, die sie durch ihre lebhafte, fröhliche Art gut verdeckt.

Sie ist das sechste Kind von acht Geschwistern. Den Eltern wurde nach starker Vernachlässigung der Kinder das Sorgerecht entzogen, die Kinder auf verschiedene Heime verteilt. Karin hat seit ihrem fünften Lebensjahr vier verschiedene Heime kennengelernt, eine Verlegung erfolgte meist aufgrund der Schwierigkeiten, die mit der Versorgung der Anfälle zusammenhingen. Seit ihrem achten Lebensjahr wohnt sie in einer Kindergruppe in Bethel. Sie wird von den Heimerziehern zur Beratungsstelle gebracht, weil sie plötzlich – meist zu den Essenszeiten – starke Wutanfälle bekommt, sie stampft mit den Füßen, beschimpft andere, wirft mit dem Essen, näßt auch öfter ein, bis sie schließlich erschöpft in den Schlaf fällt.

Die ursprüngliche Vermutung, daß diese Verhaltensweisen anfallsbedingt sein könnten, kann nach gründlicher Untersuchung ausgeschlossen werden.

In spieltherapeutischer Behandlung nimmt sie vorzugsweise Puppen, schleudert sie durch den Raum, tritt auf sie und beschimpft sie. Sie nimmt z. B. eine Babypuppe, stopft sie in den Mülleimer und sagt: „Die Eltern wollen die nicht, die ist so häßlich, die hat gar keinen Namen, die darf kein Zuhause haben.“ Puppen, die als Eltern bezeichnet werden, legt sie auf die Fensterbank, „die fliegen nach Amerika“, oder sie wirft sie zum Fenster hinaus. In den Stunden benützt sie – trotz guten Sprachvermögens – eine ganz kindliche Ausdrucksweise.

Ihre Wutanfälle klingen allmählich ab, noch während der Behandlung bekommt sie zum ersten Mal ihre Menstruation. Nach einigen Wochen fragt sie nach ihren Eltern und Geschwistern und äußert den Wunsch, diese zu sehen. Insbesondere möchte sie wissen, warum sie behindert ist und im Heim leben muß.

Wir können immer wieder feststellen, daß Jugendliche in der Zeit der Pubertät die Frage nach ihrer Herkunft, ihrer Familie, ihrem Namen, ihrer persönlichen Geschichte, ihrer Behinderung und vor allem deren Ursachen besonders interessiert. Das scheinbar Selbstverständliche wird zur Frage: Wer bin ich eigentlich? Jüngere Kinder akzeptieren – meistens – wie sie die Erwachsenen benennen, sie wissen, das sind meine Eltern, meine Gruppe, das sind die Regeln, die beide aufstellen. Ihre Identifikation mit den Erwachsenen und mit den Regeln ist fast automatisch, weil unvermeidlich. Kinder haben allenfalls dann Schwierigkeiten, Regeln zu befolgen, wenn es zu viele Regeln gibt oder diese zu kompliziert sind. Sie stellen sehr selten den Inhalt solcher Regeln oder den Erwachsenen dabei in Frage.

In der Pubertät entsteht etwas Neues. Die Jugendlichen akzeptieren die Erwachsenen nicht mehr ohne weiteres als Maßstab ihres Handelns. Die Regeln, die Einstellungen, die Haltungen der Erzieher werden plötzlich einem Haltbarkeitstest unterzogen. Die Jugendlichen widersetzen sich den Regeln und den Meinungen vor allem über sich und diejenigen, die die Regeln und Meinungen aufstellen.

Die Opposition ist uns auch aus nicht-behinderten Entwicklungsverläufen bekannt, wir wissen, welche wichtige Rolle die Erprobung der Eigenständigkeit auf dem Weg zum Erwachsen-Werden spielt. Bei Behinderten, so unsere Beobachtung, läßt sich diese Opposition nicht immer als pubertäre Auseinandersetzung zur Erringung von Selbständigkeit und Identität erkennen. Im Gegenteil: Im Fallbeispiel 1 zeigt Karin infantile Verhaltensweisen, sie reagiert impulsiv, aggressiv und hat große Schwierigkeiten, sich auszudrücken. Die Gefahr besteht, daß behinderte Kinder und Jugendliche bei solchen Ausbrüchen isoliert und bestraft werden, anstatt daß der Kern ihrer psychischen Veränderung erspürt wird und sie eine bewußte Auseinandersetzung mit ihren – ihnen oft selbst nicht erklärlichen – Impulsen erleben.

Dies wird auch im nächsten Beispiel deutlich:

Fallbeispiel 2

Frank ist 15 Jahre, als er uns von der Mutter vorgestellt wird. Er ist groß, kräftig, Down-Syndrom mit Herzfehler und besucht den Geistig-Behinderten-zweig einer Sonderschule. Er wohnt zu Hause. Mit seiner Mutter geht er sonntags immer spazieren, sie besuchen anschließend ein Lokal. Die Mutter berichtet, daß er seit einiger Zeit viel lauter spreche, sich ihren Vorschlägen heftigst widersetze, z. B. habe er letzten Sonntag im Lokal plötzlich einen Kuchen auf den Boden geworfen, den er doch sonst immer so gern gegessen habe. Wenn sie ihn um etwas bittet, wie z. B. doch leiser zu sprechen, mache er genau das Gegenteil. Auch wolle er in letzter Zeit immer in der Öffentlichkeit urinieren, obwohl er mit der Toilettenbenutzung vertraut sei. Sie sei fertig mit den Nerven, sie wolle sich mit ihm nicht mehr in der Öffentlichkeit zeigen, daß sie auch Bemerkungen gehört habe wie: „Der gehört doch in eine Anstalt“ oder „früher brauchte man sich das nicht bieten zu lassen“. Dabei sei Frank immer so ein fügsamer Junge gewesen.

Mutter und Sohn stehen dieser Veränderung gleich hilflos gegenüber. Durch die Öffentlichen Reaktionen erfahren beide Ablehnung. Niemand betrachtet Franks Verhaltensweisen als positiven Schritt zum Erwachsen-Werden, im Gegenteil: Befürchtungen werden laut, daß von ihm erreichte Fähigkeiten wieder verlorengehen.

So können in dieser sensiblen Zeit der Adoleszenz bei Behinderten, durch Fehleinschätzung ihres Verhaltens, Reaktionen erfolgen, die eine geglückte Reifung verhindern.

Selbstwert und Kontrolle

Da Selbständigkeit, Selbstwert und Identität Ziel der pubertären Phase ist, ist unser Bestreben, das Augenmerk vor allem auf diejenigen Faktoren zu richten, die es behinderten Jugendlichen erschwert, dieses Ziel zu erlangen. Völlige Selbständigkeit in der Lebensführung, Unabhängigkeit in der praktischen Versorgung ist für viele nicht, für einige nur schwer erreichbar. Jedoch die psychische Befindlichkeit, das Empfinden von Selbstwert und Identität ist auch für Schwerstbehinderte möglich, und zwar in dem Maße, wie sie Einfluß auf ihr Leben zu haben glauben und auch real haben.

Es wird niemanden verwundern, wenn in wissenschaftlichen Untersuchungen festgestellt wird, daß behinderte Jugendliche ein geringeres Selbstwertgefühl haben als vergleichbare nicht-behinderte Jugendliche. Dagegen ist es weniger einleuchtend, daß im Vergleich behinderter Jugendlicher die Anfallskranken ein besonders niedriges Selbstwertgefühl haben, sich ängstlicher zeigen, weniger zuversichtlich in bezug auf ihre Einflußmöglichkeiten sind und eine höhere Selbstmordrate aufweisen (Matthews et al., 1981, 1982, Ferrari et al., 1983).

Über die Ursachen der starken psychischen Störungen bei Anfallskranken gibt es eine Reihe von Untersuchungen und Erklärungen. In Phasen psychischer Labilität gibt es möglicherweise einen stärkeren *Einfluß* gewisser *zentral wirkender Medikamente auf psychische Funktionen* (Reynolds, 1983; Robertson und Trimble, 1983). Sicher sind sensible Phasen kein Spezifikum der Adoleszenz, deshalb möchte ich auf nähere Ausführungen verzichten. Für den Berater vor Ort soll durch diesen Hinweis verdeutlicht werden, daß den Nebenwirkungen verschiedenster Medikamente auf die psychische Befindlichkeit eine höhere Bedeutung zukommt, so daß in Diagnostik, Therapie und Beratung eine enge Verzahnung medizinischer und psychologischer Disziplinen erforderlich ist. Ein anderer Ansatz geht auf Seligman (1983) zurück, der nachweisen konnte, daß das Fehlen von Kontrolle bei Menschen zu Hilflosigkeit, Hoffnungslosigkeit und Depression bis zum Tode führen kann, während umgekehrt die Erhöhung von Kontrolle einen positiven Einfluß auf Gesundheit und Befindlichkeit hatte.

Es würde zu weit führen, die ganze Theorie mit ihren Implikationen darzustellen. Einige Hinweise und praktische Schlußfolgerungen sind jedoch für die Frage der Selbständigkeit und Identitätsbildung bei Behinderten wichtig.

Unter Kontrolle wird verstanden, daß ein Individuum Situationen und Ereignisse durch seine eigenen Handlungen beeinflussen kann. *Hilflosigkeit* entsteht umgekehrt dann, wenn nichts von dem, was eine Person tut, etwas bewirken kann. In der Folge zeigen hilflose Menschen emotionale Störungen wie Angst und sie sind nicht motiviert, zu lernen.

Überfürsorge

Einen ähnlichen demotivierenden Effekt haben *überfürsorgliche Bemühungen* dadurch, daß alles, was das Kind selbst tun will, ihm aus der Hand genommen wird. Diese Tendenz besteht vor allem bei Erziehenden behinderter Kinder.

In der erwähnten Untersuchung von Matthews et al. (1982) waren anfallskranke Schüler von ihrer persönlichen Hilflosigkeit überzeugt. Matthews führt dies auf die „epileptische Bedingung" zurück. Das Auftreten und die Art der Anfälle sind vom Anfallskranken nicht zu beeinflussen, der Anfall selbst geht mit dem Verlust der Kontrolle und genau dieser Verlust kann von anderen beobachtet werden. Der durch den Anfall erlebte Kontrollverlust könne auf andere Bereiche des Lebens übertragen werden, vor allem dann, wenn ein Kind in einer Umgebung aufwachse, die zu kontrollierenden oder ambivalenten Erziehungsstilen greife.

Die Erfahrung von Hilflosigkeit muß nicht unbedingt persönlich erlebt sein. So kann auch die Beobachtung des Mangels an Kontrolle, den eine andere Person erleidet, zu Hilflosigkeit führen, insbesondere, wenn sich die Beobachter ähnlich einschätzen.

Die positiven Auswirkungen von Einfluß und Kontrolle auf die Befindlichkeit können selbst bei Schwerstbehinderten beobachtet werden. Kinder und Jugendliche erhöhen ihre Aktivität (wie z. B. motorische Bewegungen, Lächeln, Töne), wenn beispielsweise die Bewegungen eines Mobiles oder der Ton einer Glocke von ihren eigenen Bewegungen ausgelöst werden. In dem Ausmaß, wie der behinderte Jugendliche trotz seiner Einschränkungen um seine persönlichen Einflußmöglichkeiten auf sein Leben weiß, steht die Phase der Adoleszenz unter günstigen Voraussetzungen.

Bei behinderten Jugendlichen wird jedoch häufig dem Aspekt der Hilfe mehr Gewicht beigemessen als den Überlegungen, wie diesen Jugendlichen soviel Einfluß wie möglich über ihre persönlichen Lebensbereiche gegeben werden kann. Die pubertäre Entwicklung ist dann durch den Mangel an Selbstbewußtsein gefährdet.

In pädagogisch gut geführten Einrichtungen wird jedoch versucht, den erwähnten Erkenntnissen Rechnung zu tragen. So wird Jugendlichen bei der Gestaltung der Zimmer, der Wahl der Kleidung, der Durchführung von Festen, in gewissen Grenzen auch bei der Zubereitung der Speisen mehr Einfluß zugebilligt. In Institutionen besteht die Gefahr, daß Effizienz durch Normierung wenig Spielraum für persönlichen Einfluß läßt. Dadurch wird das eigentliche therapeutische Ziel leicht aus dem Mittelpunkt des Interesses gerückt.

In Familien wiederum besteht die Gefahr, daß durch die größere Isolierung von Gleichaltrigen, die räumlichen und materiellen Einschränkungen und möglicherweise durch mangelnde Kenntnisse Eigenverantwortlichkeit, Kontrolle und Erfolgserfahrung verhindert werden. In der Beratungspraxis ist es uns wichtig, aufzuspüren, wo den Jugendlichen überflüssige Grenzen gesetzt werden, die auch im persönlichen Rahmen von Heim, Schule und Familie aufgehoben werden können. Daß größere Grenzen gesetzt sind durch einen Mangel an guten Einrichtungen, Ausbildungsplätzen, günstigen Wohnräumen und öffentlichen Vorurteilen, ist ein zusätzliches Hindernis.

Probleme im Zusammenhang mit der Sexualität

In den vergangenen Jahren haben einige behinderte Erwachsene die Ehe geschlossen, die voraussichtlich auf Dauer in der Anstalt Bethel leben werden und auf ständige Hilfe Dritter angewiesen sind. Diese Eheschließungen sind deshalb erwähnenswert, da sie sowohl einen Anfang wie ein Ende an eine Diskussion über einen Lebensbereich setzen, dessen Gestaltung intern und öffentlich heftig umstritten ist.

„Sollen, können, dürfen Behinderte heiraten", unter diesem Titel haben Kluge und

Sparty (1977) eine Publikation herausgegeben, die deutlich macht, daß Nicht-Behinderte beanspruchen, diese Frage zu entscheiden und daß diese Entscheidung offensichtlich sehr kompliziert ist. Die Publikation geht auf theologische, ethische und juristische Aspekte der Eheschließung Behinderter ein sowie auf konkrete Liebes- und Eheprobleme verschiedener Behinderungsarten wie z. B. Spastiker, Hörgeschädigter, Diabetiker, geistig Behinderter und Anfallskranker. Die Herausgeber wollen gleichzeitig den Standpunkt verdeutlichen, „daß behinderte Heranwachsende eine befreiende Sexualität erleben dürfen und sexuelle Partnerschaft sowie eine Eheschließung auch Behinderten zugestanden werden sollte, soweit dies möglich ist" (Kluge und Sparty, 1977, S. 6).

Es sind zunächst weniger die Behinderten, die Schwierigkeiten haben mit dem Zuwachs ihrer Energien und Empfindungen als die Erzieher, die Eltern, die Nachbarn, die Umwelt. Der Direktor einer holländischen Einrichtung für geistig Behinderte meinte: „Das Problem ‚Sex' ist im allgemeinen kein Problem für die Patienten, sondern für die Betreuer" (Walter, 1980).

Fallbeispiel 3

Volker, 13 Jahre, Hydrocephalus, epileptische Anfälle, Schädigung des Hörvermögens, Gangunsicherheit und wechselhafte Tics. Er ist für sein Alter sehr groß, hat schon Bartwuchs und wird dadurch altersmäßig bei weitem überschätzt.

Er lebt bei seinem Vater in einer norddeutschen Kleinstadt und besucht eine Sonderschule. Der Vater berichtet, daß Volker seit einigen Wochen sich intensiv für jüngere Kinder, insbesondere für kleine Mädchen interessiere. Er gehe direkt auf sie zu und versuche sie über das Haar zu streichen. Die Kinder würden sich vor ihm fürchten und schreiend weglaufen. Wenn Volker gefragt wird, warum er das mache, sagt er, daß diese Mädchen schön seien, er wolle auch lieber ein Mädchen sein.

Entscheidend, so der Vater, seien jedoch die Reaktionen der Nachbarn. So seien inzwischen schon Unterschriften gesammelt worden mit dem Ziel, Volker geschlossen unterzubringen, da man ja wisse, wie triebhaft diese Behinderten seien.

Auch hätte sich inzwischen das Ordnungsamt und das Jugendamt eingeschaltet, weil einige Eltern Strafanträge wegen Belästigung von Kindern gestellt hätten.

An diesem Beispiel wird deutlich, wie völlig verschiedene Ebenen eines Problems miteinander verquickt sein können. Für uns als Beratende bedeutet dies, daß wir vor allem unterscheiden müssen, wer welche Probleme hat, in welcher Richtung Lösungen gewünscht werden und in welchem ethischen Rahmen diese Lösungen stehen. In dem erwähnten Beispiel fordern die Nachbarn die geschlossene Unterbringung, der Vater wünscht ein Medikament „zur Triebdämpfung" bzw., wenn dies wegen der Anfallsmedikation nicht gehen würde, einen chirurgischen Eingriff.

In den Beratungspraxen ist es möglich, gegenüber den Eltern und Behinderten aufzuzeigen, daß hinter einem solchen Verhalten, wie es z. B. von Volker geschildert wird, eine natürliche Entwicklung steht. Die Tatsache der sexuellen Äußerungen wird zunächst akzeptiert, gleichzeitig jedoch versucht, mit dem Jugendlichen Verhaltensweisen einzuüben, die in den gegebenen sozialen Rahmen passen. Ungelöst bleibt das Problem, daß sich die Umwelt durch die Verhaltensweisen des Behinderten gefährdet sieht.

Deshalb möchte ich auf einige Probleme eingehen, die die Entwicklung einer akzeptierten Sexualität bei Behinderten verhindert oder erschwert.

Das Vorurteil über die triebhafte Sexualität

Heute wird im allgemeinen davon ausgegangen, daß die geschlechtliche Entwicklung Behinderter grundsätzlich so verläuft wie die von Nicht-Behinderten, sofern nicht die hormonale oder psychosexuelle Entwicklung direkt behindert ist. Behinderte, vor allem geistig Behinderte, werden oft als besonders triebhaft dargestellt. Vermutlich leisten diesem Urteil Beobachtungen Vorschub, die eher ein Indiz für die geistige Behinderung oder mangelndes Training sind als für Triebhaftigkeit. So berichten Eltern immer wieder, daß ihre behinderten Jugendlichen in der Öffentlichkeit an ihren Geschlechtsorganen manipulieren.

Kinder, die nicht geistig behindert sind, lernen viel leichter, soziale Situationen zu unterscheiden und können aus Reaktionen anderer schneller begreifen, welche Handlungen an welchen Orten angemessen sind. Geistig Behinderte sind bei entsprechendem praktischem Training auch in der Lage, Orte und Situationen zu differenzieren. Wenn es bei anderen Lebensvollzügen, wie z. B. dem Gang zur Toilette, gelungen ist, ihnen die Funktion verschiedener Orte und Situationen zu vermitteln, können sie auch lernen, ihren Empfindungen, die durch die Sexualität bedingt sind, an Orten nachzugehen, an denen es nicht zu einer negativen Konfrontation mit anderen kommt.

Schwieriger erweist sich dieses Training z. B. bei Blinden, die Situationen, sich und andere erst durch Betasten erfahren können und gerade dieses „Begreifen" die unangemessene Handlung sein kann. Die Erkenntnisse aus der Entwicklungspsychologie, daß durch Anfassen, Betasten und Fühlen durch das Organ der Haut die wichtigsten frühen Lernprozesse vermittelt werden, ist heute unumstritten. Behinderte, vor allem Schwerstbehinderte, können ein Leben lang auf die Nutzung dieser Erfahrungsquelle angewiesen sein.

Auch können Behauptungen widerlegt werden, daß geistig behinderte Jugendliche häufiger masturbieren oder daß in jedem Fall häufige Masturbation Folge ungenügender Beschäftigung oder mangelnder Bewegung sei. Natürlich ist es wichtig, bei Problemen mit häufiger Masturbation nach der Gestaltung des ganzen Lebensbereiches zu fragen, vor allem auch danach, ob die Jugendlichen ausreichend persönlichen Kontakt zu anderen haben – und nicht etwa nur ein ausreichend großes Kassettensortiment.

Es ist davon auszugehen, daß heute keine grundsätzlichen Vorbehalte gegen Masturbation bestehen, sofern nicht öffentlich masturbiert wird. Bisweilen bitten Eltern um Rat, weil sie vermuten, daß ihre Jugendlichen an sexuell erzeugten Spannungen leiden, aber nicht wissen, wie sie diese z. B. durch Masturbation lösen können. Obwohl die Ursachen dieser Spannungen nicht mit Sicherheit zu bestimmen sind, ist es eine prinzipielle Frage, ob dem Behinderten, wie das Essen mit dem Löffel, nicht ebenso das Masturbieren gelehrt werden sollte. Es scheint, daß dies zur Zeit noch mehr eine theoretische Frage ist, jedoch gibt es Eltern, die froh waren, daß sie ihre Jugendlichen das Masturbieren lehrten.

Die soziale Isolation verhindert das natürliche Hineinwachsen in die Geschlechtsrolle

Fallbeispiel 4

Sieglinde, 15 Jahre, seit drei Jahren querschnittsgelähmt, erzählt einen Traum. „Ich ging über eine große Wiese, ich konnte plötzlich wieder gehen, da sah ich am Horizont Pferde, die glänzten in der Sonne und galoppierten aus großer Entfernung auf mich zu. Auf einem der Pferde saß ein Mensch mit ganz langen Haaren, wie der Schweif der Pferde, ich wußte, daß es ein Mann war, der ritt in der Herde auf mich zu. Ich wurde furchtbar aufgeregt und lief schneller auf die Herde zu, da saß ich plötzlich wieder im Rollstuhl und versuchte die Räder zu drehen, die sich in dem hohen Gras nicht bewegten. Ich wurde wütend und zerrte an den Rollstuhlrädern und die Herde mit dem Reiter donnerte an mir vorbei. Ich hörte noch das Getrappel der Hufe, als ich aufwachte, und fing an zu heulen."

Probleme pubertierender Behinderter ergeben sich vor allem aus ihrer sozialen Situation. Nicht-behinderte Jugendliche wachsen oft „wie von selbst" in Freundschaften hinein durch Kontakte in Schulen, Vereinen, Nachbarschaften, in Cliquen. Behinderte Jugendliche haben – sofern sie zu Hause wohnen – in der Regel keinen nachbarlichen Kontakt oder, wenn sie in Heimen oder Einrichtungen leben, sind diese noch häufig nach Geschlechtern getrennt. Behinderte wohnen länger im Haus ihrer Eltern, selbst wenn sie erwachsen und nicht unbedingt auf Hilfe anderer angewiesen sind. Ihre Aktivitäten sind eher passiv, wie Radio und Fernsehen und sind nicht auf Austausch mit anderen angelegt.

Inzwischen werden zwar behindertengerechte Wohnungen, z. B. für Rollstuhlfahrer, gebaut, und damit wird ein wichtiger Schritt zur Unabhängigkeit möglich, jedoch entsteht auf absehbare Zeit keine behindertengerechte Stadt. Das bedeutet, daß sich Rollstuhlfahrer zwar in ihren Wohnungen, aber nicht in die Wohnungen der Nachbarn, Freunde usw. begeben können, daß sie also gehindert sind, aktiv auf andere zuzugehen, gleichermaßen an gesellschaftlichen Aktivitäten teilzunehmen, selbst wenn sie möchten.

Man mag daraus voreilig den Schluß ziehen, Jugendliche oder junge Erwachsene seien besser in rehabilitativen Einrichtungen aufgehoben, die soziale Kontakte zu anderen leichter ermöglichen. Für einzelne mag diese Möglichkeit zu einem glücklichen Ausgang führen, wie auch die erwähnten Eheschließungen belegen.

Oft sind jedoch institutionelle Regeln und Einstellungen von Mitarbeitern ein Bedingungsrahmen, der für „natürliche" Kontakte nicht unbedingt förderlich ist.

Kinderwunsch und Schwangerschaftsverhütung

Fallbeispiel 5

Monika, 17 Jahre, hat seit ihrem zweiten Lebensjahr viele Klinikaufenthalte hinter sich: Beidseitige Lungenentzündung, chronische Bronchitis, schließlich mit zwölf Jahren Enzephalitis, in der Folge große Anfälle. Aus dem ehemals aufgeweckten, gut intelligenten Kind wurde eine sehr schwierige Jugendliche mit deutlichem Abbau der Intelligenz. Sie kommt zu uns mit der Bitte, ihr eine Wohnung zu verschaffen. Sie habe jetzt einen Freund, der sie in sechs Jahren heiraten wolle, dann wollte sie ein Kind haben, am liebsten einen Jungen. Wenn sie mit ihrem Freund zusammenwohnen würde, verschwänden ihre Anfälle und auch die anderen Probleme, die sie jetzt in der Gruppe habe. Sie sei sich ganz sicher, daß sie durch die Zärtlichkeiten geheilt werden könne.

Die weiblichen Behinderten – obwohl diese statistisch gesehen in der Minderheit sind – kommen häufiger zur Beratung und sprechen Fragen, die ihre körperlichen und psychischen Veränderungen betreffen, direkter an. Sie beschäftigen sich mit der Frage, ob sie Kinder bekommen können, ob sie ihre Behinderung auf Nachkommen übertragen und ob ihre Behinderung durch Sexualität verschwinden könnte. Auch diejenigen, die eine ungünstige Prognose ihrer Erkrankung kennen, sprechen den Wunsch aus, Kinder zu haben.

Im Gespräch mit den Jugendlichen geht es darum, zwei verschiedene Aspekte zu unterscheiden: Erstens ihre biologischen Möglichkeiten und zweitens ein möglicher aktueller psychischer Hintergrund für den Kinderwunsch.

Sofern dies nicht in den Schulen geschieht, können die Jugendlichen in Beratungsstellen über ihre biologischen Möglichkeiten aufgeklärt werden, die in der Regel bedeuten, daß sie zeugungs- bzw. empfangsfähig sind. Sie erfahren, wie Kinder gezeugt werden können und wie die Zeugung verhindert wird. Wir sprechen an, ob es sich um eine erworbene oder angeborene Behinderung handelt, die zur erblichen Form gehört und wie hoch die Belastungsrisiken nach gründlicher Anamnese sein können. Dabei legen wir Wert darauf, daß die Verhütungsberatung nicht unter dem Aspekt geschieht, „weil du behindert bist, darfst du später keine Kinder bekommen", sondern eher unter Gesichtspunkten, die sich auf das Alter, die Ausbildung oder Lebensumstände beziehen. Wir erwähnen allerdings von Anfang an, daß viele Behinderte sich in Ehen entschließen, keine Kinder zu bekommen und nennen einige mögliche Gründe. Die Verhütungsberatung ist deshalb wichtig und sollte nach Möglichkeit zusammen mit den Eltern stattfinden, weil dadurch anerkannt wird, daß auch Behinderte sexuell aktiv sind, und weil den Behinderten die persönliche Verantwortung als Aspekt des Erwachsen-Werdens verdeutlicht werden kann.

In solchen Gesprächen äußern Eltern auch den Wunsch, den Sohn oder die Tochter sterilisieren zu lassen, weil sie glauben, daß die Behinderung vererbbar sei oder daß der Sohn oder die Tochter nicht in der Lage seien, später ein eigenes Kind zu versorgen. Zum Zeitpunkt der Pubertät ist nicht immer zu entscheiden, ob eine Behinderung die Versorgung eines Kindes unmöglich macht, ob ein Partner oder Umstände gefunden werden, die ein Erziehen des Kindes ermöglichen. Bei Schwerstbehinderten, die z. B. auch ständig auf Pflege angewiesen sind, steht der Kinderwunsch außerhalb der Möglichkeiten, dennoch befürworten wir keineswegs, daß Jugendliche vor dem Ende der Reifung sterilisiert werden. Grundsätzlich ist es bislang nicht hinreichend genau erforscht, welche Bedeutung und Auswirkung die biologischen Vorgänge auf die gesamte Entwicklung haben. Wir respektieren aber die Sorgen der Eltern und bemühen uns, ihnen andere Möglichkeiten der Verhütung aufzuzeigen. Aus unserer Erfahrung im Schwerstbehindertenbereich, in dem wir seit langem koedukative Erziehung haben, wissen wir, daß Kohabitation zwischen Schwerstbehinderten äußerst selten vorkommt. Sofern dies irgend möglich ist, sollten die Behinderten als Erwachsene über eine Sterilisation mitentscheiden, nachdem sie sich aus den kindgemäßen Abhängigkeiten gelöst haben.

Der Wunsch nach Kindern in der Pubertät kann auch ein Ausdruck für empfundene Einsamkeit und Unsicherheit sein. ‚Ein Kind ist jemand, der nur mir gehört und der mich immer liebhat', meinte ein 14jähriges Mädchen, nachdem ihre geschätzte Lehrerin die Schule verließ. Behinderte Jugendliche, vor allem, wenn sie lange Krankenhaus- oder Heimaufenthalte hinter sich haben, erleben ihre Beziehungen oft als nicht stabil und von ihnen wenig beeinflußbar. Sie können auch dann nicht ihre Eltern, Betreuer oder Pfleger zum Verbleiben in den Einrichtungen veranlassen, wenn sie ein gutes Verhältnis zu ihnen haben. In ihrer Phantasie kompensiert ein eigenes Kind diesen Mangel. Ich kenne diesen Kinderwunsch als Ausdruck nach Nähe und Konstanz in Beziehungen nur von Mädchen, oft erst, wenn sie ihre biologischen Möglichkeiten erkennen. Der Gedanke an einen Vater des Kindes oder Sexualität ist dabei eher Nebensache oder nicht vorhanden.

Die Sexualität Behinderter ist ebenso wie die Nicht-Behinderter ein Teil ihrer Entwicklung, die sich individuell sehr verschieden realisieren kann. Beratern kann es nicht darum gehen, bestimmte Normen über die Art des Sexualverhaltens zu vermitteln, sondern aufzuzeigen, wo durch Überforderungen unrealistische Erwartungen erzeugt werden und das Recht des einzelnen auf seine individuelle Sexualität, seine individuelle Lebensgestaltung im weiteren Sinne mißachtet wird.

Berufliche Bildung Integration contra Isolierung

Wenn sich Jugendliche heute mit der Frage ihrer beruflichen Zukunft beschäftigen, haben sie mehr Möglichkeiten als vergleichbare Behinderte vor 15 Jahren.

Gesetzliche Möglichkeiten und Programme

Für Eltern, Berater und Jugendliche ist es oft sehr kompliziert, sich in der Vielfalt der Angebote und der zuständigen Träger zurechtzufinden. 1974 wurde durch das Reha-Angleichungs-Gesetz erreicht, daß die Träger der Rehabilitation, ungeachtet ihrer Zuständigkeit, verpflichtet sind, Behinderte über ihre Möglichkeiten aufzuklären. Für die Betroffenen ist dies eine Erleichterung, zumal bei der Vielfalt der neuen Verordnungen, Einschränkungen und Sonderbedingungen jeder Anspruch individuell beraten werden soll. In Sonderschulklassen werden die Schulabgänger und Erziehungsberechtigten über weiterführende Möglichkeiten informiert. Wo das nicht der Fall ist, können sich die Jugendlichen an die örtlichen Arbeitsämter wenden, die Bundesanstalt für Arbeit gibt Informationen speziell über die berufliche Bildung behinderter Jugendlicher heraus. Bei den Arbeitsämtern kann auch erfahren werden, in welchen Fällen ärztliche Stellungnahmen erforderlich sind.

Mit dem Aktionsprogramm von 1970 hat die Bundesregierung eine Reihe von Maßnahmen eingeleitet, die grundsätzliche Änderungen im Bereich der Hilfen für Behinderte brachten. Ich will mich jedoch auf die Maßnahmen beschränken, die sich auf die berufliche Bildung

Jugendlicher beziehen. Die berufliche Bildung Behinderter wird von vielen als besonders wichtig angesehen, gewissermaßen als Ausgleich für Einschränkungen, die sich aus der Behinderung ergeben. Deshalb soll Behinderten möglichst eine Ausbildung vermittelt werden und nicht lediglich ein Training für eine berufliche Tätigkeit oder Beschäftigung.

Dieser Anspruch vor allem für geistig Behinderte ist neu. Bach (1975) hat ein umfangreiches Projekt geleitet, durch das pädagogisch-psychologische Voraussetzungen der Berufsbildung geistig Behinderter geklärt werden sollten, und im Ergebnis deutlich gezeigt, daß eine berufliche Ausbildung möglich, nötig und wünschenswert sei.

Obwohl erhebliche Anstrengungen unternommen wurden, sind in der praktischen Umsetzung noch große Lücken vorhanden. Durch die Bund-Länder-Programme von 1976/77 und 77/78 sowie dem Arbeitsförderungsgesetz von 1969 sind Arbeitgebern umfangreiche Mittel zur Verfügung gestellt worden, u. a. auch Ausbildungsplätze für Behinderte einzurichten. Mit den §§ 48f. des Berufsbildungsgesetzes von 1971 wurde die berufliche Bildung Behinderter geregelt und der § 20 des Ausbildungsplatzförderungsgesetzes bestimmt, daß ein Ausschuß für Behindertenfragen im Rahmen der beruflichen Bildung eingerichtet werden muß.

Besondere Bedeutung für die berufliche Bildung haben die Berufsbildungswerke (BBW) gewonnen. In diesen bundesweit errichteten Werken werden behinderten Jugendlichen überbetriebliche Ausbildungsplätze angeboten. Die Jugendlichen wohnen im dazugehörigen Internat, die medizinischen, lebenspraktischen und beruflichen Teile der Rehabilitation werden unter einem Dach angeboten. Zweifelsohne haben diese Einrichtungen vor allem für Jugendliche, die aus strukturschwachen Gebieten kommen, einen großen Vorteil, da sie – auch von pädagogisch geschultem Personal – eine Ausbildung angeboten bekommen, die einerseits auf ihrem Lernniveau ansetzt, andererseits qualitativ gute Ausbildung anbietet – oft verbunden mit technisch neuwertiger Ausstattung.

Die Nachteile dieser Einrichtung sind vor allem darin zu sehen, daß in den BBW nur eine begrenzte Zahl von Ausbildungsberufen angeboten werden und in der Regel keine betrieblichen Anbindungen bestehen, so daß die Jugendlichen nach Abschluß der Ausbildung Arbeitsplätze finden müssen. Durch den Internatscharakter entstehen für Jugendliche zusätzliche Anforderungen, wie das Heimweh nach Zuhause, die verlangte große Selbständigkeit, die Anstrengung durch den langen Arbeitstag, die Freundschaften und Spannungen, die durch die größere Zahl Gleichaltriger entstehen. Dennoch sind die Berufsbildungswerke für viele die einzige Chance, eine Ausbildung zu erhalten.

Behinderte Jugendliche, die die Voraussetzungen für das BBW nicht erfüllen, können nach Abschluß des 9. Schulpflichtjahres die Abschlußstufe der Schule für geistig Behinderte besuchen. In dieser Werkstufe, die in drei Jahren auf ein künftiges Arbeitsleben vorbereitet, können sie die Berufsschulpflicht ableisten. In der Regel werden diese Schüler auf die Werkstatt für Behinderte vorbereitet, hier wird erst eine ein- bis zweijährige Arbeitstrainingsmaßnahme durchlaufen, die speziell auf die in der Werkstatt angebotenen Arbeitsfertigkeiten abzielt.

Durch die genannten Anstrengungen mag der Eindruck entstehen, daß wenigstens auf dem Gebiet der beruflichen Bildung alles Erdenkliche getan wurde. In der Praxis zeigen sich Mängel. Durch die Schaffung der Werkstätten für Behinderte und die überbetrieblichen Ausbildungsstätten ist ein Sonderarbeitsmarkt geschaffen worden, der zwar technisch verbessert und pädagogisch qualifiziert wurde, der aber für große Teile der Behinderten Integrationsnmöglichkeiten verhindert. Ein weiteres Problem besteht darin, daß die auf dem Sonderarbeitsmarkt angebotenen Arbeitsplätze nicht ausreichen, so daß wir Berater vor der Frage stehen, wie wir die Jugendlichen motivieren können, ihre gewachsenen Ausbildungsmöglichkeiten wahrzunehmen, auch wenn die Arbeitsplatzperspektiven ungünstig sind.

Abschließende Hinweise für die Beratung behinderter Jugendlicher

Ärzte, Seelsorger, Psychologen und andere Fachdienste, die behinderte Jugendliche beraten und therapieren, berichten des öfteren, daß sich der Kontakt als besonders schwierig erweise. Insbesondere wird die wechselhafte Haltung der Jugendlichen kommentiert, die plötzlich von freundlicher, fast kindlicher Offenheit in abweisend-feindliche Verschlossenheit umschlagen kann, ohne daß die Berater eine Ursache zu erkennen vermögen. Wenn mehrere Kontakte vereinbart seien, kämen Jugendliche zum Termin nicht, um wenige Stunden später dringlich einen Kontakt zu verlangen.

In den bisherigen Abschnitten habe ich auf ein wichtiges Moment der Entwicklung hingewiesen: Wir sehen die Jugendlichen als Menschen, die nicht Opfer ihrer Umstände und Behinderungen sind oder bleiben müssen, sondern die aktiv für ihr Wohlbefinden verantwortlich sind. Die Entwicklung einer selbstverantwortlichen Haltung wird allerdings in manchen Konstellationen sehr erschwert und der bloße Wille, seine eigenen Wünsche und Möglichkeiten zu entwickeln, führt nicht automatisch zur Umsetzung. Im Kontakt mit den Jugendlichen achte ich deshalb auf vier Punkte, die wesentlich dazu beitragen, die Autonomie der Jugendlichen zu stärken und gleichzeitig eine Überforderung zu vermeiden.

1. Die Freiwilligkeit des Kontakts

Ich frage die behinderten Jugendlichen, ob sie freiwillig in die Beratung kommen oder ob andere von ihnen bestimmte Änderungen erwarten. Auch schwerbehinderte Jugendliche, die nur wenig oder kein Sprachverständnis haben, können durch Mimik und Gestik, durch Wegdrehen des Kopfes deutlich machen, ob sie mit dem Berater Kontakt aufnehmen wollen oder nicht. In dieser ersten Frage entscheidet sich, ob die Jugendlichen grundsätzlich zu einer Zusammenarbeit bereit sind oder ob der Berater möglicherweise zum Vollzieher der Anliegen anderer wird, selbst wenn diese gut gemeint sind. Der Berater kann sich dadurch der Chance begeben zu erfahren, warum die Jugendlichen Schwierigkeiten haben. Auch Behinderte haben ein sehr feines Gespür dafür, ob der Berater der verlängerte Arm der Eltern oder der Lehrer oder der öffentlichen Meinung ist.

Ich signalisiere den Jugendlichen, daß ich mich zuerst für das interessiere, was sie möchten, auch wenn es unrealistisch erscheint oder wenn sie von Eltern oder Lehrern geschickt werden. Manchmal werden Jugendliche mit Auflagen in Therapie geschickt, weil sie sonst z. B. ihren Ausbildungsplatz verlieren. In diesen Fällen sage ich ihnen, daß sie regelmäßig kommen müssen, um den Verlust des Ausbildungsplatzes zu verhindern, daß sie aber allein entscheiden könnten, was sie mit diesen Kontakten anfangen wollen. Die Frage der Freiwilligkeit ist in der Behindertenarbeit außerordentlich stark umstritten, da immer wieder Behinderten die grundsätzliche Einsicht in Regeln und Normen abgesprochen wird. Selbstverständlich kann davon ausgegangen werden, daß das Einsichtsvermögen eines geistig Behinderten beschränkt ist, dennoch ist es sehr wichtig, gerade dieses wenige, das er versteht, nicht noch durch zuviel Engagement zu zerstören. In einzelnen Fällen, z. B. bei Autisten, ist es durchaus denkbar, daß nie gezeigtes Verhalten zunächst durch Zwang angebahnt werden muß, um überhaupt im Verhaltensrepertoire verfügbar zu sein. Beispiele dafür liefert Prekop (1984), die die „Festhalte-Therapie" durch praktische Anwendung in der BRD verbreitet.

2. Stimmungsschwankungen

Den Wechsel der Haltungen werte ich als positive Erscheinung der Adoleszenz, die Jugendlichen erproben ihre eigene Beurteilung und sind hin- und hergerissen zwischen kindlichen Bedürfnissen (z. B. „auf dem Schoß sitzen") und autonomen Regungen (z. B. „ich brauche euch gar nicht mehr"). Das Suchen nach körperlicher Nähe wird häufig als Merkmal geistiger Behinderung gesehen. Obwohl ich immer danach frage, ob die Jugendlichen durch eingeschränkte Wahrnehmung auf die körperliche Berührung angewiesen sind, denke ich, daß das Suchen nach körperlicher Nähe bei jungen Erwachsenen eher eine Unsicherheit anzeigt. Sie sind sich noch nicht sicher, ob das Erwachsen-Sein auch mit Zuneigung, Streicheln und körperlicher Nähe verbunden ist, wie sie das als Kinder reichlich und angenehm erfahren haben.

Die behinderten Jugendlichen müssen deshalb im Umgang mit uns Erwachsenen erfahren, daß das Ende des Auf-dem-Schoß-Sitzens verbunden ist mit dem Beginn anderer Arten von Anerkennung und psychischem Streicheln, so daß die Jugendlichen kein „Verlustgeschäft" machen, was sie zum Boykott des Erwachsen-Werdens motivieren kann.

Meiner Einschätzung nach können starke Aggressionen bei Jugendlichen ihre Ursache in der Unterbewertung dieses Gesichtspunktes haben.

3. Das Trennen verschiedener Interessen

Wenn Jugendliche mit ihren Eltern oder Erziehern kommen, ist es ganz wichtig, zwischen den Anliegen zu trennen. Die Eltern möchten z. B., daß der Jugendliche sich nicht einfach mitten auf die Straße legt und sie dadurch in der Öffentlichkeit blamiert. Da der Jugendliche inzwischen schwer und groß geworden sein mag, können ihn die Eltern dann nicht mehr einfach wegtragen. Dieses Verhalten, das beim behinderten Kind noch als Müdigkeit oder Überforderung ausgelegt wurde, wird dem Jugendlichen als Provokation unterstellt. An diesem Punkt müssen die Interessen und Möglichkeiten beider Seiten abgewogen werden. Für Eltern kann der Hinweis auf Selbsthilfegruppen, auf Zusammenkünfte mit Erziehenden anderer Behinderter ein wichtiger Schritt sein, ihre praktischen Fragen und Unsicherheiten zu klären.

4. Der Mangel an Kompetenz

Die Frage der Kompetenz und die damit verbundene Selbstsicherheit spielen in den Beratungen eher noch eine untergeordnete Rolle. Aus meinen praktischen Erfahrungen und theoretischen Kenntnissen bin ich aber überzeugt, daß diesem Punkt ein viel höherer Stellenwert zukommen müßte. Jugendliche wenden sich an uns mit Problemen, die entweder die Beherrschung bestimmter sensumotorischer Fertigkeiten voraussetzen („ich möchte auch am Schraubstock arbeiten") oder soziale Fertigkeiten („ich möchte jemand einladen") und wo deutlich das Fehlen der Kenntnisse des erforderlichen Vorganges die Ursache des Problems sind. Eine ausführliche Abhandlung dieses Problems würde den Rahmen dieser Darstellung sprengen, da es sich, genau genommen, nicht auf die Zeit der Adoleszenz beschränkt.

Unsere herkömmlichen Methoden der Diagnostik, mit denen wir feststellen wollen, ob Jugendliche überhaupt die kognitiven oder motorischen Voraussetzungen haben, um spezifische berufliche oder soziale Kenntnisse zu erwerben, greifen zu kurz, da sie von herkömmlichen Methoden der Vermittlung von Fertigkeiten ausgehen. Ansätze zum Training sensumotorischer und sozialer Kompetenzen, vor allem unter dem Gesichtspunkt des Abbaus von Hilflosigkeit, Depression und Unsicherheit als wesentlichen Ursachen psychischer Störungen sind entwickelt, wenngleich ihre Umsetzung für breite Bereiche der Behindertenarbeit noch aussteht (vgl. Semmer und Pfäfflin, 1978; Semmer, 1978).

Als Behinderter aufzuwachsen und die eigenen Grenzen täglich zu spüren, kann ein Leben schwer belasten. Allerdings tragen auch die Umstände, die sozialen Gegebenheiten wesentlich dazu bei, daß zusätzliche Einschränkungen auf die Entwicklungsmöglichkeiten der Adoleszenten wirken.

Die Verbesserung der Therapie- und Beratungspraxis, die enge Zusammenarbeit zwischen medizinischen, psychologischen und berufsausbildenden Disziplinen ist ein erster Schritt zur Erleichterung der Lebenssituation von Behinderten. Unerläßlich ist dennoch, daß auch die sozialen und integrativen, gesellschaftlichen Möglichkeiten verbessert werden, um Behinderten ein befriedigendes und angemessenes Leben zu ermöglichen.

Literatur

Bach, H.: Berufsausbildung geistig Behinderter. V. Hase und Koehler Verl., Mainz 1975.

Bach, H.: Der Begriff der Behinderung unter dem Aspekt der Multidimensionalität. Z. f. Heilpäd. 27 (2) (1976) 396–407.

Ferrari, M., G. Barabas, W. S. Matthews: Psychologic and behavioral disturbance among epileptic children treated with barbiturate anticonvulsants. Am. J. Psychiatry 140 (1) (1983) 112–113.

Jantzen, W.: Behindertenpädagogik, Persönlichkeitstheorie, Therapie. Pahl-Rugenstein, Köln 1978.

Jugend '81: Lebensentwürfe, Alltagskulturen, Zukunftsbilder. Studie im Auftr. d. Jugendwerks d. Dt. Shell, durchgef. v. Psydata, Inst. f. Marktanalyse, Sozial- u. Medienforsch. GmbH. Leske und Budrich, Opladen 1982.

Kluge, K. J., L. Sparty: Sollen, können, dürfen Behinderte heiraten? Rehaverlg., Bonn–Bad Godesberg 1977.

Matthews, W. S., G. Barabas: Suicide in epilepsy: a review of the literature. Psychosomatics 22 (1981) 515–525.

Ders., G. Barabas, M. Ferrari: Emotional Concomitants of Childhood Epilepsy. Epilepsia 23 (1982) 671–681.

Prekop, Jirina: Zur Festhalte-Therapie bei autistischen Kindern. Der Kinderarzt 15. Jg. (1984) Nr. 7–9.

Rauschenbach, Th., H. Steinhilber, B. Späth: Verhaltensauffällige und behinderte Kinder und Jugendliche. Verl. Dt. Jugendinst., München 1980.

Reynolds, E. H.: Mental Effects of Antiepileptic Medication: A. Review. Epilepsia 24 (Suppl. 2) (1983) S. 85–95.

Robertson, M. M., M. R. Trimble: Depressive Illness in Patients with Epilepsy: A Review. Epilepsia 24 (Suppl. 2) (1983) S. 109–116.

Seligman, M.: Erlernte Hilflosigkeit. Urban & Schwarzenberg, München 1983.

Semmer, N.: Psychologische Aspekte der beruflichen Rehabilitation. In: Frese, M. (Hrsg.): Industrielle Psychopathologie. Huber, Bern–Stuttgart –Wien 1978.

Ders., M. Pfäfflin: Interaktionstraining. Ein handlungstheoretischer Ansatz zum Training sozialer Fertigkeiten. Beltz, Weinheim 1978.

Walter, J.: Zur Sexualität geistig Behinderter. Schindele, Rheinstetten 1980.

Register

Halbfette Zahlen sind Hinweise auf Hauptfundstellen des Begriffes.